国家卫生健康委员会公益性行业专项（2015SQ00096）
国家卫生健康委员会口腔黏膜病国家重点专科项目 资助

案析口腔黏膜病学

Case-based Oral Medicine

—— 第2版 ——

主　编　陈谦明　曾　昕

编　者（以姓氏拼音为序）

陈谦明（四川大学华西口腔医学院）

但红霞（四川大学华西口腔医学院）

江　潞（四川大学华西口腔医学院）

金　鑫（重庆医科大学口腔医学院）

李　薇（四川大学华西医学院）

李晓英（四川大学华西口腔医学院）

吴兰雁（四川大学华西口腔医学院）

曾　昕（四川大学华西口腔医学院）

周　瑜（四川大学华西口腔医学院）

主编助理　金　鑫

人民卫生出版社

图书在版编目（CIP）数据

案析口腔黏膜病学/陈谦明,曾昕主编. —2 版
. —北京:人民卫生出版社,2019
   ISBN 978-7-117-28728-9

   Ⅰ.①案… Ⅱ.①陈…②曾… Ⅲ.①口腔粘膜疾病
-诊疗-病案 Ⅳ.①R781.5

   中国版本图书馆 CIP 数据核字(2019)第 156575 号

人卫智网	www.ipmph.com	医学教育、学术、考试、健康, 购书智慧智能综合服务平台
人卫官网	www.pmph.com	人卫官方资讯发布平台

案析口腔黏膜病学
第 2 版

主　　编:陈谦明　曾　昕
出版发行:人民卫生出版社(中继线 010-59780011)
地　　址:北京市朝阳区潘家园南里 19 号
邮　　编:100021
E - mail: pmph @ pmph. com
购书热线:010-59787592　010-59787584　010-65264830
印　　刷:北京盛通印刷股份有限公司
经　　销:新华书店
开　　本:889×1194　1/16　印张:28
字　　数:867 千字
版　　次:2014 年 10 月第 1 版　　2019 年 9 月第 2 版
　　　　　2023 年 5 月第 2 版第 2 次印刷(总第 3 次印刷)
标准书号:ISBN 978-7-117-28728-9
定　　价:258.00 元

打击盗版举报电话:010-59787491　E-mail:WQ @ pmph. com
(凡属印装质量问题请与本社市场营销中心联系退换)

主　编　简　介

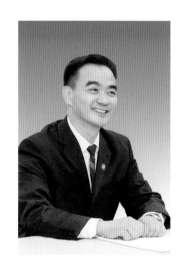

　　陈谦明，四川大学华西口腔医学院二级教授、主任医师、博士研究生导师。分别于 1985 年、1992 年获得华西医科大学学士、博士学位，于 1994 年在该校完成基础医学博士后训练。曾受聘于香港大学牙学院，任研究员（Research Fellow），后于美国加州大学旧金山分校（UCSF）任研究学者，美国国家卫生研究院口腔颅颌面研究所（NIH/NIDCR）任高级访问学者。

　　任中华口腔医学会口腔黏膜病专业委员会第五届主任委员，国务院学位委员会第六届学科评议组成员，中华口腔医学会第四届理事会常务理事，国家自然科学基金委医学部学科评议组委员，四川省口腔医学会口腔黏膜病学专业委员会第一届、第二届主任委员，国际牙医师学院（ICD）院士及中国区秘书长，国际牙科研究会（IADR）会员，国家临床医学研究中心负责人，口腔疾病研究国家重点实验室常务副主任。

　　曾获教育部长江学者特聘教授、国家级教学名师奖、卫生部有突出贡献中青年专家等荣誉称号，国务院政府特殊津贴，国家杰出青年科学基金资助，入选人事部百千万人才工程国家级人选和教育部"新世纪优秀人才支持计划"。国家自然科学基金委员会创新研究群体、科技部创新人才推进计划重点领域创新团队、教育部"长江学者和创新团队发展计划"创新团队带头人。

　　主编卫生部"十一五"规划教材《口腔黏膜病学》（第 3 版）、卫生部"十二五"规划教材《口腔黏膜病学》（第 4 版）、国家卫生健康委员会"十三五"规划教材《口腔黏膜病学》（第 5 版）、《案析口腔黏膜病学》（人民卫生出版社）、*Case-based Oral Mucosal Diseases*（Springer 出版集团与人民卫生出版社联合出版）。担任《中华口腔科学》（第 2 版）"口腔黏膜病学"分篇主编，《口腔分子生物学》主编，《李秉琦实用口腔黏膜病学》常务副主编，《Burket 口腔医学》主译。担任 SCI 收录期刊 *International Journal of Oral Science* 执行主编，国家核心期刊《华西口腔医学杂志》主编，《中华口腔医学杂志》第七届、第八届编辑委员会委员，口腔医学领域权威期刊 *Oral Diseases*、*Journal of Oral Pathology & Medicine*、*Oral Surgery* 等编委。培养的博士研究生获全国百篇优秀博士学位论文奖、中华口腔医学会优秀青年口腔基础研究论文一等奖。

　　主要研究方向是口腔黏膜疾病的病因与防治，发表 SCI 论文百余篇，获教育部科技进步一等奖等 8 项科技奖项。对口腔黏膜疑难病具备很强的诊治能力，并将疑难病例的诊断工作与研究工作结合、疑难病例的治疗工作与人才培养结合、疑难病例的诊治过程与团队建设结合，及时总结相关的经验，发表于 *Oral Surgery*、*Oral Diseases*、*Journal of Oral Pathology & Medicine*、*Journal of The American Academy of Dermatology* 等具有影响力的期刊。领导了"口腔白斑病的 *p53* 基因治疗""口腔黏膜潜在恶性疾患的诊断新生物标志"等临床新业务的开展。分别主持并完成"氨来呫诺贴膜""氨来呫诺贴片""氨来呫诺糊剂"三个独立的治疗复发性阿弗他溃疡的多中心、随机、双盲临床观察试验，促进氨来呫诺制剂成功引进中国市场，使其成为中国复发性阿弗他溃疡患者的常用备选治疗药物和制剂。牵头制定了国家行业标准《口腔白斑病新的定义与分级标准（试行）》，起草了《口腔白斑病诊疗指南（试行）》等。

主 编 简 介

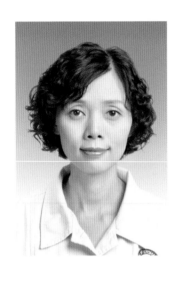

曾昕，四川大学华西口腔医学院教授、主任医师、博士研究生导师。1993年获得华西医科大学学士学位并留校工作，2000年于香港大学牙学院口腔生物部研修，2001年获得四川大学博士学位。现任中华口腔医学会口腔黏膜病专业委员会常务委员、四川省口腔医学会口腔黏膜病学专业委员会副主任委员。四川省杰出青年基金获得者、四川省学术和技术带头人后备人选。主要研究方向为口腔黏膜疾病的病因与防治。四川大学华西口腔医院知名专家，长期从事口腔黏膜病的临床医疗工作，年门诊口腔黏膜病病例达8 000人次以上，对常见和疑难口腔黏膜疾病积累了丰富的诊治经验，特别是在全身性疾病口腔表征的诊断方面具有较高的水平。迄今已有近20篇口腔黏膜疑难病例的诊治体会总结成文发表于具有影响力的临床型SCI期刊，包括著名内科学期刊 *American journal of Medicine*、皮肤科学期刊 *British Journal of Dermatology*、*Journal of The American Academy of Dermatology* 以及口腔科学期刊 *Oral Surgery Oral Medicine Oral Pathology Oral Radiology and Endodontics*、*Oral Diseases* 等。主持包括国家自然科学基金、教育部博士点基金、四川省杰出青年基金在内的多项科研课题。在国内外学术期刊发表学术论文近百篇，其中SCI收录第一作者或通讯作者论文40余篇。主编《案析口腔黏膜病学》（人民卫生出版社）、*Case-based Oral Mucosal Diseases*（Springer出版集团与人民卫生出版社联合出版）。担任国家卫生健康委员会"十三五"规划教材《口腔黏膜病学》（第5版）副主编，人民卫生出版社中国医学教育题库（口腔医学题库）《口腔黏膜病学》主编，参编、参译近20部教材和学术著作。

第1版序

在口腔医学中,口腔黏膜病学当属与全身性疾病联系最紧密的学科之一。因此,在培养研究生时,我很注重口腔黏膜病与大医学的联系,希望学生们能多多了解内科学、口腔颌面外科学、病理学、皮肤病学、中医学等与口腔黏膜病研究相关学科的知识。而且,在平常的学术交流之外,我觉得每次研究生毕业答辩和评审时所邀请的包括口腔内科在内的有关科目的校内外诸多专家的到来,不仅是我们的荣誉,也是黏膜病专业组师生一次难得的学习机会。

1987年,我组织华西医科大学口腔黏膜病学组的诸位同仁编写了《实用口腔黏膜病学》。该书叙述简洁明了且多是针对临床实际问题有所创新和发展,受到读者的好评。2000年,我主编的《口腔黏膜病学》(第1版)作为第一部独立的卫生部规划教材面世,嗣后荣获国家级教材二等奖(第3版、第4版由陈谦明主编)。但教科书只能介绍最基本的概念,所以自20世纪80年代以来,国内专家学者编写了一批口腔黏膜病学的专著。这些专著从不同的切入点和方向来表述口腔黏膜病,丰富了学科的内涵和临床运用。遗憾的是,涉及口腔黏膜的少见病、罕见病、疑难病的形象性的介绍太少。

当陈谦明、曾昕把他们的新书稿《案析口腔黏膜病学》放在我面前时,我的眼前一亮。这不正是可以将我多年以来梦想弥补的遗憾和缺陷加以完善的有力载体吗?他们从临床出发,重点对临床上累积的少见病、罕见病、疑难病(当然也包括常见病)以案例的形式,形象性地加以描述与介绍,继承了我过去一再向他们强调的编书需临床实用的观点,而病案分析更是古今中外临床医学发展的基石。书中记载的每一例病例,都记载了他们对这些患者的诊疗付出的心血,体现了他们对每个患者细致入微的态度、面临困难时的创造性思考和不懈努力,以及对隐藏在每例案例背后故事的感悟。而且,他们经过认真的思考和酝酿,以这种基于临床真实病例的图谱型的形式展示出来,与广大同仁及学生分享、交流和讨论,值得赞许和推荐!因为它正好可以满足目前临床上,过去的罕见病,现在不再"罕见"的现实需求。这种实践,在我国是第一次,在世界范围内,类同的书籍也极少。作为老师的我,为有这样的学业上的传人骄傲、欣慰和自豪!当然,也在此,郑重地向广大读者和同仁推荐。

李秉琦

于华西坝

2013年11月26日

第 2 版前言

在口腔黏膜病的诊断中,医师对病损的视觉印象占有举足轻重的地位。一名经验丰富的高水平口腔黏膜科医师的养成需要接触大量病例和历经长期临床实践。一些病种虽然疑难且罕见,但在见过一例典型病例之后,再次遇到类似病例时问题便会迎刃而解。只是这样的经验积累常常仅对医师个人的养成有益,并不能有助于群体诊断水平的提高。而且,每当经验积累到一定程度时,医师又面临着精力不济和退休的问题,如果不能以图文的形式将这些经验记录和传播,那每一位年轻医师的成长又将从头开始经历漫长的病例积累和知识积累阶段。因此,我们希望尽量将我们在临床上遇到的有特色的,曾经让我们迷惑过、思考过的病例和问题记录下来,以图文的形式将诊治流程传播、以述评的形式将我们的思考展示、以成书的形式将我们的感悟和心血实体化。期望以此助力更多的年轻医师能够在原本漫长的临床经验累积过程中,前行得更快速和更轻松,尽快超越,才能更高更强。

口腔黏膜病学复杂精妙。一种口腔病损可能预示着多种全身性疾病,口腔和其他部位的表现可能指示一种综合征,预后可能有天壤之别。是局限性病损还是系统性疾病的口腔表征?哪些线索可能指向哪种系统性疾病?常常作为首诊医师的我们又应当如何帮助患者规划排查路径?我们认为,一名优秀的临床医师,不仅仅在于"一眼就认得",更应该懂得"如何去寻找"。因此,我们希望尽量将诊治流程展示真切,并以述评形式拓展思路。在学术生涯中不断求真、不断推进口腔黏膜病临床诊治水平的提高和口腔黏膜病学的发展,这是我们永远不变的初衷和坚持。而规范的诊断路径、清晰的诊治思路,才是求真路上最短的距离。

《案析口腔黏膜病学》于 2014 年出版后,陆续收到很多同行、老师和学生的反馈,这些反馈中,虽有指正和建议,但更多的是赞誉和褒扬,尤其更希望增加篇幅。这些反馈进一步促使我们对该书进行修正和完善。这部再版的《案析口腔黏膜病学》,新增病例 20 例(使病例总数达到 125 例),且更换了部分病例,新增述评 14 篇,重点修改述评 7 篇,新增图片 180 余幅,还对部分疾病的病名进行了规范和修正,力图呈现一本创新而独特、内容更为详实的原创图谱型专著。

借此成书之际,我们再次衷心感谢成长路上一直予以我们关爱、支持和启示的恩师李秉琦教授,感谢参与整个撰写过程并付出极大心血的主编助理金鑫副主任医师(现于重庆医科大学口腔医学院工作)。感谢书中临床图片的拍摄者四川大学华西口腔医院口腔黏膜病科李晓英副主任护师及吴园、吕凌、孙婉昕、胡明佳护师。感谢参与此版部分章节修改的研究生刘东娟、何明靖、赵奎、刘佳佳、杨华梅、张雪峰、王囝珂、辛川、邱敏、马辉、刘锦丽、姚懿桓、肖妍荻、陈方曼、时玉洁、唐抒雅、王非。感谢四川大学华西口腔医院口腔黏膜病科的全体同仁。

如果说口腔黏膜病学是一部大书,那么我们这本图谱型专著只能算是写在眉批处的寥寥几笔,大量留白,既希望与广大同仁及学生交流和讨论,也期盼由未来的我们和同仁们一起填补。

2019 年 7 月

第1版前言

口腔黏膜病是发生在口腔黏膜及软组织上的类型各异、种类众多的疾病总称。除部分单独由于局部因素所致的口腔黏膜病损之外,多为局部和全身因素等综合作用所致。近年来,生物-心理-社会医学模式在口腔黏膜疾病病因机制和防治研究中的意义尤为显著。

由于口腔黏膜病愈发呈现出发病率增高、疑难病例增多的态势,口腔黏膜病科现已成为各专业口腔医院诊治任务最为繁重的科室之一。我们的临床工作亦不例外,除接诊大量常见病病例,也越来越多地遇到一些奇怪而罕见的病例,常不能第一时间作出明确诊断。为了确诊,亦出于好奇,我们主动查阅图谱、著作和文献等,并与相关学科专家进行交流讨论。然后按照这些资料提供的线索和交流获取的信息对患者行进一步的检查,最终作出正确的诊断和治疗。想着终于能凭借自己的专业知识为这些辗转求医渴望得到诊治的患者提供帮助,一种欣慰和成就感油然而生。这样的经历,使我们更加折服于口腔黏膜病学的博大精深和复杂奥妙,并由此催生了对这门学科的浓厚兴趣。

"A picture is worth a thousand words."每当我们翻看收集整理的临床病例图片时,常常想起这句话——的确,千言不如一画。回看病历,忆起在诊治过程中了解到的患者本身与疾病有关或无关的个人情况,诊治过程中的种种迷惑、困顿不解、交流思考与峰回路转,以及在诊治过程中发生的相关或无关的事,诊断明确后对疾病本身的体会和与疾病无关但与诊断过程有关的体会……让我们意识到,每一帧图片背后都有着或简单或丰富的关于疾病、关于人生、关于社会等的故事。因此,我们也更深刻地领悟一个真正的好医师需要达到的两个标准:一是医术精湛,二是对患者的仁爱之心。正如美国特鲁多医师的墓志铭所书,"有时是治愈;常常是帮助;总是去安慰。(To Cure Sometimes,To Relieve Often,To Comfort Always.)"对于口腔黏膜病学这样一门存在太多未知的医学学科的从业医师而言,更能体会这句话的含义。

因为这些,我们热爱这个专业。我们享受着每一个病例的诊治过程带来的思考和发现,也享受着对自己所从事的事业的肯定,以及对隐藏在病例背后故事的感悟。

基于上述原因,我们萌生了编写一部基于临床常见病例及罕见病例的口腔黏膜病学参考书的念头。我们共同的学生金鑫在整理临床病例照片的过程中,也多次提及不应将我们收集的这些丰富多彩的病例图片资源闲置。经过认真的思考和酝酿,在四川大学华西口腔医院口腔黏膜病科金鑫医师(现重庆医科大学附属口腔医院口腔黏膜病科)、江潞副教授、周瑜副教授、但红霞副教授,口腔病理科吴兰雁教授、耿宁副教授和四川大学华西医院皮肤科李薇副教授的共同帮助和参与下,我们开始编写这部基于临床真实病例的图谱型参考书,期待寻求一个适当的方式将这些病例的临床表现和诊治过程展示出来,和广大同仁及学生分享、交流和讨论,也为初入行者提供一本案头参考书。

借此成书之际,我们衷心感谢成长路上一直予以我们关爱、支持和启示的恩师李秉琦教授,感谢参与整个撰写过程并付出极大心血的金鑫医师,感谢书中所有临床图片的拍摄者四川大学华西口腔医院口腔黏膜病科李晓英副主任护师和吴园护师,感谢四川大学华西口腔医院口腔黏膜病科的全体同仁。

2013 年 12 月 26 日

目　　录

第一章

口腔黏膜感染性疾病

病案1　急性疱疹性龈口炎(幼儿)

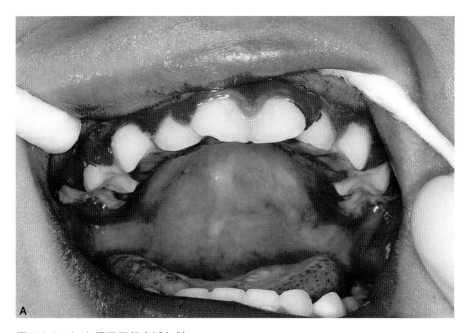

图1-1-1　A.上颌牙牙龈广泛红肿

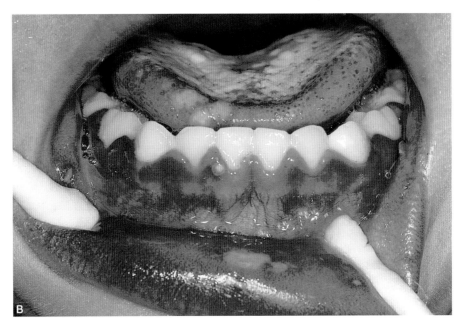

图 1-1-1(续)　B.下颌牙牙龈广泛红肿,牙龈、舌背前份和下唇内侧黏膜见成簇糜烂,有黄白色假膜覆盖

男性,1岁11月龄

主诉　发热7天,口腔长疱3天。

病史　7天前开始发热,最高体温40℃,于当地医院输液(具体药物不详)后体温降低,尚未完全退热,3天前口腔开始起疱,牙龈红肿,口腔疼痛,拒食。否认系统性疾病史及药物过敏史。

检查　全口牙龈红肿,上、下颌牙唇颊侧及腭舌侧牙龈,上、下唇内侧黏膜,舌背前份黏膜均见成簇糜烂,有黄白色假膜覆盖(图1-1-1)。体温38.1℃。

诊断　急性疱疹性龈口炎

诊断依据

1. 发热史。

2. 牙龈红肿糜烂,口腔黏膜糜烂具有成簇的特点。

疾病管理

1. 药物治疗

口炎颗粒 3g×10包 sig. 1.5g t.i.d. p.o.

维生素C 0.1g×100片 sig. 0.05g t.i.d. p.o.

复方氯己定溶液 300ml×1支 sig. 1:1稀释后局部清洗 t.i.d.

重组人表皮生长因子凝胶 20g×1支 sig. 局部涂敷 q.d.

2. 嘱患儿多饮水,注意休息。

病案2 _急性疱疹性龈口炎(成人)

男性,22岁

主诉　口腔疼痛4天。

病史　4天前开始牙龈红肿溃烂、疼痛,之前有"感冒史"并口服"头孢"治疗。否认系统性疾病史及药物过敏史。

检查　全口牙龈红肿,腭侧牙龈及硬腭黏膜见成簇分布的水疱和糜烂,糜烂表面有黄白色假膜覆盖(图1-1-2)。

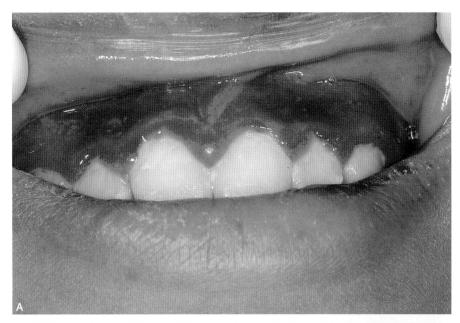

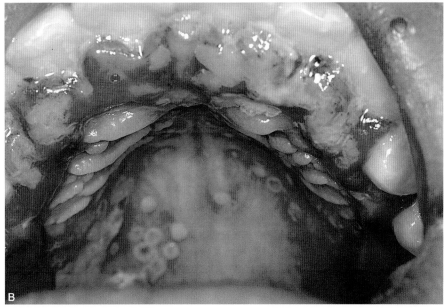

图 1-1-2　A.上颌牙牙龈广泛红肿　B.上颌牙腭侧牙龈广泛红肿,牙龈和硬腭黏膜见成簇水疱和糜烂,糜烂表面有黄白色假膜覆盖

诊断　急性疱疹性龈口炎

诊断依据

1. 感冒样症状史。

2. 牙龈红肿,牙龈和硬腭黏膜的水疱、糜烂病损均具有成簇的特点。

疾病管理

1. 雾化治疗　地塞米松注射液、庆大霉素注射液、维生素 C 注射液各 1 支行雾化治疗,1~2 次/日,连续 3 日。

2. 药物治疗

匹多莫德 0.4g×12 片 sig. 0.4g b. i. d. p. o.

口炎颗粒 3g×10 包 sig. 6g t. i. d. p. o.

维生素 C 0.1g×100 片 sig. 0.2g t.i.d. p.o.

复方氯己定溶液 300ml×1 支 sig. 含漱 t.i.d.

地塞米松针剂 1ml×5 支 sig. 1:50 稀释后含漱 t.i.d.

重组人表皮生长因子凝胶 20g×1 支 sig. 局部涂敷 q.d.

3. 嘱患者多饮水、注意休息。

病案3　复发性单纯疱疹(复发性唇疱疹)

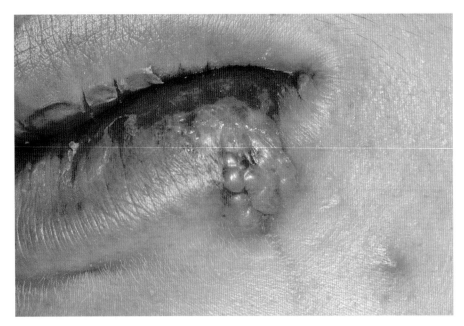

图 1-1-3　下唇左份近口角处唇红黏膜及其邻近皮肤见成簇小水疱,邻近水疱可见糜烂,有黄痂覆盖

女性,29 岁

主诉　下唇起疱 1 天。

病史　2 天前"感冒",后觉下唇左侧烧灼感及紧张感,1 天前该处起疱。诉近 6 年间,"感冒"或进食辛辣刺激食物后易致唇周反复起疱,1 周左右会自行好转。否认系统性疾病史及药物过敏史。

检查　下唇左份近口角处唇红及邻近皮肤见成簇小水疱,邻近水疱可见糜烂,有黄痂覆盖,周围皮肤黏膜发红(图 1-1-3)。

诊断　复发性单纯疱疹(复发性唇疱疹)

诊断依据

1. 唇部或口周反复起疱史。

2. 水疱分布具有成簇的特点。

疾病管理

1. 药物治疗

阿昔洛韦滴眼液 8ml×1 支 sig. 局部涂敷 t.i.d.

醋酸泼尼松龙注射液 125mg×1 支 sig. 局部涂敷 t.i.d. (勿涂于口周皮肤)

2. 嘱患者少食辛辣、注意保暖以减少复发。

病案 4　复发性单纯疱疹（硬腭）

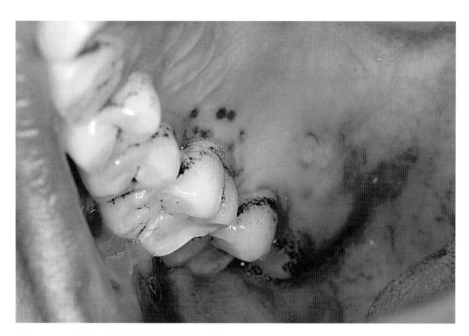

图 1-1-4　硬腭右份黏膜见成簇点状糜烂

女性,53 岁

主诉　唇部反复起疱 2 年余,口内起疱 2 天。

病史　2 年来唇部或口角反复起疱,疱破溃后可自行愈合,4~5 个月发作 1 次,每次一般持续 1 周。2 天前无明显诱因口内出现起疱、破溃和疼痛。否认系统性疾病史及药物过敏史。

检查　硬腭右份见成簇分布点状糜烂,部分糜烂有黄色假膜覆盖,伴充血(图 1-1-4)。

诊断　复发性单纯疱疹

诊断依据

1. 唇部或口周反复起疱史。

2. 病损部位为硬腭黏膜。

3. 疱破后糜烂分布具有成簇的特点。

疾病管理

1. 药物治疗

复方氯己定溶液 300ml×1 支 sig. 含漱 t. i. d.

醋酸泼尼松龙注射液 125mg×1 支 sig. 局部涂敷 t. i. d.

2. 注意排查复发诱因,并加以避免。

【述评】口腔单纯疱疹

　　口腔单纯疱疹(herpes simplex)是 Ⅰ 型单纯疱疹病毒(type 1 herpes simplex virus, HSV1)感染所致。HSV 是有包膜的 DNA 病毒,根据血清型的不同,分为 HSV1 和 HSV2 两型。HSV1 主要引起腰部以上皮肤黏膜,包括口腔黏膜、口周皮肤和面部的感染;HSV2 型主要引起腰部以下皮肤黏膜及生殖器的感染[1]。近年来,HSV-2 引起的口面部感染逐渐增多,两型的部位特异性逐渐发生变化,可能是由于性行为方式的多样化所引起[2-4]。

该病具有传染性,患者和无症状带病毒者为传染源,主要经飞沫、唾液或疱液直接接触传播,在托儿所等儿童密集封闭场所易传播,且不同性别和季节间的感染率无差别[5]。流行病学资料表明,50岁以下人群中有90%的人血清中有抗HSV1抗体,说明曾发生或正在发生单纯疱疹病毒感染[6]。HSV的传播主要发生在原发感染的前驱期,免疫功能不全或经口腔手术者更易感染。

HSV1感染黏膜表面并进入细胞,经复制产生病毒颗粒,引起核仁肿胀破碎,最终导致细胞死亡,造成原发感染症状[1]。随后,HSV1进入感觉神经末梢,沿神经轴突逆行至神经元。由于机体免疫系统抑制感染,限制病毒播散,病毒在免疫豁免部位(immunoprivileged site)维持复制周期,但不破坏神经元,进入潜伏期,潜伏的部位在口面部多为三叉神经节。复发性单纯疱疹一般发生在30%~40%的血清HSV1阳性者。诱发因素包括日晒、压力、劳累、感冒、进食辛辣食物、经期和颌面部创伤等[2]。复发时,病毒颗粒从感染神经元沿轴突前行到皮肤黏膜,并释放到唾液中,一般仅引起轻微皮肤黏膜病损。

单纯疱疹病毒引起的原发感染称原发性疱疹性口炎(primary herpetic stomatitis),又称为急性疱疹性龈口炎,通常以6个月~3岁的儿童较多见,尤以9~28月龄儿童高发[7,8]。但在年轻成人也不少见。潜伏期一般为2~12天(平均4天),期间可有感冒、发热或咳嗽等症状。1~3天后,皮肤黏膜水疱产生,常发生于舌、唇、牙龈、软硬腭和颊黏膜。口腔黏膜病损表现为直径1~2mm的水疱,多成簇分布,不久后破裂融合形成浅表而不规则的糜烂,上覆黄色假膜,周缘充血发红。10~14天逐渐愈合,不留瘢痕。全口大部分牙龈红肿也是其特征性损害之一,有时会被误诊为因菌斑和牙石所致的牙龈炎。口周皮肤病损见于2/3的感染儿童。一般会伴随发热,大部分会持续4天体温高于38℃,唾液分泌增多、脱水、颈淋巴结肿大、舌苔厚腻、口臭等。症状的严重程度与宿主免疫反应相关[1]。仅有极少数病例会出现病毒在体内广泛播散或继发细菌感染[7]。

复发性单纯疱疹的累及部位多为唇红部、口角及口周,称为复发性唇疱疹(recurrent herpes labialis, RHL)[9]。复发性唇疱疹前驱症状包括病损区烧灼感、麻刺感、张力增加[2]。约6小时内,唇周出现红斑,随即变为水疱,后破溃变为糜烂或形成脓疱。从前驱期到愈合约为10天,病损愈合后不留瘢痕[1,2]。复发性单纯疱疹若发生在口内,通常累及的部位是硬腭和牙龈,表现为小面积成簇点状糜烂。

口腔单纯疱疹一般根据典型的临床表现即可诊断[7],实验室检查如病毒的分离培养、病毒DNA检测等均属非常规诊断方法。本单元病案均是根据典型的病史及临床表现而诊断的。

急性疱疹性龈口炎的治疗包括全身治疗和局部治疗。复发性单纯疱疹的治疗以局部治疗为主。

口服药物包括抗病毒药物,如阿昔洛韦或伐昔洛韦,口炎颗粒和维生素C。若就诊时病程已超过5天,不建议使用抗病毒药物。阿昔洛韦的用法是:患儿<2岁,口服,每次100mg,5次/日,5日一个疗程;≥2岁,口服,每次200mg,5次/日,5日一个疗程[10]。因该病具有自限性且病程不长,若患儿病情轻微,不建议服用阿昔洛韦。成人剂量为口服,每次200mg,5次/日,服用5~7日。成人亦可口服伐昔洛韦,每次300mg,饭前空腹服用,服用7日。口炎颗粒的用法是:每次3~6g,3次/日,3~5日一个疗程,儿童患者根据体重和年龄酌减。

局部用药包括含漱(清洗)液、涂敷制剂和喷剂。含漱液可选用复方氯己定溶液(儿童1:1稀释),3次/日。涂敷制剂可选用重组人表皮生长因子凝胶,1次/日;复方溃疡涂剂(主要成分为达克罗宁、珍珠粉、薄荷等);糖皮质激素制剂,如曲安奈德口腔软膏、0.1%地塞米松软膏,或醋酸泼尼松龙注射液、曲安奈德注射液(1:5稀释),涂敷患处,3次/日。喷剂可选用口腔炎喷雾剂,3次/日。唇疱疹还可用阿昔洛韦滴眼液涂敷患处,3次/日。因糖皮质激素可造成儿童生长发育的迟缓及骨质的流失,故6岁以下儿童慎用,即使是局部应用也不宜长期大面积使用。糖皮质激素制剂在应用于唇疱疹时,勿涂于口周皮肤上,以免引起面部皮肤色素沉着。

对于口腔病损严重者,可配合超声雾化治疗,药物可使用地塞米松注射液、庆大霉素注射液及维生素C注射液,1~2次/日。在对小于6岁的儿童进行雾化治疗时,建议不采用庆大霉素。

口腔单纯疱疹预后良好。

参 考 文 献

1. Arduino P G, Porter S R. Herpes Simplex Virus Type 1 infection: overview on relevant clinico-pathological features. J Oral Pathol Med, 2008, 37(2):107-121

2. Siegel M A. Diagnosis and management of recurrent herpes simplex infections. J Am Dent Assoc, 2002, 133(9):1245-1249

3. Gilmour T K, Meyer P A, Rytina E, et al. Antiepiligrin (laminin 5) cicatricial pemphigoid complicated and exacerbated by herpes simplex virus type 2 infection. Australas J Dermatol, 2001, 42(4):271-274

4. Itin P H, Lautenschlager S. Viral lesions of the mouth in HIV-infected patients. Dermatology, 1997, 194(1):1-7

5. Cataldo F, Violante M, Maltese I, et al. Herpetic gingivostomatitis in children: the clinico-epidemiological aspects and findings with acyclovir treatment. A report of the cases of 162 patients. Pediatr Med Chir, 1993, 15(2):193-195

6. Wutzler P, Doerr H W, Farber I, et al. Seroprevalence of herpes simplex virus type 1 and type 2 in selected German populations-relevance for the incidence of genital herpes. J Med Virol, 2000, 61(2):201-207

7. Amir J. Clinical aspects and antiviral therapy in primary herpetic gingivostomatitis. Paediatr Drugs, 2001, 3(8):593-597

8. Kiderman A, Furst A L, Miller T, et al. How successfully do general practitioners diagnose herpetic gingivo-stomatitis clinically? Br J Gen Pract, 2002, 52(479):481-482

9. Arduino P G, Porter S R. Oral and perioral herpes simplex virus type 1 (HSV-1) infection: review of its management. Oral Dis, 2006, 12(3):254-270

10. World Health Organization. WHO Model Formulary for Children 2010. Geneva World Health Organization, 2010, 47(3):232-271

第2单元 三叉神经带状疱疹和水痘

病案5 三叉神经带状疱疹（唇、颊、舌、皮肤）

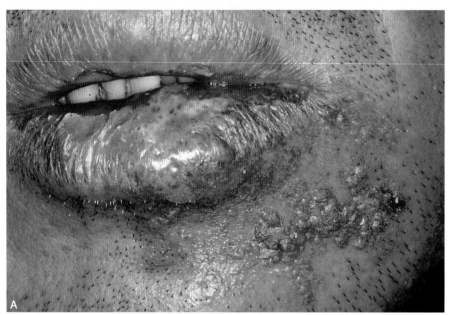

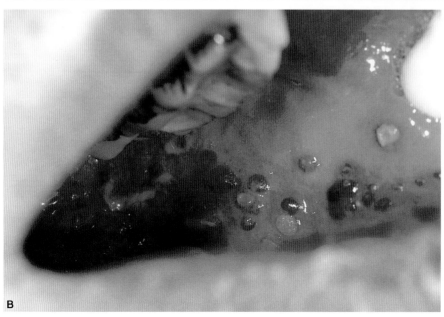

图1-2-5 A.下唇左份黏膜及邻近皮肤见水疱 B.左颊黏膜见串珠状水疱

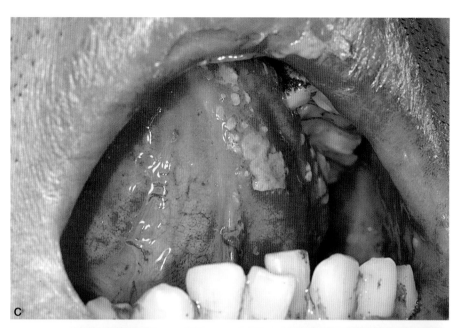

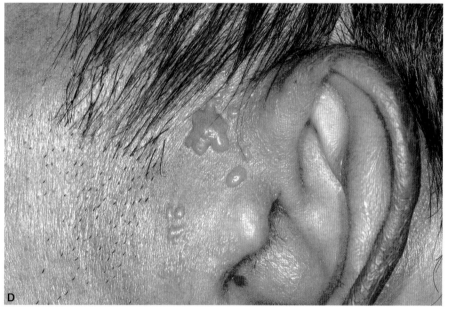

图 1-2-5(续)　C.左舌腹黏膜见糜烂,假膜覆盖,病损未越过中线　D.左侧耳前区皮肤见水疱

男性,46 岁

主诉　口腔溃烂 1 周。

病史　1 周前"感冒"后出现口腔溃烂,疼痛难忍。3 天前左侧耳前区皮肤长疱,疼痛明显。否认系统性疾病史及药物过敏史。

检查　口腔左侧舌背、舌腹、舌缘,左颊、左下颌牙舌侧牙龈散在多个水疱和糜烂面,部分融合,舌腹病损被覆较厚假膜。左侧下唇黏膜及唇周皮肤、左耳前区皮肤散在较多水疱(图 1-2-5)。

诊断　三叉神经带状疱疹

诊断依据

1. 口腔黏膜和皮肤病损均局限于单侧,未越过中线累及对侧。

2. 病损表现为多处水疱和糜烂。

疾病管理

1. **雾化治疗**　地塞米松注射液、庆大霉素注射液、维生素 C 注射液各 1 支行雾化治疗,1~2 次/日,连续 3 日。

2. 药物治疗

阿昔洛韦 100mg×48 片 sig. 200mg 5 次／日 p. o.

匹多莫德 0.4g×12 片 sig. 0.4g b. i. d. p. o.

甲钴胺 0.5mg×40 片 sig. 0.5mg t. i. d. p. o.

维生素 B₁ 10mg×100 片 sig. 10m g t. i. d. p. o.

复方氯己定溶液 300ml×1 支 sig. 含漱 t. i. d.

地塞米松针剂 1ml×5 支 sig. 1∶50 稀释后含漱 t. i. d.

醋酸泼尼松龙注射液 125mg×1 支 sig. 局部涂敷 t. i. d.

3. 建议皮肤科局部治疗皮肤病损。

病案6 三叉神经带状疱疹（唇、腭）

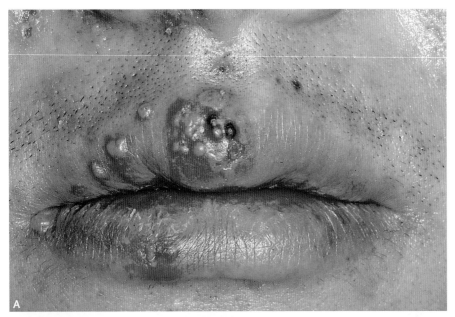

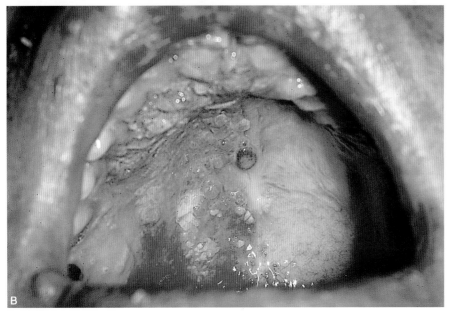

图 1-2-6　A. 上下唇唇红右份黏膜及邻近皮肤见多个水疱，病损未越过中线　B. 硬腭右份黏膜见较多水疱和糜烂，病损未越过中线

男性,23 岁

主诉　口腔及面部起疱 2~3 天。

病史　2~3 天前口内及面部出现水疱,疼痛明显。1 周前"感冒"。于当地医院检查人类免疫缺陷病毒(HIV)抗体阴性否认系统性疾病史及药物过敏史。

检查　右侧鼻翼、唇周皮肤、唇红黏膜见簇集状透明水疱,硬腭右份也见较多水疱,病损均位于右侧,未超越中线。右颊黏膜见成簇糜烂,黄白假膜覆盖(图 1-2-6)。

诊断　三叉神经带状疱疹

诊断依据

1. 口腔黏膜和皮肤病损均局限于单侧,未越过中线累及对侧。

2. 病损表现为多处水疱和糜烂。

疾病管理　同本单元病案 5。

病案 7　水痘(成人)

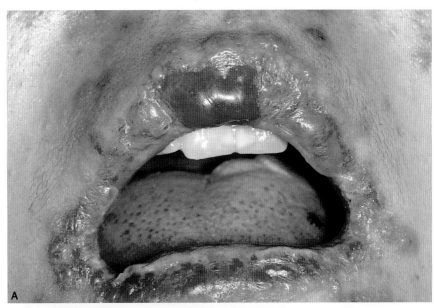

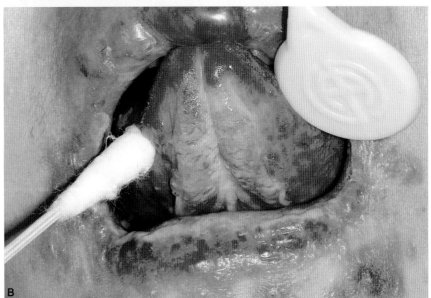

图 1-2-7　A.唇红黏膜遍布大小不等的水疱　B.舌腹黏膜见多处小糜烂面融合成片状,假膜覆盖

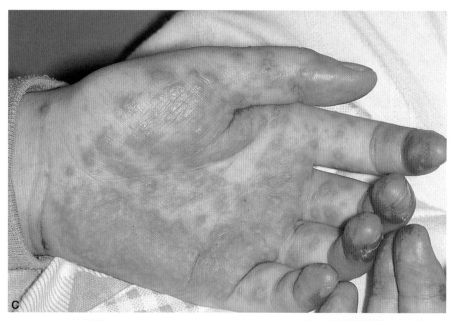

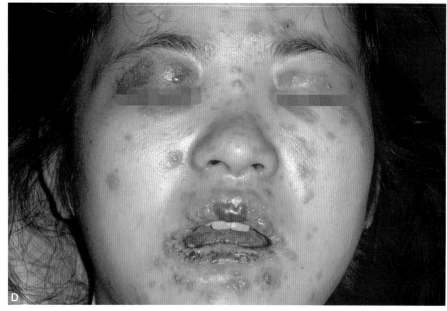

图 1-2-7(续) C. 手掌皮肤遍布红斑和小水疱 D. 面部皮肤见多处红斑、丘疹和水疱

女性,20 岁

主诉 口腔广泛溃烂 3 天。

病史 3 天前"感冒发热"后出现口腔大面积溃烂,疼痛明显,伴面部、胸部及手掌皮肤发红和出现水疱。否认发病前用药史。否认系统性疾病史及药物过敏史。

检查 面部及唇周皮肤、唇红、舌背、舌腹、双颊、腭部黏膜广泛分布直径 1~8mm 的水疱,部分破溃形成糜烂,面部、掌心皮肤遍布粟粒样小疱及红色斑疹(图 1-2-7)。

诊断 水痘

诊断依据

1. 初起有发热史。

2. 发热 1~2 天内,面部和全身其他部位出现斑丘疹或疱疹,皮肤损害呈向心性分布。

疾病管理

1. 雾化治疗 地塞米松注射液、庆大霉素注射液、维生素 C 注射液各 1 支行雾化治疗,1~2 次/日,连续 3 日。

2. 药物治疗

复方氯己定溶液 300ml×1 支 sig. 含漱 t. i. d.

地塞米松针剂 1ml×5 支 sig. 1∶50 稀释后含漱 t. i. d.

醋酸泼尼松龙注射液 125mg×1 支 sig. 局部涂敷 t. i. d.

3. 因患者病情较严重,建议皮肤科住院治疗。

4. 注意隔离。

病案 8 水痘(儿童)

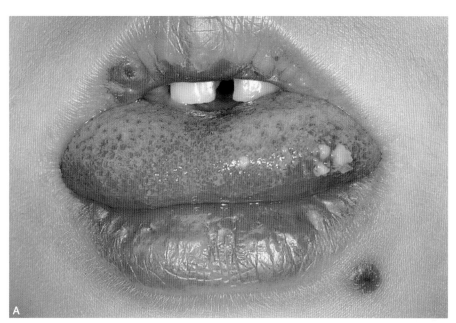

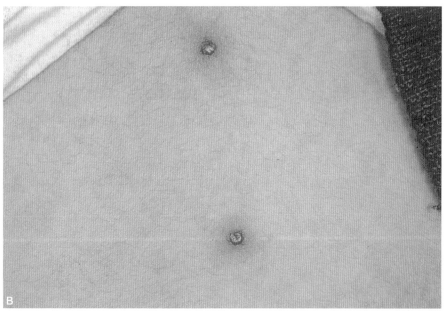

图 1-2-8　A. 舌尖数个小糜烂面,白色假膜覆盖,上唇黏膜和下唇唇周皮肤见糜烂和血痂
B. 胸腹部皮肤见水疱

女性,5 岁

主诉　口腔溃烂 3 天。

病史　3 天前"发热",即开始出现口内多处糜烂,进食疼痛,背、腹部皮肤也出现多个水疱。否认系统性疾病史及药物过敏史。

检查　右侧翼颌皱襞、舌尖黏膜各有数处水疱及白色假膜覆盖的糜烂面。上唇唇红黏膜和下唇唇周皮肤见粟粒大小糜烂、血痂。背部及胸腹部皮肤散在分布多个直径 3mm 的水疱。手足皮肤未见明显异常(图 1-2-8)。

诊断　水痘

诊断依据

1. 有发热史。

2. 皮肤水疱呈向心性分布。

疾病管理

1. 药物治疗

口炎颗粒 3g×10 包 sig. 3g t. i. d. p. o.

维生素 C 0.1g×100 片 sig. 0.1g t. i. d. p. o.

复方氯己定溶液 300ml×1 支 sig. 1∶1 稀释后含漱 t. i. d.

重组人表皮生长因子凝胶 20g×1 支 sig. 局部涂敷 q. d.

2. 建议于皮肤科就诊。

3. 嘱患儿隔离,应隔离至全部水疱病损变成干结痂为止。痊愈前勿上幼儿园。

【述评】带状疱疹和水痘

　　带状疱疹(herpes zoster)是由水痘-带状疱疹病毒(herpes varicella-zoster virus,VZV)引起的,该病毒在幼儿引起水痘(varicella),之后患儿终身不再发作水痘,但成年后还可发作带状疱疹,之后获得终身免疫,不再复发。常伴有明显的神经痛[1]。带状疱疹常发生于曾患水痘的人群,随年龄增加,发病率升高[2]。某些患者在幼年时未曾患水痘,成年后感染 VZV,也可表现为水痘。

　　VZV 所致的原发感染即为水痘。原发性 VZV 感染会产生特异性抗体和 T 细胞介导的免疫应答。T细胞介导的免疫应答细胞在皮疹出现后 1~2 周内出现,包括 CD4 和 CD8 效应 T 细胞和记忆 T 细胞,可促进病变愈合。这种保护性免疫应答能够保护机体再次暴露于 VZV 时不受感染[3]。VZV 可随神经进入脊神经背根神经节或脑神经的神经元中长期潜伏而不引起症状,形成潜伏感染[4]。亚临床潜伏病毒的激活终身都可能发生,但特异性 T 细胞介导的免疫反应能够阻止临床症状的出现。某些诱发因素,如年龄(40岁之后)、免疫抑制疾病或治疗等,可减弱 T 细胞介导的免疫反应,不能维持 VZV 的潜伏状态,使 VZV 活化引起神经节炎,并在相应神经节分布部位皮肤上形成水疱,引起神经痛,导致带状疱疹[3]。若青年人发生带状疱疹,应警惕 HIV 感染。

　　水痘潜伏期一般 14~16 天,初期皮肤损害常表现为头皮、面部或者躯干的瘙痒、红斑,伴发热、疲劳、厌食等全身症状。后在已有或新发的红斑区内出现小水疱,即由斑丘疹期发展为水疱期。水疱常多发,常见 100~300 处。皮肤损害发生 24~48 小时后开始进入结痂期,愈后可见色素减少,瘢痕少见。皮肤损害呈向心性分布,先自面部开始,后见于躯干、四肢。溃疡和疼痛常发生在黏膜病损,包括口咽、结膜等[5]。相比幼儿,一般成人水痘皮疹范围更加广泛,症状更加严重,需警惕伴发肺炎、神经系统疾病、细菌感染等。应当给予口腔对症局部用药后尽快转入皮肤科进一步治疗。

　　带状疱疹皮疹出现在侵犯神经所分布的皮肤上,水疱沿神经走向呈带状分布,发生于单侧而不越过中线。最常见为胸部带状疱疹,其次是头面部三叉神经带状疱疹。在病损出现前 1~5 天,局部感觉微痒及麻刺感,后变为剧烈神经痛。皮肤疱疹能合为大疱,后成痂壳,逐渐吸收并消退。口腔黏膜一般为仅限于单侧的较多水疱,破溃后形成较大面积的糜烂溃疡面,常覆盖较厚的假膜。病程持续 2~4 周。伴发症状包括乏力不适、头痛、畏光,发热少见[1]。

在发生三叉神经带状疱疹时,若 VZV 同时入侵面神经膝状神经节可出现外耳道或鼓膜疱疹,同时侵犯面神经的运动和感觉神经纤维时,表现为面瘫、耳痛及外耳道疱疹三联征,称为 Ramsay-Hunt 综合征[6](图 1)。

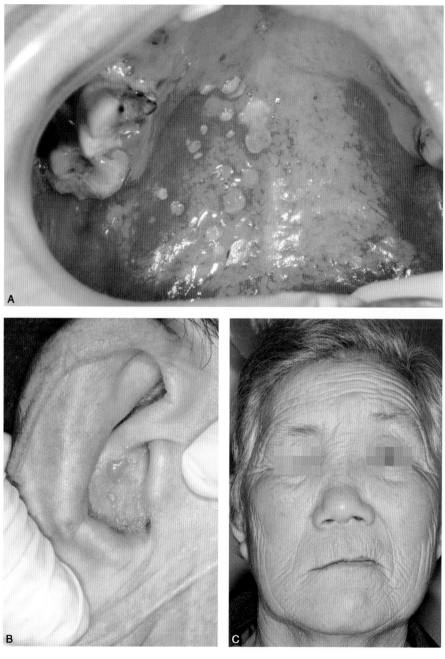

图 1　Ramsay-Hunt 综合征　A. 三叉神经带状疱疹的腭部右份黏膜损害　B. 右侧外耳道和耳廓皮肤疱疹　C. 右侧面瘫

带状疱疹病毒感染一般根据典型的临床表现进行诊断,不依赖实验室检查。本单元病案就是根据典型的临床表现进行的诊断。

水痘因以皮肤损害为主,故建议由皮肤科行全身药物治疗。带状疱疹的全身治疗药物为抗病毒药物、免疫调节药物、止痛药物、神经营养药物和糖皮质激素。抗病毒药物如阿昔洛韦口服,每次 200mg、5 次/日、5~10 日一个疗程,或每次 400mg,3 次/日,5 日一个疗程;伐昔洛韦每次 300mg,2 次/日,7 日一个疗程;泛昔洛韦每次 250mg,3 次/日,7 日一个疗程。肾功能减退者需要减量。免疫调节药物如匹多莫德片,0.4g/次,2 次/日;转移因子胶囊口服,每次 6mg,3 次/日;胸腺肽肠溶片口服,每次 20mg,1~3 次/日。止痛药物如布洛芬缓释胶囊或布洛芬缓释片,0.3g/次,2 次/日(早晚各 1 次);双氯芬酸钠缓释片,0.1g/次,1 次/日。神经营养药物如维生素 B_1 每次 10mg,每日 3 次,口服;维生素 B_{12} 注射液每次 0.025~0.2mg,肌内注射,隔日 1 次,或口服甲钴胺,每次 0.5mg,每日 3 次。

水痘和带状疱疹的口腔局部治疗药物包括含漱(清洗)液、涂敷制剂和喷剂。含漱液可选用复方氯己定溶液(儿童 1∶1 稀释),3 次/日。涂敷制剂可选用重组人表皮生长因子凝胶或重组牛碱性成纤维细胞生长因子凝胶,1 次/日;复方溃疡涂剂;糖皮质激素制剂如醋酸泼尼松龙注射液、曲安奈德注射液(1∶5 稀释),或曲安奈德口腔软膏、0.1%地塞米松软膏,或地塞米松溃疡涂剂,涂敷患处,3 次/日。喷剂可选用口腔炎喷雾剂,3 次/日。还可选用止痛制剂如复方甘菊利多卡因凝胶或复方苯佐卡因凝胶,涂敷患处,3 次/日。6 岁以下儿童慎用糖皮质激素制剂。

Ramsay-Hunt 综合征的治疗一般还应采用糖皮质激素。

Zostavax 是被美国食品药品管理局(FDA)批准的用于 60 岁及 60 岁以上的成年人、能有效防止带状疱疹及其并发症的疫苗。可通过增强细胞介导的免疫反应,抑制潜伏病毒的再活化,从而阻止发病[7]。研究者对 60 岁及 60 岁以上有水痘病史的 38 546 个成人进行随机对照试验,经过中位期 3.1 年后,发现用疫苗组带状疱疹及疹后神经痛的发病率均显著下降,且未发现明显副作用[8]。接种水痘疫苗是预防水痘的唯一有效的手段,尤其是在控制水痘暴发流行方面起到了非常重要的作用。建议所有儿童和对该病毒抗体血清反应阴性的成人接种[1]。免疫持久性较好,接种 7 年后,仍有 95%的接种者具有良好的免疫保护作用。即使感染出现病损,一般皮疹数量较少且不伴发热[9]。但其能否影响带状疱疹的发病率和严重程度,尚不清楚。

水痘预后一般良好,结痂脱落后大都无瘢痕。重症或并发脑炎者,预后差,甚至可导致死亡。带状疱疹预后一般亦良好,但 50 岁以上带状疱疹患者易发生疱疹后神经痛,可持续数月。重型带状疱疹常见于免疫功能缺陷者或恶性肿瘤患者,还可发生播散性带状疱疹,伴有高热和毒血症,甚至发生带状疱疹肺炎和脑膜脑炎,病死率高。

参 考 文 献

1. Wilson J F. Herpes zoster. Ann Intern Med, 2011, 154(5):ITC31-15

2. Schmader K E, Dworkin R H. Natural history and treatment of herpes zoster. J Pain, 2008, 9(1 Suppl 1):S3-S9

3. Weinberg A, Levin M J. VZV T cell-mediated immunity. Curr Top Microbiol Immunol, 2010, 342:341-357

4. Levy O, Orange J S, Hibberd P, et al. Disseminated varicella infection due to the vaccine strain of varicella-zoster virus, in a patient with a novel deficiency in natural killer T cells. J Infect Dis, 2003, 188(7):948-953

5. Arvin A M. Varicella-zoster virus. Clin Microbiol Rev, 1996, 9(3):361-381

6. Pereira F P, Guskuma M H, Luvizuto E R, et al. Unilateral facial paralysis caused by ramsay hunt syndrome. J Craniofac Surg, 2011, 22(5):1961-1963

7. Harpaz R, Ortega-Sanchez I R, Seward J F. Prevention of herpes zoster:recommendations of the Advisory Committee on Immunization Practices (ACIP). MMWR Recomm Rep, 2008, 57(RR-5):1-30

8. Oxman M N, Levin M J, Johnson G R, et al. A vaccine to prevent herpes zoster and postherpetic neuralgia in older adults. N Engl J Med, 2005, 352(22):2271-2284

9. Kuter B J, Weibel R E, Guess H A, et al. Oka/Merck varicella vaccine in healthy children:final report of a 2-year efficacy study and 7-year follow-up studies. Vaccine, 1991, 9(9):643-647

第3单元 手足口病

病案9 手足口病

【述评】手足口病

病案9 手足口病

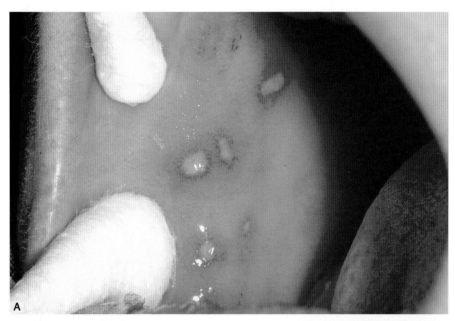

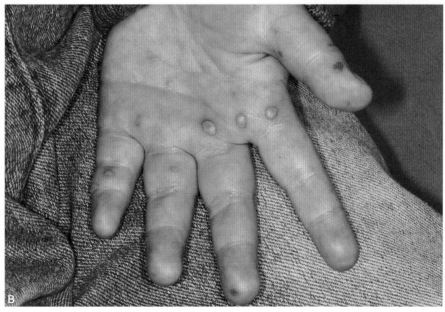

图 1-3-9 A.右颊黏膜散在小糜烂和溃疡 B.手掌掌心和手指指腹皮肤均见小水疱

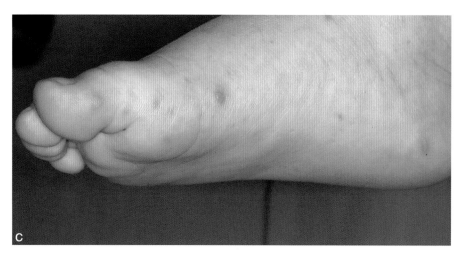

图 1-3-9(续)　C.足底和足趾皮肤见散在小水疱

女性,7 岁

主诉　发现口腔溃疡和手上长红点 1 天。

病史　1 天前家长发现患儿口腔出现溃疡,微痛,并发现手上有较多红点。之前有"感冒"史。否认系统性疾病史及药物过敏史。

检查　右颊、舌尖、双侧舌腹黏膜散在分布多处溃疡和糜烂,直径 2mm 左右,手、足掌心及指(趾)皮肤见多个直径 1~3mm 的水疱(图 1-3-9)。

诊断　手足口病

诊断依据

1. 口腔黏膜上散在小糜烂和溃疡。

2. 伴有手、足皮肤出现水疱。

疾病管理

1. 药物治疗

口炎颗粒 10 包 sig. 1 包 t. i. d. p. o.

维生素 C 0.1g×100 片 sig. 0.1g t. i. d. p. o.

重组人表皮生长因子凝胶 20g×1 支 sig. 局部涂敷 q. d.

2. 嘱患儿注意隔离,痊愈前勿上幼儿园。

【**述评**】**手足口病**

手足口病(hand-foot-mouth disease,HFMD)是婴幼儿中常见的病毒感染性疾病。主要临床特点为口腔黏膜和肢体远端皮肤出现水疱或破溃后形成溃疡,5 岁以下儿童多发。发病率以夏季和初秋为高[1]。通常由柯萨奇病毒(coxsackievirus,CV)A 组 16 型(A16)引起,常见病原微生物还包括肠道病毒 71 型(EV-71)。一项国内研究表明,HFMD 发病率逐年增高,CV-A16 型和 EV-71 型均为主要致病微生物,且患儿年龄越小,危重程度和致死率越高[2]。EV-71 型常与世界范围内手足口病大面积暴发相关,并可能引起严重并发症,如脑膜炎和心肌炎[3-6]。泰国一项研究对导致手足口病大规模流行的 CV-A16 和 EV71 型病毒株进行序列分析发现,病毒中 5'非翻译区(5'-untranslated region,5'-UTR)的内部核糖体进入位点(internal ribosome entry site,IRES)中多数核苷酸集中发生突变,说明病毒的暴发具有其分子基础[7]。HFMD 传染源为患者或病毒携带者,一般通过直接接触和飞沫传播。需要注意的是,此病与动物口蹄疫无关[8]。

HFMD 潜伏期多为 2~10 天,平均 3~5 天。前驱症状为发热、咽喉痛和厌食。1~2 天后,双颊、牙龈、舌缘、舌腹出现散在红斑及水疱,常易破溃成糜烂面。水疱期传染性强,待其破溃消失后传染性大大降低。约75%患者会出现水疱和丘疹样皮疹,与口腔病损同时或稍后出现,主要发生在手掌、手指、足底、足趾和臀部,不伴瘙痒。病程持续7~10天。感染后会对特定病毒免疫,但其他型别病毒可引起再次感染[8]。多数患者仅有口腔、手、足病损,若有持续高热、精神萎靡、神情淡漠、头痛、呕吐、易惊、肢体抖动、呼吸异常、发绀、心率异常等症状,应当警惕严重并发症(如脑膜炎或心肌炎)的发生。

成人也可罹患手足口病。如果感染发生在孕妇怀孕后期,肠道病毒会感染胎儿。随后,新生儿可能患有脑膜炎、血小板减少症、弥散性血管内凝血、心肌炎、肝炎等,且比后天感染症状更为严重[9]。

HFMD的临床诊断主要根据流行病学史和典型的临床表现。本单元病案即通过同时发生于手、足、口的典型病损进行临床诊断。在临床诊断的基础上,具有下列证据之一者即可确诊:①肠道病毒(CV-A16、EV-71等)特异性核酸检查阳性;②分离出肠道病毒,并鉴定为CV-A16、EV-71或其他可引起手足口病的肠道病毒;③急性期血清相关病毒IgM抗体阳性;④恢复期血清相关肠道病毒的中和抗体比急性期有4倍及以上升高。

该病应根据患者的病情程度采取不同治疗。病情轻微者可口服口炎颗粒,每次1.5~3g,连续3~5日;维生素C片,口服,每次0.05~0.1g,3次/日,还可同时口服复合维生素B片,1/2片/日或1片/日。局部用药包括含漱(清洗)液、涂敷制剂和喷剂。含漱液可选用复方氯己定溶液(儿童1:1稀释),3次/日。涂敷制剂可选用重组人表皮生长因子凝胶,1次/日;复方溃疡涂剂。喷剂可选用口腔炎喷雾剂,3次/日。同时应提醒家长注意观察患儿的全身情况,对于病情较重或有严重并发症者,应及时转入儿科住院观察治疗。此外,应嘱患者注意隔离,避免传染给他人。

大多数手足口病患儿预后良好,一般在1周内痊愈,无后遗症。少数患儿发病后迅速累及神经系统,表现为脑干脑炎、脑脊髓炎、脑脊髓膜炎等,发展为循环衰竭、神经源性肺水肿的患儿病死率高。

手足口病的一般预防措施包括:保持良好的个人卫生习惯,如勤洗手、不喝生水、不吃生冷食物,避免与手足口病患者接触。EV-71型灭活疫苗可用于6月龄至5岁儿童预防该型病毒感染所致的手足口病。

参 考 文 献

1. Muppa R, Bhupatiraju P, Duddu M, et al. Hand, foot and mouth disease. J Indian Soc Pedod Prev Dent, 2011, 29(2):165-167

2. Chang Z R, Zhang J, Sun J L, et al. Epidemiological features of hand, foot and mouth disease in China, 2008-2009. Zhonghua Liu Xing Bing Xue Za Zhi, 2011, 32(7):676-680

3. McMinn P, Stratov I, Nagarajan L, et al. Neurological manifestations of enterovirus 71 infection in children during an outbreak of hand, foot, and mouth disease in Western Australia. Clin Infect Dis, 2001, 32(2):236-242

4. Chan K P, Goh K T, Chong C Y, et al. Epidemic hand, foot and mouth disease caused by human enterovirus 71, Singapore. Emerg Infect Dis, 2003, 9(1):78-85

5. Lin T Y, Twu S J, Ho M S, et al. Enterovirus 71 outbreaks, Taiwan:occurrence and recognition. Emerg Infect Dis, 2003, 9(3):291-293

6. Chan L G, Parashar U D, Lye M S, et al. Deaths of children during an outbreak of hand, foot, and mouth disease in sarawak, malaysia:clinical and pathological characteristics of the disease. Clin Infect Dis, 2000, 31(3):678-683

7. Puenpa J, Theamboonlers A, Korkong S, et al. Molecular characterization and complete genome analysis of human enterovirus 71 and coxsackievirus A16 from children with hand, foot and mouth disease in Thailand during 2008-2011. Arch Virol, 2011, 156(11):2007-2013

8. Frydenberg A, Starr M. Hand, foot and mouth disease. Aust Fam Physician, 2003, 32(8):594-595

9. Bryant P A, Tingay D, Dargaville P A, et al. Neonatal coxsackie B virus infection-a treatable disease? Eur J Pediatr, 2004, 163(4-5):223-228

第4单元　疱疹性咽峡炎

病案 10　疱疹性咽峡炎
【述评】疱疹性咽峡炎

病案 10　疱疹性咽峡炎

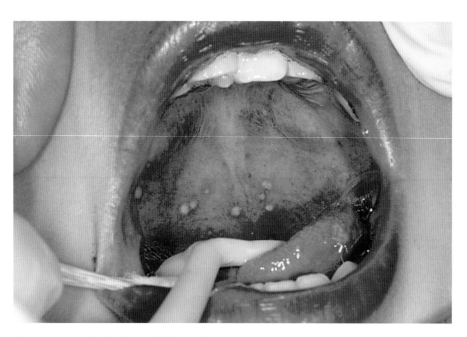

图 1-4-10　软腭后份黏膜见数处小糜烂

男性,2 岁 8 月龄

主诉　口腔疼痛 1 天。

病史　1 天前患儿的老师发现患儿咽喉部长溃疡,患儿诉有疼痛感,之前 5 天有"感冒发热"史。否认系统性疾病史及药物过敏史。

检查　软腭后份黏膜见数处直径 1~2mm 的糜烂,伴轻度充血(图 1-4-10)。牙龈未见红肿。手足皮肤未见明显异常。

诊断　疱疹性咽峡炎

诊断依据

1. 感冒史。

2. 多个浅表圆形小糜烂均位于口腔后份。

疾病管理

1. 雾化治疗　地塞米松注射液、维生素 C 注射液各 1 支行雾化治疗,1~2 次/日,连续 3 日。

2. 药物治疗

口炎颗粒 10 包 sig. 1 包 t. i. d. p. o.

维生素 C 0.1g×100 片 sig. 0.1g t. i. d. p. o.

复方氯己定溶液 300ml×1 支 sig. 含漱 t. i. d.

重组人表皮生长因子喷剂 15ml×1 支 sig. 局部使用 q. d.

【述评】疱疹性咽峡炎

　　疱疹性咽峡炎(herpangina)是主要由 A 组柯萨奇病毒感染所引起的口腔黏膜损害。随暴发年份和地区的不同,病毒型别多种多样,主要有 CV-A2、CV-A4、CV-A5、CV-A6、CV-A8、CV-A9、CV-A10、CV-A16、CV-A22 型等[1-3]。感染性较强,传播快,主要侵袭儿童,夏秋季为高发季节。一般急性发病,前驱期症状和全身反应都较轻,常见发热和咽喉疼痛[4]。临床表现多为口腔后份黏膜表面出现直径 1~2mm 的小水疱,很快溃破后形成糜烂或溃疡。病损的分布只限于口腔后份,如软腭、悬雍垂、扁桃体处,很少发生于口腔前部。病程持续大约 7 天。其诊断主要依据病史和仅累及口腔后份黏膜的典型损害。

　　该病的全身治疗可口服口炎颗粒,每次 1.5~3g,连续 3~5 日;口服维生素 C 片,每次 0.05~0.1g,3 次/日,还可同时口服复合维生素 B 片,1/2 片/日或 1 片/日。局部治疗药物包括含漱(清洗)液、涂敷制剂和喷剂。含漱液可选用复方氯己定溶液(儿童 1∶1 稀释),3 次/日。涂敷制剂可选用重组人表皮生长因子凝胶或溶液,1 次/日;复方溃疡涂剂;糖皮质激素制剂如曲安奈德口腔软膏或 0.1% 地塞米松软膏涂敷患处,3 次/日;醋酸泼尼松龙注射液或曲安奈德注射液(1∶5 稀释),涂敷患处,3 次/日。喷剂除重组人表皮生长因子喷剂外,还可选用口腔炎喷雾剂,3 次/日。因糖皮质激素可造成儿童生长发育迟缓及骨质流失,故 6 岁以下儿童慎用,即使是局部应用也不宜长期大面积使用。

参 考 文 献

1. Huang Y C, Chu Y H, Yen T Y, et al. Clinical features and phylogenetic analysis of Coxsackievirus A9 in Northern Taiwan in 2011. BMC Infect Dis, 2013, 13:33
2. Chen Y J, Chang S C, Tsao K C, et al. Comparative genomic analysis of coxsackievirus A6 strains of different clinical disease entities. PLOS ONE,2012, 7(12):e52432
3. Park K, Lee B, Baek K, et al. Enteroviruses isolated from herpangina and hand-foot-and-mouth disease in Korean children. Virol J, 2012, 9:205
4. Yamashita T, Ito M, Taniguchi A, et al. Prevalence of coxsackievirus A5, A6, and A10 in patients with herpangina in Aichi Prefecture, 2005. Jpn J Infect Dis, 2005, 58(6):390-391

第 5 单元 传染性软疣

病案 11 传染性软疣
【述评】传染性软疣

病案 11 传染性软疣

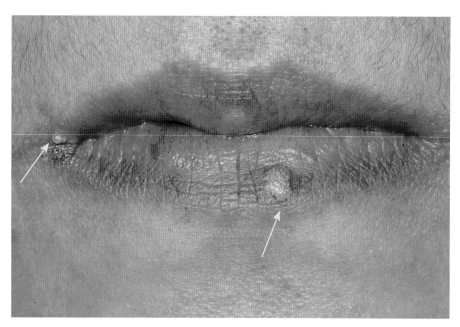

图 1-5-11 下唇唇红黏膜中份偏左处见直径 3mm 的白色丘疹,其表面见密集针尖大小
白色颗粒;右侧口角处见直径 1mm 白色丘疹(箭头示)

女性,20 岁

主诉 发现下唇增生物 8 个月。

病史 8 个月前发现下唇唇红有增生物,大小无明显变化。否认伴有痒痛等不适。体质佳,否认反复感冒史。否认系统性疾病史及药物过敏史。否认冶游史。

检查 下唇唇红黏膜中份偏左处见直径 3mm 大小的白色丘疹,其表面见密集针尖大小白色颗粒,质软,无触痛。右侧口角处见直径 1mm 的白色丘疹。口内黏膜、皮肤未见明显异常(图 1-5-11)。

初步诊断 下唇唇红和右侧口角黏膜增生物待诊

进一步检查

1. 血常规、血糖、肝功能、肾功能、凝血功能未见明显异常。

2. HIV 抗体检测(-)、梅毒血清学检测(-)。

3. 切除下唇唇红黏膜病损活检,常规 HE 染色检查显示上皮内大量嗜酸性细胞质包涵体和压缩核,符合传染性软疣。

诊断 传染性软疣

诊断依据

1. 唇红黏膜及口角黏膜表面丘疹。

2. 组织病理学检查证实。

疾病管理

1. 嘱患者勿搔抓患处。
2. 建议观察或于皮肤科处理右侧口角处丘疹样损害。

【述评】传染性软疣

传染性软疣（molluscum contagiosum）是由传染性软疣病毒（molluscum contagiosum virus，MCV）感染引起的，多累及儿童、性活跃人群和免疫功能低下者[1]。

传染性软疣病毒是一种DNA痘病毒，人类是其唯一宿主。此病主要通过直接接触感染，亦可通过间接接触带有病毒的物体，如毛巾、玩具、公共设施（如游泳池）感染。潜伏期1周至半年，大多2周至3个月。

目前，发生于口腔黏膜的传染性软疣报道病案较少。近30年来PubMed数据库中仅能查及6例，其中男性3例，女性3例，年龄13~70岁。病损位于唇红（4例）、硬腭（1例）及磨牙后垫（1例）[2-7]。这6例患者的临床表现不尽相同，病损直径1~25mm，单发或多发，肉色或白色，但均呈丘疹或结节样表现。

传染性软疣皮肤损害可发生于任何部位，躯干、手臂、腹股沟和下肢最为常见。免疫功能低下或经性接触传播者，病损多位于下腹部和生殖器。典型皮肤损害为直径约3~5mm大小的半球形丘疹，灰色或珍珠色，表面有蜡样光泽，中央有脐凹，内含乳白色干酪样物质即软疣小体。多数情况下，皮肤损害于6~9个月后可自行消退，一般不留瘢痕[8]。

传染性软疣皮肤损害的诊断通常根据典型临床表现进行，必要时结合组织病理学检查。口腔黏膜传染性软疣的临床表现不典型，需通过组织病理学检查确诊。组织病理学特点是上皮内富含嗜酸性细胞质包涵体和压缩细胞核的软疣小体。对发生于口腔黏膜（尤其是唇红）的丘疹样病变，在临床上排除了其他可定义的疾病后，应考虑传染性软疣的可能性，及时行活检。

治疗本病的方法主要为物理治疗及局部药物治疗。物理治疗主要包括局部刮除、人工挤压、冷冻等治疗。冷冻疗法比较安全，在面部和生殖器可使用。也可在无菌条件下用齿镊或弯曲血管钳将软疣夹破，挤出其内容物，然后外用碘酊等以防细菌感染。局部药物治疗包括免疫调节剂及抗病毒药物。咪喹莫特是一种常用的免疫调节剂，但其对传染性软疣的疗效尚不确定。西多福韦是一种病毒DNA聚合酶抑制剂，作为抗病毒治疗的代表性药物应用于局部，已被成功用于治疗重症和难治性感染人体免疫缺陷病毒的儿童传染性软疣患者[9]。

传染性软疣的预防主要包括避免搔抓，以防扩散。集体生活者勿共用衣物和浴巾。

参 考 文 献

1. De Carvalho C H, de Andrade A L, de Oliveira D H, et al. Intraoral molluscum contagiosum in a young immunocompetent patient. Oral Surg Oral Med Oral Pathol Oral Radiol, 2012, 114(1):e57-e60

2. Vanhooteghem O, Henrijean A, de la Brassinne M. Epidemiology, clinical picture and treatment of molluscum contagiosum:literature review. Ann Dermatol Venereol, 2008, 135(4):326-332

3. Scherer P, Fries J, Mischkowski A, et al. Intraoral molluscum contagiosum imitating a squamous-cell carcinoma in an immunocompetent person-case report and review of the literature. Int J Oral Maxillofac Surg, 2009, 38(7):802-805

4. Fornatora L, Reich F, Gray G, et al. Intraoral molluscum contagiosum:a report of a case and a review of the literature. Oral Surg Oral Med Oral Pathol Oral Radiol Endod, 2001, 92(3):318-320

5. Svirsky J A, Sawyer D R, Page D G. Molluscum contagiosum of the lower lip. Int J Dermatol, 1985, 24(10):668-669

6. Matsuura E, Tsunemi Y, Kawashima M. Molluscum contagiosum on the lip. J Dermatol,2013, 40(2):137

7. Ma H, Yang H, Zhou Y, Jiang L. Molluscum Contagiosum on the Lip. J Craniofac Surg, 2015, 26(7):e681-e682

8. Chen X, Anstey A V, Bugert J J. Molluscumcontagiosum virus infection. Lancet Infect Dis, 2013, 13(10):877-888

9. Torbeck R, Pan M, Moll E, et al. Cantharidin:a comprehensive review of the clinical literature. Dermatol Online J, 2014, 20(6)

第 6 单元　口腔念珠菌病

病案 12　急性假膜型念珠菌病

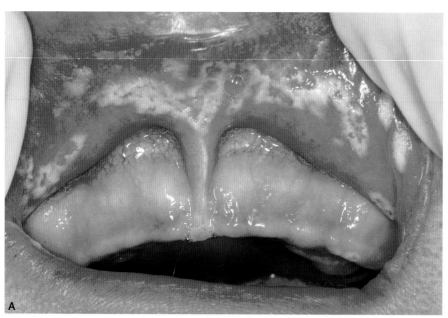

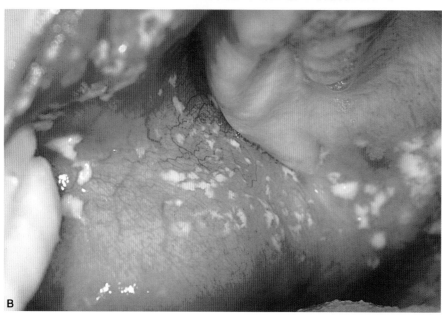

图 1-6-12　A、B 上唇内侧、右颊黏膜较多白色凝乳状假膜，用棉签擦拭时可拭去

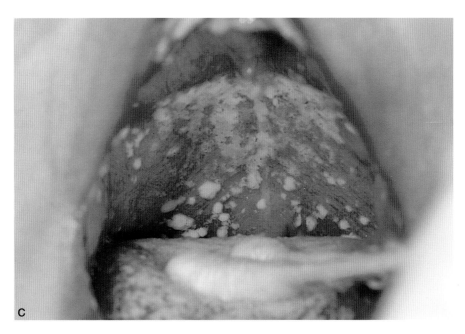

图 1-6-12（续）　C.腭黏膜较多白色凝乳状假膜,用棉签擦拭时可拭去

男性,3 月龄

主诉　发现口腔内白色斑片 4 天。

病史　4 天前发现口腔内较多白色斑片,未发现患儿有明显不适感。3 天前曾"发热",经治疗(具体不详)后已退热。否认系统性疾病史及药物过敏史。

检查　上、下唇内侧、舌背、双颊、腭部黏膜均见广泛片状白色假膜,用力可拭去,拭去后黏膜见轻微充血(图 1-6-12)。

诊断　急性假膜型念珠菌病

诊断依据

1. 患者为婴儿。

2. 口腔黏膜上用力可拭去的片状白色假膜。

疾病管理

1. 药物治疗

2%碳酸氢钠(小苏打)溶液 250ml×4 瓶 sig. 局部清洗 t. i. d. 并浸泡奶瓶等餐具。

制霉菌素涂剂 15g×2 支 sig. 局部涂敷 t. i. d.

2. 嘱奶瓶、勺子等餐具需高温煮沸消毒并用碳酸氢钠液浸泡,病损消退后坚持用药 10~14 天。

病案 13　急性红斑型念珠菌病

女性,51 岁

主诉　口腔发红疼痛 3 天。

病史　3 天前口腔多部位发红,伴进食疼痛。之前因"感冒"口服"头孢"1 周。1 天前于外院查血常规和血糖均正常。否认系统性疾病史及药物过敏史。

检查　全口黏膜散在充血性红斑,外形弥散不规则,以舌部和双颊为甚(图 1-6-13)。双颊、舌背、腭部病损区取样真菌涂片查及真菌。

诊断　急性红斑型念珠菌病

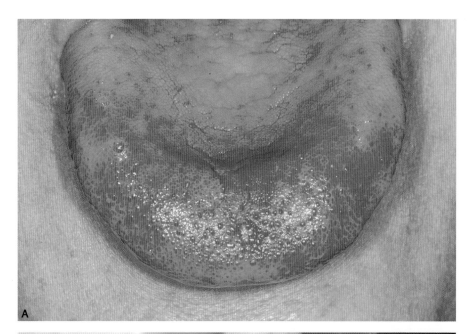

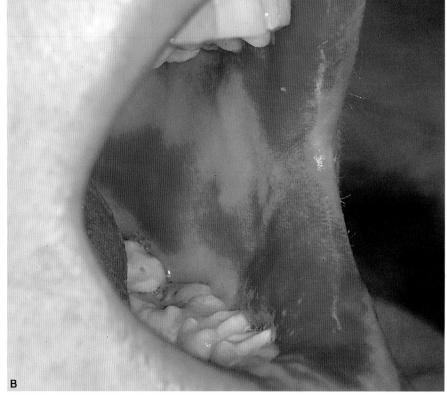

图 1-6-13　A.舌乳头略显萎缩,舌背黏膜散在充血　B.左颊黏膜散在充血发红

诊断依据

1. 有抗生素应用史,并排除贫血。

2. 口腔黏膜上外形弥散的红斑。

3. 涂片检查查及真菌。

疾病管理

1. 药物治疗

匹多莫德 0.4g×18 片 sig. 0.4g b. i. d. p. o.

复合维生素 B 100 片 sig. 2 片 t. i. d. p. o.

4%碳酸氢钠(小苏打)溶液 250ml×2 瓶 sig. 含漱 t. i. d.

制霉菌素涂剂 15g×2 支 sig. 局部涂敷 t. i. d.

2. 嘱患者勿滥用抗生素。

病案 14　慢性红斑型念珠菌病

女性,79 岁

主诉　口腔发红疼痛 4 年,口角裂口 1 年。

病史　4 年前发现口腔发红,伴舌背苔少,进食疼痛,1 年前开始口角裂口疼痛。患"高血压"。否认药

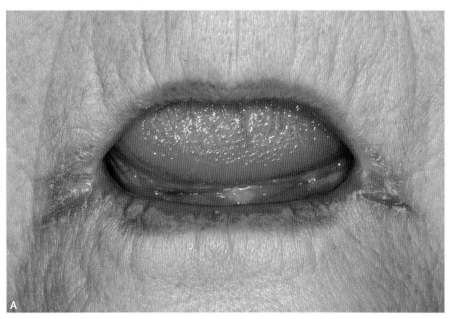

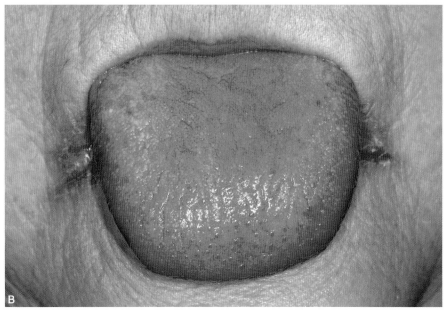

图 1-6-14　A. 双侧口角发红皲裂　B. 舌背丝状乳头略萎缩

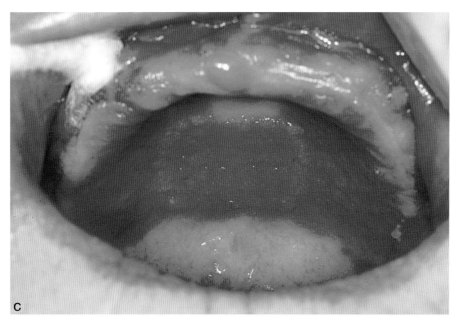

图 1-6-14（续）　C.腭黏膜广泛发红,牙槽嵴和硬腭中份黏膜光亮水肿,硬腭黏膜可见乳头状增生

物过敏史。诉近期查血常规、血糖均正常。

检查　全口义齿修复,颌间距较低。腭部黏膜广泛充血发红,牙槽嵴及硬腭中份黏膜光亮水肿,可见黏膜呈颗粒状和乳头状增生。舌背丝状乳头略萎缩,双侧口角湿润,皲裂发红。腭部、舌部、口角部病损区取样真菌涂片查及真菌(图 1-6-14)。

诊断　慢性红斑型念珠菌病;念珠菌性口角炎

诊断依据

1. 患者为老年全口义齿配戴者。

2. 上颌义齿承托区黏膜发红光亮水肿、颗粒状和乳头状增生。

3. 涂片检查查及真菌。

疾病管理

1. 药物治疗

匹多莫德 0.4g×18 片 sig. 0.4g q.d. p.o.

复合维生素 B 100 片 sig. 2 片 t.i.d. p.o.

4%碳酸氢钠(小苏打)溶液 250ml×4 瓶 sig. 含漱 t.i.d.

制霉菌素涂剂 15g×2 支 sig. 局部涂敷 t.i.d.

2. 嘱患者注意清洁义齿,并用 4%碳酸氢钠(小苏打)溶液浸泡义齿。

病案 15　慢性增殖型念珠菌病

女性,50 岁

主诉　发现舌背白色突起物 10 天。

病史　10 天前无意发现舌背中后份有白色突起物,异物感,无明显疼痛等其他不适,也未觉面积增大。否认系统性疾病史及药物过敏史。

检查　舌背中后份见 14mm×11mm 突起,表面呈白色颗粒状,未见充血糜烂,不能用棉签拭去(图 1-6-

15A、B）。舌背病损区取样真菌涂片未查及真菌。

初步诊断　慢性增殖型念珠菌病？

疾病管理

1. 药物治疗

匹多莫德 0.4g×18 片 sig. 0.4g b.i.d. p.o.

复合维生素 B 100 片 sig. 2 片 t.i.d. p.o.

4%碳酸氢钠（小苏打）溶液 250ml×4 瓶 sig. 含漱 t.i.d.

制霉菌素涂剂 15g×2 支 sig. 局部涂敷 t.i.d.

氟康唑 50mg×6 片 sig. 50mg b.i.d. 含化

2. 1 周后复诊，若病情无缓解，酌情切除或切取活检。

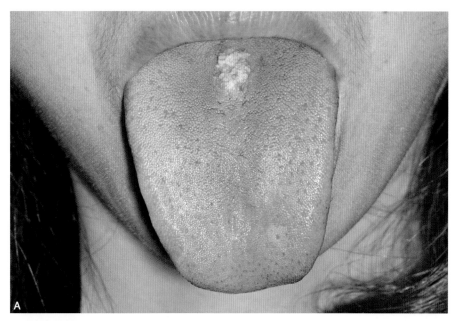

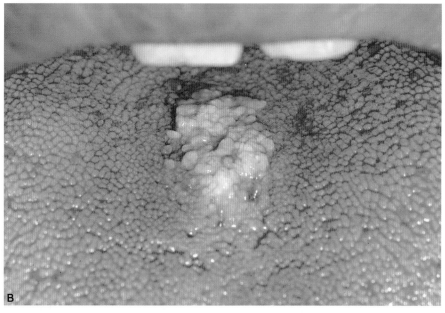

图 1-6-15　A. 舌背中后份见白色病损，突出于黏膜表面　B. 舌背中后份白色病损表面呈颗粒状，粗糙，突出于黏膜表面

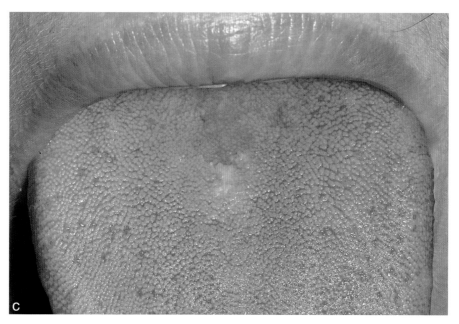

图 1-6-15(续) C.1 周后复诊见舌背白色病损基本消退

3. 后续 患者 1 周后复诊,白色病损基本消退(图 1-6-15C);2 周后复诊,病损完全消失。

诊断 慢性增殖型念珠菌病

诊断依据

1. 舌背为慢性增殖型念珠菌病好发部位。

2. 斑块表面呈白色颗粒样增生。

3. 确诊虽尚需组织活检,但此病案经抗真菌治疗后基本痊愈。

病案 16 慢性黏膜皮肤念珠菌病

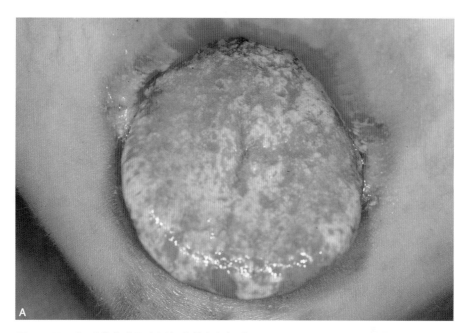

图 1-6-16 A. 舌背黏膜见广泛凝乳状白色假膜

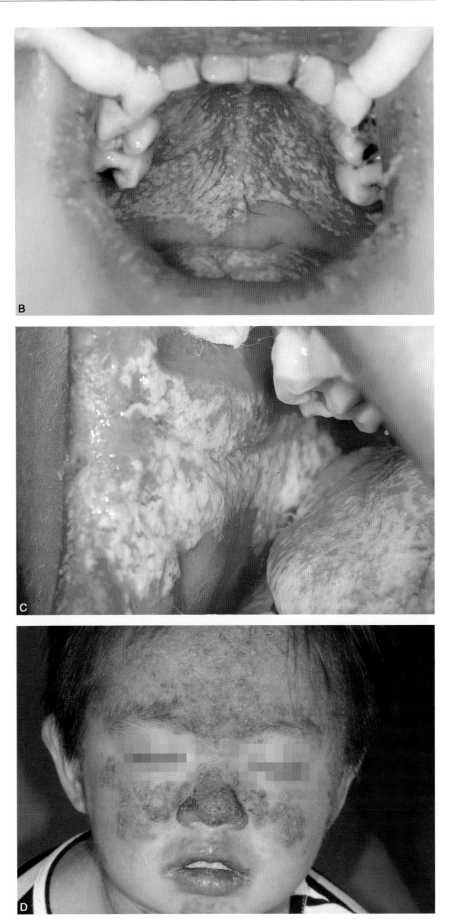

图 1-6-16(续) B、C 腭部、右颊黏膜见广泛凝乳状白色假膜 D. 面部皮肤见大面积红斑、增殖性病损

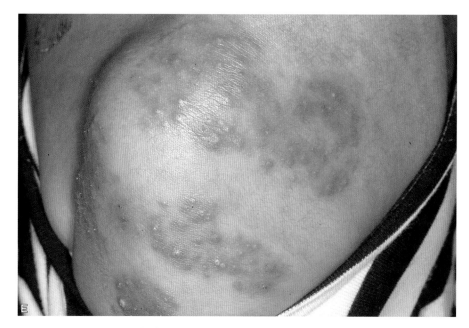

图 1-6-16(续) E.肩部皮肤见大面积红斑、增殖性病损

女性,4 岁

主诉 口腔黏膜反复溃烂和出现白膜 3 年。

病史 3 年前开始反复出现口腔溃烂和白膜,疼痛不适,影响进食,感冒时加重,同时伴皮肤红斑病损。当地医院诊断为"鹅口疮",药物治疗(抗真菌药物,具体不详)可稍减轻症状,停药后病情易反复。患儿平素体质不佳,睡眠好,偏食,不吃蔬菜、水果,大便干,小便正常。既往患"贫血"和"小儿肺炎"(均已愈)。家族史无特殊。否认过敏史。

检查 双颊、舌背、舌缘、腭黏膜表面广泛白色凝乳状假膜,用力可拭去;双唇略显红肿,口角见少量痂壳(图 1-6-16A～C)。面、颈、肩、背部见大面积红斑、增殖性病损(图 1-6-16D、E)。指甲、趾甲未见明显异常。

初步诊断 慢性黏膜皮肤念珠菌病

进一步检查

1. 口腔黏膜及皮肤损害真菌涂片检查均见大量假菌丝和孢子,真菌培养为白色念珠菌。

2. 血常规、肝功能、肾功能、凝血功能、血沉、HIV 抗体、梅毒血清学检测未见明显异常。

3. 体液免疫、自身免疫抗体无明显异常;细胞免疫示 CD3 59.8%↓(正常值 62%～74%)、CD4 28.7%↓(正常值 36%～55%)。

4. 进行内分泌疾病排查,甲状腺功能检测示:促甲状腺刺激激素(TSH)>100↑(正常值 0.27～4.2mU/L),游离三碘甲状腺原氨酸(FT3)2.92↓(正常值 3.6～7.5pmol/L),甲状腺素(T4)32.81↓(正常值 62～164nmol/L),游离甲状腺素(FT4)4.26↓(正常值 12～22pmol/L)。内分泌科诊断为甲状腺功能减退症。

5. 皮肤病损活检,组织病理示表皮角化明显,角质层中见大量真菌菌丝。

诊断 慢性黏膜皮肤念珠菌病(甲状腺功能减退症相关)

诊断依据

1. 患儿的口腔、皮肤病损符合念珠菌感染的临床表现。

2. 真菌涂片、真菌培养和组织病理结果证实有真菌感染。

3. 甲状腺功能检查结果异常,确诊为甲状腺功能减退。

疾病管理

1. 药物治疗

氟康唑分散片 50mg×6 片 sig. 25mg 含化 b.i.d.

2%碳酸氢钠(小苏打)溶液 250ml×2 瓶 sig. 含漱 t. i. d.

制霉菌素涂剂 15g×1 支 sig. 局部涂敷 t. i. d.

酮康唑乳膏 15g×1 支 sig. 局部涂敷皮肤病损 t. i. d.

2. 于内分泌科积极治疗甲状腺功能减退症,口服左甲状腺素钠片。

【述评】口腔念珠菌病

口腔念珠菌病(oral candidosis)是由念珠菌感染引起的口腔黏膜疾病。近年来,随着艾滋病患者、器官和骨髓移植患者的增加,以及免疫抑制剂、广谱抗生素的广泛应用,其发病率日益增加[1]。

念珠菌是口腔常驻菌群,一般并不致病。当由于某些局部或全身刺激因素使宿主防御功能降低时,念珠菌即转化为致病菌,故称其为条件致病菌,引起的感染称为机会性感染(opportunistic infection)[2],亦称为"有病者之病(a disease of a diseased)"。引起人类念珠菌病的主要是白色念珠菌(*Candida albicans*),又称为白假丝酵母菌,口腔念珠菌病中分离的致病菌 80%为白色念珠菌[3]。但值得注意的是,非白色念珠菌的念珠菌感染发生率越来越高,一方面是由于检测技术的提高;另一方面,由于其耐药性更强,对常用抗真菌药物不敏感[4]。大多数念珠菌感染发生于身体浅表部位,潮湿的黏膜如阴道和口腔黏膜尤其易感。全身播散性念珠菌感染罕见,但很严重,病死率近 60%[5]。近 10 年来,念珠菌败血症人数增长 5 倍,多见于白血病和造血干细胞移植者。越来越多的口腔疾病被认为与念珠菌相关,如口腔鳞癌、灼口综合征、味觉异常、牙髓病等,但机制不清[6-9]。

白色念珠菌不耐热,喜酸恶碱。有芽生孢子(spore)和假菌丝(pseudohypha)两种存在形式,一般认为菌丝形式与其黏附并侵入组织产生致病性关系密切。白色念珠菌致病的毒力因素包括:通过细胞表面疏水性(hydrophobicity)和特异性黏附分子的作用黏附于宿主表面;通过高频表型转换(high-frequency phenotypic switching)生成菌丝,分泌天冬氨酸蛋白酶,与补体结合等方式削弱吞噬作用,破坏 IgA,逃避宿主抵御;通过分泌天冬氨酸蛋白酶、磷脂酶,生成菌丝来侵袭和破坏宿主细胞[2]。

白色念珠菌从非致病共生状态(harmless commensal existence)变为致病状态,与口腔受到某些刺激因素有关。局部因素有配戴义齿、吸入糖皮质激素、唾液分泌过少、高糖饮食和吸烟等,全身因素包括高龄、糖尿病、滥用抗生素和免疫抑制剂的应用等[10]。

免疫正常的人群极少发生念珠菌感染。近年来发病率大幅升高,与免疫缺陷患者增多有关。免疫缺陷包括获得性免疫缺陷和原发性免疫缺陷。获得性免疫缺陷常见于器官或骨髓移植、艾滋病、肿瘤患者,使用免疫抑制剂者和高龄人群。原发性免疫缺陷是一类遗传疾病,涉及免疫系统的一个或多个组成部分,常会导致反复或严重的细菌、真菌、病毒感染。一般于年少时即发病,80%的患者都在 20 岁前被诊断患该病[11]。这类疾病的临床表现类型和严重性不尽相同,需要早期诊断治疗。与口腔念珠菌感染相关的原发性免疫缺陷疾病主要有:家族性或弥漫性慢性黏膜皮肤念珠菌病(chronic mucocutaneous candidosis,CMCC),念珠菌病-内分泌病综合征(candidosis-endocrinopathy syndrome),念珠菌病胸腺瘤综合征(candidosis thymoma syndrome),迪格奥尔格综合征(Di George's syndrome),慢性肉芽肿病(chronic granulomatous disease)等。病变累及口腔、皮肤、指甲等,多数表现为慢性口腔念珠菌感染和其他全身病损[12]。

根据病损累及部位,口腔念珠菌病可分别表现为口炎、口角炎、唇炎和慢性黏膜皮肤念珠菌病。念珠菌性口炎临床主要分为 4 种类型:两种急性型,即假膜型和红斑型;两种慢性型,即红斑型和增殖型。

急性假膜型念珠菌口炎即急性假膜型念珠菌病(acute pseudomembranous candidosis),又称为雪口病(oral thrush),在婴幼儿和年老体弱者中发病率为 5%~10%。病损特点为口腔黏膜表面融合的白色或黄白色的、柔软的无痛性斑块或斑点,用力可拭去。拭去后呈现发红面,易出血。假膜常由坏死脱落上皮、食物残渣、白细胞、细菌、念珠菌孢子和菌丝组成[13]。"可拭去"的现象可与其他白色斑纹类疾病进行鉴别。邻近黏膜的颜色和质地正常。纠正易感因素后,少有复发。对于免疫缺陷患者,假膜范围更广、质地更厚实,且停药易复发。

急性红斑型念珠菌口炎即急性红斑型念珠菌病（acute erythematous candidosis），又称抗生素口炎，常发生于广谱抗生素使用后。抗生素的使用使常驻细菌减少，对念珠菌的竞争力减弱，造成菌群失调，从而引起念珠菌性口炎[2]。病损为疼痛性弥散性红斑，舌背最常见，其次是腭部和双颊。停用抗生素可自行恢复。此外，糖皮质激素吸入治疗也是常见的易感因素。

慢性红斑型念珠菌口炎即慢性红斑型念珠菌病（chronic erythematous candidosis），又称义齿性口炎。几乎只发生于上颌义齿腭侧面接触的腭部黏膜，主要表现为红斑样病损，有时可伴有腭部黏膜的乳头样增生。口腔卫生不良、不摘义齿、不良修复体等均为刺激因素。75%的义齿配戴者出现该病的临床体征[14]。

慢性增殖型念珠菌病（chronic hyperplastic candidosis）多见于舌背。表现为增厚的白色斑块，且不易拭去。病变有癌变潜能，念珠菌在癌变过程中的作用不明。此型常通过组织病理学检查诊断。病因学上仍待明确的是，念珠菌感染是此病的始发因素还是继发于上皮改变。抗真菌治疗可能使病损从非均质性白色斑块变为均质性。有研究者证实抗真菌治疗会使病变完全消失，从而认为真菌感染是其始发因素[15]。

念珠菌性口角炎（candidal angular cheilitis），常为单侧或双侧口角罹患。除念珠菌外，病损区还常检出金黄色葡萄球菌、链球菌属等，说明念珠菌可能不是单独致病因素。念珠菌口角炎常可作为口腔念珠菌病特别是慢性红斑型念珠菌病的"预示者"[2]。

念珠菌性唇炎在临床表现上缺乏特异性，可表现为唇红部的糜烂、脱屑、鳞屑或小颗粒状病损。

慢性黏膜皮肤念珠菌病（chronic mucocutanous candidiasis，CMC）是一种以口腔黏膜、皮肤及甲板反复念珠菌感染为特征的慢性进行性综合征。临床表现为口腔黏膜长期不愈或反复发作的广泛白色假膜，皮肤病损初期为红斑、疣状增殖、表面结痂，后形成结节或肥厚增殖性病损。部分患者皮肤损害轻微或无。研究认为该病的发生与遗传、免疫功能异常（如 T 淋巴细胞功能缺陷）或内分泌疾病（如甲状旁腺、肾上腺或甲状腺功能减退等）密切相关。

明确诊断口腔念珠菌病，除依靠病史和临床表现，通常还需要实验室检查的证实[11]。检测方法常用涂片法、分离培养和组织病理学检查。一般假膜型和红斑型念珠菌病无须活检证实。慢性增殖型念珠菌病的病理特点为增厚的不全角化上皮，上皮表层大量炎症细胞聚集，形成微脓肿，固有层大量淋巴细胞或浆细胞浸润，上皮内常见轻到中度异常增生。PAS 染色可见菌丝深入角化层。本单元病案 12 因患儿具有雪口病的典型假膜性损害，故直接诊断；病案 13、14 是根据典型病史、临床表现和真菌涂片检查进行的诊断；病案 15 虽真菌涂片检查未查及真菌，且未行活检，但根据其临床损害特点及对抗真菌治疗的良好反应进行了诊断。CMC 的诊断也需要结合临床表现、组织病理检查和实验室检查，在诊断为 CMC 之后，还需排查病因。首先，需要排查患者的家族病史、遗传病史；其次，进行全身免疫功能检查，包括细胞免疫、体液免疫、自身免疫抗体检查；第三，排查内分泌系统疾病，需进行肾上腺皮质激素、促肾上腺皮质激素、甲状旁腺素、甲状腺激素等检查。本单元病案 16 即是在诊断 CMC 之后，进一步查及该患儿患有甲状腺功能减退症。及时治疗该病，将有助于患儿的生长发育。

口腔念珠菌病的治疗首先要去除易感因素，如停止滥用抗生素和糖皮质激素、清洗义齿、保持口腔卫生等。

一般局部治疗即可获取良好疗效。通常采用的局部药物为 2%~4%碳酸氢钠（小苏打）溶液和制霉菌素涂剂。制霉菌素属四烯类抗生素，1mg 相当于 2 000U，局部可用 50 000~100 000U/ml 的水混悬液涂布，每 2~3 小时 1 次，涂布后可咽下。对于婴幼儿雪口病患者，应用上述药物后病损会很快消退，但易复发，所以要注意除坚持对接触用品（如奶瓶、勺、杯、碗及玩具等）高温煮沸消毒并用 2%碳酸氢钠水浸泡外，还需在病损消退后坚持用药 10~14 天。此外，患儿若仍处于母乳喂养阶段，其母亲的乳头也应用 2%碳酸氢钠水清洁，并可涂搽制霉菌素涂剂或水混悬液。

对病情顽固的患者，可配合口服药物包括抗真菌药物、免疫增强剂及维生素类。口服抗真菌药物如氟康唑片，首日 200mg，之后每次 50mg，2 次/日，连续 7~14 天；或伊曲康唑胶囊，每次 100~200mg，1 次/日。免疫增强剂包括：匹多莫德，每次 0.4~0.8g，2 次/日，连续 7~14 天；胸腺肽肠溶片，每次 20mg，2~3 次/日，连续 15~30 日；转移因子胶囊，每次 6mg，2~3 次/日，连续 15~30 日。维生素类药物包括复合维生素

B、甲钴胺、叶酸、维生素 C 等。

CMC 的治疗方案推荐全身与局部相结合的抗真菌治疗,同时积极治疗与发病相关的全身性疾病。

参 考 文 献

1. Reichart P A, Samaranayake L P, Philipsen H P. Pathology and clinical correlates in oral candidiasis and its variants:a review. Oral Dis, 2000, 6(2):85-91

2. Williams D W, Kuriyama T, Silva S, et al. Candida biofilms and oral candidosis:treatment and prevention. Periodontol 2000, 2011, 55(1):250-265

3. Pfaller M A, Diekema D J. Epidemiology of invasive candidiasis:a persistent public health problem. Clin Microbiol Rev, 2007, 20(1):133-163

4. Gonzalez G M, Elizondo M, Ayala J. Trends in species distribution and susceptibility of bloodstream isolates of Candida collected in Monterrey, Mexico, to seven antifungal agents:results of a 3-year (2004 to 2007) surveillance study. J Clin Microbiol, 2008, 46(9):2902-2905

5. Leroy O, Gangneux J P, Montravers P, et al. Epidemiology, management, and risk factors for death of invasive Candida infections in critical care:a multicenter, prospective, observational study in France (2005-2006). Crit Care Med, 2009, 37(5):1612-1618

6. Sitheeque M A, Samaranayake L P. Chronic hyperplastic candidosis/candidiasis (candidal leukoplakia). Crit Rev Oral Biol Med, 2003, 14(4):253-267

7. Samaranayake L P, Lamb A B, Lamey P J, et al. Oral carriage of Candida species and coliforms in patients with burning mouth syndrome. J Oral Pathol Med, 1989, 18(4):233-235

8. Sakashita S, Takayama K, Nishioka K, et al. Taste disorders in healthy "carriers" and "non-carriers" of Candida albicans and in patients with candidosis of the tongue. J Dermatol, 2004, 31(11):890-897

9. Nair P N, Sjogren U, Krey G, et al. Intraradicular bacteria and fungi in root-filled, asymptomatic human teeth with therapy-resistant periapical lesions:a long-term light and electron microscopic follow-up study. J Endod, 1990, 16(12):580-588

10. Williams D, Lewis M. Pathogenesis and treatment of oral candidosis. J Oral Microbiol, 2011; 3

11. Antachopoulos C, Walsh T J, Roilides E. Fungal infections in primary immunodeficiencies. Eur J Pediatr, 2007, 166(11):1099-1117

12. World Health Organization. Primary immunodeficiency diseases. Report of a WHO Scientific Group. Clin Exp Immunol, 1995, 99(Suppl 1):1-24

13. Kennedy M J, Rogers A L, Hanselmen L R, et al. Variation in adhesion and cell surface hydrophobicity in Candida albicans white and opaque phenotypes. Mycopathologia, 1988, 102(3):149-156

14. Barbeau J, Seguin J, Goulet J P, et al. Reassessing the presence of Candida albicans in denture-related stomatitis. Oral Surg Oral Med Oral Pathol Oral Radiol Endod, 2003, 95(1):51-59

15. Williams D W, Potts A J, Wilson M J, et al. Characterisation of the inflammatory cell infiltrate in chronic hyperplastic candidosis of the oral mucosa. J Oral Pathol Med, 1997, 26(2):83-89

第 7 单元　深部真菌病

病案 17　深部真菌感染性溃疡(糖尿病相关)
【述评】深部真菌病

病案 17　深部真菌感染性溃疡(糖尿病相关)

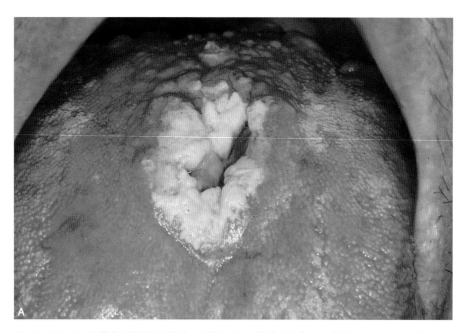

图 1-7-17　A.舌背中后份深大溃疡,覆黄白色厚假膜,假膜可部分拭去,溃疡周围组织略增生

男性,65 岁

主诉　舌背溃疡 3 个月。

病史　3 个月前无明显诱因舌背后份出现黄豆大小"疱",无疼痛不适,后自行破溃,于当地医院行舌部溃疡活检 2 次,病理报告示慢性肉芽肿性炎症。消炎治疗(具体不详)无效。否认系统性疾病史和药物过敏史。

检查　舌背中线后份 20mm×12mm 深大溃疡,覆黄白色厚假膜,假膜可部分拭去,溃疡周围组织略增生(图 1-7-17A),扪质韧,无触痛。舌背前份丝状乳头稍萎缩。

初步诊断　舌背溃疡待诊

进一步检查

1. 血常规、肝功能、肾功能均未见明显异常,空腹血糖 6.03mmol/L。小便常规示葡萄糖 8.3mmol/L。

2. 四川大学华西医院病理科会诊病理蜡块及切片。会诊结果示:舌背倾向炎性病变,见部分黏膜上皮炎性坏死溃疡形成,许多混合型炎症细胞浸润,其中可见较多单核细胞和多核组织细胞。抗酸染色(-),结核杆菌 qPCR 检测未查见确切结核杆菌 DNA 片段。过碘酸雪夫染色和六胺银染色查见少许真菌孢子,考虑为真菌感染。

3. 糖耐量试验:空腹血糖 4.96(正常值 3.9~5.9),餐后半小时血糖 9.63↑(正常值 5.2~8.6);餐后 1 小时血糖 16.45↑(正常值 6.1~10),餐后 2 小时血糖 12.98↑(正常值 3.3~7.8)。血清胰岛素水平:餐后半小时胰岛素11.55↓(正常值20~120)。糖化血红蛋白6.2↑(正常值4.5~6.1)。内分泌科确诊为糖尿病。

4. G试验(血1,3-β-D葡聚糖定量检测)检测示111.2pg/ml,判定为阳性。

5. 结核抗体示弱阳性;结核菌素试验(PPD)检查(−)。

6. 胸部X线片示双肺纹理增多。心影未见增大,主动脉结钙化。腹部B超示肝脏囊肿。

诊断　深部真菌感染性溃疡(糖尿病相关)

诊断依据

1. 舌背深大溃疡经久未愈。

2. 发现患者患有糖尿病,且未经控制。

3. 组织病理学检查查及真菌孢子,考虑为真菌感染。

4. 深部真菌感染早期诊断检测指标血1,3-β-D葡聚糖的检测结果为阳性。

疾病管理

1. 药物治疗

氟康唑分散片 50mg×12片 sig. 25mg 含化 b.i.d.

4%碳酸氢钠(小苏打)溶液 250ml×1瓶 sig. 含漱 t.i.d.

制霉菌素片 50万单位×100片 sig. 50万单位制霉菌素片碾细后加入15ml纯净水中,局部涂敷 t.i.d.

2. 于四川大学华西医院内分泌科积极控制血糖。

3. 后续处理　积极控制血糖和抗真菌治疗后,电话随访,溃疡愈合(图1-7-17B)。嘱患者继续密切监测和控制血糖。

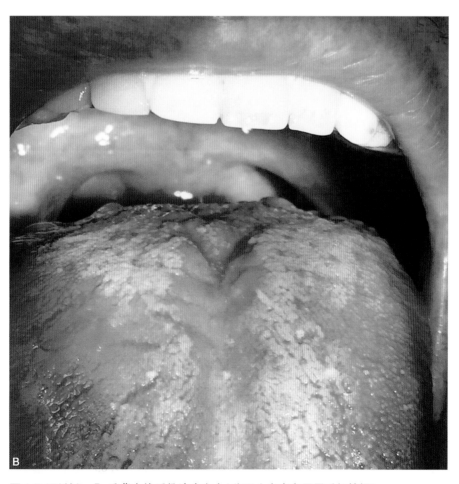

图1-7-17(续)　B.舌背中线后份溃疡愈合(此图为患者家属用手机拍摄)

【述评】深部真菌病

深部真菌病指由深部真菌感染导致的疾病。深部真菌感染用于描述系统性的、广泛的、深层的、波及内脏并可能危及生命的真菌感染，区别于浅层的、局限性的、温和且具自限性的真菌性疾病[1]。由于深部真菌感染危害大，国外学者将这一类疾病统称为侵袭性真菌感染（invasive fungal infection，IFI）或侵袭性真菌病（invasive fungal disease，IFD）。但近来有研究者对该名称的使用提出质疑，建议恢复对真菌感染分类定义的使用，即真菌感染分为浅部、皮下组织和系统性真菌感染（系统性真菌感染又包括脏器感染和播散性真菌感染）三种形式，后两者也称为深部真菌病[2]。常见深部真菌病的致病真菌包括念珠菌、隐球菌、曲霉菌、毛霉菌、孢子丝菌、马内菲青霉菌、组织胞浆菌、副球孢子菌和皮炎芽生菌等。深部真菌感染一旦发生，往往病情重、疗程长、治疗费用高、预后差[3]。

鉴于真菌机会性感染这一特点，患者一般具有诱发真菌感染的宿主因素和危险因素（易感因素），对此口腔科医师在询问病史及进一步检查中应仔细寻找与排查。宿主因素并非危险因素的同义词，是能够帮助识别侵袭性真菌病易感个体的特征，例如中性粒细胞减少症、异体造血干细胞移植术后、长期使用糖皮质激素、90天内使用T细胞免疫抑制剂（如环孢素A）、先天性严重免疫缺陷等。危险因素除上述宿主因素外，还包括全身或局部因素（表1）[4-6]。虽然不同致病菌引起的深部真菌病的危险因素不尽相同，亦不如宿主因素具有较强的深部真菌病特征性，但也应当纳入考虑。

表1 常见深部真菌病的危险因素

全身因素（除宿主因素外）	局 部 因 素
长期使用广谱抗生素	口干症（药物相关性、干燥综合征、脱水、放射相关性）
高糖饮食	配戴义齿
营养不良	吸烟
未经控制的糖尿病	头颈部放疗
血液系统疾病、肿瘤或其他肿瘤	口腔卫生不良
化疗	根管过度充填进入上颌窦
艾滋病	牙种植术后感染
烧伤	拔牙术后感染

深部真菌病的口腔黏膜病损无特异性，可表现为：口腔黏膜溃疡、假膜、骨质破坏甚至骨穿孔（见第十三章病案123和病案124）、黑毛舌等。口腔黏膜病损可引起口臭、疼痛并影响进食[7]。

全身表现也无特异性，可出现精神状态改变，如昏睡、淡漠或谵语、一过性意识障碍。体温呈稽留热或不规则热，有的高达40℃。呼吸道感染者表现为胶冻样痰，黏稠，晚期呼吸浅快、困难，肺曲菌病咯血常见。尿浑浊，呈"啤酒样"，多泡沫，存放后尿表面有膜状物。此外，还可出现腹泻、恶心、食欲减退等。

目前针对真菌感染的检查手段包括直接检测和间接检测，前者包括细胞或组织的显微镜观察和无菌操作获取样本的真菌培养；后者指检测血液、支气管肺泡灌洗液或脑脊液中的真菌抗原或细胞壁成分[8, 9]。

组织病理学检查用于确定致病真菌的存在，同时有助于了解宿主反应。除常规HE染色，鉴定或鉴别感染性病原体需通过如过碘酸雪夫（periodic acid-Schiff，PAS）染色、六胺银（Gomori's methenamine silver，GMS）染色、黏蛋白卡红（mucicarmine，MCS）染色等特殊染色方法[10]。其他特殊染色如印度墨水（India ink）染色可负性显示隐球菌[11]。

微生物培养指用无菌组织样本或无菌体液标本（血、胸水、腹水、纤维支气管镜防污染痰标本等）进行真菌培养。病原菌的种属区分可通过识别特殊的病原体形态及利用鉴别培养基来鉴定。

间接检测较直接检测具有微创、迅速等优势,但存在特异性低等缺陷。间接法包括真菌血清学检查法、分子生物学检查法等。真菌血清学检查法包括真菌抗原检查和抗体检测。临床常用为抗原检测,包括GM 试验、G 试验等。GM 试验检测的是曲霉菌细胞壁的半乳甘露聚糖抗原,适用于侵袭性曲霉菌感染的早期诊断[12]。G 试验检测真菌的细胞壁成分 1, 3-β-D-葡聚糖,适用于除隐球菌和接合菌(毛霉菌)外的所有深部真菌感染的早期诊断,尤其是念珠菌和曲霉菌,但不能确定菌种[13]。隐球菌乳胶凝集试验用于检测隐球菌荚膜多糖抗原。毛霉菌感染只有通过真菌病原学和组织病理学才能明确诊断。

目前,深部真菌感染的诊断依据主要由宿主因素、临床特征、真菌学依据和组织病理学证据四部分组成,也有研究者将易感因素(危险因素)也纳入诊断依据。真菌学依据指无菌术下取得的组织或体液标本(血、胸水、腹水、纤维支气管镜防污染痰标本等)培养有真菌生长或血液学检测到真菌组成物质。

综上所述,口腔深部真菌病的诊断要点主要为:①患者具有诱发真菌感染的宿主因素或危险因素(易感因素);②口腔黏膜出现溃疡、假膜、骨质破坏甚至骨穿孔;③病损组织病理特殊染色检测查见真菌;④患者血液中检测到真菌组成物质。本单元病案 17 患者患有未经控制的糖尿病,舌背出现经久不愈的溃疡伴假膜,活检组织查及真菌孢子,血液检查 1, 3-β-D 葡聚糖的检测结果为阳性,故符合上述诊断要点。

深部真菌感染患者的全身治疗策略根据不同情况可分为预防性治疗、先发治疗、经验治疗和目标治疗:①预防性治疗指对尚未发生真菌感染的高危患者给予抗真菌药,可减少侵袭性真菌感染并减少抗真菌药的全身应用,降低与真菌感染相关的病死率。用于预防性应用的药物有氟康唑、伊曲康唑、两性霉素 B、泊沙康唑。②经验治疗指中性粒细胞减少症发热患者经恰当抗菌药物治疗 4~6 天后仍持续发热,原因不明者可予以经验性抗真菌治疗。经验治疗可选用两性霉素 B、两性霉素 B 脂质体、氟康唑、伊曲康唑、伏立康唑和卡泊芬净。③先发治疗是对高危患者已有真菌感染迹象但尚无临床表现的患者进行抗真菌治疗。④目标治疗指对已明确病原真菌的深部真菌感染患者,采用针对病原真菌的抗真菌药治疗。

口腔深部真菌病的治疗包括抗真菌药物治疗、外科手术清创及骨缺损的整形修复。抗真菌药物治疗通常在综合医院感染科指导下进行。常用的抗真菌药物为:①多烯类,如传统两性霉素 B(C-AmB),脂质体两性霉素 B(L-AmB)等;②唑类,如氟康唑、伊曲康唑、伏立康唑、泊沙康唑等;③棘球白素类,如卡泊芬净、阿尼芬净、米卡芬净等。口腔病损的局部治疗包括 2%~4% 碳酸氢钠液含漱、制霉菌素水混悬液局部涂布。全身病情控制后,对骨质破坏病损可进行手术清创,但患有中性粒细胞缺乏症或血小板计数较低的患者需谨慎考虑外科手术清创。

合理使用抗生素及糖皮质激素、免疫抑制剂,加强对基础疾病的治疗,提高机体的免疫功能,有助于预防深部真菌感染。

参 考 文 献

1. De Pauw B, Walsh T J, Donnelly J P, et al. Revised definitions of invasive fungal disease from the European Organization for Research and Treatment of Cancer/Invasive Fungal Infections Cooperative Group and the National Institute of Allergy and Infectious Diseases Mycoses Study Group (EORTC/MSG) Consensus Group. Clin Infect Dis, 2008, 46(12):1813-1821

2. 郝飞. 对深部真菌病使用"侵袭性真菌感染"诊断名称的质疑. 中国真菌学杂志,2012,07(3):129-131

3. Telles D R, Karki N, Marshall M W. Oral Fungal Infections:Diagnosis and Management. Dent Clin North Am, 2017, 61(2):319-349

4. Khongkhunthian P, Reichart P A. Aspergillosis of the maxillary sinus as a complication of overfilling root canal material into the sinus:report of two cases. J Endod, 2001, 27(7):476-478

5. Yamaguchi K, Matsunaga T, Hayashi Y. Gross extrusion of endodontic obturation materials into the maxillary sinus:a case report. Oral Surg Oral Med Oral Pathol Oral Radiol Endod, 2007, 104(1):131-134

6. Orhan K, Kocyigit D, Turkoglu K, et al. Illosis of maxillary sinus in immunocompromised patient. Case report. N Y State Dent J, 2012, 78(1):46-49

7. 陈谦明. 口腔黏膜病学. 第 4 版. 北京:人民卫生出版社,2012

8. Lass-Flörl C. Current Challenges in the Diagnosis of Fungal Infections. Methods Mol Biol, 2017, 1508:3-15

9. Santosh A B, Reddy B V. Oral Mucosal Infections:Insights into Specimen Collection and Medication Management. Dent Clin North Am, 2017, 61(2):283-304

10. Sangoi A R, Rogers W M, Longacre T A, et al. Challenges and pitfalls of morphologic identification of fungal infections in histologic and cytologic specimens:a ten-year retrospective review at a single institution. Am J Clin Pathol, 2009, 131(3):364-375

11. Zerpa R, Huicho L, Guillén A. Modified India ink preparation for Cryptococcus neoformans in cerebrospinal fluid specimens. J Clin Microbiol, 1996, 34(9):2290-2291

12. Ghosh I, Raina V, Kumar L, et al. Serum galactomannan assay for diagnosis of probable invasive Aspergillosis in acute leukemia and hematopoietic stem cell transplantation. Indian J Med Paediatr Oncol, 2013, 34(2):74-79

13. Hachem R Y, Kontoyiannis D P, Chemaly R F, et al. Utility of galactomannan enzyme immunoassay and (1, 3) beta-D-glucan in diagnosis of invasive fungal infections:low sensitivity for Aspergillus fumigatus infection in hematologic malignancy patients. J Clin Microbiol, 2009, 47(1):129-133

第 8 单元　球菌性口炎（膜性口炎）

病案 18　球菌性口炎（膜性口炎）

【述评】球菌性口炎（膜性口炎）

病案 18 　球菌性口炎（膜性口炎）

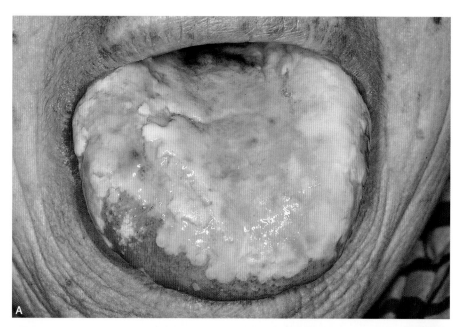

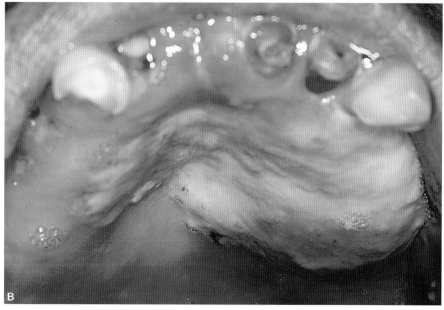

图 1-8-18　A、B 舌背、腭黏膜大面积光滑、致密的黄白色厚假膜

女性,72 岁

主诉　舌背烂 3 天。

病史　1 周前因"支气管炎"于外院输"消炎药"(具体不详),3 天前发现口腔溃烂疼痛,影响进食及言语。患"支气管炎"和"高血压",否认其他系统性疾病史及药物过敏史。

检查　舌背、腭部黏膜大面积光滑、致密、黄白色厚假膜(图 1-8-18),可拭去。口底及双舌腹也见黄白假膜。血常规检查示白细胞总数正常,中性粒细胞比例略增高(75.84%),淋巴细胞比例略降低(11.74%)。

诊断　膜性口炎

诊断依据　口腔黏膜表面出现大面积致密而光滑的厚假膜。

疾病管理

1. 药物治疗

匹多莫德 0.4g×12 片 sig. 0.4g b. i. d. p. o.

复合维生素 B 100 片 sig. 2 片 t. i. d. p. o.

复方氯己定溶液 300ml×1 支 sig. 含漱 t. i. d.

地喹氯铵含片 0.25mg×18 片 sig. 0.25mg 4~6 次/日 含化

4%碳酸氢钠(小苏打)溶液 250ml×2 瓶 sig. 局部清洗 t. i. d.

制霉菌素涂剂 15g×2 支 sig. 局部涂敷 t. i. d.

2. 1 周后复诊

3. 后续处理　1 周后复诊,厚假膜基本消退,遗留浅表糜烂面。故调整药物为 4%碳酸氢钠(小苏打)溶液含漱,制霉菌素涂剂局部涂搽,且糜烂面表面局部涂搽醋酸泼尼松龙注射液以促进愈合。

【述评】球菌性口炎(膜性口炎)

口腔内常驻上百种微生物,在机体免疫功能正常时不致病而处于平衡状态,故称正常菌群。口腔正常菌群主要包括金黄色葡萄球菌、链球菌和肺炎双球菌等,当其与宿主之间的平衡受到某种刺激如感冒发热、急性传染病、恶性肿瘤长期放化疗、长期服用免疫抑制剂等,使机体免疫功能降低时,这些细菌异常增殖、毒力增强而引发口腔黏膜病损,称为球菌性口炎(coccigenic stomatitis)。高龄、已患其他口腔黏膜病、义齿和正畸材料等也可能成为诱发因素[1, 2]。

原发性球菌性口炎并不见,多发生于体弱和抵抗力低下的患者。临床上多见的是发生于其他口腔黏膜损害之后的继发性球菌性口炎,如单纯疱疹、过敏性口炎或糜烂型口腔扁平苔藓的基础上继发细菌感染所致,应注意在治疗原发性病损的同时进行抗感染治疗。本单元病案 18 中患者出现糜烂前有用药史,故考虑最初患者为药物过敏性口炎,之后继发细菌感染导致球菌性口炎。

球菌性口炎可发生于口腔黏膜任何部位,口腔黏膜充血,局部形成糜烂或溃疡。在溃疡或糜烂的表面有灰白色或黄褐色假膜覆盖,致密光滑、较厚且微突出黏膜表面,不易擦去,故球菌性口炎又被称为膜性口炎(membranous stomatitis)。若除去假膜,可见糜烂面。周围黏膜充血水肿,可见明显的炎症反应。患者疼痛明显,唾液增多,有炎性口臭,区域淋巴结肿大压痛。有些患者可伴有发热等全身症状。口腔黏膜的球菌感染可能是几种球菌同时存在的混合感染。必要时,可进行涂片检查或细菌培养,以确定主要的病原菌。

球菌性口炎患者由于口腔黏膜炎症会导致黏膜屏障通透性增加,链球菌和葡萄球菌可能入血形成菌血症。对器官移植或肿瘤化疗等免疫缺陷人群具有致命危险,可导致全身感染,临床上应予以注意[3]。

该病的治疗应首先评估患者是否伴有全身感染。若伴有全身感染,应根据细菌培养和药敏试验的结果针对性选择抗菌药物,包括青霉素类、头孢菌素类及大环内酯类。若不伴有全身感染,可仅以以下药物治疗:口服免疫增强剂匹多莫德,每次 0.4g,2 次/日,连续服用 1~2 周;复合维生素 B,2 片/次,3 次/日;

1%聚维酮碘溶液或复方氯己定溶液含漱,3 次/日;涂敷制剂溃疡涂剂。还可选用含片,如西地碘片 1.5mg含化,4~6 次/日;溶菌酶片 20mg 含化,4~6 次/日;地喹氯铵含片 0.5mg 含化,4~6 次/日。治疗过程中应注意,为避免合并真菌感染,可用 2%~4%碳酸氢钠(小苏打)溶液含漱和制霉菌素涂剂涂敷。

参 考 文 献

1. Dahlén G. Bacterial infections of the oral mucosa. Periodontol 2000, 2009, 49:13-38

2. Aas J A, Paster B J, Stokes L N, et al. Defining the normal bacterial flora of the oral cavity. J Clin Microbiol, 2005, 43(11): 5721-5732

3. Olczak-Kowalczyk D, Daszkiewicz M, Krasuska-Sławińska, et al. Bacteria and Candida yeasts in inflammations of the oral mucosa in children with secondary immunodeficiency. J Oral Pathol Med, 2012, 41(7):568-576

第9单元　口腔结核

病案 19　口腔结核性溃疡（单发于前庭沟黏膜）
病案 20　口腔结核（多发性溃疡伴牙龈、腭部穿孔）
【述评】口腔结核

病案 19　口腔结核性溃疡（单发于前庭沟黏膜）

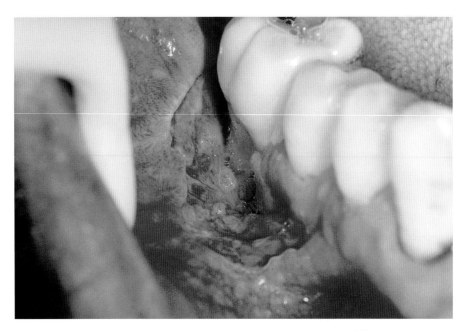

图 1-9-19　右下后牙前庭沟处见不规则大溃疡,边缘微隆呈鼠噬状、潜掘状,溃疡基底有颗粒样突起

男性,46 岁

主诉　右下后牙牙龈肿烂 6 个月。

病史　6 个月前右下后牙牙龈肿烂,无痛。近期自觉体重减轻。否认潮热盗汗,否认肺结核史。否认其他系统性疾病史及药物过敏史。

检查　45、46、47 颊侧牙龈至前庭沟和颊黏膜可见 20mm×10mm 溃疡,边缘微隆不规则,呈鼠噬状和潜掘状,溃疡基底表面有颗粒样突起（图 1-9-19）。边缘质较硬。

初步诊断　口腔结核性溃疡?

进一步检查

1. 血常规、血糖、HIV 抗体及梅毒血清学检查未见异常。

2. 切取溃疡组织活检,镜下见黏膜下慢性肉芽肿性炎,有干酪样坏死,抗酸染色查见抗酸杆菌,结核分枝杆菌 DNA-qPCR 见结核分枝杆菌 DNA。病理学诊断为结核。

3. 胸部 X 线片示双肺病变,多系感染性病变。

诊断　口腔结核性溃疡

诊断依据

1. 无痛性溃疡,边缘微隆不规则,呈鼠噬状和潜掘状,溃疡基底表面有颗粒样突起。

2. 活检组织病理学检查证实。

疾病管理

1. 建议患者于传染科行全身抗结核治疗。

2. 应用异烟肼行病损基底局部封闭治疗,每次 0.1g,隔日 1 次,连续 10 次。

3. 局部以复方氯己定溶液含漱,3~4 次/日。

病案 20 口腔结核(多发性溃疡伴牙龈、腭部穿孔)

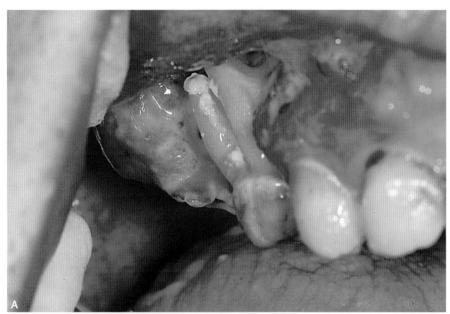

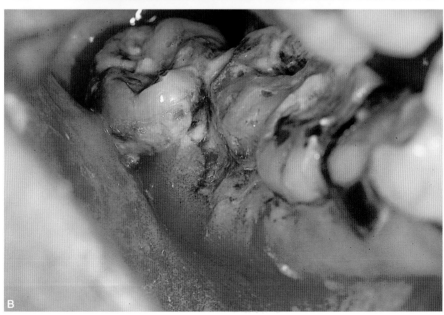

图 1-9-20　A. 15、16、17 颊侧牙龈及前庭沟见不规则溃疡,部分区域边缘略呈鼠噬状, 16 牙槽骨吸收,颊侧牙根暴露　B. 46、47、48 颊侧龈缘见外形不规则浅溃疡

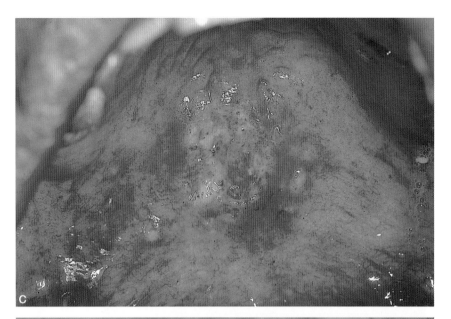

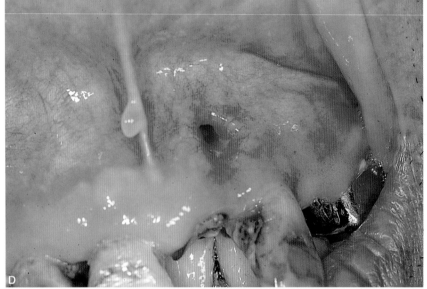

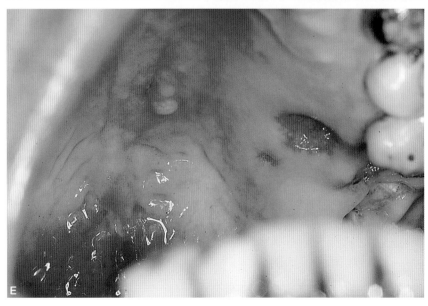

图 1-9-20(续) C.硬腭中份黏膜见浅溃疡面,充血明显 D、E 22 唇侧牙龈、26 腭侧黏膜见洞形软组织缺损

男性,52 岁

主诉　右上牙龈红肿化脓 8 个月,逐渐加重且波及其他部位 3 月余。

病史　8 个月前右上牙龈红肿化脓,伴疼痛,于当地医院就诊输注头孢、挤出脓液后好转。3 个月前患者无明显诱因再次出现右上牙龈糜烂,后病损逐渐扩展至口内多处黏膜,疼痛明显。否认皮肤及外生殖器病损。再次于当地医院就诊,怀疑"放射性颌骨骨髓炎",抗生素治疗(具体不详)后无明显缓解。诉 1 年前体质变差,反复感冒发热,近 1 年体重减轻 10 余斤,否认反复腹泻史。10 年前曾因鼻咽癌行放化疗,8 年前曾患皮肤结核,抗结核治疗后已愈。否认药物过敏史。

检查　15、16、17 颊侧牙龈及前庭沟见 25mm×10mm 大溃疡,部分区域边缘略呈鼠噬状,16 牙槽骨吸收,颊侧牙根暴露,可探及骨面,17 残根。22 唇侧牙龈、26 腭侧黏膜各见直径分别为 2mm 和 5mm 的洞形软组织缺损,缺损基底处可探及骨面。硬腭中份黏膜见直径 13mm 浅溃疡面,充血明显。46、47、48 颊侧龈缘见外形不规则浅溃疡(图 1-9-20A～E)。

初步诊断　口腔溃疡及穿孔待诊(口腔结核?)

进一步检查

1. 血常规、血糖、肝功能、肾功能、HIV 抗体和梅毒血清学检查未见明显异常。

2. 颌骨 CT 示右上颌部分牙槽骨质破坏吸收,周围软组织稍肿胀。

3. 胸部 X 线片示双肺弥漫分布点状、细小结节影,考虑双肺广泛慢性感染,结核或职业病待排。胸部增强 CT 示双肺感染病变可能性大,继发性结核伴血行播散待定。

4. 结核抗体检测阳性;结核感染 T 细胞 γ-干扰素试验示 TB-IGRA（T-N）125.47↑（正常值 0～14）;结核菌素试验(PPD)阴性。

5. 切取 15、16、17 颊侧牙龈黏膜溃疡组织行活检,HE 染色示肉芽肿性炎症、多系结核;抗酸染色发现阳性分枝杆菌;结核杆菌 qPCR 检测查及结核杆菌 DNA 片段。

诊断　口腔结核

诊断依据

1. 结核病史。

2. 溃疡边缘略呈鼠噬状。

3. 结核感染 T 细胞 γ-干扰素试验、结核抗体检测均为阳性。

4. 活检后常规 HE 染色示肉芽肿性炎症,抗酸染色查及分枝杆菌,且结核杆菌 qPCR 检测查及结核杆菌 DNA 片段,此为最重要的诊断依据。

疾病管理

1. 药物治疗

复发苯佐卡因凝胶 10g×1 支 sig. 局部涂敷 t.i.d.

复方硼砂含漱液 250ml×1 瓶 sig. 1∶5稀释后漱口 t.i.d.

2. 建议患者于感染科或呼吸内科结核门诊行抗结核治疗。经规范化抗结核治疗 3 个月后,口腔病损愈合(图 1-9-20F～J)。

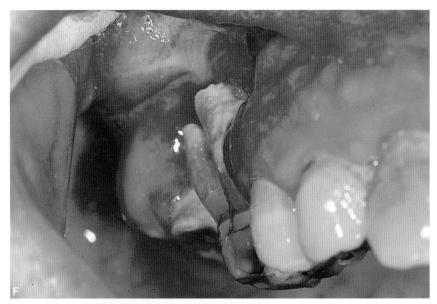

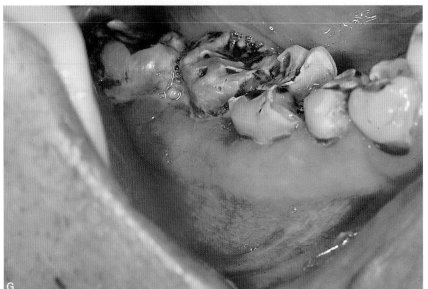

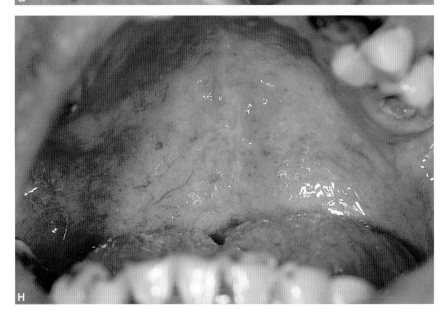

图 1-9-20（续）　F~H 抗结核治疗后，口腔黏膜溃疡愈合

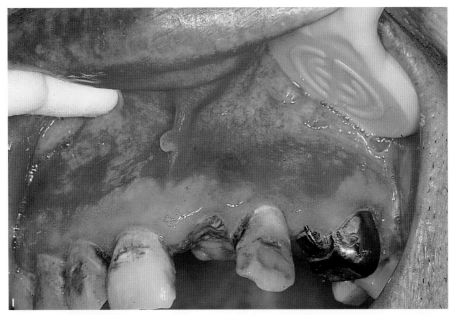

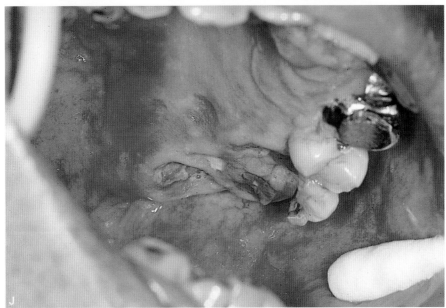

图 1-9-20(续) I、J 抗结核治疗后,洞形软组织缺损愈合

【述评】口腔结核

口腔结核(oral tuberculosis)是由结核分枝杆菌(Mycobacterium tuberculosis)感染所致的口腔黏膜感染性疾病,分为原发型和继发型两种。一项针对口腔结核感染的病案回顾分析显示:约58%为继发型结核病损(继发于肺结核占54%,继发于肺外结核占4%),多见于老年患者;原发型口腔结核感染少见,常发生于年轻人;约50%的患者是由于口腔结核的诊断,进而诊断出系统性结核感染,从而得到及时和有效的治疗[1]。另有研究显示,口腔结核不常见,仅有 0.05%~5%的结核病患者可发生口腔结核病损,但由于耐药结核及艾滋病的出现,遇特殊口腔溃疡性病损时应该排除结核。1345 位 HIV 感染人群的队列研究表明,口腔结核占 HIV 相关机会感染的 1.33%[2]。

结核分枝杆菌可以长期在人体组织内生存。目前的研究表明,由于结核分枝杆菌可以长期生存于人体脂肪细胞内,而抗结核的药物很难直接到达脂肪细胞内,故结核的根治有时比较困难。口腔结核分枝杆菌感染机制不清,但是一般认为口腔黏膜对结核分枝杆菌具有较强的抵抗力。口腔上皮的完整性及厚度、唾液的机械清除作用、唾液酶和组织抗体的抵抗力等都可能阻止结核分枝杆菌在黏膜上直接接种或肺结核患者带菌唾液的继发性接种。任何破坏天然屏障的因素,如创伤、炎症、拔牙、口腔卫生差,已存在的病损,如口腔白斑病、根尖周肉芽肿、牙周炎等都可能造成结核分枝杆菌入侵。免疫抑制和营养缺乏等全身因素也可能是重要的诱发因素[3, 4]。

结核分枝杆菌可感染口腔所有部位,口腔黏膜的结核病损包括口腔黏膜结核初疮、口腔黏膜结核性溃疡和口腔寻常狼疮,其中以结核性溃疡最为常见。也有因口腔结核致腭部穿孔的病案报道。

结核初疮(原发性综合征)临床少见,多见于儿童和少年[5]。发生于口腔的典型损害,舌背最常见,其次是颊黏膜和唇部。对于结核菌素试验阴性者,口腔黏膜可能成为结核分枝杆菌首先入侵的部位。经2~3周的潜伏期后,在入侵处可出现小结,并可发展成顽固性溃疡,周围有硬结,称为结核性初疮,一般无痛感。原发感染常见增大的颈淋巴结。

结核性溃疡是口腔中常见的继发性结核损害。常发生于中老年,好发部位为舌和硬腭,牙龈、口底、唇部和颊黏膜等也可发生。典型的溃疡边界清楚但不整齐,浅表而微凹,除去少许脓性渗出物后,基底可见暗红色的桑葚样肉芽肿。溃疡边缘微隆,呈鼠啮状,并向中央卷曲,形成潜掘状边缘。溃疡边缘处可看到黄褐色粟粒状小结节,小结节破溃后成为暗红色的桑葚样肉芽肿,溃疡亦随之扩大(图2)。由于小结节在溃疡边缘发生位置不固定,故造成不规则的结核性溃疡的外形。患者疼痛程度不等,但舌部溃疡疼痛明显[4]。口腔结核性溃疡可多发,同时累及口内多处黏膜,并伴皮肤和其他部位黏膜病损(图3),还可表现为大面积的溃疡(图4)。此外,若肺结核患者抵抗力极差,可在口唇黏膜与皮肤交界处发生病变,早期是浅表的肉芽性溃疡,并可发展为大面积组织破坏并有产生畸形的倾向,称为皮肤口腔结核,预后差。

寻常狼疮(lupus vulgaris)临床少见,好发于无结核病灶且免疫功能较好的青少年或儿童。皮肤损害为一个或数个绿豆大小的结节,质稍软而略高于皮肤表面,边界清楚,常无明显自觉症状。若以透明玻璃片进行压诊检查,可见结节中央呈圆形苹果酱色,周围的正常皮肤为苍白色,结节可发生溃疡和坏死,造成组织缺损,形似狼噬,故名狼疮。口腔寻常狼疮早期为黏膜上出现粉红和透明的结节,逐渐变成灰色且硬实,结节可融合,在黏膜上形成大面积肿块,偶伴溃疡,一般无疼痛。

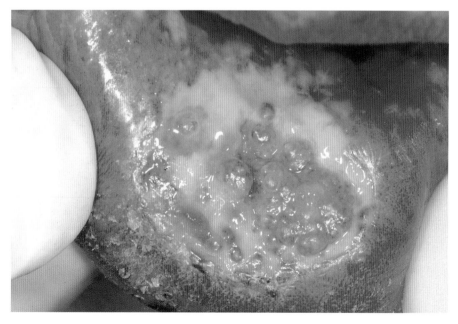

图2 下唇内侧黏膜结核性溃疡,基底可见暗红色的桑葚样肉芽肿

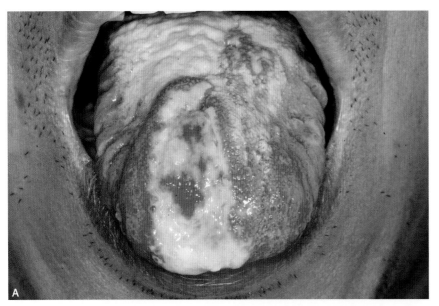

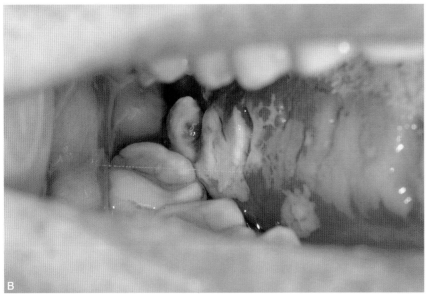

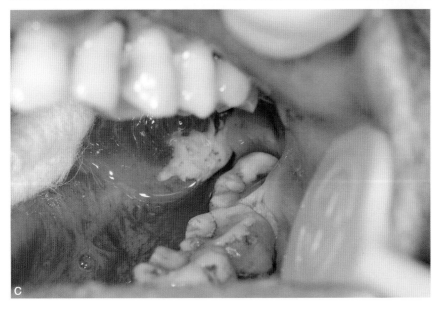

图 3 同一患者同时发生多部位
结核性溃疡 A. 舌背前份黏膜病
损 B、C 双侧舌腹后份近舌根处
黏膜病损

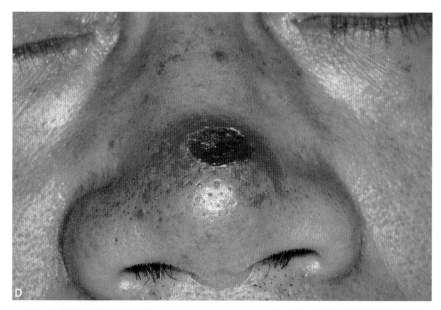

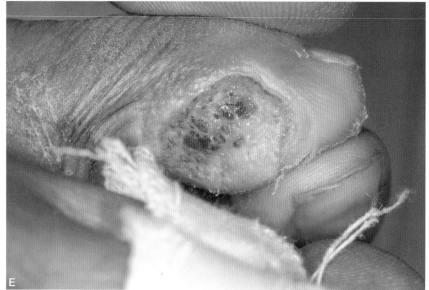

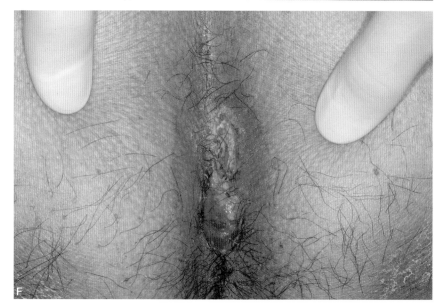

图3(续) D.鼻部皮肤病损 E.足趾皮肤病损 F.肛周黏膜病损

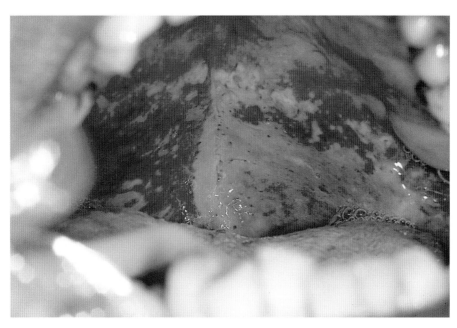

图4 软腭大面积结核性溃疡

口腔结核性溃疡的鉴别诊断包括复发性阿弗他溃疡、创伤性溃疡、鳞状细胞癌、淋巴瘤、转移性肿瘤等[6]。

口腔结核的确诊主要依靠组织病理学检查。病理学检查可见多含有朗汉斯(Langhans)巨细胞、上皮样细胞、淋巴细胞浸润的肉芽肿性炎[7]。在此基础上,若抗酸染色检测出抗酸分枝杆菌,则基本可确诊为结核[8]。但组织样本的抗酸染色检查效能较低,有研究指出仅7.8%的结核患者组织样本中能查见抗酸杆菌[9]。因此,临床上还需结合结核分枝杆菌DNA的PCR扩增、胸部X线片或CT、结核菌素皮肤试验、γ-干扰素释放试验等检查方法来辅助诊断。

结核菌素皮肤试验(tuberculin skin test,TST)被认为是结核感染的标准诊断技术[10],即注射纯化蛋白衍生物(purified protein derivative,PPD)利用迟发型超敏反应来体现结核病状态,以判断其是否曾出现过结核感染。当注射部位72小时后出现硬结的直径小于5mm时为阴性反应,但仍不能排除感染结核的可能;若大于5mm时为阳性,考虑存在结核感染,但不一定患病;若大于15mm以上,为强阳性反应,表明可能有活动性感染。应当注意有多种因素可导致该试验出现假阳性或假阴性,如接种过卡介苗的个体可出现假阳性,HIV感染者、新生儿、高龄者、患有多种疾病的患者、某些药物使用者等可出现假阴性。

γ-干扰素释放试验(Interferon-γ release assays,IGRAs)能很好地检测到活动期及静止期结核病,但不能用于区别两者。其阳性结果说明现在或将来有很大可能出现结核病活动期。阴性结果代表未发生结核感染[5]。此种检查手段能快速地检测出潜在的结核感染[11],且其结果并不会因是否注射卡介苗而改变。IGRAs敏感性在70%左右,虽然尚欠理想,但特异性大多在95%以上[12]。通过IGRAs测定判断结核的发生有更高的特异性,能更好地减少结果的假阳性率。此外,艾滋病患者中结核是最主要的交叉感染原,IGRAs试验能以更高的敏感度确定HIV感染患者的结核患病状况[13]。

对任何类型的结核病损,抗结核抗体检查的效率及精确性均不佳[11]。

口腔结核的治疗应当首先建议患者于传染科或呼吸内科结核门诊行进一步的全面检查和抗结核治疗。在规范化抗结核治疗之后,口腔结核性溃疡多能随之逐渐愈合,故一般仅需局部对症治疗,复方氯己定溶液或复方硼砂液含漱,3~4次/日,疼痛明显者可辅以局部止痛制剂。口腔病损愈合后,仍需坚持完成抗结核疗程。口腔结核性溃疡也可同时行局部封闭治疗,采用链霉素每日0.5g/次,或异烟肼每次0.1g局部封闭,每日或隔日1次,可增强疗效,缩短疗程,10次为一个疗程。

参 考 文 献

1. Kakisi O K, Kechagia A S, Kakisis I K, et al. Tuberculosis of the oral cavity：a systematic review. Eur J Oral Sci, 2010, 118（2）：103-109

2. Miziara I D. Tuberculosis affecting the oral cavity in Brazilian HIV-infected patients. Oral Surg Oral Med Oral Pathol Oral Radiol Endod, 2005, 100（2）：179-182

3. Kumar V, Singh A P, Meher R, et al. Primary tuberculosis of oral cavity：a rare entity revisited. Indian J Pediatr, 2011, 78（3）：354-356

4. Ito F A, de Andrade C R, Vargas P A, et al. Primary tuberculosis of the oral cavity. Oral Dis, 2005, 11（1）：50-53

5. Sezer B, Zeytinoglu M, Tuncay U, et al. Oral mucosal ulceration：a manifestation of previously undiagnosed pulmonary tuberculosis. J Am Dent Assoc, 2004, 135（3）：336-340

6. Von Arx D P, Husain A. Oral tuberculosis. Br Dent J, 2001, 190（8）：420-422

7. Krawiecka E, Szponar E. Tuberculosis of the oral cavity：an uncommon but still a live issue. Postepy Dermatol Alergol, 2015, 32（4）：302-306

8. Ehlers S, Schaible U E. The granuloma in tuberculosis：dynamics of a host-pathogen collusion. Frontiers in immunology, 2012, 3：411

9. Jain P, Jain I. Oral Manifestations of Tuberculosis：Step towards Early Diagnosis. J Clin Diagn Res, 2014, 8（12）：18-21

10. Alawi F. An update on granulomatous diseases of the oral tissues. Dent Clin North Am. 2013, 57（4）：657-671

11. Dinnes J, Deeks J, Kunst H, et al. A systematic review of rapid diagnostic tests for the detection of tuberculosis infection. Health Technol Assess, 2007, 11（3）：1-196

12. 王辰, 王建安. 内科学. 第3版. 北京：人民卫生出版社,2015

13. Arias Guillén M. Advances in the diagnosis of tuberculosis infection. Arch Bronconeumol. 2011, 47（10）：521-530

第二章

口腔黏膜变态反应性疾病

第1单元　药物过敏性口炎

病案 21　药物过敏性口炎

男性,46 岁

主诉　口腔、上腭充血起疱 1 天。

病史　2 天前自觉舌腹下起溃疡,1 天前自购"蜂胶口腔膜"局部贴于溃疡处,3 小时后即感觉上下唇、舌麻木肿胀,逐渐出现唇部、上腭发红起"疱"。否认系统性疾病史。曾对"乙醇"和"碘"过敏。

检查　上下唇内侧黏膜、舌黏膜、硬腭黏膜广泛充血发红水肿,硬腭黏膜见 3 个 1.8cm×1cm 水疱及数个较小水疱和血疱(图 2-1-21)。

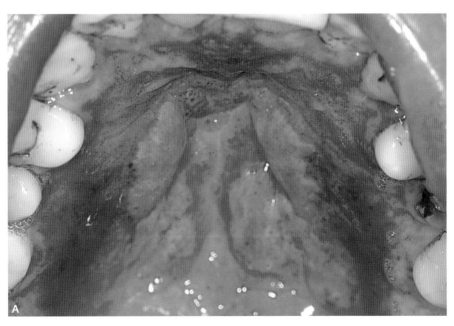

图 2-1-21　A.硬腭黏膜见多个大小不等的水疱,周围黏膜充血

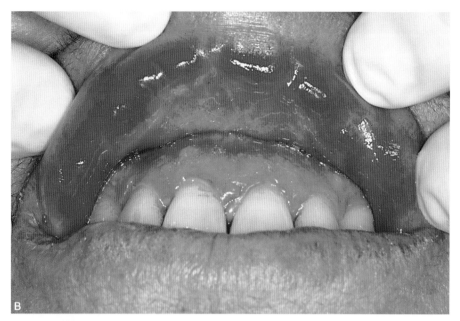

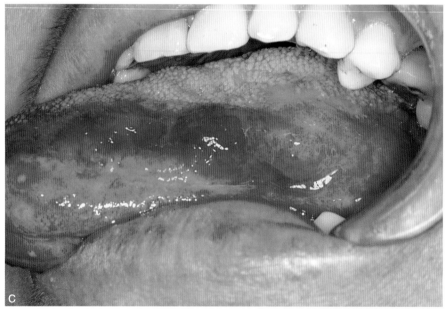

图 2-1-21（续）　B.上唇内侧黏膜广泛充血红肿，并见水疱　C.左侧舌腹黏膜充血红肿，可见血疱和点状小糜烂

诊断　药物过敏性口炎

诊断依据

1. 急性起病，发病前有局部用药史。

2. 口腔黏膜广泛充血水肿，其上有大小不等的水疱或血疱。

疾病管理

1. 药物治疗

醋酸泼尼松 5mg×35 片 sig. 25mg q. d. 晨起顿服

氯雷他定 10mg×6 片 sig. 10mg q. d. p. o.

维生素 C 0.1g ×100 片 sig. 0.2g t. i. d. p. o.

0.05%氯己定溶液 200ml ×1 瓶 sig. 湿敷 t. i. d.

地塞米松溃疡涂剂 15g×2 支 sig. 局部涂敷 t.i.d.

2. 地塞米松注射液、维生素 C 注射液各 1 支行雾化治疗,1~2 次/日,连续 3 日。

3. 嘱患者勿再使用可疑致敏药物(蜂胶口腔膜)。

病案 22 过敏性口炎

男性,53 岁

主诉 口腔溃烂 5 天。

病史 5 天前无明显诱因出现口腔溃烂,疼痛明显。当地医院予以抗炎及抗病毒治疗无效。2 天前脚趾间也出现水疱。否认系统性疾病史及药物过敏史。

检查 口腔黏膜大面积不规则糜烂,上覆黄白色假膜,周围黏膜充血水肿,触痛明显。左足足趾及趾

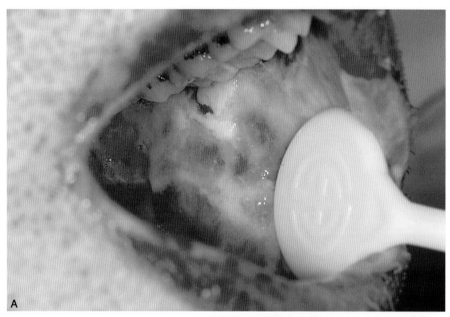

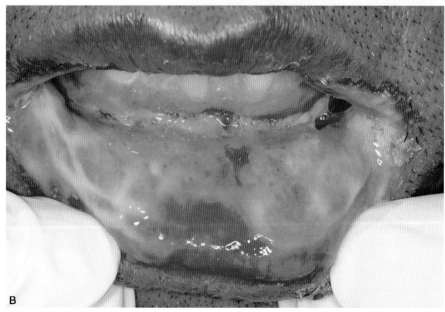

图 2-1-22 A、B 左颊和下唇内侧黏膜广泛糜烂,黄白色假膜覆盖

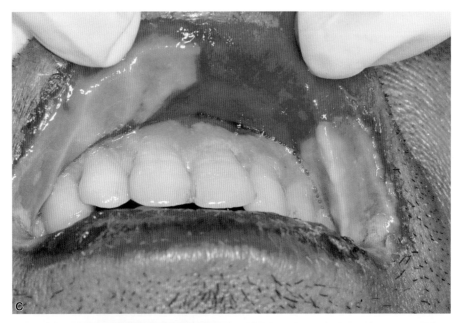

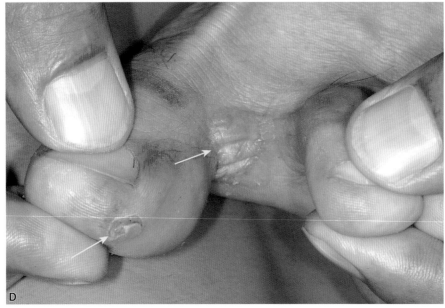

图 2-1-22（续） C. 上唇内侧黏膜不规则大面积糜烂, 邻近黏膜充血发红　D. 左足足趾和趾间皮肤见水疱, 部分已破溃 (箭头示)

间皮肤见 4 个直径 3~5mm 水疱 (图 2-1-22)。

诊断　过敏性口炎

诊断依据

1. 急性发病, 病程短。

2. 大面积不规则糜烂面, 被覆假膜。

疾病管理

1. 药物治疗

醋酸泼尼松 5mg×35 片 sig. 25mg q. d. 晨起顿服

氯雷他定 10mg×6 片 sig. 10mg q. d. p. o.

维生素 C 0.1g ×100 片 sig. 0.2g t. i. d. p. o.

0.05%氯己定溶液 200ml ×1 支 sig. 湿敷 t. i. d.

地塞米松溃疡涂剂 15g×2 支 sig. 局部涂敷 t. i. d.

2. 地塞米松注射液、维生素 C 注射液各 1 支行雾化治疗，1~2 次／日，连续 3 日。

病案 23　固定性药疹

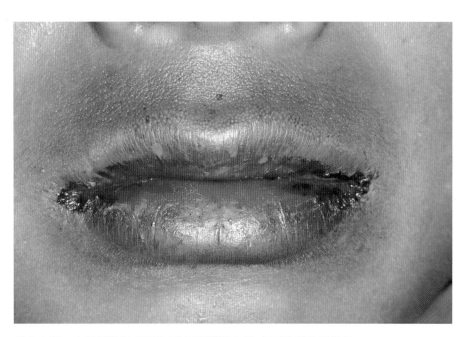

图 2-1-23　上下唇发红，双侧口角见糜烂和血痂，唇周皮肤色素沉着

男性，12 岁

主诉　唇周发黑 1 年，加重 4 天。

病史　1 年前因"感冒"服用药物（具体不详）后出现唇部长"小颗粒"并呈暗红色，之后反复发作 3 次，每次发作前均有"感冒"及服用该药物史，每次持续 10 天左右基本恢复正常，但唇部发黑不能完全恢复。4 天前"感冒"用药后出现唇部发红糜烂，发黑加重。否认系统性疾病史及药物过敏史。

检查　上下唇发红，双侧口角见糜烂和血痂，唇周皮肤均见色素沉着（图 2-1-23）。

诊断　固定性药疹

诊断依据

1. 口周皮肤色素沉着。

2. 因相同药物，在相同部位引起相同或类似的损害。

疾病管理

1. 药物治疗

氯雷他定 10mg×6 片 sig. 10mg q. d. p. o.

维生素 C 0.1g ×100 片 sig. 0.2g t. i. d. p. o.

0.05%氯己定溶液 200ml ×1 支 sig. 湿敷 t. i. d.

地塞米松溃疡涂剂 15g×2 支 sig. 局部涂敷 t. i. d.

2. 嘱患者记录生活日志，注意排查变应原（可疑致敏药物），明确该抗感冒药物的名称，避免再次服用。

【述评】药物过敏性口炎

药物在用于预防、诊断、治疗疾病时可对患者产生有害的、非治疗所需的作用，即出现药物不良反应（adverse drug reaction）。药疹（drug eruption）是一种药物过敏不良反应，可呈现出多种多样的皮肤表现，如麻疹样、荨麻疹样、红斑样、脓疱或大疱，紫癜样、苔藓样病变，或可引起外观正常的皮肤发痒。还可出现口腔黏膜病损如水肿、水疱、糜烂溃疡等，此时可称为药物过敏性口炎（allergic medicamentosa stomatitis）。指甲病变如青紫或色素沉着等也不少见。多数患者症状轻微，停药后可消失。一般根据用药史和临床检查即可诊断，但因其表现多样，临床上容易误诊和延迟诊断[1]。

药物过敏性口炎的定义为药物通过口服、注射、吸入、敷贴或局部涂搽、含漱等不同途径进入过敏体质者机体内引起的黏膜及皮肤的超敏反应性疾病。严重者可累及机体其他系统。有时患者否认用药史，变应原（又称致敏原或过敏原）可为药物以外的其他物质，如食物、花粉、香料、药酒等，但起病经过和病损表现类似药物过敏性口炎，这时可诊断为过敏性口炎（或变态反应性口炎）。本单元病案22患者否认发病前服药或进食特殊食物等诱因，但依据其急性起病过程和临床病损特征，诊断为过敏性口炎。

引起药物过敏性口炎的药物很多，常见的有解热镇痛药、安眠镇静药、磺胺类药、抗生素类药等。而一些所谓"安全"的药物如维生素类、中草药等也有致敏的可能。糖皮质激素类药物也有可能致敏。药物过敏性口炎多为Ⅰ型变态反应。

药物过敏性口炎的临床表现为急性发作，病损可见于口腔任何部位，有时在病程初期，可见到黏膜上出现较大的水疱。通常表现为唇、颊、舌、腭黏膜表面大面积、外形不规则的水肿、充血、糜烂，伴大量渗出，口腔内的糜烂表面被覆黄白色假膜，唇部的糜烂表面常形成厚的紫黑色血痂，可引起疼痛不适、进食困难等症状。

药物过敏性口炎可伴有皮肤及其他部位黏膜的病损。皮肤损害多见于手、足，表现为红斑、丘疹、大疱等，最常见的病损为圆形红斑。皮肤主要有瘙痒不适感，疼痛不明显。外生殖器黏膜可出现糜烂，眼结膜可充血。

药物过敏反应所致病损，若在同一部位，以同一形式反复发生，则称为固定性药疹（fixed drug eruption，FDE）。经停用致敏药物及治疗处理后，病损常于10天左右消退，但会遗留色素沉着[2, 3]。口唇及口周皮肤是固定性药疹的好发部位。FDE是由CD8+ T细胞介导的典型的迟发型超敏反应。上皮内CD8+ T细胞一旦被激活，不仅会杀死周围的角质细胞，还能释放细胞因子如IFN-γ和细胞毒性颗粒，并募集CD4+ T细胞、中性粒细胞等到局部病损处，促成了局部组织破坏的发生[4, 5]。有文献报道使用淋巴细胞转化试验（lymphocyte transformation test，LTT）可成功确诊药物变应原[5]。

重型药物过敏反应又称莱氏综合征（Lyell syndrome）或中毒性表皮坏死松解症（toxic epidermal necrolysis），可发生全身广泛性大疱，波及全身体腔黏膜如眼睛、鼻腔、阴道、尿道、肛门等以及内脏。

药物过敏性口炎的治疗首先要尽量找出可疑致敏药物，并立刻停用。尽量少全身用药，以免引起新的过敏反应。常用药物包括：糖皮质激素如醋酸泼尼松，每次15~30mg，晨起顿服，一般在病情较重时应用；抗组胺药如氯雷他定或西替利嗪，每次10mg，1次/日；维生素C每次100~200mg，3次/日；5~7日为一个疗程。局部用药包括：0.05%氯己定溶液或0.01%地塞米松溶液唇部湿敷及含漱，3次/日；曲安奈德口腔软膏、0.1%地塞米松软膏，或醋酸泼尼松龙注射液、曲安奈德注射液（1∶5稀释）涂敷患处，3次/日；止痛制剂可选用复方甘菊利多卡因凝胶或复方苯佐卡因凝胶。此外，可配合超声雾化治疗，超声雾化治疗药物为地塞米松注射液、维生素C注射液。

参 考 文 献

1. Khan D A. Cutaneous drug reactions. J Allergy Clin Immunol, 2012, 130(5): 1225-1225. e6
2. Shiohara T. Fixed drug eruption: pathogenesis and diagnostic tests. Curr Opin Allergy Clin Immunol, 2009, 9(4): 316-321

3. Özkaya E. Oral mucosal fixed drug eruption：Characteristics and differential diagnosis. J Am Acad Dermatol, 2013, 69(2)：e51-e58

4. Marya C M, Sharma G, Parashar V P, et al. Mucosal fixed drug eruption in a patient treated with ornidazole. J Dermatol Case Rep, 2012, 6(1)：21-24

5. Kim M H, Shim E J, Jung J W, et al. A case of allopurinol-induced fixed drug eruption confirmed with a lymphocyte transformation test. Allergy Asthma Immunol Res, 2012, 4(5)：309-310

第 2 单元 多形红斑

病案 24 多形红斑
【述评】多形红斑

病案 24 多形红斑

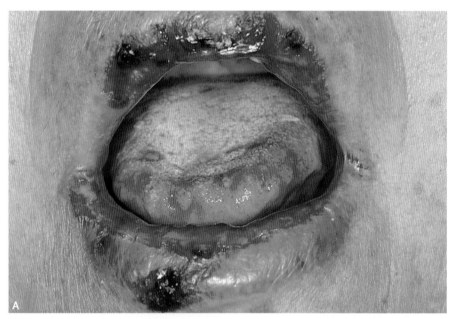

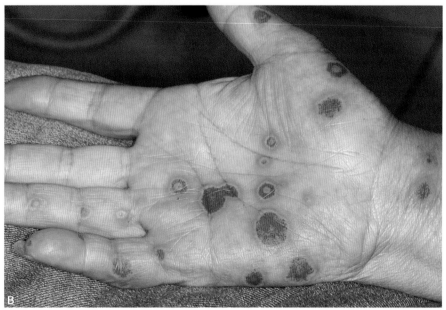

图 2-2-24 A.上下唇唇红、口角黏膜均见糜烂和痂,舌背前份黏膜见数处不规则糜烂
B.掌心皮肤见较多疱性红斑和靶形红斑

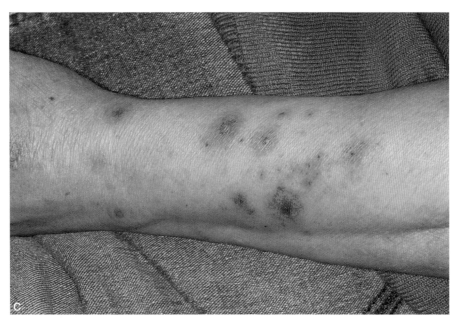

图 2-2-24（续）　C. 前臂伸侧皮肤见靶形红斑

女性，68 岁

主诉　口腔糜烂 7 天。

病史　7 天前无明显诱因突然出现口腔黏膜糜烂疼痛，皮肤出现红斑，发痒。1 年前曾发生类似情况。2 天前于当地医院查血常规及血糖未见明显异常。否认系统性疾病史及药物过敏史。

检查　上下唇唇红、口角黏膜均见糜烂及血痂，口腔内黏膜多处不规则糜烂，被覆黄白色假膜。双侧前臂和掌心皮肤见较多靶形红斑，部分红斑中心有小水疱（图 2-2-24）。

诊断　多形红斑

诊断依据

1. 急性起病且无明显诱因。

2. 皮肤靶形红斑和疱性红斑。

3. 口腔黏膜不规则糜烂，唇部血痂。

疾病管理

1. 药物治疗

醋酸泼尼松 5mg×35 片　sig.　25mg q. d.　晨起顿服

氯雷他定 10mg×6 片　sig.　10mg q. d.　p. o.

维生素 C 0.1g×100 片　sig.　0.2g t. i. d.　p. o.

0.05% 氯己定溶液 200ml ×1 瓶　sig.　湿敷 t. i. d.

地塞米松溃疡涂剂 15g×2 支　sig.　局部涂敷 t. i. d.

2. 地塞米松注射液、维生素 C 注射液各 1 支行雾化治疗，1~2 次/日，连续 3 日。

3. 嘱患者多饮水。

【述评】 多形红斑

　　多形红斑（erythema multiforme，EM）是一种少见的急性炎症性疾病，通常累及皮肤或黏膜，或同时发病[1]。病损形式多样，表现为皮肤红斑、水疱及黏膜水疱、糜烂。多发生于 20~40 岁的青年人，更好发于女性（男女比例为 1∶1.5）。EM 具有自限性，可有复发，有文献显示复发率为 37%。有 35%~65% 的患者出现口腔病损[2]。

目前认为 EM 与单纯疱疹病毒(HSV)感染有关。据报道,71%的 EM 患者存在 HSV 感染,多表现为唇疱疹[3],且在感染愈合后数周的残留色素皮肤表面还可检测到 HSV-DNA[4]。HSV 被认为是最常见的可单独引起 EM 的诱因,在 HSV 感染出现临床症状 10~14 天后,患者可发生 EM。疱疹相关性 EM 被认为是由于 CD34+细胞介导 HSV-DNA 片段进入上皮细胞后,T 细胞攻击 HSV 抗原,损坏上皮细胞所致[5,6]。免疫遗传因素在发病机制中也非常重要,人类白细胞抗原 HLA-DQ3 与疱疹相关性 EM 关系密切[7]。其他病毒(如巨细胞病毒和 EB 病毒)、细菌、真菌感染也可能引起 EM。EM 也可能由药物引起,59%的病案有用药史。由于头孢菌素类药物的使用,其发病率大大增加[8]。由苯妥英钠和头部放疗诱发者亦不少见[9]。

既往曾有研究者将 EM 分为 4 种不同的亚类:轻型 EM(erythema multiforme minor, EMm)、重型 EM(erythema multiforme major, EMM)、施-约综合征(Stevens-Johnson syndrome, SJS)和中毒性表皮坏死松解症(toxic epidermal necrolysis, TEN)四型。目前按照严重程度将 EM 分为轻型多形红斑和重型多形红斑。

轻型 EM 皮肤损害面积低于体表皮肤总面积的 10%,影响单部位黏膜(口腔),可有红斑、糜烂、溃疡、唇部痂壳。皮肤损害常表现为靶形红斑(target lesion),即红斑呈同心圆似的环形,状似眼睛的虹膜。有时在红斑的基础上出现水疱,称疱性红斑(图 5)。也可表现为突起的或平伏的非典型红斑,伴或不伴有水疱的斑疹。皮肤损害常对称分布于四肢伸侧。尼氏征阴性。皮肤损害主要有瘙痒不适感,疼痛不明显。持续 1~3 周,愈后不留瘢痕。黏膜表现一般不重,常见于口腔黏膜。口腔黏膜表现为水肿、红斑或水疱,水疱很快破溃变为较大面积糜烂,覆盖假膜。唇部肿胀常形成特征性的厚黑血痂。口腔损害疼痛明显。患者一般无前驱症状,或仅有轻微发热[7]。

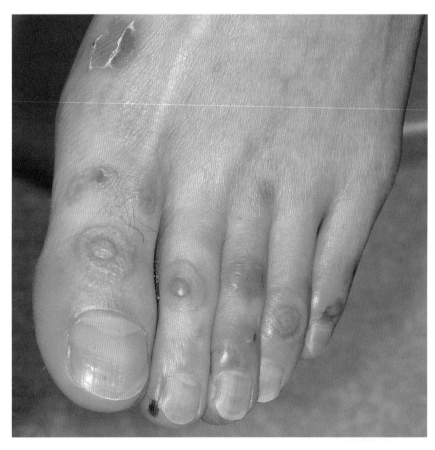

图 5 足趾皮肤表面的靶形红斑和疱性红斑

重型 EM 皮肤损害面积低于体表皮肤总面积的 10%,除口腔黏膜外,至少还有另一部位的黏膜受累,口腔黏膜病损广泛且严重。口腔黏膜损害最常见,气管、支气管、肠道黏膜等也可受累,临床还常见鼻黏膜和眼结膜损害。口腔病损范围更大,50% 患者可表现为遍及全口的浅而不规则糜烂,周缘发红,黄白色假膜覆盖。常发于舌、颊、唇,伴张口困难。愈后不留瘢痕。皮肤病损特点同轻型,相对轻型病情更加严重。皮肤损害持续 1~6 周[1,7]。

既往认为重型多形红斑即为施-约综合征,但近年来研究者多认为二者为不同疾病。前者大多数病案由感染因素所诱发,少数病案系药物所致,具有自限性;而后者主要由药物导致,具有致死的可能性、且可能出现严重后遗症,如失明等[2, 10]。

目前已被广泛接受的观点认为施-约综合征和中毒性表皮坏死松解症属于同一疾病谱系[11],均主要由药物导致。病情由轻到重的顺序为 SJS、SJS/TEN、TEN,主要区别在于皮肤损害面积大小和严重程度、全身症状严重程度、预后等不同[2]。

施-约综合征特点为大部分口腔黏膜、唇、结膜等突发广泛糜烂溃疡和皮肤广泛发疱。其皮肤病损低于体表皮肤总面积的 10%,黏膜病损累及两个或更多部位。除口腔黏膜,病变还涉及鼻、咽喉、食管黏膜。黏膜病损会先于皮肤损害数天,皮肤损害主要为不典型的平伏的红斑,而不是靶形红斑。由于病损区域更广泛,可能引起失水和电解质紊乱。尼氏征阳性。1/3 患者有发热、头痛、咽痛、关节痛、肌痛等前驱症状。病变持续 2~6 周,愈后遗留瘢痕,常造成结膜粘连,咽喉或阴道有紧缩感[7, 9]。若皮肤病损累及体表皮肤总面积的 10%~30%,称为 SJS/TEN。

中毒性表皮坏死松解症表现为患者在受可疑诱因刺激后,在发热、咽喉痛等前驱症状 1~16 天后出现皮肤损害。全身出现广泛水疱,至少 30% 的皮肤表皮松解,类似 II 度烧伤。尼氏征阳性,愈后遗留瘢痕。黏膜病损累及部位更多,包括口、咽、食管、结膜、生殖器等。预后差,病死率为 30%~40%[12]。

一项对于复发性多形红斑患者的回顾性研究表明,多数患者没有较明确的复发诱因,HSV 感染率也不高,不具有统计学意义。而且,对于连续的抗病毒和免疫抑制治疗,效果也不明确[13]。

多形红斑的诊断主要根据发病骤起或反复发作、口腔黏膜病损、特征性皮肤多形性病损等临床表现。目前尚无特异性诊断方法,病理诊断意义多在于与大疱性疾病的鉴别诊断。

多形红斑的治疗应首先停用可疑药物或停止接触可疑致敏原。用药应慎重,凡不急需之药均应暂时不用,以防接触新的变应原而加重变态反应。轻型多形红斑的治疗同药物过敏性口炎。全身用药包括:糖皮质激素,可给予醋酸泼尼松 15~30mg/日,晨起顿服,连续 5~7 天;抗组胺药可选用口服氯雷他定或西替利嗪,每次 10mg,1 次/日,连续 6 天;口服维生素 C 片,每次 0.2g,3 次/日。局部用药包括:0.05% 氯己定或 0.01% 地塞米松溶液唇部湿敷及含漱,3 次/日;曲安奈德口腔软膏、0.1% 地塞米松软膏、醋酸泼尼松龙注射液、曲安奈德注射液(1∶5 稀释)敷于患处 3 次/日;止痛制剂可选用复方甘菊利多卡因凝胶或复方苯佐卡因凝胶。此外,配合超声雾化治疗,超声雾化治疗药物为地塞米松注射液、维生素 C 注射液。因患者进食困难,还应注意配合支持治疗。

重型多形红斑、SJS 和 TEN 因病情严重,应及时将患者转入皮肤科住院治疗。

参 考 文 献

1. Sanchis J M, Bagán J V, Gavalda C, et al. Erythema multiforme:diagnosis, clinical manifestations and treatment in a retrospective study of 22 patients. J Oral Pathol Med, 2010, 39(10):747-752

2. Samim F, Auluck A, Zed C, et al. Erythema multiforme:a review of epidemiology, pathogenesis, clinical features, and treatment. Dent Clin North Am, 2013, 57(4):583-596

3. Schofield J K, Tatnall F M, Leigh I M. Recurrent erythema multiforme:clinical features and treatment in a large series of patients. Br J Dermatol, 1993, 128(5):542-545

4. Imafuku S, Kokuba H, Aurelian L, et al. Expression of herpes simplex virus DNA fragments located in epidermal keratinocytes and germinative cells is associated with the development of erythema multiforme lesions. J Invest Dermatol, 1997, 109(4):550-

556

5. Ono F, Sharma B K, Smith C C, et al. CD34$^+$ cells in the peripheral blood transport herpes simplex virus DNA fragments to the skin of patients with erythema multiforme (HAEM). J Invest Dermatol, 2005, 124(6):1215-1224

6. Kokuba H, Imafuku S, Huang S, et al. Erythema multiforme lesions are associated with expression of a herpes simplex virus (HSV) gene and qualitative alterations in the HSV-specific T-cell response. Br J Dermatol, 1998, 138(6):952-964

7. Al-Johani K A, Fedele S, Porter S R. Erythema multiforme and related disorders. Oral Surg Oral Med Oral Pathol Oral Radiol Endod, 2007, 103(5):642-654

8. Stewart M G, Duncan NO, Franklin D J, et al. Head and neck manifestations of erythema multiforme in children. Otolaryngol Head Neck Surg, 1994, 111(3 Pt 1):236-242

9. Scully C, Bagan J. Oral mucosal diseases:erythema multiforme. Br J Oral Maxillofac Surg, 2008, 46(2):90-95

10. Iwai S, Sueki H, Watanabe H, et al. Distinguishing between erythema multiforme major and Stevens-Johnson syndrome/toxic epidermal necrolysis immunopathologically. J Dermatol, 2012, 39(9):781-786

11. Stern R S, Divito S J. Stevens-Johnson Syndrome and Toxic Epidermal Necrolysis:Associations, Outcomes, and Pathobiology-Thirty Years of Progress but Still Much to Be Done. J Invest Dermatol, 2017, 137(5):1004-1008

12. Schwartz R A. Toxic epidermal necrolysis. Cutis, 1997, 59(3):123-128

13. Wetter D A, Davis M D. Recurrent erythema multiforme:clinical characteristics, etiologic associations, and treatment in a series of 48 patients at Mayo Clinic, 2000 to 2007. J Am Acad Dermatol, 2010, 62(1):45-53

第3单元　接触性口炎

病案25　原发性接触性口炎(误饮农药所致)

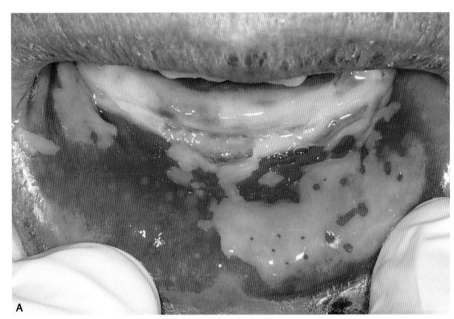

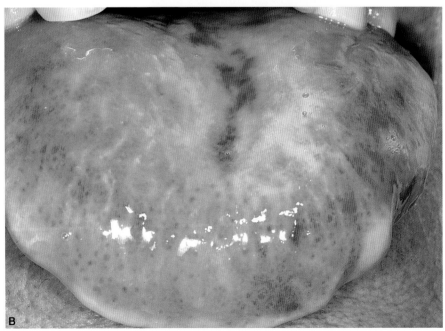

图 2-3-25　A.下唇内侧黏膜广泛充血,大面积不规则糜烂,覆盖白色假膜,炎性渗出物多　B.舌背黏膜广泛糜烂,覆盖白色假膜,炎性渗出物多

女性,80 岁

主诉 口腔溃烂 5 天。

病史 5 天前误喝农药"百草枯"随即吐出,但很快出现口腔黏膜糜烂,疼痛剧烈,无法进食。1 天前于当地医院查血常规、血糖、肝功能、肾功能和血压均正常。否认系统性疾病史及其他药物过敏史。

检查 上下唇内侧黏膜、舌黏膜、双颊黏膜广泛充血,大面积不规则糜烂,被覆白色假膜,炎性渗出多(图 2-3-25)。

诊断 原发性接触性口炎

诊断依据

1. 百草枯为对人体毒性极大的除草剂,接触即可引起黏膜和皮肤损害。

2. 与百草枯接触的口腔黏膜均立即出现充血糜烂。

疾病管理

1. 药物治疗

醋酸泼尼松 5mg×35 片 sig. 25mg q. d. 晨起顿服

维生素 C 0.1g×100 片 sig. 0.2g t. i. d. p. o.

4%碳酸氢钠溶液 500ml×1 支 sig. 含漱 t. i. d.

地塞米松溃疡涂剂 15g×2 支 sig. 局部涂敷 t. i. d.

2. 地塞米松注射液、庆大霉素注射液、维生素 C 注射液各 1 支行雾化治疗,1~2 次/日,连续 3 日。

3. 嘱患者尽快至综合医院内科就诊,以排除全身中毒的可能。

病案26 原发性接触性口炎(含漱白酒所致)

女性,35 岁

主诉 牙龈溃烂 3 天。

病史 3 天前舌头出现绿豆大小溃疡伴疼痛,自用白酒含漱治疗,含漱后导致全口发白疼痛,疼痛剧烈,无法进食。否认系统性疾病史及其他药物过敏史。

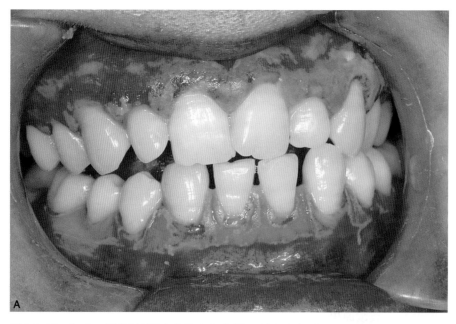

图 2-3-26 A. 全口牙龈颊侧牙龈龈缘充血糜烂,覆盖白色假膜

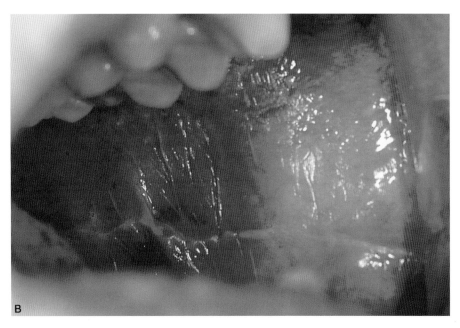

图 2-3-26（续）　B. 左颊黏膜粗糙发白,伴较多细皱褶

检查　全口牙龈颊舌侧龈缘充血糜烂,覆盖白色假膜,可拭去。双颊黏膜发白,较多细皱褶（图 2-3-26）。

诊断　原发性接触性口炎（乙醇灼伤）

诊断依据

1. 白酒含漱史。

2. 与白酒接触的口腔黏膜出现充血糜烂。

疾病管理

1. 药物治疗

肿痛安 0.28g×48 片 sig. 0.56g t. i. d. p. o.

地塞米松注射液 1ml×5 支 sig. 1∶50 稀释后含漱 t. i. d.

复方氯己定溶液 300ml×1 支 sig. 含漱 t. i. d.

地塞米松溃疡涂剂 15g×2 支 sig. 局部涂敷 t. i. d.

2. 地塞米松注射液、庆大霉素注射液、维生素 C 注射液各 1 支行雾化治疗,1~2 次/日,连续 3 日。

病案 27 过敏性接触性唇炎

女性,42 岁

主诉　文唇后唇部肿胀 1 周。

病史　1 周前文唇后出现唇部肿胀,有时流"黄水",有烧灼感和痒感。近 1 周自觉症状加重。曾局部涂敷"阿昔洛韦凝胶"等无好转。否认系统性疾病史及药物过敏史。

检查　上下唇唇红部肿胀发红,伴细密糜烂和薄痂（图 2-3-27）。

诊断　过敏性接触性唇炎

诊断依据

1. 发病前有局部接触致敏原史。

2. 接触致敏原的部位出现黏膜红肿糜烂。

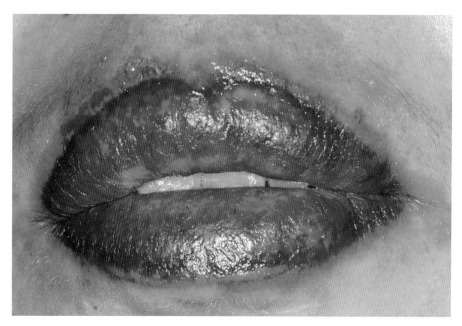

图 2-3-27 上下唇明显红肿,伴细密糜烂和薄痂

疾病管理

1. 药物治疗

醋酸泼尼松 5mg×35 片 sig. 25mg q. d. 晨起顿服

氯雷他定 10mg×6 片 sig. 10mg q. d. p. o.

维生素 C 0.1g×100 片 sig. 0.2g t. i. d. p. o.

0.05%氯己定溶液 200ml ×1 瓶 sig. 湿敷 t. i. d.

地塞米松溃疡涂剂 15g×2 支 sig. 局部涂敷 t. i. d.

2. 地塞米松注射液、维生素 C 注射液各 1 支行雾化治疗(面罩雾化),1~2 次/日,连续 3 日。

【述评】接触性口炎

接触性口炎分为两类,一类为原发性接触性口炎,是因接触物本身具有强烈的刺激作用而引起,且任何人接触后均可发生病变,如强酸、强碱、高温或刺激性食物等,与变态反应无关。另一类为过敏性接触性口炎(allergic contact stomatitis),是过敏体质者的口腔局部与某些外源性物质接触后,在口腔黏膜接触部位发生的炎性反应。过敏性接触性口炎的接触物本身并不具有刺激性,不是每个接触者都发病,仅过敏体质者发病[1]。常见的致敏物质如银汞合金充填物,义齿修复材料中的甲基丙烯酸甲酯、自凝树脂,食物、香料、糖果、牙膏、唇膏、药膏中的某些成分等。

过敏性接触性口炎多为迟发型变态反应,亦即Ⅳ型变态反应[2]。低分子量抗原物质穿过易感人群的皮肤或黏膜后,与上皮源性蛋白结合形成半抗原。上皮朗格汉斯细胞携带半抗原迁移至局部淋巴结,呈递至 T 淋巴细胞,并激活 T 淋巴细胞。在重新暴露于抗原物质后,致敏个体在接触部位即产生炎症反应。接触性过敏反应常见于皮肤,少见于口腔,原因可能是:①唾液的洗刷和消化作用;②口腔黏膜高密度血管的吸收作用,可防止变应原聚集,减少细胞免疫激活;③口腔黏膜角蛋白含量较皮肤少,半抗原形成减少。

过敏性接触性口炎的病损多位于与致敏原接触的黏膜局部,有时也可向邻近部位扩展。临床表现多种多样,常见红斑型、糜烂型、苔藓样损害(苔藓样反应),可有烧灼症状。一般表现为接触致敏原 2~3 天后,在接触部位的口腔局部黏膜充血、水肿、发红,并可发生水疱、糜烂或溃疡,被覆假膜。

过敏性接触性口炎的一种较特殊的口腔表现为浆细胞龈炎(参见第十三章第4单元),主要临床表现为附着龈广泛的红斑和水肿,偶伴唇炎和舌炎(图6)。组织病理学检查可见大片浆细胞替代正常结缔组织。一些病案与牙膏、香口胶、糖果中的变应原相关,另一些即使经变应原检测,仍病因不明。应与肿瘤性浆细胞疾病区别,如浆细胞瘤、多发性骨髓瘤等[3]。

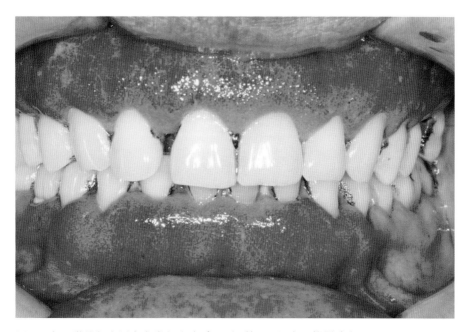

图6 全口附着龈广泛充血发红和水肿,牙龈表面呈细密颗粒样改变

原发性接触性口炎的临床表现类似于过敏性接触性口炎。临床比较常见的为饮农药自杀、不慎饮用农药或烫水,或因口腔不适自行含漱白酒、因牙痛自行贴敷阿司匹林、维生素C等药品所致。

接触性口炎通常根据典型的接触史和临床表现进行诊断。

原发性接触性口炎严重者也可口服泼尼松(每次15~30mg,晨起顿服,5~7日为一个疗程)以控制炎症,但不需口服抗组胺药。原发性接触性口炎还可口服中成药肿痛安胶囊,每次0.56g,3次/日。

过敏性接触性口炎的全身治疗与药物过敏性口炎的治疗方法类似。首先要尽量找出可疑致敏药物或致敏原,并立刻停止接触。尽量少用全身用药,以免引起新的过敏反应。常用药物包括:糖皮质激素如泼尼松每次15~30mg,晨起顿服;抗组胺药如氯雷他定或西替利嗪每次10mg,1次/日;维生素C每次100~200mg,3次/日。5~7日为一个疗程。

原发性和过敏性接触性口炎的局部用药包括:0.05%氯己定(原发性接触性口炎也可用复方氯己定溶液)或0.01%地塞米松溶液唇部湿敷及含漱,百草枯所致原发性接触性口炎者宜用2%~4%碳酸氢钠溶液含漱,均3次/日;曲安奈德口腔软膏、0.1%地塞米松软膏,或醋酸泼尼松龙注射液、曲安奈德注射液(1:5稀释),涂敷患处,3次/日;止痛制剂可选用复方甘菊利多卡因凝胶或复方苯佐卡因凝胶。此外,配合超声雾化治疗,超声雾化治疗药物为地塞米松注射液、维生素C注射液。

参 考 文 献

1. 陈谦明,口腔黏膜病学. 第4版. 北京:人民卫生出版社,2012

2. Özkaya E, Babuna G. Two cases with nickel-induced oral mucosal hyperplasia:a rare clinical form of allergic contact stomatitis? Dermatol Online J, 2011, 17(3):12

3. Greenberg M S, Glick M, Ship J A. Burket's Oral Medicine. 11th ed. New Delhi:CBS Publisher & Distributors P Ltd, 2012

第4单元 血管性水肿

病案 28 血管性水肿
病案 29 口腔黏膜变态反应性疾病(非典型性)
【述评】血管性水肿

病案 28 血管性水肿

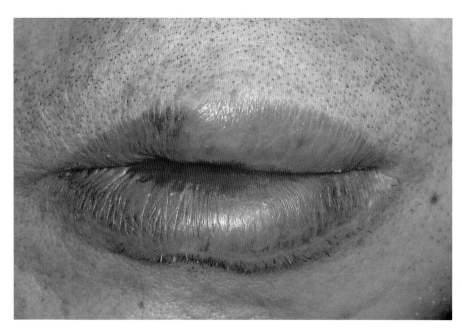

图 2-4-28 上下唇左份唇红黏膜明显肿胀

男性,58 岁

主诉 上下唇肿胀 6 小时余。

病史 6 个多小时前无明显诱因突然出现左下面部及上下唇肿胀,无疼痛。曾有"心肌梗塞"病史,否认其他系统性疾病史。否认过敏史。

检查 左下面部及上下唇左份明显肿胀(图 2-4-28),触之稍韧,无压痛。

诊断 血管性水肿

诊断依据

1. 急性起病。

2. 唇黏膜无痛性肿胀、无压痛。

疾病管理

1. 药物治疗

醋酸泼尼松 5mg×15 片 sig. 15mg q.d. 晨起顿服

氯雷他定 10mg×6 片 sig. 10mg q.d. p.o.

维生素 C 0.1g×100 片 sig. 0.2g t.i.d. p.o.

2. 嘱患者多饮水。

3. 注意排查致敏原。

病案 29　口腔黏膜变态反应性疾病（非典型性）

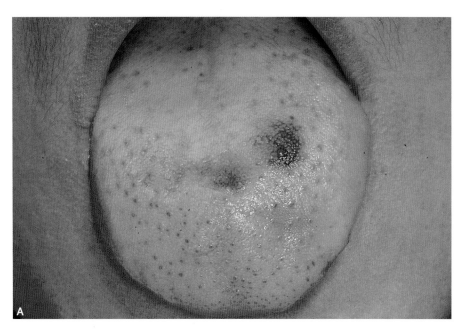

图 2-4-29　A.初诊时舌背见椭圆形褐色病损,略突出于黏膜表面

女性,11 岁

主诉　口腔黏膜反复长"疱"伴轻微疼痛 2 个月,复发 1 天。

病史　2 个月前无明显诱因出现口腔黏膜反复"长疱",伴轻微疼痛,每次 1~2 个,位置不固定,持续 2~3 天可自行消退。"疱"初起为鲜红色,随后逐渐消失,无破溃史。1 个月前患儿曾于当地医院行舌背黏膜活检,病理报告示鳞状上皮乳头状瘤样增生。1 天前于舌背复发。患儿家属否认系统性疾病史、药物过敏史以及特殊食物、药物接触史。

检查　舌背可见 2 处分别有 5mm×7mm、3mm×8mm 大小的椭圆形褐色病损(图 2-4-29A),略突出于黏膜,扪诊质软,无明显结节感,按压颜色无消退,不可拭去,无触痛。

初步诊断　舌背脉管畸形?

进一步检查

1. 经口腔颌面外科会诊,排除了脉管畸形的可能。

2. 血常规、肝功能、肾功能、凝血功能、血沉、体液免疫、细胞免疫、梅毒血清学检测、HIV 抗体、寄生虫抗体、大便常规检查均未见明显异常。

3. 过敏原检查　对蛋白、蛋黄、屋尘螨、茎点霉、猫毛、鹅毛过敏。

4. 12 小时后,当患儿再次就诊时,在原病损前方新出现一处 9mm×8mm 大小的圆形鲜红色病损,且原有病损变平伏、颜色变淡(图 2-4-29B)。又经过 2 小时,患儿左颊前份可见一处 15mm×18mm 大小的卵圆形水肿性红斑,病损边缘及中心轻度充血水肿,无触痛(图 2-4-29C)。在随后的 1 周内,患儿舌背、双颊、下唇内侧交替出现 4 次局限性的圆形或卵圆形的水肿性红斑(图 2-4-29D),病损 2~3 天内消退 (图 2-4-29E~G)。

5. 切取左颊前份水肿性红斑病损行组织活检　常规 HE 染色检查显示上皮增厚,细胞内水肿。直接免疫荧光检查(direct immunofluorescence, DIF)未检测出 IgA、IgG、IgM 或者补体 C3 等免疫复合物的沉积。

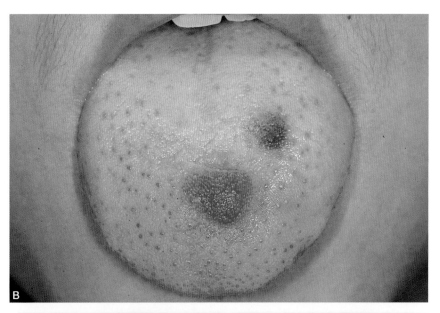

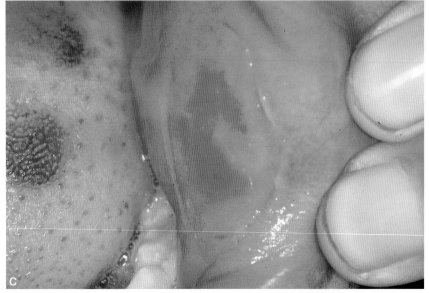

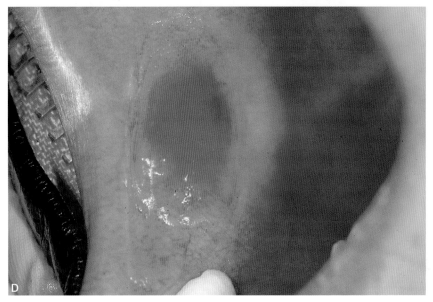

图 2-4-29（续）　B. 12 小时后复诊时,在原有病损前方新出现一处圆形鲜红色病损,且原褐色病损变平伏、颜色变淡　C. 又经过 2 小时,左颊前份可见一处卵圆形水肿性红斑,病损边缘及中心轻度充血水肿　D. 又经过 2 天,右颊黏膜出现水肿性红斑

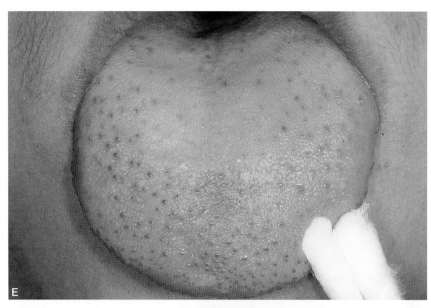

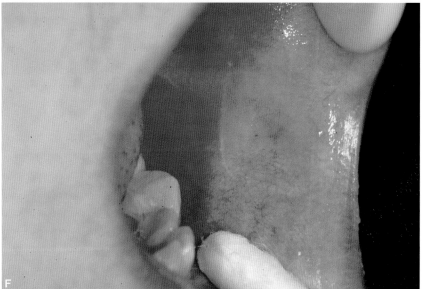

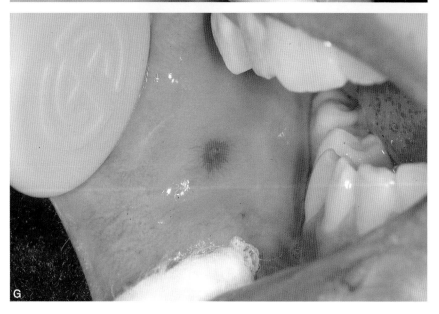

图 2-4-29(续)　E～G 随后 2～3 天内,舌背、左颊和右颊黏膜病损均逐渐消退

修正诊断 口腔黏膜变态反应性疾病（非典型性）

诊断依据

1. 急性起病，可较快自行消退。

2. 口腔黏膜局限性充血水肿，伴轻微疼痛。

3. 活检排除其他可定义的疾病。

疾病管理

1. 药物治疗

西替利嗪 10mg×12 片 sig. 10mg q. d. p. o.

维生素 C 片 0.1g×100 片 sig. 0.1g t. i. d. p. o.

2. 嘱患儿多饮水。

3. 嘱患儿密切观察接触可疑致敏原（蛋白、蛋黄、屋尘螨、茎点霉、猫、鹅毛）后是否出现过敏反应，若出现则尽可能避免接触该致敏原。

4. 后续处理 告知患儿若病情控制，可逐渐减量，即西替利嗪片由每日 1 片逐渐过渡为隔日 1 片、隔 2 日 1 片、隔 3 日 1 片，3 个月后停药，未再复发。该抗过敏疗法的良好疗效进一步印证了诊断。

【述评】血管性水肿

血管性水肿（angioedema）是一种以表皮/上皮深层和皮下/黏膜下组织水肿为主要特点的皮肤黏膜病。

血管性水肿根据病因不同可分为遗传性、获得性、变态反应性[1]。遗传性血管性水肿是常染色体显性遗传疾病，由于先天缺乏补体因子 1 抑制剂（complement factor 1 inhibitor，C1-INH），造成补体经典途径（classic pathway）的无限激活，缓激肽生成增多[2]。获得性血管性水肿是由于过度消耗或失活引起获得性缺乏 C1-INH 所造成，这种分解代谢增高可能与自身免疫性疾病（如系统性红斑狼疮）或恶性肿瘤（如淋巴瘤）相关。获得性血管性水肿的复发与多种疾病状态相关，如不同类型的淋巴组织增生性病变（lymphopro-liferative disorders）[3]。但也有较多文献将血管性水肿分为遗传性和获得性两类，与变态反应相关的属于获得性血管性水肿[4]。

一般意义上的血管性水肿为变态反应性。属 IgE 介导的 I 型变态反应，药物或其代谢物进入机体诱发机体产生 IgE，附着于肥大细胞表面，引起血管活性物质的产生，如组胺、白三烯、前列腺素、缓激肽等，使血管扩张及通透性增加，大量液体渗出，导致组织肿胀[5]。

现有的血管性水肿相关文献多为病案报道形式，其发病常由药物引起，如用于溶栓的重组组织型纤维蛋白酶原激活剂（recombinant tissue plasminogen activator，rt-PA）[6]、治疗高血压的血管紧张素转换酶抑制剂（angiotensin converting enzyme inhibitors，ACEI）[7]、抗精神病药物、胰岛素、阿司匹林、非甾体抗炎药、β内酰胺抗生素、磺胺类药物等[8]。有报道称发生此病与诱发药物的剂量相关，若无替代药物，可采取小剂量治疗[1]。

血管性水肿患者常急性发病，症状突然出现，持续数小时或数天后消失且不留痕迹，可反复发作。但随复发次数增多而消退变慢或不再完全消失，转为慢性。临床表现为无痛、不痒、非凹陷性、无压痛及波动感、质地较韧而有弹性的局限性肿胀。可累及面部、舌头、四肢、生殖器，好发于头面部组织疏松处如唇部（图 7，图 8），严重时导致喉头水肿，气道阻塞，甚至死亡[9]。

本单元病案 29 的特点为病损迅速发作且在 2~3 天内消失，从这点上来说与血管性水肿相似，而局限性水肿性红斑是过敏性口炎的特点之一。故该病案临床表现虽兼具血管性水肿及过敏性口炎的特点，但又与二者不同，尚不能诊断为其他任何可定义的口腔过敏性疾病。通过 3 个月的抗过敏治疗，患者病情缓解，未再复发。这种不典型的病损尚未被其他文献报道，提示这可能是一种非典型性口腔黏膜变态反应性

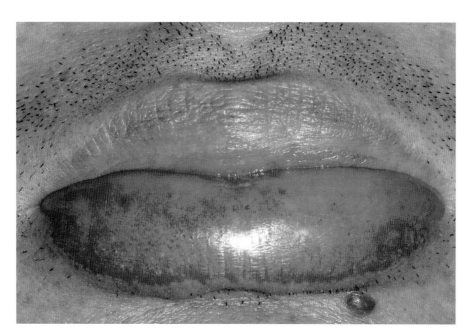

图7　下唇明显肿胀

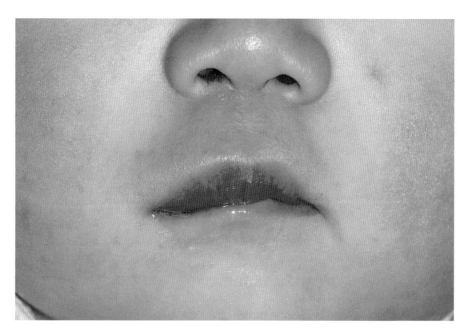

图8　上唇右份明显肿胀

疾病。因此,当遇到类似的病损,尤其是病损以迅速发作及消退为特点时,需考虑口腔黏膜变态反应性疾病的可能。

血管性水肿的治疗首先要寻找并尽量排除致敏因素。同时采用口服药物治疗(同药物过敏性口炎的口服药物治疗),局部一般不需采取治疗,但对于反复发作致肿胀不能完全消退者,可采用曲安奈德注射液1ml 与等量注射用水混合,小剂量多点注射于肿胀部位局部,1~2 周 1 次。对伴有喉头水肿和呼吸困难的病案应密切观察病情,及时入院治疗。

参 考 文 献

1. Soumya R N, Grover S, Dutt A, et al. Angioneurotic edema with risperidone:a case report and review of literature. Gen Hosp

Psychiatry, 2010, 32(6):646. e1-646. e3

2. Velasco-Medina A A, Cortes-Morales G, Barreto-Sosa A, et al. Pathophysiology and advances in the treatment of Hereditary Angioedema. Rev Alerg Mex, 2011, 58(2):112-119

3. Swanson T J, Patel B C. Acquired Angioedema. StatPearls [Internet]. Treasure Island (FL):StatPearls Publishing, 2019

4. Cicardi M, Aberer W, Banerji A, et al. Classification, diagnosis, and approach to treatment for angioedema:consensus report from the Hereditary Angioedema International Working Group. Allergy, 2014 69(5):602-616

5. Warnock J K, Knesevich J W. Adverse cutaneous reactions to antidepressants. Am J Psychiatry, 2002, 3(5):329-339

6. Ekmekci P, Bengisun Z K, Kazbek B K, et al. Oropharyngeal angioneurotic edema due to recombinant tissue plasminogen activator following massive pulmonary thromboembolism. Int Immunopharmacol, 2011, 11(9):1384-1385

7. Wahbe L, Schultz-Coulon H J. Angioneurotic edema of the head and neck in association with ACE inhibitors. HNO, 2007, 55(9):709-715

8. Mishra B, Sahoo S, Sarkar S, et al. Clozapine-induced angioneurotic edema. Gen Hosp Psychiatry, 2007, 29(1):78-80

9. Akkaya C, Sarandol A, Aydogan K, et al. Urticaria and angio-oedema due to ziprasidone. J Psychopharmacol, 2007, 21(5):550-552

第三章

口腔黏膜溃疡类疾病

病案 30 ｜ 轻型复发性阿弗他溃疡

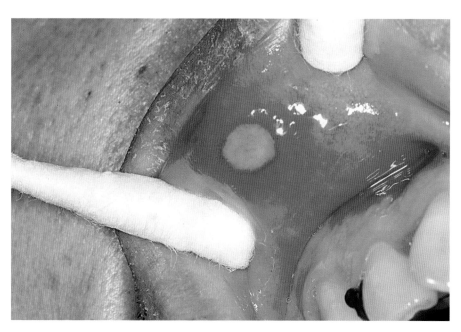

图 3-1-30　上唇内侧黏膜见圆形小溃疡,符合"红、黄、凹"特点

男性,46 岁

主诉　反复口腔溃疡 6 年,加重 6 个月,复发 3 天。

病史　6 年前口腔开始反复发生溃疡,一般 1 个月发作 1 次,每次 1 个,持续 5~6 天愈合。近 6 个月平均 2 周发作 1 次,每次 1~2 个,持续 1 周愈合。3 天前上唇内侧出现溃疡 1 个。否认眼疾及生殖器溃疡史。易"感冒",否认系统性疾病史及药物过敏史。

检查 上唇内侧可见一处直径 5mm 溃疡,符合"红、黄、凹"特点(图 3-1-30),伴触痛。

诊断 轻型复发性阿弗他溃疡

诊断依据

1. 周期性反复发作史。

2. 溃疡具有红、黄、凹、痛的特点。

疾病管理

1. 药物治疗

胸腺肽肠溶片 20mg×30 片 sig. 20mg b. i. d. p. o.

多维元素片 30 片 sig. 1 片 q. d. p. o.

地塞米松溃疡涂剂 15g×1 支 sig. 局部涂敷 t. i. d.

2. 1 个月后复诊。

3. 后续处理 若用药有效,可再连续服用上述药物 1~2 个月;若无明显疗效,可更换免疫调节药物;若仍无效可更换为沙利度胺。

病案31 疱疹样型复发性阿弗他溃疡

男性,48 岁

主诉 口腔反复溃疡 2 年,复发 5 天。

病史 2 年前开始口腔反复溃疡,每次 3~6 个,间歇期 1~2 个月。5 天前无明显诱因复发,口腔内出现数十个溃疡,疼痛剧烈。否认眼部疾病及生殖器溃疡史。否认系统性疾病史及药物过敏史。

检查 上下唇内侧、舌前份、双颊和软腭黏膜散在分布数十个直径 2~3mm 的溃疡,呈"满天星"样(图 3-1-31)。

诊断 疱疹样型复发性阿弗他溃疡

诊断依据

1. 周期性反复发作史。

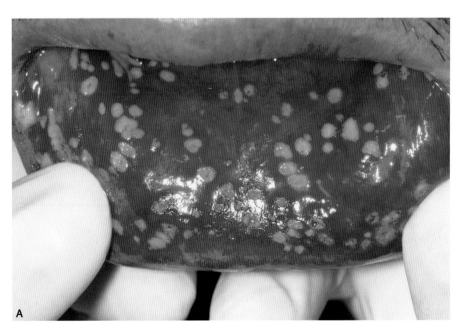

图 3-1-31 A.下唇内侧黏膜"满天星"样散在分布数十个圆形小溃疡

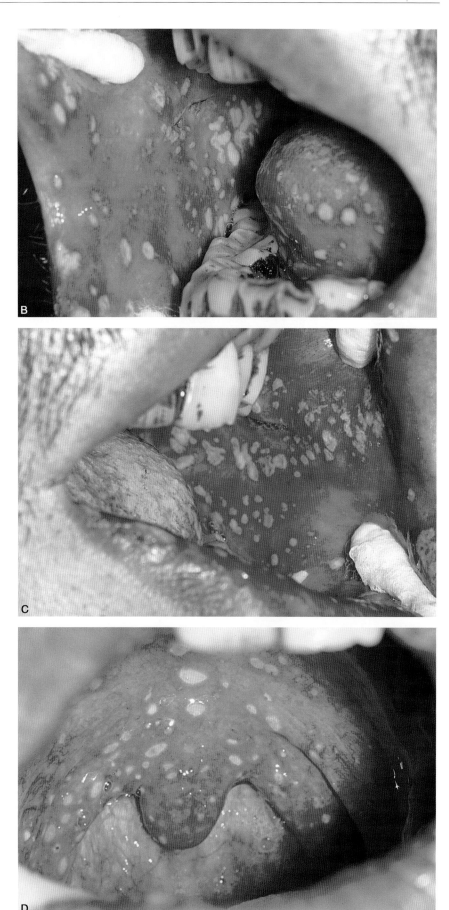

图 3-1-31（续） B～D 右颊、舌前份、左颊、软腭后份黏膜"满天星"样散在分布数十个圆形小溃疡

2. 数十个小溃疡呈"满天星"样散在分布。

疾病管理

1. 药物治疗

醋酸泼尼松 5mg×25 片 sig. 25mg q. d. 晨起顿服

肿痛安 0.28g×48 片 sig. 0.56g q. d. p. o.

复合维生素 B 100 片 sig. 2 片 t. i. d. p. o.

地塞米松注射液 1ml×5 支 sig. 1∶50 稀释后含漱 t. i. d.

复方氯己定溶液 300ml×1 支 sig. 含漱 t. i. d.

地塞米松溃疡涂剂 15g×1 支 sig. 局部涂敷 t. i. d.

2. 地塞米松注射液、庆大霉素注射液、维生素 C 注射液各 1 支行雾化治疗,1~2 次/日,连续 3 日。

3. 5 天后复诊。

4. 后续处理 复诊病情控制后,可再按轻型复发性阿弗他溃疡治疗。

病案 32 重型复发性阿弗他溃疡

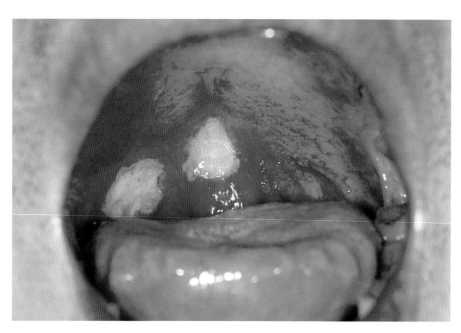

图 3-1-32 右侧软腭后份和悬雍垂黏膜各见 1 个深大溃疡,符合"红、黄、凹"特点

男性,42 岁

主诉 口腔反复溃疡 6 年,加重 1 年。

病史 6 年来口腔反复溃疡,初起轻微,偶发,每次 1 个,2~3 天愈合。近 1 年加重,每月 2~3 次,间歇期 2~3 天,每次 2~3 个,持续 10~20 天愈合。20 天前溃疡复发,疼痛影响进食,至今未愈。否认眼部疾病及生殖器溃疡史。否认系统性疾病史及药物过敏史。

检查 右侧软腭区可见 2 个直径 10mm 左右的溃疡,符合"红、黄、凹"特点,黄白色假膜覆盖(图 3-1-32)。

诊断 重型复发性阿弗他溃疡

诊断依据

1. 周期性反复发作史。

2. 溃疡均具有红、黄、凹、痛的特点。

3. 溃疡大且持续时间长。

疾病管理

1. 药物治疗

醋酸泼尼松 5mg×20 片 sig. 20mg q. d. 晨起顿服(第 1~5 天)

沙利度胺 25mg×20 片 sig. 50mg q. d. 睡前服(第 6 天开始)

肿痛安 0.28g×48 片 sig. 0.56g q. d. p. o.

复合维生素 B 100 片 sig. 2 片 t. i. d. p. o.

地塞米松注射液 1ml ×5 支 sig. 1:50 稀释后含漱 t. i. d.

重组人表皮生长因子喷剂 15ml ×1 支 sig. 局部使用 t. i. d.

2. 2 周后复诊。

3. 后续处理　复诊病情控制后,可逐渐减量沙利度胺维持 2~3 个月,或可肌肉注射卡介菌多糖核酸注射液,每次 1ml,隔日 1 次,18 次为一个疗程。若病情控制不佳,可酌情增加沙利度胺剂量至每次 75~100mg,2 周为一个疗程,病情控制后逐渐减量;或更换为昆明山海棠,每次 2 片,3 次/日,1 个月为一个疗程;或服用雷公藤总苷片 1~1.5mg/(kg·d),分 3 次服用,1 个月为一个疗程。

病案 33　青少年腺周口疮

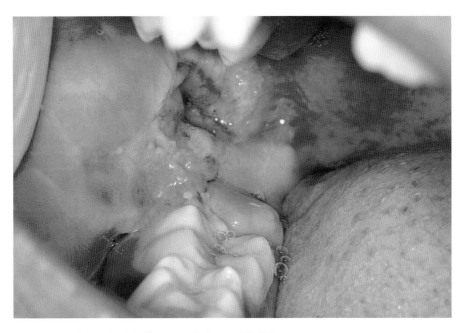

图 3-1-33　右颊颊脂垫尖处见深大溃疡,周围黏膜发白

男性,8 岁,体重 25kg

主诉　右颊后份溃疡 1 周。

病史　1 周前右颊后份出现溃疡,疼痛不适。诉近 3 个月相同部位出现过类似病损 3 次,10 天左右愈合。易"感冒",不喜食蔬菜。否认系统性疾病史及药物过敏史。

检查　右颊近颊脂垫尖处见直径为 12mm 明显凹陷的深溃疡,黄白色假膜覆盖,周围黏膜未见明显红肿(图 3-1-33)。

诊断　青少年腺周口疮

诊断依据

1. 溃疡反复发作史。

2. 发生于青少年的弹坑样深大溃疡。

疾病管理

1. 药物治疗

匹多莫德 0.4g×18 片 sig. 0.4g q. d. p. o.

小儿多维元素片 30 片 sig. 1 片 q. d. p. o.

复方氯己定溶液 300ml×1 支 sig. 含漱 t. i. d.

重组人表皮生长因子喷剂 15ml×1 支 sig. 局部使用 q. d.

地塞米松溃疡涂剂 15g×1 支 sig. 局部使用 t. i. d.

2. 3~4 周后复诊。

3. 后续处理　复诊若病情无明显缓解,可用曲安奈德注射液与等量注射用水混匀行溃疡基底局部小剂量多点注射,或可建议肌肉注射卡介菌多糖核酸注射液,每次 0.5ml,隔日 1 次。必要时可口服泼尼松 15mg,晨起顿服,连续 3~5 日。

【述评】复发性阿弗他溃疡

复发性阿弗他溃疡(recurrent aphthous ulcer, RAU)又称为复发性口腔溃疡(recurrent oral ulcer, ROU),特点为复发性、自限性和灼痛明显。它是最常见的口腔溃疡类疾病,根据种族或人群的不同,患病率 5%~60%[1]。溃疡发作时影响说话、进食和吞咽,使患者的生活质量降低[2]。

目前 RAU 的病因及致病机制仍不明,存在个体差异。多数学者认为它是免疫、遗传、系统性疾病、感染等多种因素综合作用的结果。

一般认为免疫机制起重要作用,但是尚无确切有关免疫源性病因的理论。γδT 细胞参与抗体依赖性细胞介导的细胞毒性反应(antibody-dependent cell-mediated cytotoxicity),其含量在 RAU 患者中比正常对照组增多。这类 T 细胞产生的 TNF-α 在炎症起始中起作用,可黏附血管内皮细胞、趋化中性粒细胞,进一步引起血管闭塞和溶酶体酶激活,最终导致组织坏死形成溃疡[3]。在病损中还发现多种炎症介质,如 IL-2 在 RAU 活跃期增多可激活 NK 细胞;IL-10 在愈合期可刺激上皮增殖;唾液中前列腺素 E_2 和表皮生长因子,在溃疡早期减少,愈合期含量升高,可能有助于黏膜愈合[4]。除细胞免疫外,免疫复合物的形成也与 RAU 相关,证据包括在病损组织尤其是黏膜上皮棘细胞层中发现免疫沉积物(immune deposits)等。

约 1/3 的 RAU 患者有家族史。患者携带人类白细胞抗原(human leucocyte antigen, HLA)A2、A11、B12 和 DR2 基因的频率增高[5]。IL-1β 等位基因型 IL-1β51 和 IL-6 等位基因型 IL-6-174 与 RAU 的密切关系,也说明 RAU 有遗传基础。

很多系统性疾病与 RAU 有关。但系统性疾病相关的溃疡究竟是真正的 RAU,还是只是类似于 RAU 的口腔溃疡,仍待研究。相关疾病主要包括乳糜泻(celiac disease, CD)、维生素 B_{12} 缺乏、缺铁性贫血、HIV 感染、中性粒细胞减少、叶酸缺乏、缺锌等。该类患者需要积极纠正全身因素。但也有研究称补铁或维生素并不能有效防止溃疡[5, 6]。

微生物感染是 RAU 的发病因素还是继发感染,目前仍有争议。有研究表明 RAU 可能是由于 T 细胞介导的对链球菌抗原的免疫应答,交叉作用(cross-react)于线粒体热休克蛋白,导致黏膜损伤[4]。对于从溃疡表面培养出的各种细菌和病毒,证据都不甚可靠,临床意义不大。

焦虑和压力可能与 RAU 的首发和复发相关。有报道称 RAU 患者对食物,如巧克力、小麦粉、番茄、草莓、花生等过敏,避免食用上述食物后,病情可得到改善。由于尼古丁可促进黏膜角化,戒烟亦可诱发 RAU。月经周期激素水平的改变也与 RAU 可能相关,但目前尚无可靠的临床证据。此外,很多化合物和药物与 RAU 相关,包括非甾体抗炎药、尼可地尔、β 受体阻断剂和抗心律失常药物,以及牙膏成分十二烷基硫酸钠[5, 6]。

RAU 的临床表现为复发性的界限清楚、椭圆或圆形的口腔溃疡,有白色或黄色假膜,周缘红晕。有些起初为红斑或丘疹,随后变为典型溃疡。持续时间长的溃疡,黄色假膜会变为灰色。疼痛明显,影响进食和说话。前驱症状有烧灼和刺痛感。好发于被覆黏膜和特殊黏膜,包括唇内侧、颊、口底、软腭、舌缘、舌腹黏膜,咽部也可发生[7]。一般不发生于咀嚼黏膜,如硬腭和牙龈。

　　根据溃疡大小、持续时间、愈后有无瘢痕,通常分为轻型、重型、疱疹样型三型[8]。轻型 RAU 占 75%~85%,1~5 个/次,直径小于 1cm,持续 10~14 天,可自愈,不留瘢痕。有时可伴局部淋巴结肿痛,这取决于病损的数量和严重程度。复发频率及间歇期等情况多样,部分患者溃疡发作此起彼伏。

　　重型 RAU 占 10%~15%,溃疡直径常大于 1cm,比轻型更深、更痛,愈合需数周或更久。常伴吞咽困难和发热,愈后可见瘢痕(图9)。常发于口腔后部而影响进食。反复发生于口角区的深大溃疡愈合后可因瘢痕形成导致小口畸形(图10)。可能继发细菌、真菌感染。发生于青少年者,又称为青少年腺周口疮,其特点为溃疡深大,周围黏膜炎症反应不明显,多反复发生于男孩的颊脂垫尖处或舌缘舌尖黏膜,患者常因有痒感而喜咬颊舌。

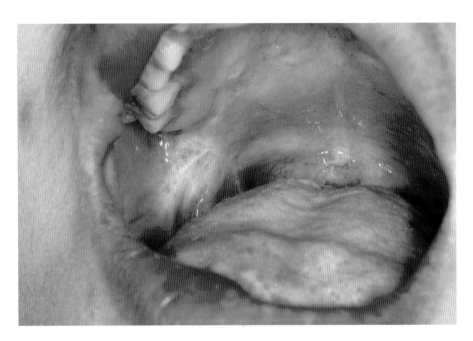

图9　右侧软腭发白黏膜为重型 RAU 愈合后遗留的瘢痕

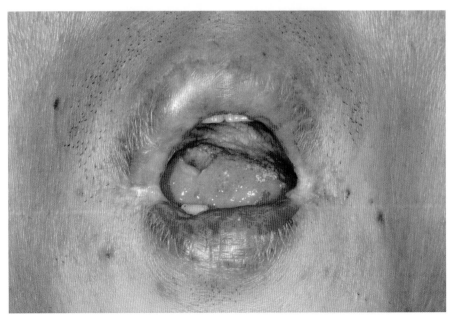

图10　反复发生于口角区的溃疡愈合后因瘢痕导致小口畸形,并可见舌背右份深大溃疡

　　疱疹样型 RAU(herpetiform ulcers)占 5%~10%,数十个直径 1~3mm 的溃疡面散在分布,10~14 天愈合,不留瘢痕。可发生于除咀嚼黏膜以外的口腔任何部位,女性好发。

　　根据患者具有复发性、周期性、自限性的病史特点和"黄、红、凹、痛"的临床特征即可诊断 RAU。RAU 的溃疡不是癌性溃疡,也没有癌变潜能。但是,对于大而深、病程长(超过 1 个月溃疡未愈合)或此次与以往特点不同的溃疡,应提高警惕,必要时进行活检以排除癌性溃疡等疾病。癌性溃疡(图 11)一般发生于老年患者,溃疡深浅不一,周围质硬有浸润,边缘不齐,呈菜花状,无复发性和自限性,这些特点均与 RAU 的"黄、红、凹、痛"特点不同。

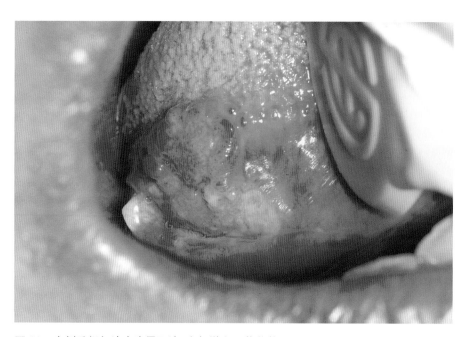

图 11　右侧舌根部溃疡边界不清,隆起增生呈菜花状

　　值得注意的是,RAU 也可为炎症性肠病(inflammatory bowel disease, IBD)的肠外表现(图 12,图 13)。这里的炎症性肠病是指溃疡性结肠炎(ulcerative colitis, UC)和克罗恩病(Crohn's disease, CD)。若 RAU

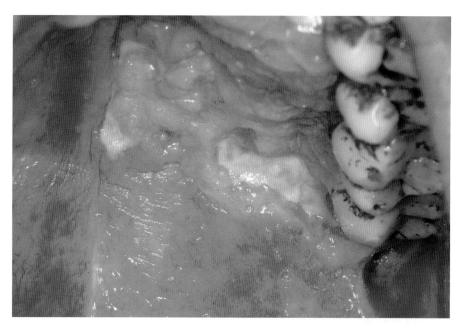

图 12　27 腭侧黏膜见 1cm×2cm 深大溃疡,周围见些许小溃疡。该患者患溃疡性结肠炎

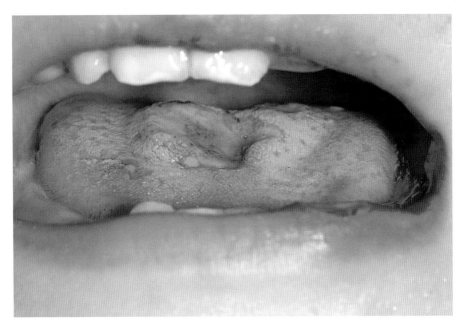

图 13　舌背正中见直径约 1cm 的溃疡,基底平,周缘隆起,黄色假膜覆盖。该患儿患溃疡性结肠炎

患者有持续或反复发作的腹泻、黏液脓血便,或伴有不同程度不同部位的腹痛、里急后重,或伴有肛周脓肿等,应当进行炎症性肠病的排查。

由于 RAU 发病因素多而复杂,往往是多种因素的综合结果,关于治疗方法的研究众多,但目前仍无根治的特效方法[5]。对于 RAU 治疗目标的共识是:减少复发次数、延长间歇期、减轻疼痛、促进愈合。

治疗 RAU 的常用全身药物包括:糖皮质激素如醋酸泼尼松;沙利度胺;具有免疫抑制作用的中成药如雷公藤总苷片、昆明山海棠(火把花根片)等;免疫增强剂如胸腺素、转移因子、匹多莫德、卡介菌多糖核酸等;维生素微量元素类如复合维生素 B、维生素 C、维生素 E、多维元素片和甘草锌等。常用局部用药包括:含漱液如氯己定溶液、地塞米松溶液等;糊剂如氨来呫诺糊剂、地塞米松溃疡糊剂、曲安奈德口腔软膏、地塞米松软膏等;喷剂如重组人表皮生长因子喷剂和重组牛碱性成纤维细胞生长因子喷剂等;口含片包括青霉素 V 钾含片等;粘贴片包括氨来呫诺粘贴片、地塞米松粘贴片等;凝胶剂包括复方甘菊利多卡因凝胶、复发苯佐卡因凝胶、重组牛碱性成纤维细胞生长因子凝胶、重组人表皮生长因子凝胶等;局部注射剂包括曲安奈德注射液、复方倍他米松注射液等。

对于溃疡发作的间歇期仅为数天或无明显间歇期的轻型 RAU 患者、重型 RAU 患者和疱疹样型 RAU 患者,可口服醋酸泼尼松,每次 15~30mg,晨起顿服,疗程 1~2 周;或口服沙利度胺,每次 50~100mg,睡前服用,病情控制后可逐渐减量,服用 2~3 个月,应注意沙利度胺的毒副作用,适当选择使用人群[9]。再配合口服维生素和微量元素,以及选用局部用药。其中,对于重型 RAU 患者的深大且经久不愈的溃疡,在排除癌变的前提下,可应用曲安奈德注射液等行溃疡基底局部小剂量多点注射。

对于体质差或免疫功能检测发现免疫功能降低的轻型 RAU 患者,可选用胸腺肽肠溶片,每次 20mg,1~2 次/日,疗程 1~2 个月;或转移因子胶囊,每次 6mg,2~3 次/日,疗程 1~2 个月;或肌肉注射卡介菌多糖核酸注射液,每次 1ml,隔日 1 次,18 次为一个疗程,均可再配合口服维生素和微量元素,以及选用局部用药物。

参 考 文 献

1. Akintoye S O, Greenberg M S. Recurrent aphthous stomatitis. Dent Clin North Am, 2005, 49(1):31-47

2. Sawair F A. Recurrent aphthous stomatitis:do we know what patients are using to treat the ulcers. J Altern Complement Med,

2010, 16(6):651-655

3. Lewkowicz N, Lewkowicz P, Banasik M, et al. Predominance of Type 1 cytokines and decreased number of CD4$^+$CD25^{+high} T regulatory cells in peripheral blood of patients with recurrent aphthous ulcerations. Immunol Lett, 2005, 99(1):57-62

4. Femiano F, Lanza A, Buonaiuto C, et al. Guidelines for diagnosis and management of aphthous stomatitis. Pediatr Infect Dis J, 2007, 26(8):728-732

5. Messadi D V, Younai F. Aphthous ulcers. Dermatol Ther, 2010, 23(3):281-290

6. Baccaglini L, Lalla R V, Bruce A J, et al. Urban legends series:recurrent aphthous stomatitis. Oral Dis, 2011, 17(8):755-770

7. Chattopadhyay A, Chatterjee S. Risk indicators for recurrent aphthous ulcers among adults in the US. Community Dent Oral Epidemiol, 2007, 35(2):152-159

8. Rogers R S. Recurrent aphthous stomatitis:clinical characteristics and associated systemic disorders. Semin Cutan Med Surg, 1997, 16(4):278-283

9. 宋韬,王闰珂,文静,等. 沙利度胺在口腔黏膜病临床治疗实践中的安全性分析. 国际口腔医学杂志,2016,43(3):366-370

第 2 单元　白塞病

病案 34　白塞病
【述评】白塞病

病案 34　白塞病

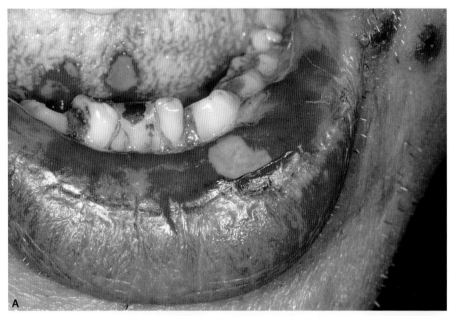

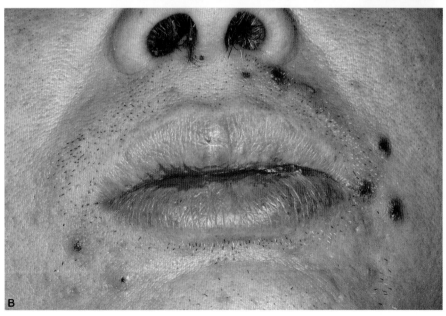

图 3-2-34　A.下唇内侧和舌尖黏膜见数个溃疡,符合"红、黄、凹"特点　B.口周皮肤见多处痤疮样损害

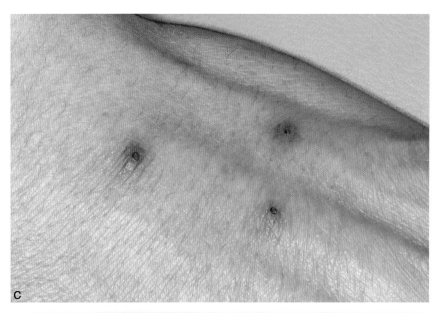

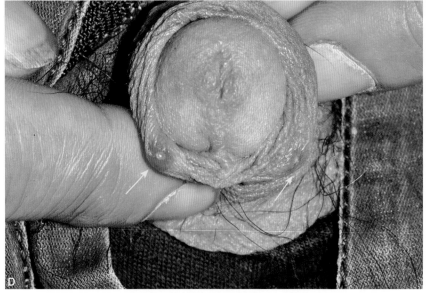

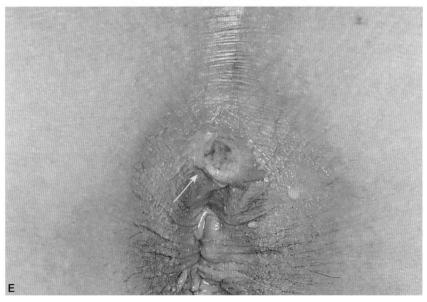

图 3-2-34（续） C. 手背皮肤输液针刺点红肿 D. 阴茎包皮见圆形小溃疡，符合"红、黄、凹"特点（箭头示） E. 肛周见圆形小溃疡，符合"红、黄、凹"特点（箭头示）

男性,42 岁

主诉 口腔反复溃疡 3 年余,伴"下身"反复溃疡 1 年。

病史 3 年多前开始口腔反复溃疡,每次均发作数个,疼痛明显,发作时常伴口周皮肤脓疱,每次自服"地塞米松"2 片,1 天 2 次,2~3 天后即可缓解。间歇期 7~8 天。近 1 年来,除口腔溃疡以外,亦反复发作"下身"溃疡,发作频率似口腔溃疡,但不一定同时发作。4 天前复发,口腔内见多个溃疡,且肛周也出现溃疡,输液治疗(具体不详)无效。否认系统性疾病史及药物过敏史。

检查 口周皮肤十余个红色小丘疹,顶端可见褐色痂壳。下唇内侧、右口角内侧、舌尖、舌腹数个直径 2~8mm 的溃疡,符合"红、黄、凹"特点,伴触痛。手背输液针刺点周围皮肤红肿。阴茎包皮见两个圆形直径 1~2mm 溃疡,肛周黏膜见 1 个直径 5mm 的溃疡,均符合"红、黄、凹"特点(图 3-2-34)。

诊断 白塞病

诊断依据

1. 复发性口腔溃疡及生殖器溃疡史。

2. 面部皮肤痤疮和皮肤针刺点红肿。

疾病管理

1. 药物治疗

沙利度胺 25mg×40 片 sig. 75mg q. d. 睡前服用

肿痛安 0.28g×48 片 sig. 0.56g q. d. p. o.

复合维生素 B 100 片 sig. 2 片 t. i. d. p. o.

地塞米松溃疡涂剂 15g×1 支 sig. 局部涂敷 t. i. d.

2. 2 周后复诊。

3. 后续处理 复诊病情控制后,可逐渐减量沙利度胺维持 2~3 个月,或可肌注卡介菌多糖核酸注射液,每次 1ml,隔日 1 次。若病情控制不佳,可酌情增加沙利度胺剂量至每次 100mg,或更换为昆明山海棠,每次 2 片,每日 3 次,或更换为雷公藤总苷。

【述评】白塞病

白塞病(Behcet's disease, BD)是一种不明原因引起的,以血管炎为病理基础的多系统疾病,具有慢性进行性、复发性、系统损害性等特点[1]。

BD 的病因和口腔溃疡的表现与 RAU 相似,但是多数学者仍然认为二者是两种不同的独立的疾病。BD 的具体病因尚不明确,有学者认为其是不明原因导致的系统性血管炎,可累及动静脉系统的大小血管[2]。白塞病具有遗传基础,与 HLA-B51 的关系最为密切,但遗传可能性也只能解释 20% 的疾病[3]。也有人将其归类为自身免疫炎症性疾病[4],目前认为是由遗传易感者的免疫系统受到外源性刺激所诱发[5]。外源性刺激物包括病毒、细菌和热休克蛋白等[6]。BD 的地域差别很明显,好发于亚洲和中东,当地患有复发性口腔溃疡的患者很多都会发展为 BD,且常累及多系统,症状较重,但在西欧和北美,RAU 患者很多,BD 却极少,且症状轻微,预后良好[7]。

BD 的临床表现包括常见体征和少见体征两大类,常见体征包括口腔、生殖器、皮肤、眼等症状,少见体征包括关节、心血管、神经、消化、泌尿等系统性病变。

口腔溃疡是 BD 患者的必发表现,多为轻型或疱疹样型 RAU,亦可出现重型。

生殖器溃疡发生率约占 BD 患者的 75%。亦常反复发作,但发生次数较少,数目亦少。溃疡多见于阴唇、阴茎、龟头、阴囊、肛周等处[8]。

皮肤损害在 BD 患者的发生率仅次于口腔溃疡,包括:①结节性红斑(erythema nodosum),好发于下肢,表现为多个直径 1~2cm 的红斑(图 14),中等硬度,有触痛,一般 1 个月左右自愈,新的红斑可再次出现。②毛囊炎样皮肤损害,主要分布于头面、胸背、下肢,表现为无菌性脓疱或丘疹,周围红晕较宽。③针刺反应(skin pricked reaction),为末梢血管对非特异性刺激的超敏反应,是具有诊断价值的 BD 特征性表现,约占 65%。是指患者接受肌内注射后,进针处可出现红疹和小脓点,或静脉注射后出现血栓性静脉炎,3~7 天内消退。针刺反应的临床试验方法是:用 75% 乙醇消毒皮肤后,将无菌注射针头直接刺入或抽取生理盐水 0.1ml 注入前臂皮内,24~48 小时后观察进针点,出现直径 2mm 以上的红色丘疹或脓疱者即为针刺反应阳性。其他皮肤损害还包括痤疮样损害等。

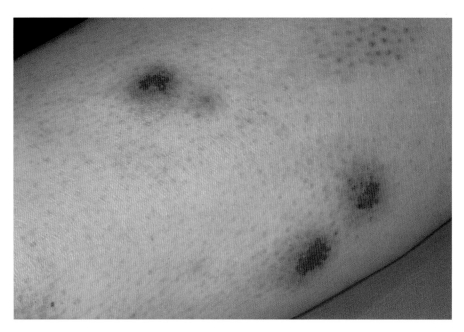

图 14　左下肢皮肤可见数个直径 1~2cm 的红色结节,触之质稍韧,有触痛

眼部病损一般出现较晚,主要表现为虹膜睫状体炎、前房积脓、结膜炎和角膜炎(图 15)。重者可发生脉络膜炎、视神经乳头炎、视神经萎缩和玻璃体病变,可导致白内障、青光眼和失明[9]。

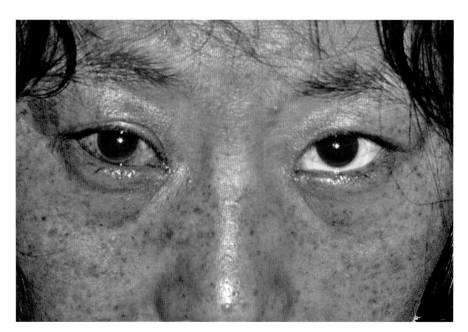

图 15　右眼结膜充血

少见体征包括关节炎、心血管系统、中枢神经系统、消化系统等系统损害[1]。

50%的BD患者可出现关节炎或关节痛。膝关节最易受累，其次是踝关节、腕关节和肘关节。很少导致关节畸形，X线检查一般也无异常发现。

血管损害在男性BD患者中更为常见。1/3的BD患者发生深静脉或浅表静脉的血栓性静脉炎，通常是下肢。由于血栓对病变静脉的高附着性，较少发生血栓栓塞。低于5%的BD患者可出现动脉性病损，严重者可表现为动脉瘤，若破裂可导致死亡。心脏病损如心肌炎、瓣膜损害、心包炎等则更为罕见。

5%~10%的患者可出现中枢神经系统的病损，因可致死故属于BD的最为严重的损害之一。80%有中枢神经系统病损的BD患者为脑实质的损害，主要影响脑干，表现为锥体束征、小脑征。非脑实质损害可表现为硬脑膜窦血栓形成，导致颅内高压，出现头痛、视乳头水肿。

胃肠道病变多见于日本的BD患者，可表现为厌食、呕吐、消化不良、腹泻和腹痛。消化道黏膜溃疡常见于回肠，其次是盲肠和结肠的其他部位。回盲肠溃疡易穿孔。在组织学上难以将炎症性肠病、溃疡性结肠炎与BD区分。

泌尿系统病变多较温和，表现为肾小球性肾炎。肾淀粉样变（AA型）易发生于血管受累的BD患者并影响其预后[5]。

BD有多套诊断标准，此前使用较广泛的为1990年国际白塞病研究组发表的诊断标准，即在患有RAU的基础之上，加上以下任意两项即可诊断：复发性生殖器溃疡、皮肤损害、眼部受累及针刺反应阳性。2006年公布的白塞病国际标准（The international criteria for Behcet's disease, ICBD），在1990年标准的基础上，增加了血管病变作为诊断条件之一，但不再强调RAU作为必备条件。2013年，来自27个国家的研究者对2006年的ICBD标准进行了修订，增加了神经系统损害作为诊断条件之一。该标准为RAU、复发性生殖器溃疡和眼部损害分别赋值为2分，皮肤损害、针刺反应阳性、血管病变和神经系统损害分别赋值为1分，若总分≥4分即可诊断为BD。研究显示与1990年的诊断标准相比，2013年的ICBD标准显著提高了BD诊断的敏感性，同时保持了合理的特异性[10]。

BD治疗药物文献报道包括糖皮质激素、秋水仙碱、硫唑嘌呤、环孢素、肿瘤坏死因子α抑制剂（如英利昔单抗、依那西普）、α干扰素、环磷酰胺等[5]。若患者临床表现仅限于口腔、外阴溃疡和皮肤损害，其治疗方法类似于重型RAU的治疗，但需密切关注患者的全身情况，若伴有眼部、关节等其他系统、器官损害，应转入相应科室及风湿免疫科行进一步检查和治疗。

参 考 文 献

1. Yazici Y, Yurdakul S, Yazici H. Behcet's syndrome. Curr Rheumatol Rep, 2010, 12(6):429-435

2. Yurdakul S, Hamuryudan V, Fresko I, et al. Behcet's syndrome//Hochberg M C, Silman A J, Smolen J S, et al. Rheumatology. 4th ed. Philadelphia, PA:Mosby Elsevier, 2008:1561-1565

3. Verity D H, Marr J E, Ohno S, et al. Behcet's disease, the Silk Road and HLA-B51:historical and geographical perspectives. Tissue Antigens, 1999, 54(3):213-220

4. Gül A. Behcet's disease as an autoinflammatory disorder. Curr Drug Targets Inflamm Allergy, 2005, 4(1):81-83

5. Dalvi S R, Yildirim R, Yazici Y. Behcet's Syndrome. Drugs, 2012, 72(17):2223-2241

6. Gül A. Behcet's disease:an update on the pathogenesis. Clin Exp Rheumatol, 2001, 19(5 Suppl 24):S6-S12

7. Baccaglini L, Lalla R V, Bruce A J, et al. Urban legends series:recurrent aphthous stomatitis. Oral Dis, 2011, 17(8):755-770

8. Mat M C, Goksugur N, Engin B, et al. The frequency of scarring after genital ulcers in Behcet's syndrome:a prospective study. Int J Dermatol, 2006, 45(5):554-556

9. Tugal-Tutkun I, Onal S, Altan-Yaycioglu R, et al. Uveitis in Behcet disease:an analysis of 880 patients. Am J Ophthalmol,

2004，138（3）：373-380

10. International Team for the Revision of the International Criteria for Behçet's Disease（ITR-ICBD）. The International Criteria for Behcet's Disease（ICBD）：a collaborative study of 27 countries on the sensitivity and specificity of the new criteria. J Eur Acad Dermatol#Venereol，2014，28（3）：338-347

第3单元 放射性口炎

病案 35 放射性口炎
【述评】放射性口炎

病案 35 放射性口炎

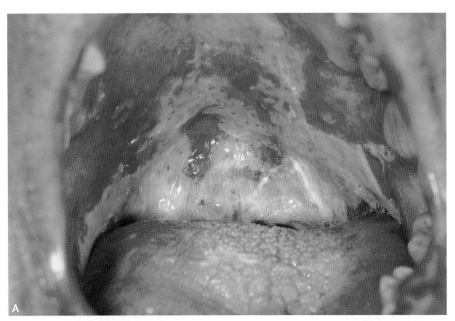

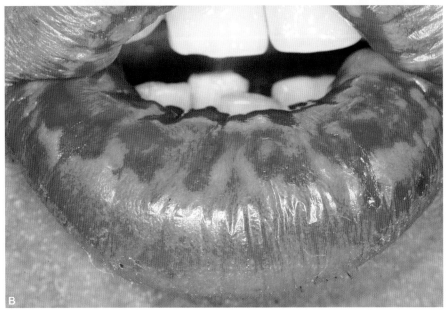

图 3-3-35　A. 腭部后份黏膜广泛充血糜烂,覆盖黄白色假膜　B. 下唇见不规则充血糜烂,覆盖少许黄白色假膜

男性,42 岁

主诉 口腔溃烂 14 天。

病史 20 天前开始因"鼻咽癌"行放疗,14 天前出现口内溃烂,疼痛明显。患"鼻咽癌、胆囊炎、脂肪肝、胃溃疡",否认其他系统性疾病史及药物过敏史。

检查 双颊后份、舌、腭部及唇黏膜均见广泛不规则充血及糜烂面,覆黄白色假膜(图 3-3-35),口腔内炎性分泌物多。

诊断 放疗性口炎

诊断依据

1. 放疗史。

2. 口腔黏膜广泛不规则充血糜烂。

疾病管理

1. 药物治疗

复方氯己定溶液 300ml×1 支 sig. 含漱 t. i. d.

4%碳酸氢钠(小苏打)溶液 250ml×1 支 sig. 含漱 t. i. d.

地塞米松溃疡涂剂 15g×2 支 sig. 局部涂敷 t. i. d.

重组人表皮生长因子凝胶 20g×1 支 sig. 局部涂敷 q. d.

2. 地塞米松注射液、庆大霉素注射液、维生素 C 注射液各 1 支行雾化治疗,1~2 次/日,连续 3 日。

【述评】 放射性口炎

放射性口炎(radiation stomatitis)又称放射性口腔黏膜炎(radiation oral mucositis),是放射线辐射引起的口腔黏膜损伤,一般见于接受放疗的头颈部肿瘤患者,是放疗常见的副作用[1]。

放疗是头颈部肿瘤的常见治疗方式之一。90%~100%的患者放疗区域累及口腔,可能因此产生不同程度的口腔损害。放疗不仅影响口腔黏膜,还可波及唾液腺、骨骼、牙齿和咀嚼肌,导致黏膜炎、口干、细菌或真菌感染、龋齿、味觉异常或丧失以及放射性骨坏死等。放疗所需的射线剂量主要根据肿瘤的位置和类型以及是否与其他治疗方式联用来确定。口腔并发症的严重程度与放疗每日所用剂量、总累积剂量、被辐射组织面积、是否使用放射增敏物质有关[2-4]。

放射性口炎病因明确,与射线辐射有关。具体机制尚有不同的观点。放疗射线高能辐射机体,诱导基底角质细胞的损伤和坏死,导致上皮细胞数量逐渐减少。虽然在放疗过程中可有活细胞生成加速,黏膜细胞死亡和再生之间会出现暂时平衡,但细胞再生速度常常赶不上细胞死亡速度,从而导致黏膜上皮细胞的丧失,出现各种临床表现[5]。除上述直接的组织损伤,口腔微生物群也发挥了作用。有学者认为由革兰氏阴性细菌产生的内毒素是强大的炎症介质,微生物驻留在糜烂表面可放大炎症反应,加重局部损伤。而黏膜炎引起的黏膜屏障损害,也促进了口腔微生物的黏附和侵袭[1,6]。

根据病程,放射性口炎可分为急性和慢性。急性病损出现在放疗早期,持续至放疗后 2~3 周。慢性或晚期病损可出现在放疗后的任何时期,从几周到几年不等。临床表现为口腔黏膜充血、糜烂和溃疡形成、覆盖假膜、易出血、触痛明显。症状主要是口腔剧烈疼痛、吞咽痛、吞咽困难、厌食、言语困难。这些症状常严重影响患者的生活质量和放疗效果,有时可因难以耐受而被迫改变治疗方案或终止放疗[7,8]。

可用于放射性口炎预防和治疗的药物有生长因子及细胞因子类药物,如粒细胞集落刺激因子或粒细胞巨噬细胞集落刺激因子,角质细胞生长因子、白介素 11 等;止痛剂类药物,如芬太尼;细胞和黏膜保护剂,如小牛血去蛋白提取物、谷氨酰胺、氨磷汀、还原型谷胱甘肽、替普瑞酮等[9]。

目前,放射性口炎的临床常用治疗主要是通过局部治疗促进糜烂愈合、减轻疼痛、缓解口干、抗感染。局部治疗包括雾化治疗、含漱液漱口及涂搽或湿敷局部制剂。药物包括:复方氯己定溶液或 0.05%氯己定或 0.01%地塞米松溶液唇部湿敷及含漱,3 次/日;曲安奈德口腔软膏或 0.1%地塞米松软膏涂敷患处,3

次/日;重组人表皮生长因子凝胶(或喷剂)、重组牛碱性成纤维细胞生长因子凝胶或重组人酸性成纤维细胞生长因子喷剂,1~2次/日,此类药物不建议应用于因口腔癌行放疗的患者;止痛制剂可选用复方甘菊利多卡因凝胶及复方苯佐卡因凝胶,或2%利多卡因兑水稀释后含漱。此外,可配合超声雾化治疗,超声雾化治疗药物为地塞米松注射液、维生素C注射液,2次/日,若持续行3日以上雾化治疗,需配合4%碳酸氢钠液含漱和制霉菌素涂剂涂搽,以防止继发性真菌感染。

参 考 文 献

1. Feller L, Essop R, Wood N H, et al. Chemotherapy-and radiotherapy-induced oral mucositis:pathobiology, epidemiology and management. SADJ, 2010, 65(8):372-374

2. Herrstedt J. Prevention and management of mucositis in patients with cancer. Int J Antimicrob Agents, 2000, 16(2):161-163

3. Raber-Durlacher J E, Elad S, Barasch A. Oral mucositis. Oral Oncol, 2010, 46(6):452-456

4. Scardina GA, Pisano T, Messina P. Oral mucositis. Review of literature. N Y State Dent J, 2010, 76(1):34-38

5. Sciubba J J, Goldenberg D. Oral complications of radiotherapy. Lancet Oncol, 2006, 7(2):175-183

6. Scully C, Epstein J, Sonis S. Oral mucositis:a challenging complication of radiotherapy, chemotherapy, and radiochemotherapy: part 1, pathogenesis and prophylaxis of mucositis. Head Neck, 2003, 25(12):1057-1070

7. Napenas J J, Shetty K V, Streckfus C F. Oral mucositis:review of pathogenesis, diagnosis, prevention, and management. Gen Dent, 2007, 55(4):335-344

8. Wong P C, Dodd M J, Miaskowski C, et al. Mucositis pain induced by radiation therapy:prevalence, severity, and use of self-care behaviors. J Pain Symptom Manage, 2006, 32(1):27-37

9. 邱敏,魏娇,王甲一,等. 放射性口炎治疗的研究进展. 中华口腔医学杂志,2015,50(10):593-597

第 4 单元 化疗性口炎

病案 36 化疗性口炎

【述评】化疗性口炎

病案 36 化疗性口炎

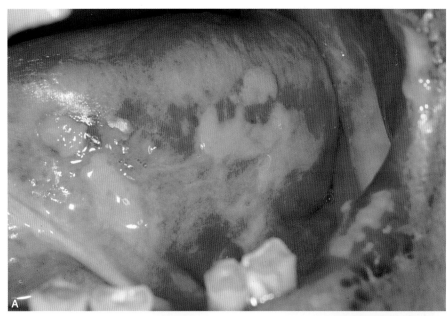
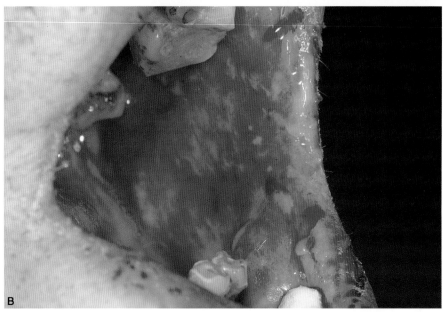

图 3-4-36 A、B 左侧舌腹、左颊近口角区黏膜充血,伴不规则糜烂和假膜

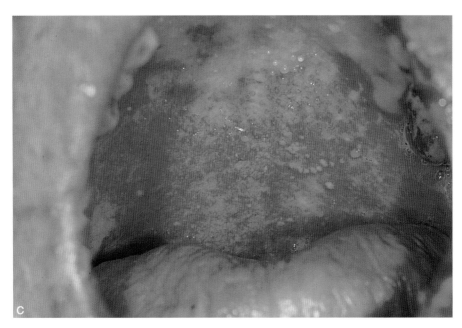

图 3-4-36(续) C.腭部黏膜充血,伴少许糜烂和假膜

男性,79 岁

主诉 口腔糜烂 2 天。

病史 1 周前开始因"贲门胃底癌伴不全性梗阻"术后口服化疗药"替吉奥",2 天前口腔糜烂。系统性疾病史包括"慢性支气管炎、肺气肿、中度慢性阻塞性肺疾病、窦性心动过缓、帕金森病、梅尼埃病、右侧三叉神经痛、尿路感染、前列腺增生"。否认药物过敏史。

检查 双颊、口底、牙槽嵴顶、舌腹、腭部黏膜可见多处面积从针尖大小到 20mm×10mm 不等的不规则糜烂面,黄白色假膜覆盖。周围黏膜充血发红(图 3-4-36)。

诊断 化疗性口炎

诊断依据

1. 化疗史。

2. 化疗后数日即出现口腔黏膜广泛充血糜烂。

疾病管理

1. 药物治疗

2%碳酸氢钠(小苏打)溶液 250ml×1 支 sig. 含漱 t. i. d.

地塞米松注射液 1ml×5 支 sig. 1∶50 稀释后含漱 t. i. d.

2. 地塞米松注射液、庆大霉素注射液、维生素 C 注射液及维生素 B$_{12}$ 注射液各 1 支行雾化治疗,1~2 次/日,连续 3 日。

【述评】化疗性口炎

化疗性口炎(chemotherapy-induced stomatitis)又称化疗性口腔黏膜炎(chemotherapy-induced oral mucositis),是化疗药物引起的口腔黏膜损伤,一般见于因实体瘤或血液系统恶性肿瘤而接受化疗的患者,也见于需进行造血干细胞移植而接受化疗的患者[1,2]。

化疗是目前治疗癌症最有效的手段之一,但由于化疗药物缺乏选择性,因此也造成了一系列不良反应。其不仅对全身造成骨髓抑制、消化道反应、神经毒性等不良反应,同时也会产生很多口腔损害,例如:黏膜炎、口干、味觉异常、出血倾向、双膦酸盐相关性颌骨坏死[3]。化疗性口炎是其中一种较常见的口腔并发症。

化疗性口炎病因明确，与化疗药物的毒性有关[4]。化疗药物的促细胞凋亡作用及其对 DNA 复制和细胞增殖的直接抑制作用将会导致上皮基底细胞的更新能力降低，继而出现黏膜萎缩、胶原蛋白分解，最终形成糜烂和溃疡。有学者认为口腔黏膜微循环的改变、促炎细胞因子、口腔菌群的变化在化疗性口炎的发生发展中也起到了一定的作用[5-8]。

影响化疗性口炎发生发展的危险因素分为化疗方案因素和患者因素两大类。前者主要包括化疗药物的种类、剂量、化疗周期长短、给药方式等。后者主要包括年龄、营养状况、肝功能、肾功能、中性粒细胞计数、口腔急慢性疾病、口腔卫生状况、肿瘤类型、基因及遗传因素等[9]。

化疗性口炎的病程发展较为迅速，在给药后的第 1~2 周，黏膜出现萎缩、充血，1~2 天后便在非角化黏膜上出现广泛的糜烂溃疡。患者疼痛明显，影响营养及液体摄入，导致营养不良及脱水。黏膜屏障的破坏也促进了细菌、真菌、病毒的黏附和侵袭，且化疗导致的中性粒细胞减少使患者容易发生全身性感染，出现菌血症、败血症等。化疗性口炎是一种自限性疾病，如果没有继发感染，在化疗结束后 2~3 周内病损逐渐痊愈且不会留下瘢痕[10-12]。

2014 年癌症支持治疗多国协会/国际口腔肿瘤学会(MASCC/ISOO)发布的黏膜炎临床实践指南中关于化疗性口炎的部分主要是针对其疼痛控制及预防[13]。含有吗啡的患者自控式镇痛泵、透皮芬太尼贴剂、2% 吗啡漱口水、0.5% 多虑平漱口水可以有效缓解化疗性口炎引起的疼痛。在预防化疗性口炎方面，首先要做到保持基本的口腔卫生；其次，口腔局部冷冻疗法、弱激光疗法及注射角质细胞生长因子-1(帕利夫明)被黏膜炎临床实践指南推荐用于预防化疗性口炎。此处冷冻疗法是指在化疗药物开始输注后，患者口含冰块或冰条半小时，该法可有效预防化疗性口炎的发生。此外，还有些局部制剂的研究结果具有争议性，目前缺乏统一的定论，仍然需要进一步的验证。根据其作用原理可分为以下几类：抗炎及黏膜保护因子，如别嘌呤醇、苄达明、前列腺素 E2、类维生素 A、维生素 E、谷氨酸盐、己酮可可碱等；细胞因子及生长因子类药物，如能够下调促炎介质的白介素 11、可以抑制口腔基底细胞增殖的转化生长因子-β3、调节细胞生长的粒细胞集落刺激因子及粒细胞巨噬细胞集落刺激因子；具有广泛抗菌防腐作用的药物，如聚维酮碘、氯己定等[13-18]。

目前，化疗性口炎的临床常用治疗方法与放射性口炎类似。

参 考 文 献

1. Lalla R V, Saunders D P, Peterson D E. Chemotherapy or radiation-induced oral mucositis. Dent Clin North Am, 2014, 58 (2):341-349

2. Kwon Y, Mechanism-based management for mucositis:option for treating side effects without compromising the efficacy of cancer therapy. Onco Targets Ther, 2016, 9:2007-2016

3. Chaveli-López B. Oral toxicity produced by chemotherapy:A systematic review. J Clin Exp Dent, 2014, 6(1):e81-e90

4. Hannun Y A. Apoptosis and the dilemma of cancer chemotherapy. Blood, 1997, 89(6):1845-1853

5. Milstein D M, te Boome L C, Cheung Y W, et al. Use of sidestream dark-field (SDF) imaging for assessing the effects of high-dose melphalan and autologous stem cell transplantation on oral mucosal microcirculation in myeloma patients. Oral Surg Oral Med Oral Pathol Oral Radiol Endod, 2010, 109(1):91-97

6. Sonis S T. The biologic role for nuclear factor-kappaB in disease and its potential involvement in mucosal injury associated with anti-neoplastic therapy. Crit Rev Oral Biol Med, 2002, 13(5):380-389

7. Logan R M, Gibson R J, Sonis S T, et al. Nuclear factor-kappaB (NF-kappaB) and cyclooxygenase-2 (COX-2) expression in the oral mucosa following cancer chemotherapy. Oral Oncol, 2007, 43(4):395-401

8. Soga Y, Maeda Y, Ishimaru F, et al. Bacterial substitution of coagulase-negative staphylococci for streptococci on the oral mucosa after hematopoietic cell transplantation. Support Care Cancer, 2011, 19(7):995-1000

9. Pico J L, Avila-Garavito A, Naccache P. Mucositis:Its Occurrence, Consequences, and Treatment in the Oncology Setting. Oncologist, 1998, 3(6):446-451

10. Peterson D E, Keefe D M, Sonis S T. New frontiers in mucositis. Am Soc Clin Oncol Educ Book, 2012:545-551

11. Chen Y K, Hou H A, Chow J M, et al. The impact of oral herpes simplex virus infection and candidiasis on chemotherapy-induced oral mucositis among patients with hematological malignancies. Eur J Clin Microbiol Infect Dis, 2011, 30(6):753-759

12. Marron A, Carratalà J, González-Barca E, et al. Serious complications of bacteremia caused by Viridans streptococci in neutropenic patients with cancer. Clin Infect Dis, 2000, 31(5):1126-1130

13. Lalla R V, Bowen J, Barasch A, et al. MASCC/ISOO clinical practice guidelines for the management of mucositis secondary to cancer therapy. Cancer, 2014, 120(10):1453-1461

14. Chan A, Ignoffo R J. Survey of topical oral solutions for the treatment of chemo-induced oral mucositis. J Oncol Pharm Pract, 2005, 11(4):139-143

15. Tsujimoto T, Yamamoto Y, Wasa M, et al. L-glutamine decreases the severity of mucositis induced by chemoradiotherapy in patients with locally advanced head and neck cancer:a double-blind, randomized, placebo-controlled trial. Oncol Rep, 2015, 33(1):33-39

16. El-Housseiny A A, Saleh S M, El-Masry A A, et al. The effectiveness of vitamin "E" in the treatment of oral mucositis in children receiving chemotherapy. J Clin Pediatr Dent, 2007, 31(3):167-170

17. Rubenstein E B, Peterson D E, Schubert M, et al. Clinical practice guidelines for the prevention and treatment of cancer therapy-induced oral and gastrointestinal mucositis. Cancer, 2004, 100(9 Suppl):2026-2046

18. Raber-Durlacher J E, von Bültzingslöwen I, Logan R M, et al. Systematic review of cytokines and growth factors for the management of oral mucositis in cancer patients. Support Care Cancer, 2013, 21(1):343-355

第 5 单元　创伤性血疱和创伤性溃疡

病案 37　创伤性血疱

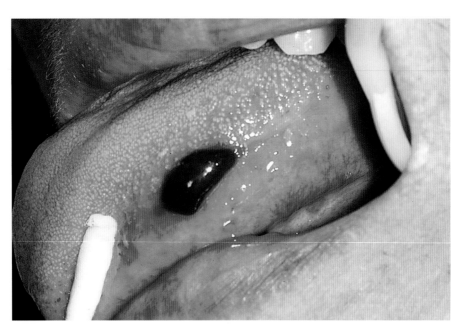

图 3-5-37　左舌缘黏膜见血疱

女性,66 岁

主诉　舌部起血疱 1 天。

病史　1 天前进食时不慎咬伤左舌缘后迅速出现蚕豆大小血疱,疼痛,之后未感觉持续增大。患"甲状腺功能减退、高血压、高血脂、高胆固醇",否认其他系统性疾病史及药物过敏史。

检查　左舌缘见 1 个 3mm×10mm 大小的暗紫色血疱(图 3-5-37),35、36、37 舌缘尖锐,血常规及凝血功能正常。

诊断　创伤性血疱

诊断依据

1. 咬伤史。

2. 咬伤后出现血疱。

3. 对应牙齿的边缘尖锐。

疾病管理

1. 调磨 35、36、37 舌缘。

2. 药物治疗

肿痛安 0.28g×48 片 sig. 0.56g t. i. d. p. o.

复方氯己定溶液 300ml×1 支 sig. 含漱 t. i. d.

地塞米松溃疡涂剂 15g×1 支 sig. 疱破后局部涂敷于创面 t. i. d.

病案38 创伤性溃疡(创伤性血疱破溃后)

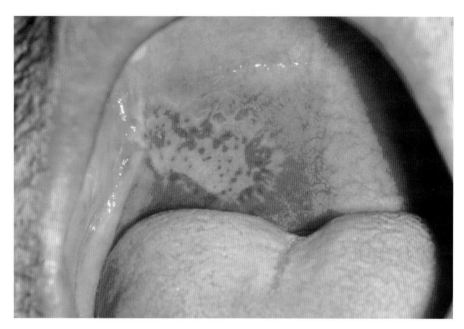

图 3-5-38 软腭右份黏膜见不规则糜烂溃疡,被覆黄白色假膜,周缘见少许白纹

男性,64 岁

主诉 上腭起血疱后溃疡 5 天。

病史 5 天前进食烫食后上腭迅速出现大血疱,后血疱破溃出现溃疡,疼痛剧烈,于当地医院查血常规正常,输液 2 天,后自服"消炎药"(具体不详)和"甲硝唑"至今,无明显疗效。否认系统性疾病史及药物过敏史。

检查 软腭右份黏膜见大面积不规则糜烂溃疡,黄白色假膜覆盖,周围见少量白纹(图 3-5-38)。

诊断 创伤性溃疡(创伤性血疱破溃后)

诊断依据

1. 烫伤史。

2. 烫伤后出现血疱,血疱破溃后形成溃疡。

疾病管理

1. 药物治疗

肿痛安 0.28g×48 片 sig. 0.56g t. i. d. p. o.

复方氯己定溶液 300ml×1 支 sig. 含漱 t. i. d.

地塞米松溃疡涂剂 15g×1 支 sig. 局部涂敷 t. i. d.

重组人表皮生长因子喷剂 15ml×1 支 sig. 局部使用 t. i. d.

2. 地塞米松注射液、庆大霉素注射液、维生素 C 注射液各 1 支行雾化治疗,1~2 次/日,连续 3 日。

病案 39 创伤性溃疡(压疮性溃疡)

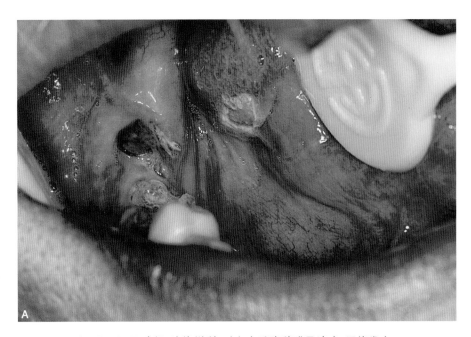

图 3-5-39 A.45、46、47 残根,边缘锐利,对应右舌腹黏膜见溃疡,周缘发白

男性,68 岁

主诉 舌部溃疡 20 余天。

病史 20 天前舌部右份出现溃疡 1 个,疼痛明显,自行涂敷多种药物(具体不详)均无好转。否认系统性疾病史及药物过敏史。

检查 右舌腹后份见 4mm×5mm 大小的溃疡,质韧,表面被覆白色假膜。周围黏膜表面发白。45、46、47 残根,边缘尖锐(图 3-5-39A)。

诊断 创伤性溃疡(压疮性溃疡)

诊断依据

1. 发生于老年患者。

2. 溃疡部位对应的残根边缘尖锐。

疾病管理

1. 磨除 45、46、47 残根的尖锐边缘,建议尽快拔除。

2. 药物治疗

复方氯己定溶液 300ml×1 支 sig. 含漱 t. i. d.

地塞米松溃疡涂剂 15g×1 支 sig. 局部涂敷 t. i. d.

3. 医嘱 1 周复诊,若溃疡无好转趋势,酌情切除活检。

4. 后续 1 周后复诊,右舌腹溃疡愈合(图 3-5-39B)。

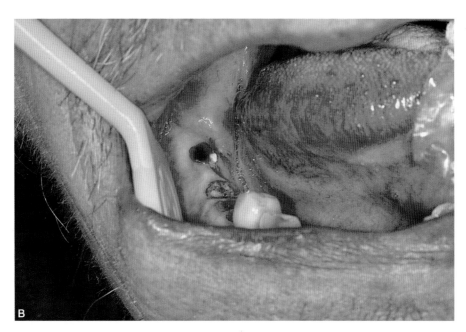

图 3-5-39（续）　B. 磨除 45、46、47 残根锐缘 1 周后复诊，对应右舌腹黏膜溃疡已愈合

病案 40　创伤性溃疡（Bednar 溃疡）

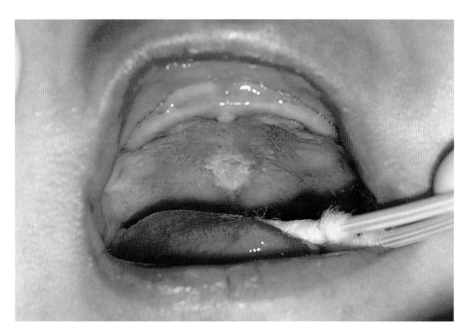

图 3-5-40　硬腭中后份黏膜见溃疡，覆盖黄白色假膜

男性，70 天龄

主诉　上腭溃疡 2 周余。

病史　1 个月余前发现患儿上腭出现溃疡，逐渐变大，患儿哭闹。用奶瓶喂养。否认系统性疾病史及药物过敏史。

检查　硬腭中后份黏膜见 5mm×10mm 的溃疡面，表浅，表面覆盖白色假膜（图 3-5-40）。

诊断　创伤性溃疡（Bednar 溃疡）

诊断依据

1. 发生于婴儿腭部。

2. 喂养方式为奶瓶喂养。

疾病管理

1. 药物治疗

0.9%氯化钠溶液 250ml×1 支 sig. 局部清洗 t.i.d.

复方溃疡涂剂 15g×1 支 sig. 局部涂敷 t.i.d.

口腔炎喷剂 15 ml×1 支 sig. 局部使用 t.i.d.

2. 嘱更换为软质奶瓶嘴,调整喂养姿势。

病案 41 创伤性溃疡(Riga-Fede 溃疡)

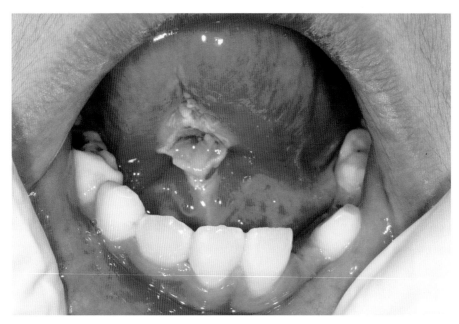

图 3-5-41 舌腹舌系带处黏膜见较深溃疡,周缘发白

男性,8 岁

主诉 舌下溃疡 20 天。

病史 20 天前无明显诱因舌下出现 1 个溃疡,逐渐加深变大,疼痛。否认系统性疾病史及药物过敏史。

检查 舌腹舌系带处见 7mm×5mm 的溃疡,凹陷,表面被覆白色假膜,质稍韧(图 3-5-41)。周围组织充血不明显。双侧下颌中切牙切嵴较锐,舌系带较短。

诊断 创伤性溃疡(Riga-Fede 溃疡)

诊断依据

1. 发生于儿童舌腹舌系带处。

2. 舌系带较短,对应的新萌恒切牙较锐。

疾病管理

1. 调磨 31、41 尖锐切缘。

2. 药物治疗

复方氯己定溶液 300ml×1 支 sig. 局部清洗 t.i.d.

地塞米松溃疡涂剂 15g×1 支 sig. 局部涂敷 t. i. d.

重组人表皮生长因子凝胶 20g×1 支 sig. 局部涂敷 q. d.

病案 42 创伤性溃疡（自伤性溃疡）

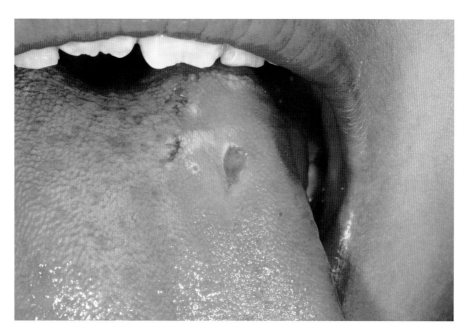

图 3-5-42　舌背左后份黏膜见溃疡，邻近黏膜发白

男性，8 岁

主诉　舌痛 20 日余。

病史　20 多天前患儿因自觉舌头痒而反复用手指刮擦舌背，之后出现疼痛，在外院用药不详，效果不佳。否认系统性疾病史及药物过敏史。

检查　舌背左后份黏膜见 1 个 3mm×5mm 的溃疡，凹陷，表面被覆黄色假膜，质稍韧。周围黏膜发白（图 3-5-42）。

诊断　创伤性溃疡（自伤性溃疡）

诊断依据

1. 发生于好动的小男孩。

2. 有自伤史，且与溃疡部位契合。

疾病管理

1. 药物治疗

地塞米松溃疡涂剂 15g×1 支 sig. 局部涂敷 t. i. d.

重组人表皮生长因子凝胶 20g×1 支 sig. 局部涂敷 q. d.

2. 嘱患者勿再用手指刮舌。

【述评】创伤性血疱和创伤性溃疡

创伤性血疱（traumatic mucosal hematoma）指因食用过烫食物、咀嚼大块干硬食物或吞咽过快、咬伤而致口腔黏膜出现的血疱,又称黏膜血疱(mucosal hematoma)。因急食擦伤引起的血疱多发生于软腭和软硬腭交界处。血疱迅速扩大,疼痛不明显,有异物感。初起疱液鲜红,旋即变为紫黑色,疱壁薄,容易破裂,破裂后遗留鲜红色疱底创面,形成糜烂或溃疡,疼痛明显,影响吞咽。因咬伤引起的血疱常位于口角区、两颊咬合线或舌缘,常有对应牙齿边缘尖锐。疱破后形成溃疡和糜烂,愈合较快。

创伤性血疱应与血小板减少性紫癜引起的口腔黏膜血疱鉴别。后者引起的血疱常多发,无明显急食史。血常规检查血小板计数极低,凝血功能异常[1]。此外,还应与血友病等血液系统疾病引起的口腔黏膜血疱鉴别。

在排除血液系统疾病的前提下,对较大未破的血疱可用消毒针筒抽取疱血,或刺破疱壁放去淤血;对较小血疱可暂不予处理;对已破血疱可用消毒手术剪刀修整残余疱壁,然后对遗留的溃疡或糜烂进行局部治疗,可用复方氯己定溶液或0.05%氯己定或0.01%地塞米松溶液含漱,3次/日;重组人表皮生长因子凝胶或喷剂涂敷患处,1次/日;曲安奈德口腔软膏或0.1%地塞米松软膏涂敷患处,3次/日;止痛制剂可选用复方甘菊利多卡因凝胶或复方苯佐卡因凝胶。此外,若创伤性血疱破溃后创面较大,可配合超声雾化治疗,超声雾化治疗药物为地塞米松注射液、庆大霉素注射液、维生素C注射液。

创伤性溃疡(traumatic ulceration)是由物理性、机械性或化学性刺激引起的病因明确的黏膜病损。根据创伤性刺激因素的不同,可分为以下类型:

压疮性溃疡(debubital ulcer):多见于老年人,因残根、残冠或不良修复体长期损伤黏膜所致,也可因下前牙舌侧堆积大量牙石压迫刺激对应口底黏膜所致。溃疡常深及黏膜下层,边缘轻度隆起,色泽灰白,伴疼痛[2]。

Bednar溃疡(Bednar ulcer):由婴儿吮吸拇指或因奶瓶嘴过硬所引起。固定发生于硬腭、双侧翼钩处黏膜表面,若双侧发生则常呈对称性分布。溃疡表浅,婴儿哭闹不安,拒食。

Riga-Fede溃疡(Riga-Fede ulcer):专指发生于幼儿或儿童舌腹的溃疡。因过短的舌系带和过锐的新萌中切牙长期摩擦引起,舌系带处充血、肿胀、溃疡[3]。经久不愈则易出现化脓性肉芽肿,扪之质常较韧(图16)。

自伤性溃疡(factitial ulcer):与不良习惯和自伤行为有关,如习惯性咬颊、咬舌、咬唇或以手指、异物等刺激口腔软组织,引起相应部位发生溃疡,常发生于性情好动的青少年,好发于下唇、舌缘黏膜及颊脂垫尖

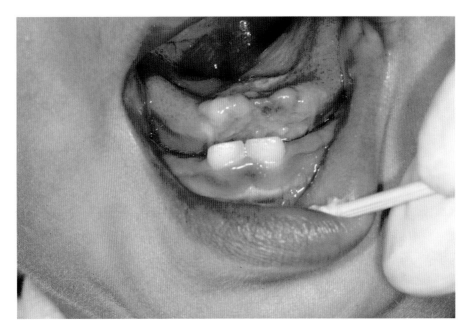

图16 幼儿舌腹Riga-Fede溃疡

处。除了局部刺激因素,全身因素如铅中毒、缺锌、神经系统器质性病变、癫痫、智力障碍、心理精神异常(如注意缺陷多动障碍、抽动障碍等)都与该病发生相关。溃疡常较深,长期不愈者基底略硬或有肉芽组织,疼痛常不明显,有时有痒感(图 17)。此种经久不愈的溃疡若对药物治疗不敏感,可采取手术切除治疗[4]。

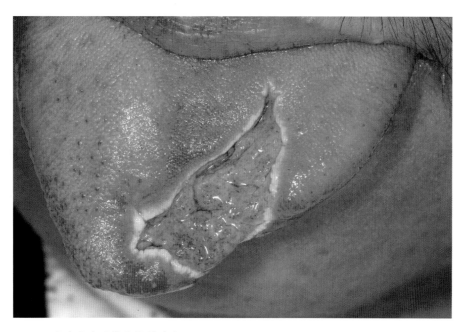

图 17 癫痫患者舌背自伤性溃疡

化学灼伤性溃疡:常因误服强酸强碱等引起,或因口腔治疗操作不当,造成碘酚等腐蚀性药物外溢所致,也见于患者因牙痛而自行口含阿司匹林或用白酒含漱、贴敷蜂胶等引起。溃疡表面常有易碎的白色薄膜,溃疡表浅,疼痛明显。

热灼伤性溃疡:常见于误饮烫的水或饮料所致,多表现为较大糜烂面或浅表溃疡,疼痛明显。

因化学灼伤或热灼伤引起的溃疡,若病损广泛,也可诊断为原发性接触性口炎。

根据明确的病因和病史,且溃疡部位和形态往往与机械性刺激因子相契合,无复发史,去除刺激因素后,溃疡很快明显好转或愈合,较易诊断创伤性溃疡。

创伤性溃疡的治疗首先应尽快去除刺激因素,包括拔除残根、残冠,磨改或用复合树脂覆盖过锐的牙尖和边缘嵴,修改不良修复体,纠正咬唇咬颊不良习惯等。对于 Bednar 溃疡,应改变婴儿喂养方式,可更换为质软奶嘴、不用奶瓶改用小匙喂食,或扩大奶嘴头的出孔孔径。对于 Riga-Fede 溃疡,除改变婴儿喂养方式(改用小匙喂食)外,可手术矫正舌系带过短,病变严重且保守治疗无效时可采取拔牙或手术切除溃疡等。

去除刺激因素后的局部治疗可供选择的药物包括:复方氯己定溶液、0.05%氯己定或 0.01%地塞米松溶液含漱,3 次/日;复发溃疡涂剂涂敷患处,3 次/日,或重组人表皮生长因子凝胶或喷剂涂敷患处,1 次/日,有癌变倾向的创伤性溃疡慎用该药;曲安奈德口腔软膏、0.1%地塞米松软膏,或醋酸泼尼松龙注射液和曲安奈德注射液(1:5 稀释)涂敷患处,3 次/日,6 岁以下患儿慎用糖皮质激素制剂,但若病情较重也可酌情局部使用;止痛制剂可选用复方甘菊利多卡因凝胶或复方苯佐卡因凝胶。经上述措施治疗后仍经久不愈的深大溃疡,尤其是发生于老年患者的,应行活检排除癌变。

参 考 文 献

1. Sawair F A. Recurrent aphthous stomatitis：do we know what patients are using to treat the ulcers？J Altern Complement Med，2010，16(6)：651-655

2. Santangelo A，Testai M，Ossino M C，et al. Management and treatment of decubital ulcers of an elderly population in the assisted sanitary residence of Futura-Viagrande（Catania，Sicily，Italy）. Arch Gerontol Geriatr，2009，48(3)：332-334

3. van der Meij E H，de Vries T W，Eggink H F，et al. Traumatic lingual ulceration in a newborn：Riga-Fede disease. Ital J Pediatr，2012，38：20

4. 周曾同. 口腔黏膜病疑难病案分析. 北京：中国中医药出版社，2015

第6单元 坏死性唾液腺化生

病案43 坏死性唾液腺化生
【述评】坏死性唾液腺化生

病案43 坏死性唾液腺化生

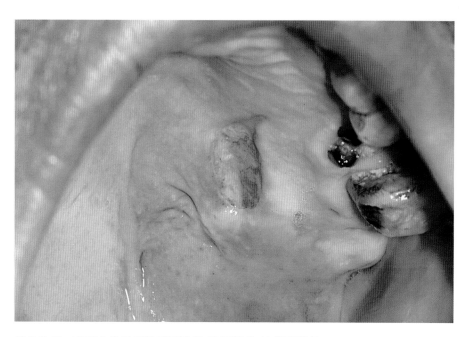

图 3-6-43 硬腭左份见近椭圆形溃疡,边界清楚,边缘略隆起

男性,70 岁

主诉 上腭烧灼感 10 天。

病史 10 天前上腭出现烧灼感,伴麻木,进食时略感疼痛,自检发现有"溃疡"。于当地医院查血常规和血糖未见明显异常。服用"阿莫西林和甲硝唑"效果不佳。夜间常"发热"出汗。否认系统性疾病史及药物过敏史。

检查 硬腭左份见 1cm×0.5cm 大小近椭圆形溃疡,边界清楚,边缘略隆起(图 3-6-43),邻近黏膜未见充血发红。基底平整,少许黄色假膜覆盖。

初步诊断 腭部溃疡待诊

疾病管理

1. 药物治疗

地塞米松溃疡涂剂 15g×1 支 sig. 局部涂敷 t. i. d.

2. 胸部 X 线检查未见明显异常。

3. 用药 1 周后复诊,病情无明显好转。遂行活检,结果示:坏死性唾液腺化生。

诊断 坏死性唾液腺化生

诊断依据

1. 腭部黏膜溃疡。

2. 活检证实。

后续处理　由于该病具有自限性,嘱患者注意口腔卫生,防止继发感染。活检4周后自行愈合。随访1年未见复发。

【述评】坏死性唾液腺化生

坏死性唾液腺化生(necrotizing sialometaplasia,NS)是一种发生在唾液腺的非肿瘤性并有自愈倾向的良性病变。主要病理改变为小唾液腺及邻近组织局部缺血而发生的坏死性炎症[1]。

该病病因为受物理、化学损伤等而造成的局部缺血。主要由机械创伤引起,如拔上颌牙不慎损伤、气管插管、配戴义齿等,口腔局麻(利多卡因等药物性血管收缩、组织抵抗造成的压力增高),吸烟酗酒,吸食可卡因等也可引起。此外,还报道有上呼吸道感染、继发于动脉粥样硬化栓塞等可能的致病因素[1,2]。近来,暴食症(bulimia)作为病因,越来越受到关注。暴食症好发于中青年女性,表现为周期性的暴饮暴食,之后是一些补偿行为,包括手抠呕吐、过度锻炼、滥用泻药、灌肠等。手抠呕吐时,手指的机械刺激和胃反流物的化学刺激都可诱发NS,故遇到年轻女性患者,正常体重或者更轻者,应注意询问有无该病史[3,4]。

NS好发于40岁以上男性[4],男女比例为2:1～3:1[5],可发生在任何有唾液腺的组织。多表现为单侧硬腭后份或软硬腭交界处的单个溃疡,还可发生于舌部、鼻腔、喉部、上颌窦、扁桃体等[6,7]。溃疡有时疼痛剧烈,可出现于黏膜病变之前,发展迅速,常较深,可达骨面,但极少破坏骨组织。溃疡局限,边界清楚,直径1～3cm,边缘发红而隆起,底部见肉芽组织。具有自限性,一般持续3～12周自行愈合[7]。亦有少数病案表现为腭部具有波动感的肿块,经活检可诊断为NS,后可自愈[8,9]。

该病仅根据临床表现易与鳞状细胞癌等恶性疾病混淆,诊断主要依靠组织病理学检查。NS病理特点主要包括:溃疡周围的黏膜上皮呈假上皮瘤样增生,唾液腺导管和腺泡有广泛的鳞状上皮化生,腺小叶坏死但仍保留其基本形态,黏液外漏形成黏液池,可有继发炎症[1]。HE染色仍是诊断金标准,无确定的免疫表型,但有研究显示相比鳞状细胞癌,NS组织中Ki-67、p53低表达[10],calponin高表达[11],可作为辅助诊断。病案43因患者诉有夜间发热出汗,故在对症治疗观察疗效的1周内建议患者行胸部X线检查,以排除结核。

因该病具有自限性,支持治疗和止痛抗菌等对症治疗即可。预后良好,复发少见。手术切除等过度治疗不可取。但对于较大创面,为了缩短愈合时间、防止继发感染,可使用外科清创术[7]。当NS与恶性肿瘤(如腺样囊性癌)并存时[12],情况就更加复杂难辨,活检和手术部位范围的确定变得极其关键,既要选准活检部位,防止漏诊恶性病变,又不能过度治疗,将NS病变一并扩大切除。这时就主要依靠术中冷冻切片检查,并注意定期随访观察。

参 考 文 献

1. Carlson D L. Necrotizing sialometaplasia:a practical approach to the diagnosis. Arch Pathol Lab Med, 2009, 133(5):692-698

2. Fava M, Cherubini K, Yurgel L, et al. Necrotizing sialometaplasia of the palate in a cocaine-using patient. A case report. Minerva Stomatol, 2008, 57(4):199-202

3. Imai T, Michizawa M. Necrotizing Sialometaplasia in a Patient With an Eating Disorder:Palatal Ulcer Accompanied by Dental Erosion Due to Binge-Purging. Oral Maxillofac Surg, 2013,71(5):879-885

4. Solomon LW, Merzianu M, Sullivan M,et al. Necrotizing sialometaplasia associated with bulimia:case report and literature review. Oral Surg Oral Med Oral Pathol Oral Radiol Endod, 2007, 103(2):e39-e42

5. Penner C R, Thompson L D. Necrotizing sialometaplasia. Ear Nose Throat J, 2003, 82(7):493-494

6. Randhawa T, Varghese I, Shameena P, et al. Necrotizing sialometaplasia of tongue. J Oral Maxillofac Pathol, 2009, 13(1):35-37

7. Kaplan I, Alterman M, Kleinman S, et al. The clinical, histologic, and treatment spectrum in necrotizing sialometaplasia. Oral Surg Oral Med Oral Pathol Oral Radiol, 2012, 114(5):577-585

8. Oliveira Alves M G, Kitakawa D, Carvalho Y R, et al. Necrotizing sialometaplasia as a cause of a non-ulcerated nodule in the hard palate:a case report. J Med Case Rep, 2011, 5:406

9. Brannon R B, Fowler C B, Hartman K S. Necrotizing sialometaplasia. A clinicopathologic study of sixty-nine cases and review of the literature. Oral Surg Oral Med Oral Pathol, 1991,72(3):317-325

10. Dadfarnia T, Mohammed B S, Eltorky M A. Significance of Ki-67 and p53 immunoexpression in the differential diagnosis of oral necrotizing sialometaplasia and squamous cell carcinoma. Ann Diagn Pathol, 2012, 16(3):171-176

11. Rizkalla H, Toner M. Necrotizing sialometaplasia versus invasive carcinoma of the head and neck:the use of myoepithelial markers and keratin subtypes as an adjunct to diagnosis. Histopathology, 2007, 51(2):184-189

12. Lee D J, Ahn H K, Koh E S, et al. Necrotizing sialometaplasia accompanied by adenoid cystic carcinoma on the soft palate. Clin Exp Otorhinolaryngol, 2009, 2(1):48-51

第四章

口腔黏膜大疱性疾病

病案 44 寻常型天疱疮（黏膜皮肤型）

男性,34 岁

主诉 上腭起疱 3 个月。

病史 3 个月前不明原因出现上腭起疱,疼痛明显,进食时加重,被诊断为"真菌性口炎",治疗无明显效果。10 天前头皮、腋下、鼻部皮肤出现水疱并破溃,牙龈也出现溃烂。否认系统性疾病史及药物过敏史。

检查 双侧软腭均见大面积、不规则、界限清楚的鲜红色糜烂,表面干净,假膜少,周围黏膜无明显炎性反应。双侧后下牙颊侧牙龈、对应颊黏膜均见多处小糜烂,有黄白色假膜覆盖,可揭去,尼氏征阳性。鼻

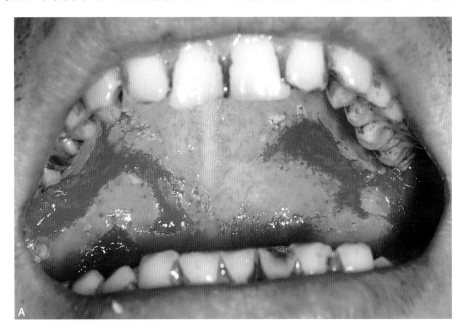

图 4-1-44　A. 双侧软腭黏膜均见大面积、不规则、界限清楚的鲜红色糜烂,表面干净,无假膜,周围黏膜色泽正常

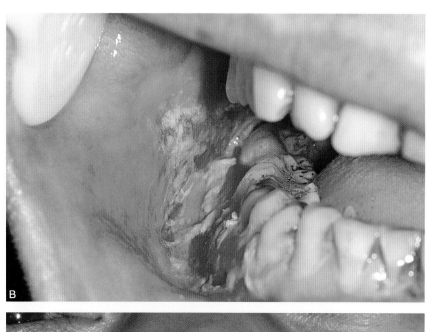

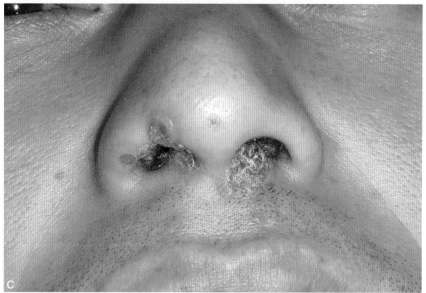

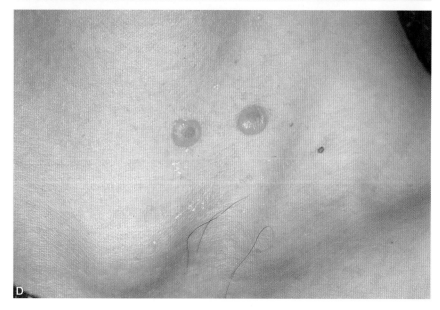

图 4-1-44（续）　B.右下后牙颊侧牙龈、对应颊黏膜均见多处小糜烂面，被覆黄白色假膜　C.鼻部皮肤和黏膜见水疱、糜烂和痂　D.颈部皮肤见薄壁松软水疱

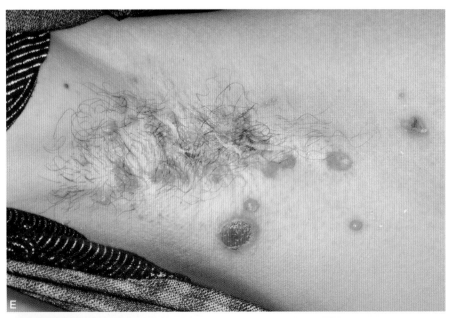

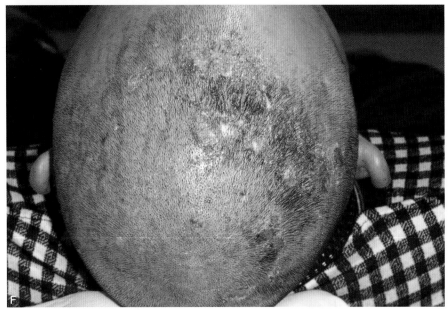

图 4-1-44(续) E.右侧腋窝皮肤见水疱和糜烂 F.头顶部头皮见糜烂和黄痂

部皮肤和黏膜见水疱、糜烂,糜烂面表面有痂覆盖。右腋窝、背部、颈部皮肤、头顶部头皮可见数处糜烂和黄痂(图 4-1-44)。

初步诊断 寻常型天疱疮?

进一步检查

1. 血常规、血糖、凝血功能、肝功能、肾功能、电解质、小便常规检查均未见明显异常。

2. 切取外观正常黏膜组织活检,常规 HE 染色检查示上皮内疱,符合寻常型天疱疮;DIF 示 IgG、C3 在上皮细胞间网状沉积。

3. 胸片、腹部 B 超未见明显异常。

诊断 寻常型天疱疮(黏膜皮肤型)

诊断依据

1. 慢性起病。

2. 口腔黏膜、皮肤均出现水疱。

3. 糜烂面特点 界清、不规则、表面干净、周围黏膜无明显炎症反应。

4. 尼氏征阳性。

5. 组织病理学检查(常规 HE 染色和 DIF)证实。

疾病管理

1. 药物治疗

4%碳酸氢钠(小苏打)溶液 250ml×1 瓶 sig. 含漱 t. i. d.

复方氯己定溶液 300ml×1 支 sig. 含漱 t. i. d.

地塞米松溃疡涂剂 15g×1 支 sig. 局部涂敷 t. i. d.

2. 地塞米松注射液、庆大霉素注射液、维生素 C 注射液各 1 支行雾化治疗,1~2 次/日,连续 7 日。

3. 建议于皮肤科住院治疗。

病案 45 寻常型天疱疮(黏膜主导型)

女性,48 岁

主诉 口腔溃烂疼痛 1 个月。

病史 1 个月前无明显诱因开始出现口腔溃烂疼痛,进食辛辣刺激食物疼痛加重。于当地医院诊断为"口腔扁平苔藓",药物治疗(具体不详)无效。平素体质差,易"感冒",睡眠差。患"鼻窦炎、宫颈糜烂"。否认其他系统性疾病史及药物过敏史。

检查 右下后牙颊侧牙龈和前庭沟、右颊后份黏膜见多处不规则糜烂,被覆黄白色假膜;左下后牙颊侧牙龈和前庭沟黏膜见多处鲜红色不规则、界清的糜烂面,周围黏膜未见明显炎症反应;双侧舌腹见不规则糜烂和残留疱壁;双侧翼颌皱襞和软腭见多处不规则糜烂,右侧糜烂面呈鲜红色(图 4-1-45)。34、35、37、38、47、48 对应口底黏膜和 16、17、27 颊侧牙龈也见多处不规则糜烂面。尼氏征可疑。皮肤、头皮未见水疱。

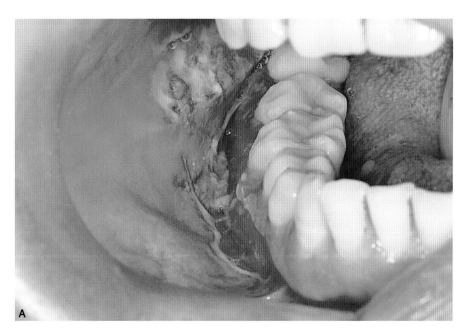

图 4-1-45 A.右下后牙颊侧牙龈和前庭沟、右颊后份黏膜见多处不规则糜烂,被覆黄白色假膜

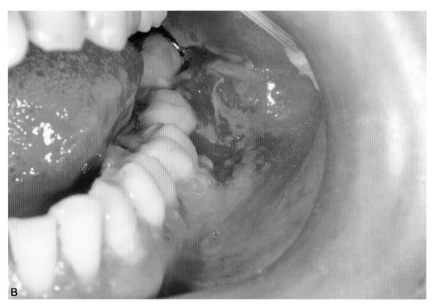

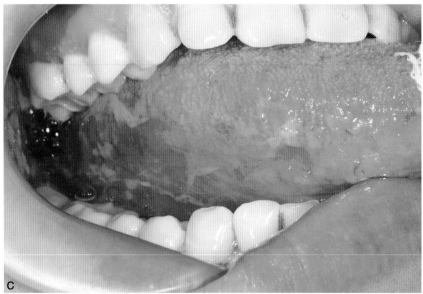

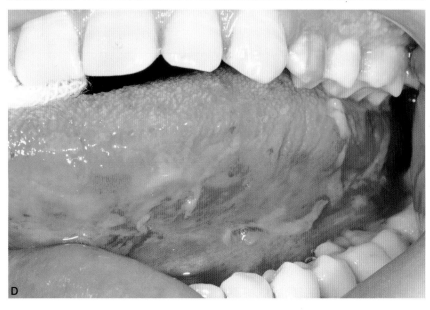

图 4-1-45（续）　B. 左下后牙颊侧牙龈和前庭沟黏膜见多处鲜红色不规则、界清的糜烂面，周围黏膜未见明显炎症反应　C、D 双侧舌腹见不规则糜烂面和残留疱壁

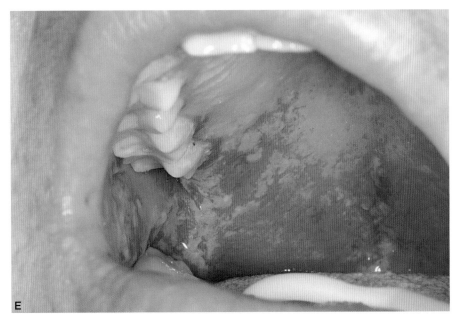

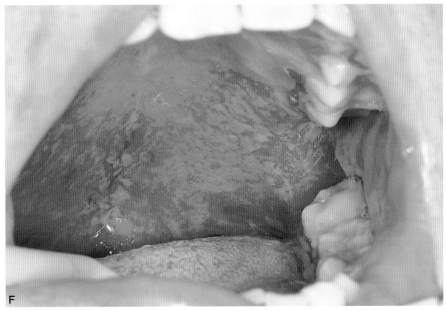

图 4-1-45（续） E、F 双侧翼颌皱襞和软腭黏膜见多处不规则糜烂，右侧糜烂面呈鲜红色

初步诊断 大疱性疾病？

进一步检查

1. 血常规、血糖、肝功能、肾功能、凝血功能均未见明显异常。

2. 酶联免疫吸附试验（ELISA）检测大疱性疾病血清特异性抗体示抗桥粒芯糖蛋白 3（Dsg3）抗体 88.00↑（>20.00 为阳性），抗桥粒芯糖蛋白 1（Dsg1）抗体（-），大疱性类天疱疮抗原 180（BP180）抗体（-）。

3. 切取右颊黏膜糜烂面附近的外观正常的黏膜行组织活检，常规 HE 染色检查示符合寻常型天疱疮改变，DIF 示 IgG、C3 在上皮细胞间网状沉积。

诊断 寻常型天疱疮（黏膜主导型）

诊断依据

1. 慢性起病。

2. 部分糜烂面界清、不规则、表面干净、周围黏膜无明显炎症反应；部分糜烂面周围有残留疱壁。

3. 组织病理学和免疫病理学检查(常规 HE 染色和 DIF)证实。

4. ELISA 检测大疱性疾病血清特异性抗体示抗桥粒芯糖蛋白 3(Dsg3)抗体明显增高。

疾病管理

1. 糖皮质激素治疗前需完善的检查和结果

(1) 电解质和乙肝标志物定量检测、HIV 抗体、梅毒血清学检测(以上检查也可提前至活检前抽血检查时一并进行)均未见异常;血压正常;大便常规及隐血、小便常规正常;结核菌素试验 PPD(+);胸部 CT 正常,腹部 CT 显示阴道右侧壁高密度结节,左侧附件区钙化;骨密度检测未见明显异常。

(2) 因 PPD(+),于四川大学华西医院结核门诊会诊,会诊结果排除了结核病;于妇科会诊腹部 CT 异常,诊断为宫颈炎、阴道前壁膨出、盆腔积液、宫颈纳氏囊肿,并予以相应药物治疗。

2. 药物治疗

醋酸泼尼松 5mg×84 片 sig. 40mg 晨起时口服,20mg 午后口服

碳酸钙 D_3 片 60 片 sig. 1 片 q. d. p. o.

硫糖铝片 1g×100 片 sig. 1g q. i. d. p. o.

氯化钾缓释片 0.5g×24 片 sig. 0.5g b. i. d. p. o.

4%碳酸氢钠(小苏打)溶液 250ml×1 瓶 sig. 含漱 t. i. d.

复方氯己定溶液 300ml×1 支 sig. 含漱 t. i. d.

地塞米松溃疡涂剂 15g×1 支 sig. 局部涂敷 t. i. d.

3. 地塞米松注射液、庆大霉素注射液、维生素 C 注射液各 1 支行雾化治疗,1~2 次/日,连续 3 日。

4. 嘱患者 1 周后复诊。复诊前复查血常规、血糖、肝功能、肾功能、电解质、小便常规,携检查报告复诊。

5. 后续处理 复诊若病情控制无新疱出现,可于开始口服醋酸泼尼松 1~2 周后逐渐减量,酌情每 1~2 周减去原醋酸泼尼松剂量的 10%。治疗初期每 1~2 周复查血常规、血糖、肝功能、肾功能、电解质、小便常规、大便隐血、血压等。醋酸泼尼松剂量减至每日 30mg 以下后,减量速度更慢,每 2~4 个月减去原醋酸泼尼松剂量的 10%,每 2~4 个月复查上述项目。每 1 年复查骨密度。糜烂病损局限后,可酌情应用曲安奈德注射液与等量注射用水(或 2%利多卡因)混匀后多点小剂量注射于糜烂病损基底面。若病情控制不佳,因需加大泼尼松剂量或联用免疫抑制剂,一般应建议于皮肤科会诊治疗。

【述评】天疱疮

天疱疮(pemphigus)是一类针对细胞间黏附物质产生自身抗体,可危及生命的慢性自身免疫性疾病,主要临床特点是皮肤和/或黏膜起疱。发生在口腔黏膜的水疱会很快破裂形成糜烂或溃疡,所有部位都可波及,以软腭、双颊、舌黏膜为多[1]。

天疱疮主要包括寻常型天疱疮(pemphigus vulgaris)、落叶型天疱疮(pemphigus foliaceus)、增殖型天疱疮(pemphigus vegetans)、红斑型天疱疮(pemphigus erythematous),此外还有副肿瘤性天疱疮(paraneoplastic pemphigus)、疱疹样型天疱疮(herpetiform pemphigus)和药物诱导型天疱疮(drug-induced pemphigus)等。根据损害主要累及的部位,寻常型天疱疮又被分为黏膜主导型和黏膜皮肤型。副肿瘤性天疱疮因其在病因、发病机制、临床表现、治疗等方面的特殊性,将在本章第 4 单元介绍。

天疱疮病因不清,由于细胞间黏附物质的自身抗体的产生,现多趋向于自身免疫学说。桥粒芯糖蛋白 1(desmoglein 1,Dsg1)和桥粒芯糖蛋白 3(desmoglein 3,Dsg3)具有紧密连接上皮细胞的功能,为天疱疮的主要抗原。黏膜主导型的寻常型天疱疮患者几乎都有(且可能不仅有)抗 Dsg3 抗体,而黏膜皮肤型的寻常型天疱疮患者同时具有抗 Dsg3 和抗 Dsg1 抗体。落叶型天疱疮患者一般仅有抗 Dsg1 抗体[2]。抗 Dsg 抗体导致棘细胞间黏附功能丧失,上皮内水疱形成。由于天疱疮更常见于某些种族,如犹太人和地中海血统后裔人群,该病的发生可能具有遗传基础[3]。研究发现寻常型天疱疮与某些 Ⅱ 型 HLA 基因表达频率增加相关。其发病还可能与一些病毒感染有关。其他的诱发因素包括某些食物(大蒜等)、感染(HSV 感染

等)、药物(含巯基结构的药物,如卡托普利、青霉胺、利福平等)、紫外线、电离辐射等[1]。

寻常型天疱疮好发于 40~60 岁,发病无明显性别倾向或女性较男性稍多。在 70%~90% 的病案,口腔黏膜为始发或独发部位,常发生于易受摩擦部位,如软腭、翼颌韧带、双颊、舌部。

寻常型天疱疮预后差,在将糖皮质激素应用于该病的治疗之前,死亡率为 75%,使用糖皮质激素后死亡率降至 5%~10%。死亡原因多为长期、大剂量应用糖皮质激素和免疫抑制剂后引起的感染等并发症及多脏器衰竭,也可因病情持续发展导致大量体液丢失、低蛋白血症、恶病质而危及生命。

寻常型天疱疮为慢性病程,口腔病损初始为小而无症状的水疱,疱壁很薄,极易破溃遗留不规则糜烂面。新鲜的糜烂面外形不规则、界限清楚、表面呈鲜红色无假膜或假膜少、周围黏膜色泽正常无明显炎性反应,不易愈合(图 18,图 19)。通常在皮肤病损好转愈合后,口内黏膜的糜烂面仍难以愈合。陈旧性糜烂面表面有黄白色假膜覆盖。

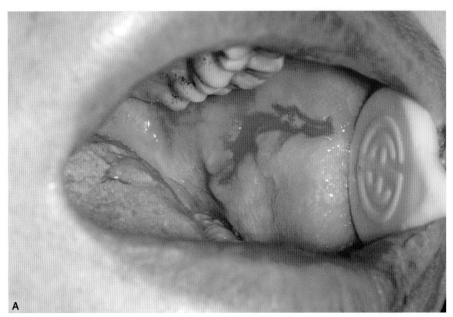

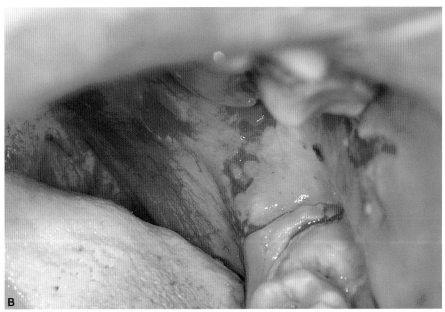

图 18　A、B 左颊、左侧翼颌皱襞黏膜见不规则、界限清楚的鲜红色糜烂面,表面无假膜,周围黏膜色泽正常

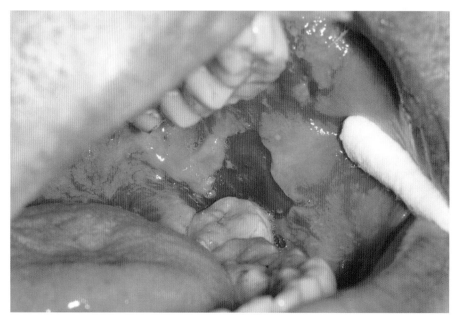

图 19　左颊黏膜见不规则、界限清楚的鲜红色糜烂面,表面无假膜,周围黏膜色泽正常

患者用舌舔及黏膜,可使外观正常的黏膜表层脱落或撕去;口腔黏膜检查时用口镜柄或棉签按压挤揉外观正常的牙龈,牙龈表面出现水疱或表层黏膜剥脱,这些现象称尼科利斯基征(Nikolsky sign)即尼氏征阳性。此外,还有几种变异型的尼氏征阳性,如探针试验阳性和揭皮试验阳性。在糜烂面的边缘处将探针轻轻平行置入黏膜下方,可见探针无痛性伸入,该现象称为探针试验阳性。若撕去糜烂面边缘的残留疱壁,常连同邻近外观正常的黏膜一并无痛性地撕去,并遗留下新的鲜红创面,该现象称为揭皮试验阳性。上述表现均为棘层松解所致,对寻常型天疱疮的临床初步诊断具有提示意义,但最终确诊仍需结合组织活检后的常规 HE 染色和 DIF。

患者常有疼痛、唾液分泌增多、咀嚼吞咽困难等症状。值得注意的是,寻常型天疱疮的病史和临床表现有时不典型,极易与复发性阿弗他溃疡混淆,此时覆有假膜的小溃疡是否具有凹陷的特点成为重要的鉴别点,可以提示组织活检的必要性。

除口腔外,病变可累及的其他部位包括皮肤和结膜、鼻、咽喉、食管、生殖器黏膜等。相对于黏膜,皮肤易见完整而松软的水疱,疱破后见亮红色糜烂,全身皮肤皆可波及。愈合较慢,但一般不留瘢痕[4,5]。用手指侧向推压外观正常的皮肤,即可迅速形成水疱,或推赶水疱能使其在皮肤上移动,为尼氏征阳性的皮肤表现。尼氏征阳性常出现于活跃期的寻常型和落叶型天疱疮。但需注意的是,在急性期的类天疱疮和伴发大疱的多形红斑,有时也可出现此征。

增殖型天疱疮少见,因其抗原成分多与寻常型一致,又被认为是寻常型天疱疮的亚型。增殖型天疱疮预后较好(详见本章第 2 单元述评)。

落叶型天疱疮口腔黏膜损害少见,即使出现也多为不明显的小而表浅的糜烂面。皮肤损害好发于头面部和胸背部上部。水疱常发生于红斑基础上,尼氏征阳性,疱壁更薄,更易破裂,在表浅糜烂面上覆有黄褐色、油腻性痂和鳞屑,如落叶状。与寻常型相比,该型病情较轻。

红斑型天疱疮因抗原成分与落叶型一致,又被认为是落叶型天疱疮的亚型。预后大都良好。口腔黏膜损害较少见。皮肤损害好发于头面部、躯干上部与上肢等暴露或皮脂腺丰富部位,一般不累及下肢。皮肤损害除有天疱疮常见的糜烂、水疱与结痂外,更多见的是红斑基础上的鳞屑性损害,伴有角化过度。面部皮肤损害多呈蝶形分布,表现为两颧与跨越鼻梁的"蝶形"损害,类似红斑狼疮[6]。

天疱疮的组织病理学特点为棘层松解、上皮内疱或裂隙改变。从大疱基底刮下的细胞进行细胞涂片检查,可见典型的棘层松解细胞,又名天疱疮细胞或 Tzanck 细胞。

取患者黏膜或皮肤进行直接免疫荧光检查,可见棘细胞间有 IgG(或伴有 C3)沉积,呈网状分布。该法具有重要的诊断价值。因天疱疮患者的口腔黏膜上皮极易脱失,活检时应切取邻近糜烂或水疱病损的、外观正常的黏膜或皮肤,以提高检测的阳性率[6]。

取患者血清进行间接免疫荧光(indirect immunofluorescence, IIF)检查,约 80% 的患者血清中存在抗 Dsg 抗体,大多为 IgG 型,抗体与底物(底物可为猴食管上皮或人的正常皮肤等)结合的位置与直接免疫荧光显示一致,即患者血清中的 IgG 抗体在猴食管黏膜上皮细胞间或正常人皮肤表皮细胞间呈网状沉积。

通过 ELISA 检测患者血清中存在的特异性抗 Dsg3 抗体和抗 Dsg1 抗体,可为诊断提供依据。但血清抗 Dsg1、抗 Dsg3 抗体水平与黏膜主导型寻常型天疱疮的疾病活动度及临床表现是否具有相关性,目前各研究报道不一。

天疱疮的诊断需根据临床损害特征、组织病理和免疫病理特征、血清特异性抗体检测结果进行。诊断要点主要为:①口腔黏膜出现水疱,水疱易破,破溃后遗留的新鲜糜烂面形状不规则,边界清晰,表面干净假膜少,周围黏膜无炎症反应,糜烂面难以愈合;②皮肤出现松弛性水疱,水疱易破遗留顽固性糜烂面;③揭皮试验、探针试验和尼氏征为阳性;④组织病理学表现可见棘层松解、上皮内疱(或裂隙);⑤直接免疫荧光检查可见棘细胞间有 IgG(或伴有 C3)的网状沉积,间接免疫荧光可见患者血清中 IgG 抗体在猴食管黏膜上皮或正常人皮肤表皮出现网状沉积;⑥ELISA 检测可见抗 Dsg3 和/或抗 Dsg1 抗体阳性[7]。

2014 年日本天疱疮管理指南和 2016 年中国医师协会皮肤科医师分会自身免疫疾病亚专业委员会推荐的天疱疮诊断标准如下:

1. 临床表现 ①皮肤出现松弛性水疱,易破;②水疱破溃后形成顽固性糜烂;③黏膜(包括口腔黏膜)出现水疱或糜烂;④尼氏征阳性。

2. 组织病理 表皮/上皮内疱形成(棘层松解)。

3. 免疫诊断指标 ①直接免疫荧光检查可见棘细胞间有 IgG(或伴有 C3)的网状沉积;②间接免疫荧光可见患者血清中 IgG 抗体在猴食管黏膜上皮或正常人皮肤表皮出现网状沉积;或 ELISA 检测可见抗 Dsg3 和/或抗 Dsg1 抗体阳性。

满足"临床表现"中的至少 1 条、"组织病理""免疫诊断指标"中的至少 1 条即可确诊。满足"临床表现"中至少 2 条、"免疫诊断指标"中 2 条亦可确诊。

天疱疮的治疗目的为控制新发病损,促进愈合。治疗的关键在于糖皮质激素和免疫抑制剂的合理应用,防止各种并发症,即尽量以最小不良反应的药物治疗获得最大程度的病情缓解和长期稳定。天疱疮的治疗是一个长期过程,需综合考虑患者的病情、机体状况、对糖皮质激素的敏感性等因素来拟定个体化治疗方案。

治疗的首选药物为糖皮质激素。糖皮质激素治疗前,应了解患者是否有高血压、糖尿病、心血管疾病、消化道溃疡、骨质疏松、近期骨折史、青光眼或白内障、感染史、血脂异常及用药史[8]。故糖皮质激素治疗疱病前应完善的检查项目包括:乙肝标志物定量检测、HIV 抗体、梅毒血清学检测、结核菌素皮肤试验或结核杆菌 γ-干扰素释放试验、胸腹部 CT、骨密度检查、小便常规、大便常规(包括大便隐血),以排除糖皮质激素使用的禁忌证和危险因素。若上述检查有异常,应建议到相关科室会诊,获取专科医师的诊疗意见和协助。

糖皮质激素醋酸泼尼松的初始剂量依病情不同而有所区别[9]。若患者仅有口腔黏膜病损或仅伴有极少量皮肤病损,可酌情根据病损累及口腔黏膜的范围和患者体重给予 30~60mg/d 泼尼松,如果泼尼松用量超过 30mg/d,应尽量模拟生理性激素分泌周期服药,晨起 8 点前服日总剂量的 2/3,下午 2 点至 3 点服日总剂量的 1/3。当口内糜烂较重时,可采用含化服用醋酸泼尼松。治疗 1~2 周左右若无新发病损出现,表明剂量足够,反之则需加量或配合其他免疫抑制剂。若旧病损开始愈合且无新发病损出现,可视为病情得到控制,达到糖皮质激素减量的指征。减量时,在采用每日 2 次给药法时应优先减午后的剂量。开始减量时,速度较快,一般每 1~2 周减 10% 的药量。减量至 30mg/d 后,减量更应慎重,减量的速度应放慢,以防病情复发。一般每 2~4 个月减约 10% 的药量,减量至 20mg/d 后减量速度可更慢。国内皮肤病学研究者推荐 1 年减至控制剂量的 1/2 左右,之后每年减去上一年度年末剂量的 1/2[10]。当糖皮质激素减至很小剂量,可长时间维持,维持剂量为泼尼松 ≤0.2mg/(kg·d)。若病情持续稳定,可用更低剂量维持。在维持治疗阶段,可逐渐过渡至隔日疗法。视情况减量,最终停止药物治疗(部分患者需终生维持治疗)。如果在减量过程中出现复发,则停止减量,可视情况继续维持当前剂量使用一段时间,或返回上一次减量前的剂量维持一段时间,或者联合使用其他治疗手段。最终考虑停药时,应行天疱疮抗体检测、促肾上腺皮质激素释放试验、皮质醇含量测定检查再结合临床表现判断,必要时活检,根据这些检查结果综合判定能否停止服用醋酸泼尼松。治疗过程中应嘱患者切勿擅自减量或停药。

因长期大剂量应用糖皮质激素,要注意各种不良反应。常见的有消化道溃疡、糖尿病、高血压、骨质疏松、骨坏死、青光眼、库欣综合征、各种感染和中枢神经系统的毒性等。故在用药期间,应定期监测患者的体重、身高、血压、外周水肿情况、心脏功能、血常规、肝功能、肾功能、血脂、血糖、电解质、小便常规、大便隐血、月经周期、月经量、眼压等[11]。为预防和减轻糖皮质激素治疗的并发症,应适当给予辅助药物,如口服碳酸钙 D_3 片,1 片/次,1~2 次/日,以预防骨质疏松,有时还需同时补充双膦酸盐;给予硫糖铝片,每次 1g,4 次/日,保护胃黏膜,或可用雷尼替丁,每次 150mg,2 次/日;根据血清钾水平适当补钾或预防性补钾,口服氯化钾片,每次 0.5~1g,1~3 次/日;给予碱性液(如 4% 碳酸氢钠液)漱口,局部涂搽制霉菌素涂剂,防止白色念珠菌感染。此外,由于在糖皮质激素引发的不良反应中,感染的死亡率最高[12],所以还应注意监测感染相关指标。当服用糖皮质激素患者出现口渴、多尿等症状时,临床医师应积极排查其餐后 1~2 小时血糖值以确诊或排除糖皮质激素引发的糖尿病[13]。由于糖皮质激素引起的骨质疏松与原发性骨质疏松不同,患者常未感疼痛,因此需要定期行骨密度检测[14]。若患者出现臀部疼痛症状,应高度警惕发生骨坏死的可能,应进行 X 线、闪烁造影法、磁共振成像检查[15]。另有文献报道,对尚未出现眼部症状的长期服用糖皮质激素的患者,医师至少应每年对其进行一次眼科检查[16]。

有糖皮质激素禁忌证或对糖皮质激素不敏感者,可单独服用或联用免疫抑制剂。免疫抑制剂可在增加糖皮质激素有效性的同时,减少糖皮质激素用量,从而减少糖皮质激素不良反应的发生。日本的天疱疮管理指南[17]认为以下免疫抑制剂均可与泼尼松龙或其他药物联用作为天疱疮二线治疗方案:①硫唑嘌呤(Azathioprine,AZA),用 AZA 治疗前应检查硫嘌呤甲基转移酶(Thiopurine S-methyltransferase,TPMT)活性,该酶活性正常的患者可正常使用,建议起始剂量为 50mg/d。若无不良反应发生,可在 1~2 周后加至正常剂量[1~3mg/(kg·d)]。其主要不良反应包括骨髓抑制、恶心、呕吐、腹泻、高血压、肝脏毒性、急性胰腺炎等,若发生了不良反应,则应立即停药。用药期间需要密切监测血常规,以排查是否引起骨髓抑制。此外,还应定期检测肝功能以避免 AZA 引起肝损伤,一旦发生应减少 AZA 剂量或撤药。②霉酚酸酯(Mycophenolate mofetil,MMP),35~45mg/(kg·d),通常 2~3g/d,不良反应有腹泻、恶心、呕吐、感染、白细胞减少、贫血等。③环磷酰胺(Cyclophosphamide,CTX),1~3mg/(kg·d),通常 50~100mg/d,不良反应包括恶心、呕吐、胃痛、腹泻、出血性膀胱炎、骨髓抑制等。④环孢素(Cyclosporin),3~5mg/(kg·d),不良反应主要有肾功能紊乱、高血压、手颤、多毛症和牙龈增生等。⑤甲氨蝶呤(Methotrexate,MTX),2.5~7.5mg/w,最大剂量为 12mg/w,不良反应有骨髓抑制、肝脏毒性和肺炎等,叶酸和亚叶酸可预防 MTX 治疗的并发症。因免疫抑制剂对血象、肝功能、肾功能、血压等有不同程度影响,所以在免疫抑制剂治疗前和治疗过程中应密切监测血常规、肝功能、肾功能、血压等。

抗炎制剂在治疗难治性天疱疮或有免疫抑制剂禁忌证患者的治疗中也发挥了重要作用。如口服氨苯砜 100mg/d 或 <1.5mg/(kg·d),治疗前需检查血清葡萄糖-6-磷酸脱氢酶(Glucose-6-Phosphate Dehydrogenase,G6PD)的活性,因 G6DP 缺乏症者使用氨苯砜可引起溶血性贫血[18]。有研究报道,四环素单独或联合烟酰胺可作为治疗轻度寻常型天疱疮的辅助治疗[19],通常起始剂量为四环素 2g/d,烟酰胺 1.5g/d。此外,柳氮磺胺吡啶(1 次 500mg,1 日 3 次)、己酮可可碱(1 次 400mg,1 日 3 次)、羟氯喹(1 次 100mg,1 日 2 次)以及来氟米特(20mg/d)均有作为天疱疮辅助治疗的相关报道[20-22]。

局部用药包括消毒防腐制剂如复方氯己定含漱;糖皮质激素制剂如地塞米松含漱液、地塞米松溃疡涂剂、曲安奈德口腔软膏、地塞米松软膏等;抗继发真菌感染制剂 4% 碳酸氢钠液和制霉菌素涂剂等。对经久不愈的糜烂面,可以曲安奈德或复方倍他米松注射液与注射用水混匀后行糜烂面基底多点小剂量注射。

近期,FDA 已批准美罗华(Rituxan,通用名 rituximab,利妥昔单抗)用于中度至重度寻常型天疱疮成人患者的治疗,使之成为 FDA 批准治疗寻常型天疱疮的首个生物疗法。Rituxan 是一种治疗性单克隆抗体,靶向结合正常和恶性 B 细胞表面的 CD20 抗原,随后调动人体天然防御,攻击和杀死被标记的 B 细胞。除此之外,还有血浆置换疗法和免疫吸附、生物制剂治疗(免疫球蛋白、肿瘤坏死因子抑制剂)、T 细胞免疫疗法、体外光化学疗法等方法也可用于治疗糖皮质激素治疗无效的难治性天疱疮、糖皮质激素治疗不良反应明显或有免疫抑制剂禁忌证的天疱疮患者。

在临床医疗实践中,应当根据患者的系统性疾病情况、天疱疮病情程度、对药物的反应以及经济状况等因素综合确定治疗方案,进行有针对性的个体化治疗。对于出现皮肤病损的患者及患某些全身性疾病如未控制的糖尿病、高血压等患者,建议于皮肤科住院治疗。此外,需对患者强调在糖皮质激素治疗过程中,应注意观察身体状态,若有不适均应及时于相应临床科室就诊,并主动告知接诊医师自己患有天疱疮,长期服用糖皮质激素和现用剂量,以便医师综合考量后制订适当的诊疗计划。

参 考 文 献

1. Tamgadge S, Tamgadge A, Bhatt D M, et al. Pemphigus vulgaris. Contemp Clin Dent, 2011, 2(2):134-137

2. Bystryn J C, Rudolph J L. Pemphigus. Lancet, 2005, 366(9479):61-73

3. Sinha A A. The genetics of pemphigus. Dermatol Clin, 2011, 29(3):381-391

4. Dagistan S, Goregen M, Miloglu O, et al. Oral pemphigus vulgaris:a case report with review of the literature. J Oral Sci, 2008, 50(3):359-362

5. Venugopal S S, Murrell D F. Diagnosis and clinical features of pemphigus vulgaris. Dermatol Clin, 2011, 29(3):373-380

6. Kneisel A, Hertl M. Autoimmune bullous skin diseases. Part 1:Clinical manifestations. J Dtsch Dermatol Ges, 2011, 9(10):844-857

7. 中国医师协会皮肤病科医师分会自身免疫疾病亚专业委员会. 寻常型天疱疮诊断和治疗的专家建议. 中华皮肤病科杂志,2016,49(11):761-765

8. Hoes J N, Jacobs J W, Boers M, et al. EULAR evidence-based recommendations on the management of systemic glucocorticoid therapy in rheumatic diseases. Ann Rheum Dis, 2007, 66(12):1560-1567

9. 王同珂,张雪峰,陈谦明,等. 口腔黏膜寻常型天疱疮的口服糖皮质激素治疗:剂量与疗程. 国际口腔医学杂志, 2017, 44(1):63-68

10. Wang M, Gao Y, Peng Y, et al. Yearly reduction of glucocorticoid dose by 50% as tapering schedule achieves complete remission for 124 pemphigus vulgaris patients. J Dermatol, 2016 Mar;43(3):325-328

11. 王同珂,张雪峰,曾昕,等. 口腔黏膜寻常型天疱疮的口服糖皮质激素治疗:不良反应与对策. 国际口腔医学杂志,2017, 44(1):69-74

12. Migita K, Sasaki Y, Ishizuka N, et al. Glucocorticoid Therapy and the Risk of Infection in Patients With Newly Diagnosed Autoimmune Disease. Medicine, 2013, 92(5):285-293

13. Lansang M C, Hustak L K. Glucocorticoid-induced diabetes and adrenal suppression:how to detect and manage them. Cleve Clin J Med, 2011, 78(11):748-756

14. Buehring B, Viswanathan R, Binkley N, et al. Glucocorticoid-induced osteoporosis:an update on effects and management. J Allergy Clin Immunol, 2013, 132(5):1019-1030

15. Chan K L, Mok C C. Glucocorticoid-induced avascular bone necrosis:diagnosis and management. Open Orthop J, 2012, 6:449-457

16. Carli L, Tani C, Querci F, et al. Analysis of the prevalence of cataracts and glaucoma in systemic lupus erythematosus and evaluation of the rheumatologists' practice for the monitoring of glucocorticoid eye toxicity. Clin Rheumatol, 2013, 32(7):1071-1073

17. Committee for Guidelines for the Management of Pemphigus Disease. Japanese guidelines for the management of pemphigus. J Dermatol, 2014, 41(6):471-486

18. Hertl M, Jedlickova H, Karpati S, et al. Pemphigus. S2 Guideline for diagnosis and treatment-guided by the European Dermatology Forum (EDF) in cooperation with the European Academy of Dermatology and Venereology (EADV). J Eur Acad Dermatol Venereol, 2015, 29(3):405-414

19. Harman K E, Albert S, Black M M. Guidelines for the management of pemphigus vulgaris. Br J Dermatol, 2003, 149(5):926-937

20. El-Darouti M, Marzouk S, Abdel Hay R, et al. The use of sulfasalazine and pentoxifylline (low-cost antitumour necrosis factor drugs) as adjuvant therapy for the treatment of pemphigus vulgaris: a comparative study. Br J Dermatol, 2009, 161(2):313-319

21. Hymes S R, Jordon R E. Pemphigus foliaceus: use of antimalarial agents as adjuvant therapy. Arch Dermatol, 1992, 128(11):1462-1464

22. Prajapati V, Mydlarski P R. Advances in pemphigus therapy. Skin Therapy Lett, 2008, 13(3):4-7

第2单元 增殖型天疱疮

病案46 增殖型天疱疮(合并外阴鲍温样丘疹病)
【述评】增殖型天疱疮

病案46 增殖型天疱疮(合并外阴鲍温样丘疹病)

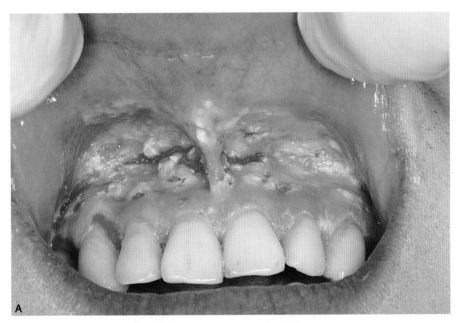

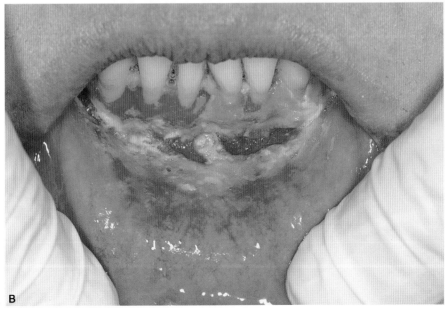

图 4-2-46 A、B 上、下颌前牙唇侧牙龈和前庭沟黏膜可见大面积白色病损伴鲜红色糜烂

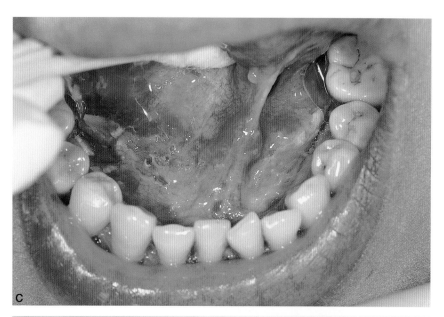

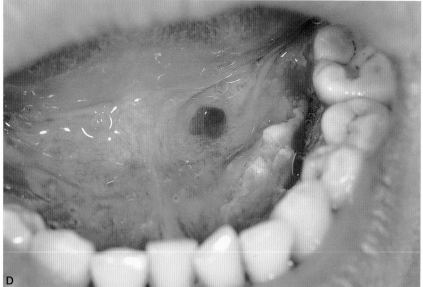

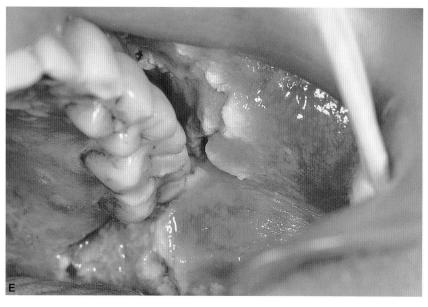

图 4-2-46（续）　C. 口底黏膜可见大面积白色病损伴鲜红色糜烂　D. 左侧口底可见一处直径 3mm 血疱　E. 24—27 对应颊黏膜白色病损增生明显

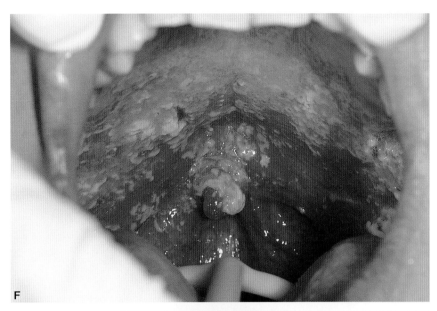

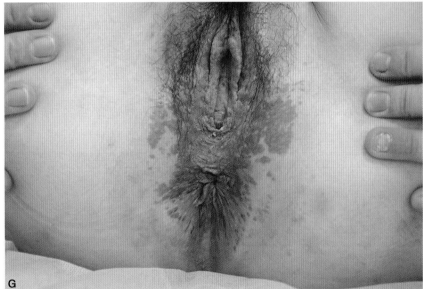

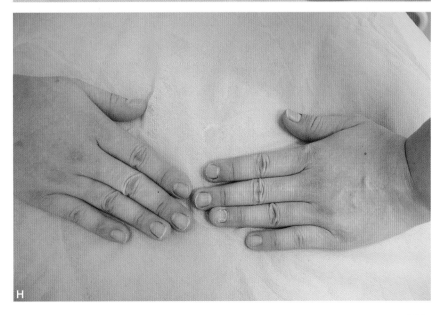

图4-2-46(续)　F.软腭黏膜可见大面积白色病损　G.外阴皮肤见黑褐色斑块,界清、平伏　H.左手拇指、环指甲萎缩,中指甲沟炎(G、H由四川大学华西医院李薇供图)

女性,30 岁

主诉 口内糜烂 10 个月,发白 3 个月。

病史 10 个月前食用海鲜后口内长血疱、口腔多处糜烂,伴外阴黑色增生物。4 个月前于当地医院行外阴及口腔黏膜病损活检,结果显示右颊和右下唇黏膜均为脱落的鳞状上皮黏膜,未见棘层松解,未见基底膜及黏膜下组织,不支持天疱疮。外阴考虑寻常型天疱疮合并人乳头瘤病毒(human papillomavirus,HPV)感染。该院针对其口腔病情予以醋酸泼尼松片(15mg/d)2 周,外阴予以冷冻治疗,均无效。3 个月前口内出现多处发白。既往有"白细胞下降"史,已恢复正常。否认其他系统性疾病史及药物过敏史。

检查 全口牙牙龈及前庭沟、软腭、口底、双颊黏膜可见大面积白色病损伴鲜红色糜烂,白色病损部分呈凝乳状,部分呈脱屑样,可部分拭去或夹除,遗留鲜红干净、无假膜的糜烂面,周围黏膜略增生。左侧口底可见 1 处直径 3mm 血疱。24—27 对应颊黏膜白色病损增生明显。尼氏征(−)。外阴皮肤见黑褐色斑块、界清、平伏、质软。左手拇指、环指甲萎缩,中指甲沟炎(图 4-2-46A~H)。

初步诊断 口腔糜烂伴白色病损待诊

进一步检查

1. 血常规、血糖、糖化血红蛋白、肝功能、肾功能、电解质、凝血功能、乙肝标志物定量检测、HIV 抗体检测、梅毒血清学检测示血糖 6.43mmol/L↑(正常值 3.89~6.1),余均未见明显异常。

2. 大疱性疾病血清特异性抗体检测:抗桥粒芯糖蛋白 3(Dsg3)抗体 130↑(正常值<7U/ml),抗桥粒芯糖蛋白 1(Dsg1)抗体 52↑(正常值<14U/ml),大疱性类天疱疮抗原 180(BP180)抗体(−)。

3. 切取左颊黏膜糜烂组织及其周围发白组织及外观正常组织活检,常规 HE 染色检查显示上皮内疱形成,以裂隙为主;直接免疫荧光检查示 IgG、C3 在复层鳞状上皮细胞间网状沉积,C3 在基底膜带线状沉积。

4. 因同时存在上皮内细胞间 IgG 沉积及基底膜带 C3 线状沉积,建议行颈、胸、全腹部 CT 检查及血清肿瘤标志物检查以排除副肿瘤性天疱疮,结果未见明显异常。

5. 皮肤科会诊切取外阴病损活检,常规 HE 检查显示表皮角化不全,棘层增生伴中度非典型增生,未见典型天疱疮改变;免疫组化和原位杂交显示总 HPV(+),HPV16(+),局灶表皮鲍温病改变;直接免疫荧光检查显示表皮细胞间 IgG、C3 网状沉积。

诊断 增殖型天疱疮合并外阴鲍温样丘疹病

诊断依据

1. 增殖型天疱疮(累及口腔、指甲、外阴皮肤)的诊断依据如下:

(1)慢性病程。

(2)口腔黏膜出现疣状高角化白色病损、手指出现甲沟炎和甲萎缩。

(3)大疱性疾病血清特异性抗体检测示抗 Dsg1 抗体和抗 Dsg3 抗体阳性。

(4)口腔黏膜组织病理及免疫病理:常规 HE 染色示有上皮内疱及上皮内裂隙形成,以上皮裂隙为主;DIF 证实 IgG 抗体上皮细胞间网状沉积,虽然基底膜带可见 C3 线状沉积,但结合组织病理和颈、胸、腹部 CT 检查、血清肿瘤标志物检查排除了副肿瘤性天疱疮。

2. 外阴增殖型天疱疮合并鲍温样丘疹病诊断依据如下:

(1)外阴出现边界清晰的黑褐色斑块。

(2)皮肤组织病理:常规 HE 染色显示表皮角化不全,棘层增生伴中度非典型增生,免疫组织化学染色及原位杂交显示少数细胞 HPV 感染,局灶表皮呈鲍温病改变。经四川大学华西医院皮肤性病科会诊,结合临床表现,最终确诊为鲍温样丘疹病。

(3)外阴皮肤免疫病理:DIF 示表皮细胞间 IgG、C3 网状沉积。

疾病管理

1. 糖皮质激素治疗前需完善的检查和结果:血压、大便常规及隐血、小便常规、结核菌素试验 PPD、骨密度检测均未见明显异常。

2. 药物治疗

醋酸泼尼松片 5mg×77 片 sig. 30mg 晨起时口服,25mg 午后口服碳酸钙 D₃ 片 60 片 sig. 1 片 q. d. p. o.

硫糖铝片 1g×100 片 sig. 1g q. i. d. p. o.

氯化钾缓释片 0.5g×24 片 sig. 1g b. i. d. p. o.

2%碳酸氢钠(小苏打)溶液 250mg × 1 瓶 sig. 含漱 t. i. d.

制霉菌素涂剂 15g×2 支 sig. 局部涂敷 t. i. d.

3. 嘱患者 1 周后复诊,复诊前复查血常规、血糖、肝功能、肾功能、电解质、小便常规,携检查报告复诊。

4. 后续处理　复诊时糜烂和白色病损均减少,于开始口服醋酸泼尼松 2 周后逐渐减量,治疗 1 个月后明显好转(图 4-2-46I～L),24—27 对应颊黏膜病损逐渐演变为乳头状增生病损(图 4-2-46M)。醋酸泼尼松减至 25mg 时病情复发,更换醋酸泼尼松为甲基泼尼松龙每日 20mg,病情稳定后逐渐减量,减至 14mg 后病情复发,转入四川大学华西医院疱病专科治疗,输注"人免疫球蛋白"治疗 5 天(50ml,2.5g/瓶,6 瓶/天),且甲泼尼龙增量至每日 20mg。由于病情仍未控制,拟用利妥昔单抗治疗。外阴部黑褐色斑块正以 CO_2 激光治疗中。手指指甲病损未接受治疗。

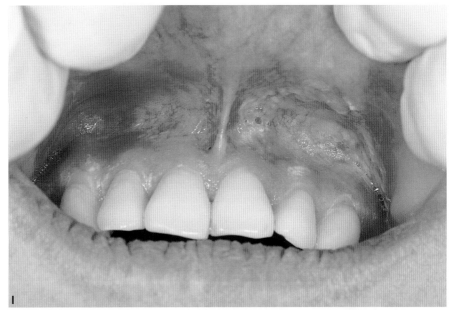

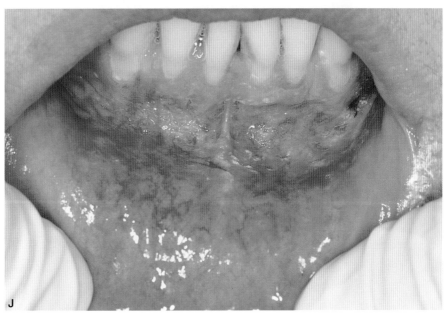

图 4-2-46(续)　I～L 治疗后口腔黏膜白色病损明显消退,糜烂面愈合

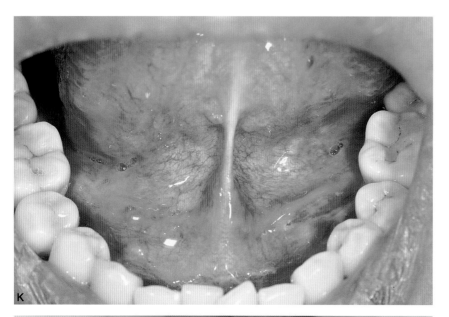

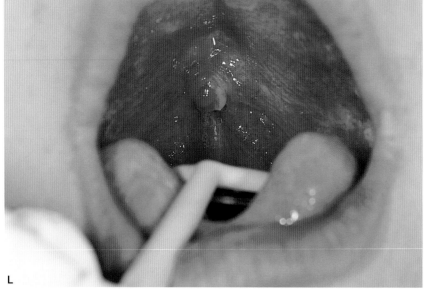

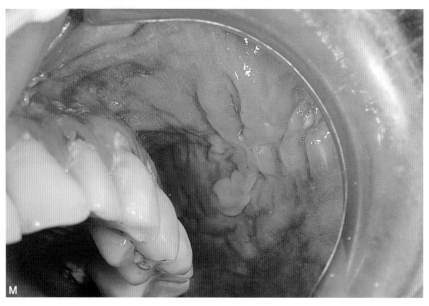

图 4-2-46（续） M. 24—27 对应
颊黏膜白色病损演变为乳头状
增生

【述评】增殖型天疱疮

增殖型天疱疮(pemphigus vegetans，PVeg)是寻常型天疱疮(pemphigus vulgaris，PV)的一种罕见亚型，约占天疱疮人群的 1%~5% 不等[1-3]。目前，关于增殖型天疱疮的文献较少，多为个案报道。对已有的、英文报道的、可获取的有关增殖型天疱疮的英文文献进行回顾，发现增殖型天疱疮可发生于任何人群和年龄，包括儿童。有研究发现该病多发生于女性，男女比例 3:14，平均发病年龄为 40~50 岁[4]。

根据临床表现和病程将其分为两型：Neumann 型和 Hallopeau 型。Neumann 型于 1876 年由 Neumann 描述[5]，该型与寻常型天疱疮相似，以水疱起病，疱破后形成糜烂面，病程长，易复发。Hallopeau 型由 Hallopeau 在 1889 年描述[5]，以脓疱起病，疱破后形成糜烂面，相对于 Neumann 型，该型病程良好，可自发缓解。两种亚型均可形成乳头状或疣状增殖样病损。

增殖型天疱疮好发于易受摩擦的皱褶部位，如腋窝、乳房、腹股沟、生殖器、肛周、鼻孔周缘等，也可累及其他部位的皮肤(如头皮、面部、四肢等)，多数伴有口腔黏膜病损。典型皮肤病损表现为突起于皮肤的斑块[6]，可伴有糜烂、渗出。增殖型天疱疮的口腔特征性表现为脑回样沟纹舌[7]，还可表现为牙龈鹅卵石样增生[8-10]、唇红缘、口周或鼻孔周缘乳头样增生[11-16]、增殖性的白色斑块[17, 18]，可伴有糜烂。还可累及指(趾)甲，引起甲沟炎、甲缺失等[4, 13, 15, 19]。

增殖型天疱疮的病因、发病机制仍不明确。除了抗桥粒芯糖蛋白 1、3 抗体外，一些研究发现在患者血清中还可检测出抗桥粒胶蛋白 1、3 抗体[6, 20-24]，这也许能解释增殖型天疱疮与寻常型天疱疮的不同。有报道称使用卡托普利[25]、依那普利[26]、鼻吸入卡洛因[27]、HIV 感染[28, 29]、刃厚皮片移植术[30]者可发生增殖型天疱疮，但这些因素与增殖型天疱疮之间的关系尚不清楚。

增殖型天疱疮的早期组织病理表现为基底层上方的棘层松解及上皮内疱形成，随着病程发展，上皮内疱可逐渐消失，替之以上皮内裂隙、乳头瘤样增生及嗜酸性微脓肿[4, 6, 31]，还可见海绵样水肿[6]，这与寻常型天疱疮的组织病理表现(广泛而明显的上皮内疱形成及棘层松解)不同。直接免疫荧光表现与寻常型天疱疮相同，可发现 IgG(或伴有 C3)在角质形成细胞间网状沉积[4, 6, 31, 32]。

目前，增殖型天疱疮的诊断首先需符合天疱疮的诊断标准，然后根据临床表现和组织病理特点与寻常型进行区别。

增殖型天疱疮应特别注意与增殖性化脓性口炎鉴别。研究者一度认为增殖性化脓性口炎的 DIF 和 IIF 应为阴性，故以此作为二者的最重要的鉴别要点。但近来发现有少数增殖性化脓性口炎患者的直接或间接免疫荧光检查也表现为阳性，故二者的鉴别诊断需综合考虑临床表现、组织病理和免疫病理检查、血清大疱性疾病特异性抗体检测、血常规、肠镜检查等(参见第十一章第 6 单元述评)。

增殖型天疱疮的治疗与寻常型天疱疮类似。系统的糖皮质激素治疗是增殖型天疱疮的一线治疗方案[6]。对于单用糖皮质激素治疗效果不佳者或为了减少糖皮质激素的不良反应，常单用或联合应用免疫抑制剂(如硫唑嘌呤、吗替麦考酚酯、甲氨蝶呤、环磷酰胺、环孢素等)、抗炎制剂(如氨苯砜、金制剂、四环素、多西环素、米诺环素及烟酰胺等)或其他疗法(如口服依曲替酯、口服转移因子、口服依那西普、静滴丙种球蛋白、血浆置换、体外光化学疗法等)。外用药物如他克莫司、外用糖皮质激素、丙酸氯倍他索、氯碘羟喹、水杨酸凡士林等。

鲍温样丘疹病(bowenoid papulosis，BP)是一种鳞状上皮内瘤变，相比其他两种鳞状上皮内瘤变(鲍温病、增殖性红斑)，虽然组织病理表现均相似，但三者临床表现及生物学行为各不相同[33, 34]。BP 的发生与HPV16、HPV18、HPV31、HPV39 等有关，其中高危型 HPV16 最易检出，HPV 分型可用于识别高危患者[35]。BP 组织病理表现为全层表皮可见细胞的非典型性变化，缺乏正常的成熟过程，但异常增生与异常有丝分裂象较鲍温病与增殖性红斑不明显[33, 36]。BP 好发年龄为 30~40 岁，主要临床表现为生殖器皮肤离散的、多灶性丘疹或斑块，病损颜色多变，可呈粉色、红棕色、黑色、深紫色，常呈对称性聚集，可自行消退，少数进展为侵袭性鳞状细胞癌(约 2.6%)[36, 37]。BP 的诊断依靠临床表现与组织病理学检查。治疗方法包括传统手术切除、电凝切除、冷冻疗法、CO_2 激光治疗、光动力治疗及药物治疗（局部使用咪喹莫特、维 A 酸类药物、5-氟尿嘧啶等）[34,38]。

本例患者的外阴病损同时发生增殖型天疱疮与鲍温样丘疹病，可能与该部位易受摩擦、是 HPV 的易感部位有关。但由于目前缺乏增殖型天疱疮合并鲍温样丘疹病的报道，二者之间是否具有相关性还需要更多的数据才能得出结论。

参 考 文 献

1. Korman N. Pemphigus. J Am Acad Dermatol, 1988, 18(6):1219-1238

2. Micali G, Musumeci M L, Nasca M R. Epidemiologic analysis and clinical course of 84 consecutive cases of pemphigus in eastern Sicily. Int J Dermatol, 1998, 37(3):197-200

3. Mahé A, Flageul B, Cissé I, et al. Pemphigus in Mali:a study of 30 cases. Br J Dermatol, 1996, 134(1):114-119

4. Zaraa I, Sellami A, Bouguerra C, et al. Pemphigus vegetans:a clinical, histological, immunopathological and prognostic study. J Eur Acad Dermatol Venereol, 2011, 25(10):1160-1167

5. Ahmed A R, Blose D A. Pemphigus vegetans. Neumann type and Hallopeau type. Int J Dermatol, 1984, 23(2):135-141

6. Ruocco V, Ruocco E, Caccavale S, et al. Pemphigus vegetans of the folds (intertriginous areas). Clin Dermatol, 2015, 33 (4):471-476

7. Premalatha S, Jayakumar S, Yesudian P, et al. Cerebriform tongue-a clinical sign in pemphigus vegetans. Br J Dermatol, 1981, 104(5):587-591

8. Mendes-Bastos P, Amaro C, Fernandes C. Cobblestone mouth:an exuberant oral presentation of pemphigus vegetans. Actas Dermosifiliogr, 2015, 106(1):72-73

9. Baer P N, Archard H O, Gant J Q, et al. Pemphigus vegetans. Report of a case with a 6-year follow-up. Oral Surg Oral Med Oral Pathol, 1969, 28(2):282-286

10. Fujimoto W, Hirano N, Miyashita M, et al. Pemphigus vegetans presenting with deafness, otalgia and facial nerve paralysis. Br J Dermatol, 1991, 124(6):609-610

11. Sigmund G A, Oppenheimer R. Pemphigus vegetans of the nose. Ear Nose Throat J, 2012, 91(1):14-15

12. Dhamija A, D'souza P, Meherda A, et al. Pemphigus vegetans:An unusual presentation. Indian Dermatol Online J, 2012, 3 (3):193-195

13. Vinay K, De D, Handa S, et al. Pemphigus vegetans presenting as a verrucous plaque on the finger. Clin Exp Dermatol, 2016, 41(3):316-317

14. Downie J B, Dicostanzo D P, Cohen S R. Pemphigus vegetans-Neumann variant associated with intranasal heroin abuse. J Am Acad Dermatol, 1998, 39(5 Pt 2):872-875

15. de Almeida H L Jr, Neugebauer M G, Guarenti I M, et al. Pemphigus vegetans associated with verrucous lesions:expanding a phenotype. Clinics (Sao Paulo), 2006, 61(3):279-282

16. Sawai T, Kitazawa K, Danno K, et al. Pemphigus vegetans with oesophageal involvement:successful treatment with minocycline and nicotinamide. Br J Dermatol, 1995, 132(4):668-670

17. Schweers C A, Hurt W C, Ploeg D E. Further observations on pemphigus vegetans. Oral Surg Oral Med Oral Pathol, 1969, 28 (3):442-450

18. Woo T Y, Solomon A R, Fairley J A. Pemphigus vegetans limited to the lips and oral mucosa. Arch Dermatol, 1985, 121(2): 271-272

19. Akkari H, Belkahla M, Youssef M, et al. Pemphigus vegetans associated with Gitelman syndrome. Indian J Dermatol Venereol Leprol, 2015, 81(6):655

20. Hashimoto K, Hashimoto T, Higashiyama M, et al. Detection of anti-desmocollins Ⅰ and Ⅱ autoantibodies in two cases of Hallopeau type pemphigus vegetans by immunoblot analysis. J Dermatol Sci. 1994. 7(2):100-106

21. Yamaguchi Y, Shinkuma S, Ishii N, et al. Appearance of anti-desmocollin 1 autoantibodies leading to a vegetative lesion in a patient with pemphigus vulgaris. Br J Dermatol, 2018, 178(1):294-295

22. Saruta H, Ishii N, Teye K, et al. Two cases of pemphigus vegetans with IgG anti-desmocollin 3 antibodies. JAMA Dermatol,

2013, 149(10):1209-1213

23. Powell A M, Albert S, Oyama N, et al. Paraneoplastic pemphigus secondary to fludarabine evolving into unusual oral pemphigus vegetans. J Eur Acad Dermatol Venereol, 2004, 18(3):360-364

24. Ishii N, Teye K, Fukuda S, et al. Anti-desmocollin autoantibodies in nonclassical pemphigus. Br J Dermatol, 2015, 173(1): 59-68

25. Pinto G M, Lamarão P, Vale T. Captopril-induced pemphigus vegetans with Charcot-Leyden crystals. J Am Acad Dermatol, 1992, 27(2 Pt 2):281-284

26. Bastiaens M T, Zwan N V, Verschueren G L, et al. Three cases of pemphigus vegetans:induction by enalapril—association with internal malignancy. Int J Dermatol, 1994, 33(3):168-171

27. Ngo J T, Trotter M J, Robertson L H. Pemphigus vegetans associated with intranasal cocaine abuse. J Cutan Med Surg, 2012, 16(5):344-349

28. Mahé A, Flageul B, Prost C, et al. Pemphigus vegetans in an HIV-1-infected man. Clin Exp Dermatol, 1994, 19(5):447

29. Lateef A, Packles M R, White S M, et al. Pemphigus vegetans in association with human immunodeficiency virus. Int J Dermatol. 1999. 38(10):778-781

30. Huang Y H, Wang S H, Kuo T T, et al. Pemphigus vegetans occurring in a split-thickness skin graft. Dermatol Surg, 2005, 31(2):240-243

31. Markopoulos A K, Antoniades D Z, Zaraboukas T. Pemphigus vegetans of the oral cavity. Int J Dermatol, 2006, 45(4):425-428

32. Sillevis Smitt J H, Mulder T J, Albeda F W, et al. Pemphigus vegetans in a child. Br J Dermatol, 1992, 127(3):289-291

33. Dubina M, Goldenberg G. Viral-associated nonmelanoma skin cancers:a review. Am J Dermatopathol, 2009, 31(6):561-73

34. Henquet C J. Anogenital malignancies and pre-malignancies. J Eur Acad Dermatol Venereol, 2011, 25(8):885-895

35. Kutlubay Z, Engin B, Zara T, et al. Anogenital malignancies and premalignancies:facts and controversies. Clin Dermatol, 2013, 31(4):362-373

36. Peng W S, Tan C. Bowenoid papulosis in a linear distribution. Postepy Dermatol Alergol, 2016, 33(2):146-148

37. Smith S M, Peters S, Blumenfeld M L, et al. Vulvar Bowenoid Papulosis:Histologically High-Grade Squamous Intraepithelial Lesion Known to Spontaneously Regress. J Low Genit Tract Dis, 2017, 21(3):e30-e32

38. Porter W M, Francis N, Hawkins D, et al. Penile intraepithelial neoplasia:clinical spectrum and treatment of 35 cases. Br J Dermatol, 2002, 147(6):1159-1165

第3单元　黏膜类天疱疮

病案 47　黏膜类天疱疮（水疱性损害为主）
病案 48　黏膜类天疱疮（糜烂性损害为主）
【述评】黏膜类天疱疮

病案 47 黏膜类天疱疮（水疱性损害为主）

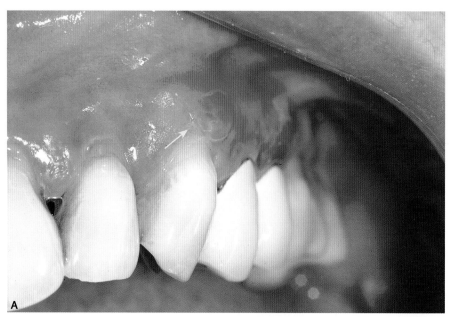

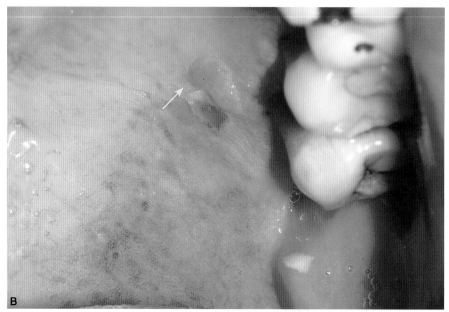

图 4-3-47　A. 左上颌后牙颊侧牙龈充血,见水疱(箭头示)　B. 左上颌后牙腭侧牙龈见水疱,邻近黏膜少许糜烂,周缘略发白(箭头示)

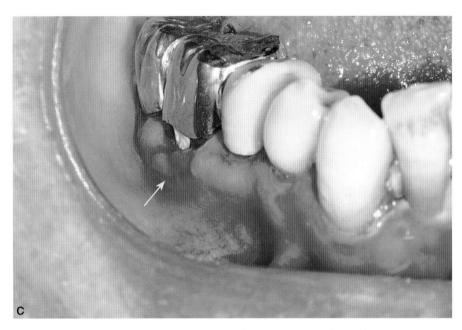

图 4-3-47(续)　C.右下颌后牙颊侧牙龈见糜烂面,被覆黄白色假膜(箭头示)

女性,61 岁

主诉　上腭和牙龈反复起疱糜烂 1 个月。

病史　1 个月前开始上腭及牙龈反复起疱,自行破溃后有出血糜烂,疼痛明显,糜烂处可自愈,间隔数天复发。否认眼部不适。平素体质欠佳,易"感冒"。患"乙肝、胆囊炎、心肌缺血、类风湿关节炎"。有"青霉素"过敏史。

检查　全口牙龈近龈缘见多处小糜烂面,24、25 颊侧牙龈及 26、27 腭侧牙龈各见 1 个直径 4~5mm 的水疱,尼氏征阴性(图 4-3-47)。

初步诊断　黏膜类天疱疮?

进一步检查

1. 血常规、血糖、凝血功能、肝功能、肾功能检查均未见明显异常。

2. 切取外观正常牙龈黏膜活检,常规 HE 染色检查显示复层鳞状上皮全层剥脱,多系黏膜类天疱疮;DIF 显示复层鳞状上皮基底膜带 IgG、C3 强阳性线状沉积。

诊断　黏膜类天疱疮

诊断依据

1. 慢性起病。

2. 牙龈黏膜水疱、糜烂。

3. 尼氏征阴性。

4. 组织病理学检查(常规 HE 染色和 DIF)证实。

疾病管理

1. 药物治疗

昆明山海棠 100 片 sig. 2 片 t. i. d. p. o.

维生素 B$_6$ 10mg×100 片 sig. 5mg t. i. d. p. o.

复方氯己定溶液 300ml×1 支 sig. 含漱 t. i. d.

地塞米松溃疡涂剂 15g×1 支 sig. 局部涂敷 t. i. d.

2. 曲安奈德注射液与注射用水等量混匀后于病损基底行小剂量多点注射。

3. 嘱患者 2 周后复诊。

4. 后续处理 复诊时若病情得到控制,可再用上述药物持续一个疗程;若病情控制欠佳,可更换为羟氯喹或沙利度胺;若仍无效且病损广泛、病情加重,行糖皮质激素治疗疱病前检查(见本章第一单元述评)后可考虑口服醋酸泼尼松 20~30mg/d,持续 7~14 天,逐渐减量。

病案48 黏膜类天疱疮(糜烂性损害为主)

男性,73 岁

主诉 口腔糜烂 11 个月。

病史 11 个月前开始出现口腔大面积糜烂,逐渐蔓延至咽部,疼痛明显,进食困难。于当地医院就诊,疑为"大疱性疾病",但活检结果未支持该诊断。近期睡眠不好,大便稀,小便正常。患"高血压(服药控制在正常范围)、双眼胬肉(2 年前行左眼胬肉切除术,右眼眼科医师建议暂不行手术)"。否认其他系统性疾病史及药物过敏史。

检查 全口牙龈充血明显,呈弥散性红斑样改变,其上见散在点状及绿豆大小糜烂面。右颊后份、硬腭后份和软腭黏膜见大面积糜烂面,部分糜烂面表面有假膜覆盖(图 4-3-48A~C)。牙龈尼氏征阴性。

初步诊断 黏膜类天疱疮?

进一步检查

1. 血常规、肝功能、肾功能、电解质、凝血功能、乙肝标志物定量检测未见明显异常,血糖:7.14↑(正常值 3.9~5.9)。

2. 大疱性疾病血清特异性抗体检测抗桥粒芯糖蛋白 3(Dsg3)、抗桥粒芯糖蛋白 1(Dsg1)抗体、大疱性类天疱疮抗原 180(BP180)抗体均未见增高。

3. 切取右颊糜烂及邻近外观正常牙龈组织活检,糜烂及外观正常组织常规 HE 染色检查示送检黏膜慢性发炎伴溃疡形成,溃疡旁黏膜上皮与萎缩共存,固有层大量浆细胞、淋巴细胞及中性粒细胞浸润;外观正常组织 DIF 显示基底膜区线状沉积 IgG(++)、IgA(+)、C3(+)。

诊断 黏膜类天疱疮

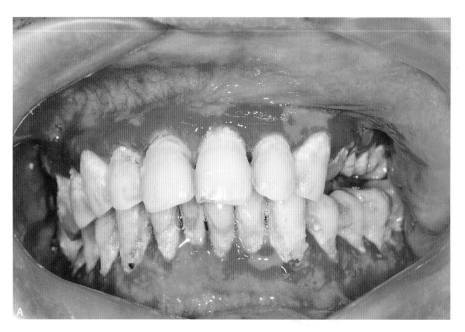

图 4-3-48 A.全口唇颊侧牙龈充血明显,呈弥散性红斑样改变,其上见散在点状及绿豆大小糜烂面

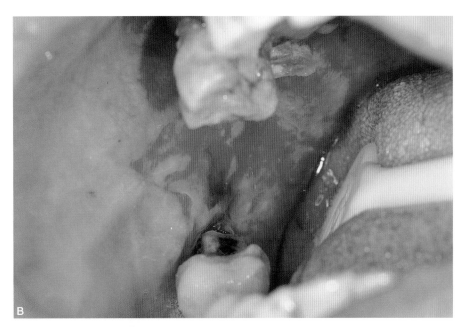

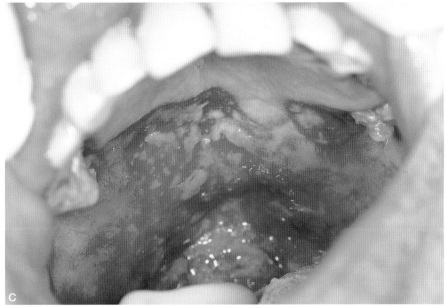

图 4-3-48(续)　B、C 右颊后份、硬腭后份和软腭见大面积糜烂,部分糜烂面有假膜覆盖

诊断依据

1. 慢性病程。

2. 牙龈充血红肿、糜烂,右颊及腭部经久不愈的糜烂。

3. 尼氏征阴性。

4. DIF 显示基底膜区线状沉积 IgG(++)、IgA(+)、C3(+)。

疾病管理

1. 药物治疗

沙利度胺 25mg×40 片 sig. 50mg q. d. 睡前服用

复方氯己定溶液 300ml×1 支 sig. 含漱 t. i. d.

地塞米松溃疡涂剂 15g×1 支 sig. 局部涂敷 t. i. d.

2. 嘱患者 3 周后复诊。

3. 后续处理

（1）复诊检查示治疗无效，腭部病损加重（图 4-3-48D）。更换口服药物为硫酸羟氯喹（每次 0.1g，每日 2 次，连续 14 日）仍然无效，更换为昆明山海棠（每次 2 片，每日 3 次，连续 16 日），仍然无效。

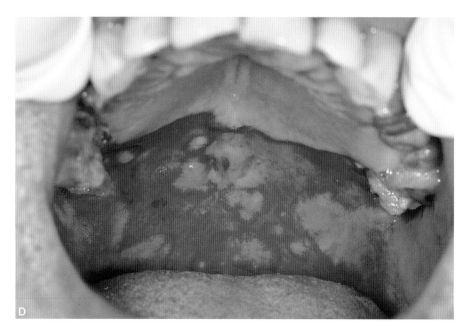

图 4-3-48（续）　D. 初次治疗后复诊检查示病情加重，硬腭后份及软腭黏膜大面积糜烂，被覆黄白色假膜

（2）拟行糖皮质激素治疗，治疗前需完善的检查和结果：

1）大便常规：大便隐血（+）；小便常规示尿蛋白定性 0.1↑（±）；结核菌素试验（+）；胸部 X 线片显示慢性支气管炎征象，腹部 B 超提示脂肪肝骨密度检查未见明显异常。

2）内分泌科会诊：血糖偏高，确诊患糖尿病后药物治疗控制至正常范围，内分泌科医师认为可以用糖皮质激素治疗黏膜类天疱疮，治疗同时密切监测血糖；于消化内科会诊大便隐血（+），复查后呈（-）；于结核门诊会诊结核菌素试验检查结果，排除了结核病；于心内科会诊，心内科医师认为可以用糖皮质激素治疗黏膜类天疱疮，治疗同时密切监测血压。

（3）糖皮质激素药物治疗

醋酸泼尼松 5mg×84 片 sig. 30mg q. d. 晨起顿服

碳酸钙 D3 片 30 片 sig. 1 片 q. d. p. o.

硫糖铝片 1g×100 片 sig. 1g q. i. d. p. o.

氯化钾缓释片 0.5g×24 粒 sig. 1g b. i. d. p. o.

4%碳酸氢钠（小苏打）溶液 250ml×1 瓶 sig. 含漱 t. i. d.

制霉菌素涂剂 15g×2 支 sig. 局部涂敷 t. i. d.

地塞米松溃疡涂剂 15g×1 支 sig. 局部涂敷 t. i. d.

（4）嘱患者用药期间密切观察血压、血糖，若有明显增高，建议于心内科和内分泌科就诊获取协助治疗。2 周后复诊，病情得到控制，糖皮质激素逐渐减量。局限性糜烂病损采用复方倍他米松注射液与注射用水等量混匀后于病损基底行小剂量多点注射。图 4-3-48E~G 示泼尼松减量至 22.5mg/d 时口腔黏膜病损已完全愈合。

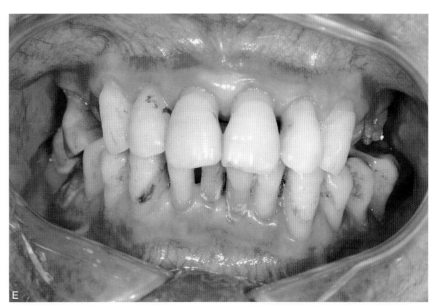

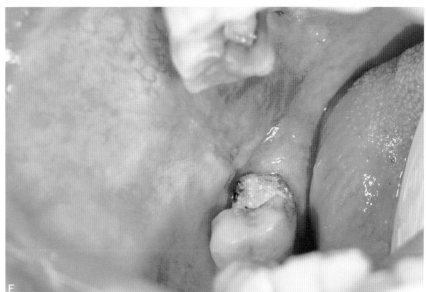

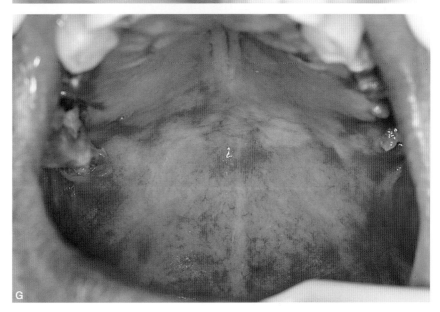

图 4-3-48（续）　E~G 经口服糖皮质激素治疗后,口腔黏膜病损愈合

【述评】黏膜类天疱疮

类天疱疮是一类针对黏膜上皮-上皮下结缔组织(皮肤表皮-真皮)间结合处即基底膜带的结构蛋白产生自身抗体,临床上以黏膜(皮肤)张力性水疱和糜烂为特征的自身免疫性疾病。根据目前已识别的分子靶抗原的不同,类天疱疮包括 8 种类型,分别为大疱性类天疱疮、黏膜类天疱疮、妊娠性类天疱疮、线状 IgA 病、获得性大疱性表皮松解症、抗 laminin g1/抗 p200 类天疱疮、扁平苔藓样类天疱疮,和一种尚未命名、以肾功不全和具有抗Ⅳ型胶原 α5 链的自身抗体为特征的类天疱疮。根据临床特征,与口腔黏膜表现相关的类天疱疮主要有黏膜类天疱疮、扁平苔藓样类天疱疮、线状 IgA 病[1]。

黏膜类天疱疮(mucous membrane pemphigoid,MMP)是类天疱疮中较常见的一种类型,以水疱为主要表现。85%的患者累及口腔,还可累及结膜(65%)、皮肤(25%~30%)、鼻腔(20%~40%)、肛门和生殖器(20%)、咽(20%)、喉(5%~10%)、食管(5%~15%)等体腔黏膜。根据损害累及部位可将黏膜类天疱疮分为 2 个临床亚型:①低危险型,损害只局限于口腔黏膜,或伴有局限性皮肤损害;②高危险型,损害累及眼、生殖器、食管、喉部中任一部位的黏膜。黏膜类天疱疮曾称为瘢痕性类天疱疮(cicatrical pemphigoid)和良性黏膜类天疱疮(benign mucous membrane pemphigoid)。目前认为瘢痕性类天疱疮单指病损不主要侵犯黏膜,且皮肤病损愈合后形成瘢痕的一种少见的临床类型。对于累及咽喉部形成瘢痕的类型,称为"良性"也不合适,因此现将此病称为黏膜类天疱疮。黏膜类天疱疮多见于 60 岁以上的老年人。女性发病率是男性的 2 倍。该病为慢性进展性疾病,平均 3~5 年,有的可迁延一生。由该病导致的严重眼部损害可影响患者视力,甚至造成失明。由该病致死者少见。

MMP 属自身免疫性大疱性疾病。目前发现其分子靶抗原包括:①BP180,是含约 1500 个氨基酸的大小为 180kDa 的跨膜糖蛋白,BP180 的氨基端(N 端)位于胞内,羧基端(C 端)位于胞外,胞外段的第 16 个非胶原区(NC16A)是 BP180 的主要抗原表位。存在于约 75%的患者。②BP230,大小为 230kDa,是半桥粒斑的胞内组成部分,同时也是斑蛋白家族的组成部分。存在于 25%的患者,通常与 BP180 同时出现。③层粘连蛋白 332,以往称为层粘连蛋白 5 或表皮整联配体蛋白,存在于 25%的患者。由于产生抗层粘连蛋白 332 抗体的 MMP 患者中有 30%伴有恶性肿瘤(如 B 细胞慢性淋巴细胞白血病、非霍奇金淋巴瘤、胰腺癌等),故这类 MMP 患者有必要行全身肿瘤筛查。④层粘连蛋白 311。⑤α6β4 整合素的两个亚基,有文献显示抗 α6 整合素的抗体的活动性与口腔病损有关,而抗 β4 整合素的抗体的活动性与眼部受累有关。⑥Ⅶ型胶原,黏膜类天疱疮 MMP 中的自身免疫抗体针对基底膜区或半桥粒的抗原作用,诱发补体介导的细胞因子和酶的释放,或其介导的细胞溶解,使基底细胞从基底膜分离[2]。

黏膜类天疱疮的诊断必须依靠活检和直接免疫荧光检查。组织病理检查示上皮与结缔组织之间有水疱或裂隙。直接免疫荧光检查示 IgG 和 C3 在基底膜区均匀线状沉积,也可见少许 IgA 或 IgM。由于 MMP 主要由 IgG 介导,此点可与 IgA 性大疱性疾病相区别[3]。

85%的 MMP 患者发生口腔黏膜损害,牙龈损害常最早出现,也最常见,表现为牙龈表面弥散性红斑(图 20),其上常见有直径 2~6mm 的水疱,疱液清亮或有血疱。若损害发生在腭部或其他部位,可见水疱或水疱破溃后遗留的糜烂面(图 21)。新鲜时糜烂面的特点类似寻常型天疱疮的新鲜糜烂面,之后会有假膜覆盖,且糜烂面周围可能有少许浅淡白纹,常误诊为口腔扁平苔藓。与天疱疮相比,疼痛不明显。

65%的 MMP 患者有眼部病损,开始仅表现为结膜炎,后可形成瘢痕,致睑内翻、倒睫、虹膜粘连、角膜萎缩,20%可致失明[4]。故对于黏膜类天疱疮 MMP 患者,应当密切观察其眼部有无病损。黏膜其他表现常见为鼻咽溃疡、鼻出血、吞咽困难、肛门生殖器区瘢痕和粘连。此病患者 20%~30%有皮肤表现。与大疱性类天疱疮类似,皮肤可广泛起疱,疱壁较厚,也可能局限在头皮或上肢,愈合时常有萎缩的瘢痕[5]。

MMP 的诊断要点主要为:①牙龈出现弥散性红斑及水疱,疱破后遗留红色糜烂面,口腔黏膜其他部位也可出现水疱和糜烂面,糜烂面与天疱疮糜烂面具有相似特点,可伴有眼部损害如睑球粘连;②尼氏征、揭皮试验、探针试验一般均为阴性;③组织病理表现可见上皮下疱;④直接免疫荧光检查示 IgG 和/或 C3 在

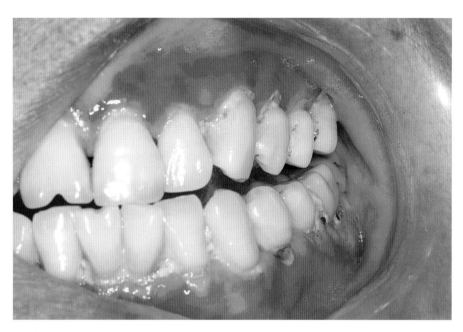

图20 牙龈弥散性红斑

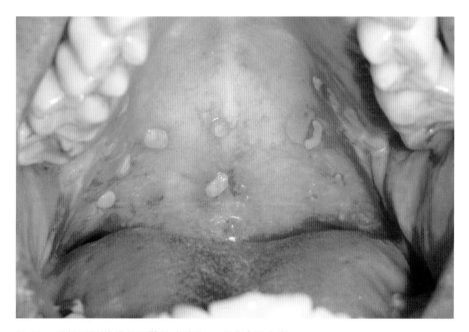

图21 腭部后份黏膜见完整的水疱和一些破溃的水疱

基底膜区线状沉积;⑤间接免疫荧光检查(最好采用健康人的口腔或阴道黏膜为底物)示 IgG 等在基底膜区线状沉积;⑥利用盐裂皮肤结合直接或间接免疫荧光检测可见 IgG 沉积于表皮侧或真皮侧;⑦ELISA 检测示血清中存在特异性抗 BP180 或针对黏膜类天疱疮其他分子靶抗原的抗体。临床多根据上述要点中的①③④进行诊断。原因是:某些黏膜类天疱疮患者的尼氏征、揭皮试验、探针试验可为阳性;间接免疫荧光检查和盐裂皮肤试验敏感度低;黏膜类天疱疮的靶抗原种类多,而目前国内多数临床开展类天疱疮血清抗体 ELISA 检测的医院均只能检测抗 BP180 的抗体。

大疱性类天疱疮(bullous pemphigoid,BP)是另一类型的类天疱疮。临床上以躯干、四肢外观正常的皮肤或红斑上出现张力性大疱为特点,皮肤病损愈合后一般不留瘢痕。口腔病损少见,10%~30%的病案出现口腔糜烂,呈慢性病程。诱发因素包括柳氮磺吡啶、青霉素、地西泮、呋塞米、ACE 抑制剂、磺胺、异烟肼等药物和紫外线,但关系尚不确定。该病随年龄增大,发生率升高[5]。组织病理表现和免疫荧光检查结果与 MMP 不易区分,但两者临床过程和实验室检查结果还是有区别:①MMP 口腔损害较常见,而 BP 多数仅出现皮肤病损;②MMP 损害愈合后可出现瘢痕,BP 皮肤损害愈合后一般不留瘢痕;③两者自身抗原成分有区别,MMP 为 BP180、BP230、层粘连蛋白 332、层粘连蛋白 311、α6β4 整合素、Ⅶ型胶原,BP 为 BP180、BP230;④利用盐裂皮肤结合直接或间接免疫荧光检测 IgG 沉积的部位,MMP 可沉积于表皮侧或真皮侧,BP 沉积于表皮侧。故两者的鉴别诊断需结合临床表现和实验室检查结果(图 22)。

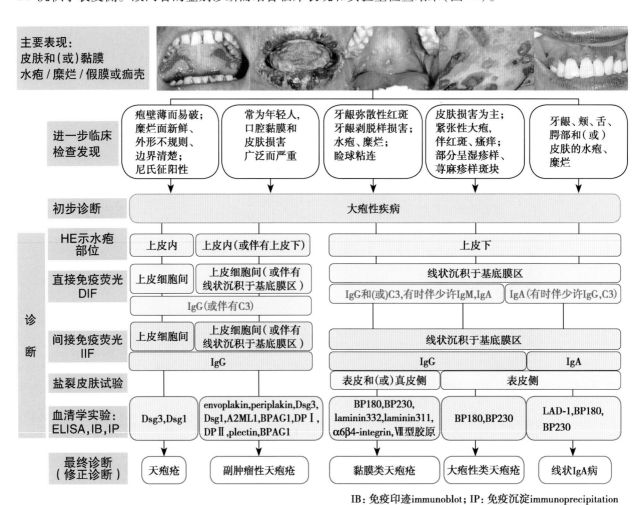

图 22 大疱性疾病的鉴别诊断

黏膜类天疱疮的治疗取决于疾病严重程度以及病损累及的部位。对于低危险型患者,首先选用局部治疗,病情严重和顽固时联合全身治疗;对于高危险型患者,需要积极的全身治疗及局部治疗。黏膜类天疱疮的全身治疗药物如下:

1. 氨苯砜 起始剂量通常为每次 50mg,1 次/日,每周定期检查血红蛋白,若无明显贫血,则可每周增加 25mg。为了保持血红蛋白的稳定,在增加剂量前可能需在某一剂量维持数周。通常氨苯砜的有效剂量为 100mg 和 200mg,若血红蛋白下降超过 2gm/dl 或下降至低于 10gm/dl,则不能再增加氨苯砜的剂量[6]。若病情完全缓解则可每周减 25mg。因葡萄糖-6-磷酸脱氢酶(glucose-6-phosphatedehydrogenase,G6PD)是红细胞新陈代谢所需要的酶,G6PD 的缺乏容易导致溶血性贫血,故开始氨苯砜治疗前需检查是否缺乏 G6PD。氨苯砜的常见不良反应为恶心、上腹不适、溶血性贫血、高铁血红蛋白血症、骨髓抑制、肝中毒等,故应定期监测血红蛋白含量及肝功能,为预防溶血性贫血和高铁血红蛋白血症可服用西咪替丁(1.6g/d)和维生素 E(800U/d)。此外,西咪替丁还有增强机体对氨苯砜耐受性的作用[7,8]。

2. 糖皮质激素 口腔病情严重和病损广泛者可含服糖皮质激素泼尼松,起始每日剂量多不超过30mg,1~3周症状控制后可逐渐减量至停用。减量原则和速度与天疱疮的减量速度大致相当。国内皮肤病学专家建议6个月可减至控制剂量的3/4左右,1年减至1/2左右[9]。在使用糖皮质激素前应行的检查和治疗过程中的注意事项、配合用药等均与糖皮质激素治疗天疱疮相同。

3. 雷公藤总苷片和昆明山海棠片 口腔病损较轻微者可口服雷公藤总苷片1~1.5mg/(kg·d),分3次服用,连续1个月;或口服昆明山海棠片,每次2片,3次/日,连续1个月。病情控制后可减量或间歇服用。为缓解胃肠道反应,可同时服用维生素 B_6,每次5mg,3次/日。同时也应注意上述药物的其他不良反应。

4. 盐酸米诺环素片(每次100mg,2次/日)或四环素(每次250mg,3次/日)与烟酰胺(每次200mg,3次/日;或每次500mg,2次/日)联用,文献报道疗程为按上述剂量服用3个月之后酌情减量。

5. 其他药物 包括环磷酰胺、硫唑嘌呤、霉酚酸酯、甲氨蝶呤、环孢素、α-肿瘤坏死因子抑制剂、依那西普、利妥昔单抗,或静脉滴注免疫球蛋白等。

黏膜类天疱疮的局部治疗用药包括:消毒防腐制剂如复方氯己定液含漱;糖皮质激素制剂如地塞米松含漱液、地塞米松溃疡涂剂、曲安奈德口腔软膏、地塞米松软膏等;抗继发真菌感染制剂4%碳酸氢钠液和制霉菌素涂剂等。对经久不愈的局限性糜烂面,可以曲安奈德或复方倍他米松注射液与注射用水混匀后行糜烂面基底多点小剂量注射。为缓解患者疼痛、改善患者进食情况和口腔卫生,可局部使用复方甘菊利多卡因凝胶或复方苯佐卡因凝胶。

治疗和随访过程中应注意观察眼部、皮肤和其他部位黏膜,发现伴有眼睛损害及皮肤损害者应建议患者及时于眼科、皮肤科和其他相应专科治疗。

参 考 文 献

1. Schmidt E, Zillikens D. Pemphigoid diseases. Lancet, 2013, 381(9863):320-332

2. Setterfield J, Theron J, Vaughan R W, et al. Mucous membrane pemphigoid: HLA-DQB1 * 0301 is associated with all clinical sites of involvement and may be linked to antibasement membrane IgG production. Br J Dermatol, 2001, 145(3):406-414

3. Scully C, Lo ML. Oral mucosal diseases:mucous membrane pemphigoid. Br J Oral Maxillofac Surg, 2008, 46(5):358-366

4. Chan L S, Ahmed A R, Anhalt G J, et al. The first international consensus on mucous membrane pemphigoid:definition, diagnostic criteria, pathogenic factors, medical treatment, and prognostic indicators. Arch Dermatol, 2002, 138(3):370-379

5. Kneisel A, Hertl M. Autoimmune bullous skin diseases. Part 1:Clinical manifestations. J Dtsch Dermatol Ges, 2011, 9(10):844-856

6. Xu H H, Werth V P, Parisi E, et al. Mucous membrane pemphigoid. Dent Clin North Am, 2013, 57(4):611-630

7. Ciarrocca K N, Greenberg M S. A retrospective study of the management of oral mucous membrane pemphigoid with dapsone. Oral Surg Oral Med Oral Pathol Oral Radiol Endod, 1999, 88(2):159-163

8. Rhodes L E, Tingle M D, Park B K, et al. Cimetidine improves the therapeutic/toxic ratio of dapsone in patients on chronic dapsone therapy. Br J Dermatol, 1995, 132(2):257-262

9. 彭洋,王明悦,韩莹,等. 黏膜性类天疱疮68例临床回顾分析. 中华皮肤科杂志,2013,46(11):788-791

第 4 单元　副肿瘤性天疱疮

病案 49　副肿瘤性天疱疮
【述评】副肿瘤性天疱疮

病案 49　副肿瘤性天疱疮

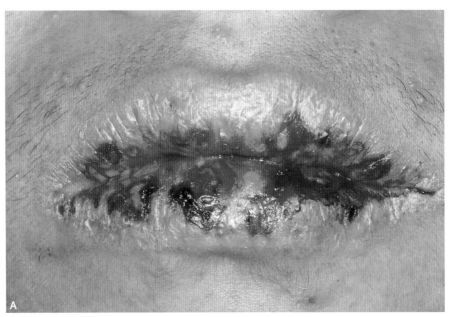

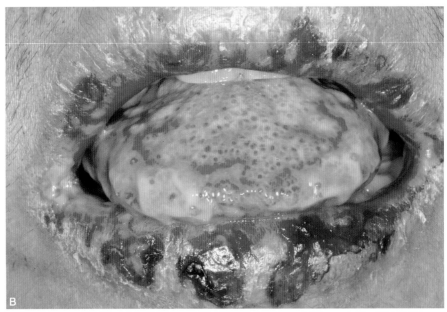

图 4-4-49　A. 唇红黏膜广泛不规则充血、糜烂和痂　　B. 舌背黏膜广泛不规则充血糜烂，被覆黄白色假膜

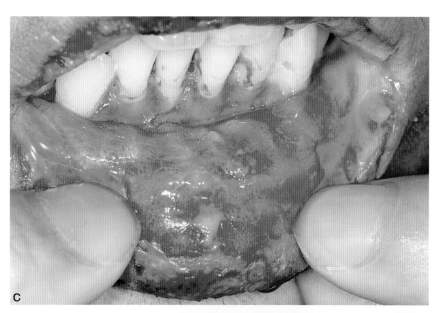

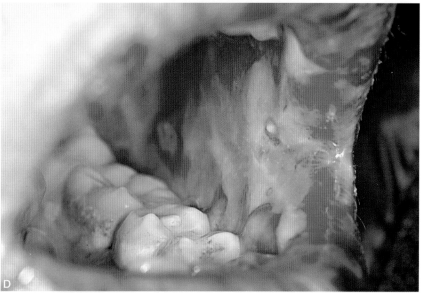

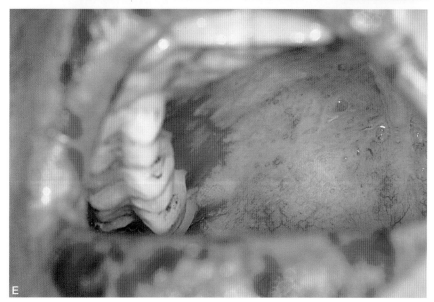

图 4-4-49(续) C~E 下唇内侧、左颊、腭部右份黏膜广泛不规则充血糜烂,被覆黄白色假膜

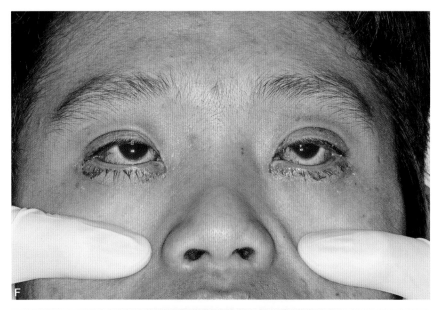

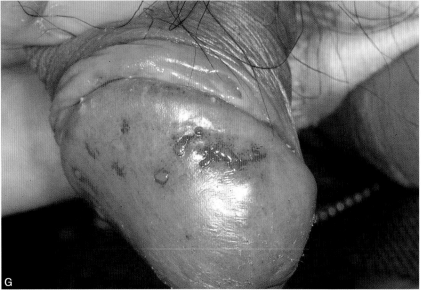

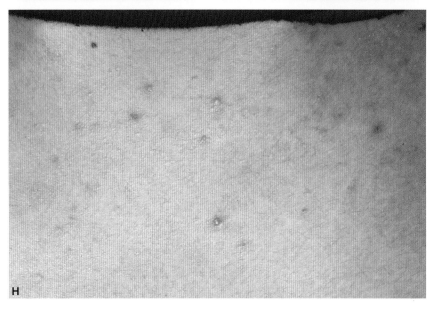

图 4-4-49(续) F.双眼结膜充血
G.生殖器黏膜见小水疱和糜烂
H.胸部皮肤见粟粒样丘疹

男性,19 岁

主诉 口腔反复糜烂 3 个月。

病史 3 个月前无明显诱因出现反复口腔溃烂,疼痛明显。每次输液(具体不详)7 天后病情有好转,但溃烂尚未完全愈合即复发。2 个月前开始伴眼视物模糊、畏光及"下身"溃烂、胸部皮肤长"小颗粒"。否认系统性疾病史及药物过敏史。

检查 唇红、唇内侧、舌、双颊、腭部黏膜均见广泛不规则糜烂,被覆痂或假膜,尼氏征阳性。双眼结膜充血,生殖器黏膜见小的水疱及糜烂面,胸部皮肤见较多粟粒样丘疹(图 4-4-49)。

初步诊断 天疱疮?

进一步检查

1. 血常规、血糖、凝血功能、肝功能、肾功能检查均未见明显异常。

2. 切取外观正常的黏膜组织活检,常规 HE 染色检查显示复层鳞状上皮棘层松解,多系天疱疮;DIF 示复层鳞状上皮棘细胞间和基底膜带均见 IgG、C3 阳性沉积。

3. 行颈、胸部 CT,腹部 B 超检查,颈部 CT 查及左侧颈部良性占位,余正常。

4. 颈部占位病变切除后病理诊断:左颈部 Castleman 病。

修正诊断 副肿瘤性天疱疮(Castleman 病相关)

诊断依据

1. 患者为青年。

2. 口腔黏膜广泛不规则糜烂。

3. 尼氏征阳性。

4. 组织病理学检查(常规 HE 染色和 DIF)证实,尤其是 DIF 显示复层鳞状上皮棘细胞间和基底膜带均有 IgG、C3 沉积。

5. 全身检查查及 Castleman 病。

疾病管理

1. 药物治疗

复方氯己定溶液 300ml×1 支 sig. 含漱 t. i. d.

地塞米松溃疡涂剂 15g×1 支 sig. 局部涂敷 t. i. d.

2. 嘱患者尽快治疗 Castleman 病,2 周后复诊。

3. 后续处理 因手术切除肿瘤后,多数患者口腔黏膜损害可逐渐消退,故口腔治疗以局部治疗为主,定期复查。

【述评】副肿瘤性天疱疮

副肿瘤性天疱疮(paraneoplastic pemphigus, PNP)是天疱疮的一个亚型,是一种与肿瘤相关的具有致死性的自身免疫性发疱性疾病。临床表现为严重的黏膜(特别是口腔黏膜)损害和多形性的皮肤损害。该病种最初由 Anhalt 等人于 1990 年报道,发病无种族倾向,年龄范围为 7~76 岁,平均 51 岁。该病可累及多个组织器官,如肺、甲状腺、肾、平滑肌和胃肠道,因此也曾有研究者将其称为副肿瘤性自身免疫性多器官综合征(paraneoplastic autoimmune multiorgan syndrome, PAMS)。副肿瘤性天疱疮并不是指天疱疮和肿瘤单纯并发存在,而是一种血清中有特殊自身抗体的自身免疫性疾病[1]。

副肿瘤性天疱疮的分子靶抗原包括:包斑蛋白(envoplakin,分子量 210kDa)和周斑蛋白(periplakin,分子量 190kDa);桥粒芯糖蛋白 Dsg3(分子量 130kDa)和 Dsg1(分子量 160kDa);桥粒斑蛋白Ⅰ(desmoplakinⅠ,DPⅠ,分子量 250kDa)和桥粒斑蛋白Ⅱ(DPⅡ,分子量 210kDa);大疱性类天疱疮抗原 1(bullous pemphigoid antigen 1,BPAG1,分子量 230kDa);网蛋白(plectin,分子量 500kDa);广谱蛋白酶抑制剂 α2 巨球蛋白样 1 蛋白(alpha-2-macroglobulin-like-1, A2ML1,分子量 170kDa)等。这些靶抗原存在于细胞间桥粒和半

桥粒处,在调节细胞附着方面起重要作用。

副肿瘤性天疱疮患者血清内含有一组针对上述靶抗原的 IgG 自身抗体。多项研究表明副肿瘤性天疱疮患者血清内的自身抗体是由共存的肿瘤直接产生的,在副肿瘤性天疱疮的发病中发挥重要作用。

PNP 具体机制不明,相关的假说可大致分为五类:①表位扩散(epitope spreading)假说,即肿瘤诱导发生细胞介导的苔藓样界面皮炎,从而使之前的一些"隐蔽"抗原,即不为 T 细胞或 B 细胞识别的蛋白组织成分暴露于免疫系统;②抗原模拟(antigen mimicry)假说,即机体产生的抗肿瘤组织抗体和体内正常上皮或表皮组织中的某些抗原成分有交叉反应,它们结合后干扰破坏了靶组织的正常结构和功能从而导致发病;③细胞毒性假说,由 CD8⁺细胞毒性 T 淋巴细胞、CD56⁺自然杀伤细胞和 CD68⁺巨噬细胞介导的自身反应细胞性细胞毒性,被认为与该病的发病密切相关;④自身抗体假说,肿瘤细胞产生自身抗体,自身抗体与上皮或表皮蛋白发生反应;⑤白介素-6假说,肿瘤细胞产生大量白介素-6,出现细胞因子产生的调控异常[1]。

PNP 的发生与肿瘤密切相关,尤其是淋巴组织增生性肿瘤如非霍奇金淋巴瘤、慢性淋巴细胞白血病、Castleman 病(Castleman's disease)、胸腺瘤等,其他肿瘤如腹膜后肉瘤、恶性黑色素瘤、胰腺癌、结肠癌、肺癌、前列腺癌等也有报道。约 2/3 的 PNP 病案黏膜皮肤损害发生于肿瘤确诊之后,这类肿瘤通常是非霍奇金淋巴瘤和慢性淋巴细胞白血病;约 1/3 的病案出现黏膜皮肤损害时尚未发现患者患有肿瘤,如 Castleman 病、腹部淋巴瘤、胸腺瘤、腹膜后肉瘤。多数情况下这些潜隐性肿瘤需通过胸部、腹部和盆腔 CT 才能发现[2]。

口腔黏膜病损仍是大多数患者的始发症状,典型病损起始表现为黏膜广泛糜烂,其表现类似于天疱疮的损害,如大面积糜烂、揭皮试验阳性、探针试验阳性、尼氏征阳性等。病损渗出物多,疼痛明显。病损可发生于口腔黏膜的任何部位,如颊、唇(图 23A)、牙龈、舌。鼻、咽、扁桃体、食管、外阴黏膜也可受损,呼吸道病变可引起呼吸衰竭而导致患者死亡。眼部损害可从轻微结膜炎到伴有角膜瘢痕修复的睑球粘连。

皮肤损害在之后数天至数月出现。皮肤损害具有多形性,根据病损特点,可分为天疱疮样、大疱性类天疱疮样、多形红斑样、移植物抗宿主病样和扁平苔藓样等(图 23B~D)。天疱疮样皮肤损害表现为松弛性大疱、糜烂、痂壳和红斑。大疱性类天疱疮样皮肤损害表现为常见于四肢的伴鳞屑的红斑和紧张性水疱。多形红斑样皮肤损害主要表现为靶形红斑,有时甚至伴有顽固性溃疡。移植物抗宿主病样皮肤损害表现为散在暗红色有鳞屑的丘疹。扁平苔藓样皮肤损害表现为扁平、紫褐色、有鳞屑的丘疹和斑块,更常见于儿童患者的躯干和四肢,并可迅速扩至面颈部;出现扁平苔藓样病损者常伴有手掌和足底的鳞屑样病损(图 23E)。

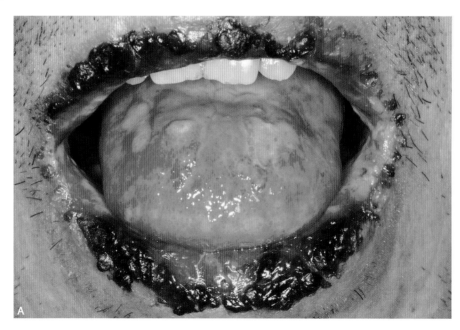

图23 A.唇红和舌背黏膜广泛充血糜烂,表面覆盖血痂和假膜

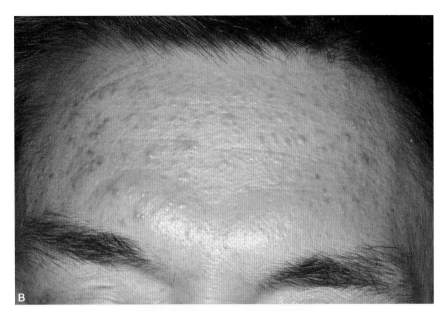

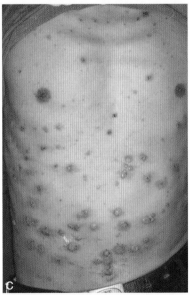

图 23（续） B. 额部皮肤丘疹
C~D 胸腹部、前臂皮肤见红斑、水
疱、丘疹等多形性损害

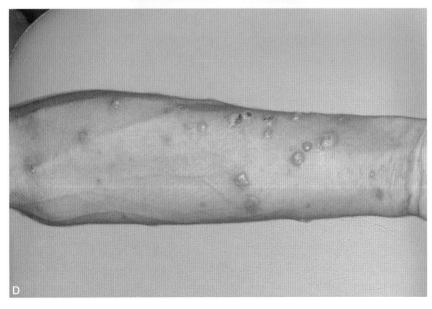

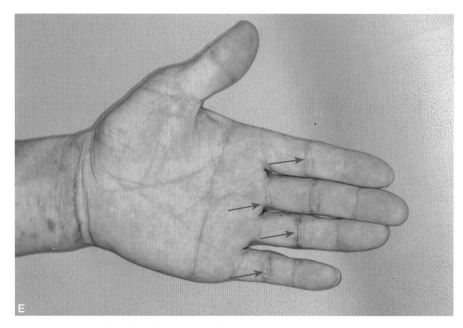

图23(续) E.手掌皮肤见鳞屑样病损(箭头示)

　　PNP患者吞咽困难,疲倦无力,肌肉疼痛,全身情况差。损害随病情发展而呈进行性加重,患者对天疱疮的常规治疗反应性差。

　　PNP的组织病理特点主要有:上皮/表皮内发生棘层松解(口腔黏膜明显),裂隙或水疱均在紧靠基底细胞层的上方,疱底的基底细胞形成墓碑样结构;棘层松解区出现坏死的角质形成细胞;界面皮炎(interface dermatitis),即界面空泡改变和上皮下组织/真皮浅层血管周围有不同程度淋巴细胞浸润;基底细胞液化变性(口腔黏膜易见)。

　　取患者邻近病损的外观正常的黏膜或皮肤行直接免疫荧光检查,可见IgG(或伴有C3)在棘细胞间沉积,部分患者同时出现基底膜区域的IgG和/或C3沉积。组织样本同时存在棘细胞间和基底膜带抗体沉积是对副肿瘤性天疱疮的重要提示。

　　取患者血清行IIF检查,可见血清中的IgG抗体可结合于猴食管或其他组织的复层鳞状上皮。和寻常型天疱疮不同的是,副肿瘤性天疱疮患者血清的IgG自身抗体还能结合于鼠膀胱移行上皮或支气管、小肠、结肠柱状上皮的上皮细胞间。而寻常型天疱疮患者血清中的IgG抗体却不能与膀胱移行上皮和支气管、小肠、结肠柱状上皮结合。该检测方法在副肿瘤性天疱疮的诊断中敏感性和特异性均高于DIF[1, 3]。

　　PNP目前尚无公认的诊断标准(参见第五章第6单元述评),其诊断要点主要有:①被确诊或并发有潜隐性肿瘤的患者出现特征性的临床表现,包括广泛而严重的黏膜水疱、糜烂及多样性皮肤损害;②组织病理表现为棘层松解、角质形成细胞坏死、界面皮炎;③DIF显示IgG(或伴有C3)在病损组织棘细胞间沉积,或同时IgG和/或C3在基底膜区域沉积;④IIF查见患者血清中IgG抗体可沉积于皮肤黏膜复层鳞状上皮、膀胱移行上皮和支气管、小肠、结肠柱状上皮的细胞间;⑤免疫印迹试验或免疫沉淀试验发现患者血清中的抗体能与人角质细胞提取物(底物)中的各种靶抗原(尤其是大分子量)蛋白相结合。

　　若患者为年轻人且口腔黏膜糜烂广泛而严重,DIF显示同时存在棘细胞间和基底膜区域的免疫沉积反应,对天疱疮常规治疗的反应性差,则高度提示应该排查副肿瘤性天疱疮。

　　副肿瘤性天疱疮的治疗首先应该控制和治疗肿瘤。若为可手术肿瘤,通常先手术切除肿瘤。良性肿瘤者经手术切除肿瘤后,皮肤黏膜病损可得到缓解、改善甚至完全消退。对于不可进行手术的肿瘤患者,需进行非手术抗肿瘤治疗,并可使用糖皮质激素及免疫抑制剂治疗以缓解副肿瘤性天疱疮的病情。药物治疗多在皮肤科进行。常用药物有醋酸泼尼松0.5~1mg/(kg·d)、硫唑嘌呤、环孢素、环磷酰胺、吗替麦考酚酯。利妥昔单抗可用于B细胞淋巴瘤所致副肿瘤性天疱疮患者,阿仑单抗(Alemtuzumab)可用于B细胞慢性淋巴细胞白血病所致的副肿瘤性天疱疮患者。此外,也可采用血浆置换疗法和静脉注射免疫球蛋白疗法。局部治疗与寻常型天疱疮类似。

皮肤损害的治疗效果常优于黏膜损害。患有恶性肿瘤的副肿瘤性天疱疮患者多数对糖皮质激素治疗反应差,病情呈进行性发展,预后不良。

副肿瘤性天疱疮的预后总体较差,死亡率为75%～90%,呼吸衰竭为主要死因。副肿瘤性天疱疮患者的结局并非与潜在肿瘤的病程平行,其并发症和治疗均显著影响死亡率。并发症包括感染、败血症、多器官衰竭、胃肠道出血、阻塞性细支气管炎相关呼吸衰竭等。发生阻塞性细支气管炎者预后很差,且有研究发现在切除肿瘤和进行免疫抑制治疗后,尽管患者的黏膜皮肤损害已改善,但阻塞性细支气管炎仍可持续恶化。在切除 Castleman's 病病损的外科手术围手术期采用高剂量静脉注射免疫球蛋白疗法可降低阻塞性细支气管炎的风险。

参 考 文 献

1. Frew J W, Murrell D F. Paraneoplastic pemphigus (paraneoplastic autoimmune multiorgan syndrome):clinical presentations and pathogenesis. Dermatol Clin, 2011, 29(3):419-425

2. Sehgal V N, Srivastava G. Paraneoplastic pemphigus/paraneoplastic autoimmune multiorgan syndrome. Int J Dermatol, 2009, 48（2）:162-169

3. Nguyen V T, Ndoye A, Bassler K D, et al. Classification, clinical manifestations, and immunopathological mechanisms of the epithelial variant of paraneoplastic autoimmune multiorgan syndrome:a reappraisal of paraneoplastic pemphigus. Arch Dermatol, 2001, 137(2):193-206

第5单元 线状 IgA 病

病案 50　线状 IgA 病
【述评】线状 IgA 病

病案 50 线状 IgA 病

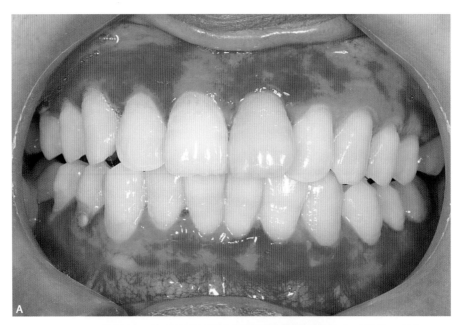

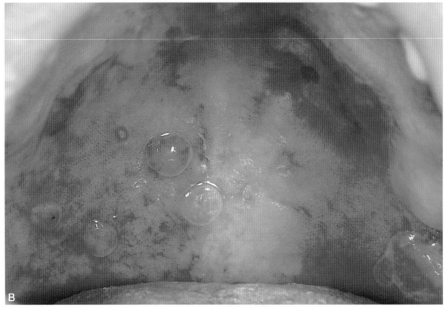

图 4-5-50　A.上、下颌前牙牙龈红肿,伴少许浅糜烂　B.硬腭左份黏膜见界限清晰的不规则糜烂面,周缘充血,硬腭后份及软腭黏膜散在数个清亮水疱和破溃后残留疱壁

女性,42岁

主诉 腭部、牙龈反复起疱6个月。

病史 6个月前患者腭部、牙龈出现反复起疱,偶有破溃疼痛,就诊于当地医院疑为"天疱疮",用药(具体不详)后,病情依旧反复。平素体质、胃口、睡眠均尚可,二便正常,月经正常,近2年未做体检。否认系统性疾病史及药物过敏史。

检查 上、下颌前牙唇侧牙龈发红伴有浅糜烂;左上后牙腭侧黏膜可见15mm×5mm不规则糜烂面,周围黏膜充血;硬腭后份及软腭黏膜可见数个直径3~6mm清亮水疱及破溃后残留疱壁(图4-5-50);尼氏征阴性,余口腔黏膜未见明显异常。

初步诊断 大疱性疾病?

进一步检查

1. 血常规、血糖、凝血功能、肝功能、肾功能、电解质检查未见明显异常。

2. 血清大疱性疾病特异性抗体检测示抗Dsg1、抗Dsg3和抗BP180抗体均未见增高。

3. 切取外观正常黏膜组织活检,常规HE染色检查示上皮下疱,固有层少量淋巴细胞、浆细胞浸润,黏膜类天疱疮待排。DIF示基底膜带线状沉积IgA(++)、IgG(+)、C3(+)、IgM(-)。

修正诊断 线状IgA病

诊断依据

1. 临床表现疑为大疱性疾病(类天疱疮)。

2. 活检常规HE染色示上皮下疱形成,DIF显示IgA于基底膜带呈线状沉积。

疾病管理

1. 行糖皮质激素治疗疱病前检查包括HIV抗体、梅毒血清学检测、小便常规、大便常规、大便隐血、胸部X线片、腹部B超、PPD试验、骨密度检测均未见明显异常。

2. 药物治疗

醋酸泼尼松5mg×35片 sig. 25mg q.d. 晨起顿服

复方氯己定溶液300ml×1支 sig. 含漱t.i.d.

地塞米松溃疡涂剂15g×1支 sig. 局部涂敷t.i.d.

复方倍他米松注射液与注射用水等量混匀后于充血或糜烂病损附近行小剂量多点注射。

3. 2周后复诊。

4. 后续处理 若病情控制,可酌情递减醋酸泼尼松用量。

【述评】线状IgA病

线状IgA病(linear IgA disease,LAD)又称为线状IgA大疱性皮肤病(linear IgA bullous dermatitis,LABD),是一种以基底膜带线状IgA沉积为特点的自身免疫性大疱性疾病。该病临床少见,可发生于任何年龄,女性稍多于男性。按发病年龄分为成人型和儿童型。病情反复并呈慢性经过[1]。

LAD可自发或由药物诱导发生。最常见的诱发该病的药物为万古霉素[2]以及氨氯地平、氨苄西林、舒巴坦等[3,4]。另有研究报道部分成年LAD患者可伴有谷蛋白敏感性肠病[5]。也有由于接种HPV疫苗诱发该病的相关报道[6]。但该病的具体机制尚不明确。

LAD的分子靶抗原为皮肤或黏膜中的97kDa和120kDa抗原(LAD97抗原和LAD-1抗原),后来研究发现LAD97抗原为LAD-1抗原的衍生物,且都是BP180抗原的蛋白水解片段[7]。

BP230也是线状IgA病的靶抗原,该靶抗原在成人线状IgA病患者中比儿童常见。其他靶抗原还包括LAD285(285kDa)、Ⅶ型胶原等。

成人型LAD多在中青年发病,常突然起病。该病皮肤表现特异性不高,与其他表皮下大疱性疾病难以鉴别。尼氏征阴性。伴有或不伴有黏膜(口、鼻、生殖器、眼)损害,文献报道口腔损害常表现为颊、舌部的水疱、糜烂和溃疡[1]。

儿童型 LAD 多在学龄前发病,起病急,疾病周期性发作和缓解,病程有自限性,多在青春期前完全缓解。皮肤损害分布广泛,对称,多见于口周、四肢伸侧、腹股沟及外阴部。在正常皮肤或红斑上出现张力性水疱,尼氏征阴性,伴不同程度瘙痒。可伴有黏膜损害,表现为口腔糜烂和溃疡、鼻塞和出血以及结膜炎[8]。

LAD 组织病理表现为表皮或上皮下水疱,基底膜区域的破坏。直接免疫荧光检查示皮肤或黏膜基底膜区域出现均匀 IgA 线状沉积,部分患者同时伴有 IgG 和 C3 沉积。间接免疫荧光检测多数 LABD 病案循环 BMZ(basement membrane zone)-IgA 抗体阴性,即使阳性,抗体滴度也低,但约 75% 的儿童病案抗体检测阳性。

因临床表现并无特异性,故对新鲜组织进行直接免疫荧光检查是诊断 LAD 的金标准[9]。

本单元病案 50 患者的病损仅局限于口腔黏膜,文献报道局限于口腔黏膜的 LAD 十分罕见。但笔者在临床工作中接诊的数例 LAD 患者均无皮肤病损,且多数病案口腔病损仅累及牙龈,表现为牙龈充血伴少许糜烂(图 24),病损无特异性且都较轻微。故值得注意的是,局限于口腔黏膜的 LAD 可能比我们想象中更为常见,之所以报道较少可能是因为缺乏皮肤病损,且很多医院未常规开展免疫荧光检查,从而被误诊为其他疾病。因此,笔者建议对于口腔黏膜慢性红斑性、糜烂性以及疱性病损,应当将直接免疫荧光检查作为常规检查手段,以免误诊。

值得注意的是,新近有研究指出,由于抗 BP180 型 MMP 有时只产生 IgA 自身抗体,故若病损主要累及口腔黏膜,即便发现 IgA 抗体沉积于基底膜带,最好也诊断为 IgA 主导型 MMP,而不是 LAD[10]。

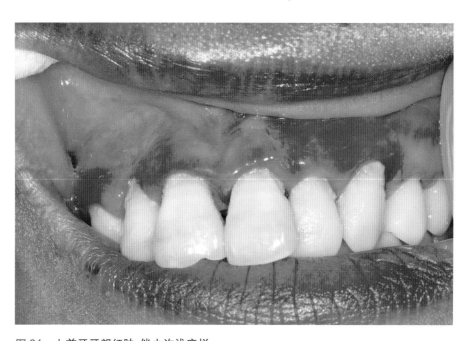

图 24　上前牙牙龈红肿,伴少许浅糜烂

氨苯砜治疗 LAD 有效,但要注意防止严重溶血性贫血的发生[11]。起始剂量较低 0.5mg/(kg·d),逐渐增量至病情缓解,通常认为最大剂量为 2.5~3.0mg/(kg·d)。不能耐受者可改用磺胺嘧啶,剂量为 15~60mg/(kg·d)。若疗效欠佳,可联合使用小剂量糖皮质激素泼尼松 0.25~0.5mg/(kg·d)。黏膜损害常比皮肤损害顽固,因此伴有黏膜损害的患者还需配合局部糖皮质激素治疗。对药物诱发 LAD 者,多数病案停服诱发药物后 5 周内逐渐缓解。LABD 患者经治疗一般病情可缓解,预后良好。本单元病案因病情较重,考虑到氨苯砜和磺胺嘧啶难以购买、不良反应等相关因素,笔者直接采用了小剂量糖皮质激素治疗。而对于笔者接诊的其他病损仅限于牙龈的轻微病案,均只进行了局部糖皮质激素治疗。

参 考 文 献

1. Venning V A. Linear IgA disease:clinical presentation, diagnosis, and pathogenesis. Dermatol Clin, 2011, 29(3):453-458

2. Selvaraj P K, Khasawneh F A. Linear IgA bullous dermatosis:a rare side effect of vancomycin. Ann Saudi Med, 2013, 33(4): 397-399

3. Schafer F, Echeverria X, Gonzalez S. Linear IgA bullous dermatosis induced by ampicillin/sulbactam. Indian J Dermatol Venereol Leprol, 2012, 78(2):230

4. Low L, Zaheri S, Wakelin S. Amlodipine-induced linear IgA disease. Clin Exp Dermatol, 2012, 37(6):649-651

5. Egan C A, Smith E P, Taylor T B, et al. Linear IgA bullous dermatosis responsive to a gluten-free diet. Am J Gastroenterol, 2001, 96(6):1927-1929

6. Ikeya S, Urano S, Tokura Y. Linear IgA bullous dermatosis following human papillomavirus vaccination. Eur J Dermatol, 2012, 22(6):787-788

7. Kasperkiewicz M, Zillikens D, Schmidt E. Pemphigoid diseases:pathogenesis, diagnosis, and treatment. Autoimmunity, 2012, 45(1):55-70

8. Fahad A S, Ammar A R. Unusual clinicopathological and immunological presentation of chronic bullous dermatosis of childhood (linear IgA dermatosis). Indian J Dermatol, 2011, 56(5):573-575

9. Dan H, Lu R, Li W, et al. Linear IgA disease limited to the oral mucosa. J Am Acad Dermatol, 2011, 65(3):677-679

10. Hashimoto T, Nakahara H. Immunological diagnostic methods in oral mucosal diseases. Br J Dermatol, 2019, 181(1):9-10

11. Ng S Y, Venning V V. Management of linear IgA disease. Dermatol Clin, 2011, 29(4):629-630

第五章

口腔黏膜斑纹类疾病

第1单元　口腔白斑病

病案51　口腔白斑病（斑块型）

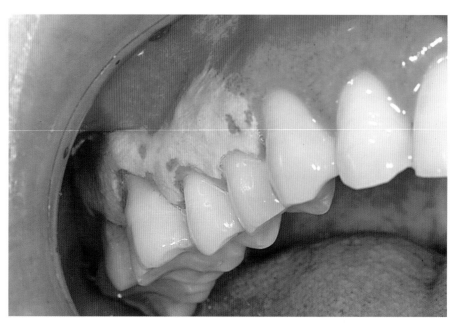

图 5-1-51　右上后牙颊侧牙龈见白色斑块，突出于黏膜，界清，表面平整

女性,47岁

主诉　发现右上牙龈变白1个月。

病史　1个月前无意中发现右上牙龈变白，出现白色斑块，无疼痛等不适。否认吸烟饮酒史。否认系统性疾病史及药物过敏史。

检查　14—17颊侧牙龈见20mm×8mm的白色斑块，突起于黏膜表面，边界清楚，表面平整（图5-1-51）。

初步诊断 口腔白斑病(斑块型)?

进一步检查

1. 血常规、血糖、凝血功能、肝功能、肾功能检查均未见明显异常。

2. 切取牙龈病损活检 常规 HE 染色检查显示符合白斑,不伴上皮异常增生。

诊断 口腔白斑病(斑块型)

诊断依据

1. 界限清楚、突出于黏膜表面的白色斑块。

2. 组织病理学检查(常规 HE 染色)证实。

疾病管理

1. 药物治疗

胸腺肽肠溶片 20mg×30 片 sig. 20mg q. d. p. o.

β 胡萝卜素 6mg×60 片 sig. 6mg b. i. d. p. o.

复方丹参滴丸 360 片 sig. 10 片 t. i. d. p. o.

维生素 E 100mg×60 片 sig. 100mg q. d. p. o.

维 A 酸糊剂 15g×1 支 sig. 局部涂敷 t. i. d.

2. 密切观察,1 个月后复诊。期间若有病情加重或变化,及时就诊。

病案52 增殖性疣状白斑

女性,47 岁

主诉 发现左颊发白 5 年。

病史 5 年前发现左颊发白,范围逐渐扩大延伸至左侧口角和下唇内侧,偶有进食时左侧口角疼痛。否认系统性疾病史及药物过敏史。

检查 左颊、左侧翼颌韧带区、左侧口角内侧、左侧下颌牙前庭沟、下唇内侧、下前牙前庭沟黏膜见广泛分布的白色斑块状病损,表面粗糙部分呈疣状突起,高出黏膜;左侧口角内侧见直径 10mm 高角化区,下唇内侧黏膜见 20mm×10mm 的高角化区,扪诊质韧(图 5-1-52)。

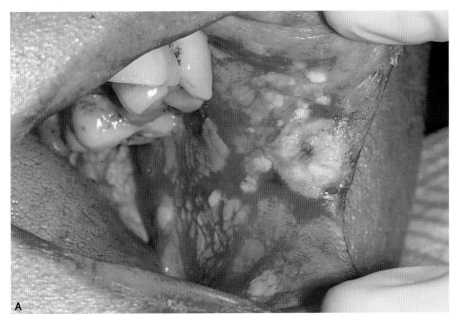

图 5-1-52 A.左侧口角内侧黏膜高角化白色病损,表面粗糙突起呈疣状

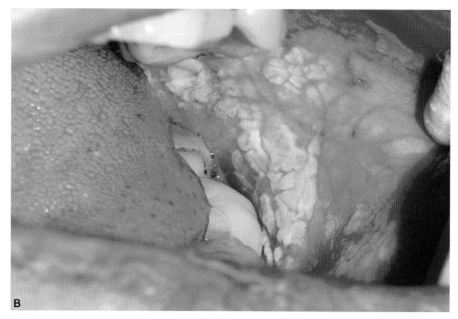

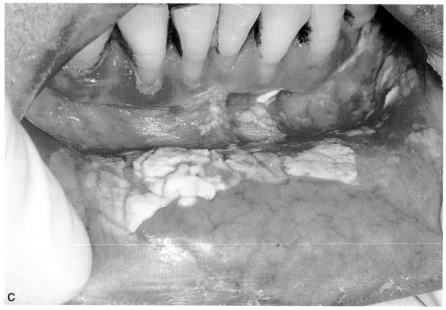

图 5-1-52(续) B. 左颊黏膜广泛分布白色斑块,表面粗糙,突出于黏膜 C. 下唇内侧、下前牙前庭沟黏膜见白色斑块,突出于黏膜,部分表面呈疣状

初步诊断 增殖性疣状白斑?

进一步检查

1. 血常规、血糖、凝血功能、肝功能、肾功能检查均未见明显异常。

2. 甲苯胺蓝染色示左侧口角内侧(+),其他部位(-)。

3. 切取高角化区病损活检 常规 HE 染色检查显示左侧口角内侧病损符合疣状白斑伴中至重度上皮异常增生,下唇内侧病损符合疣状白斑不伴上皮异常增生。

诊断 增殖性疣状白斑

诊断依据

1. 口腔黏膜表面白色斑块为慢性增殖性、多发性。

2. 组织病理学检查(常规 HE 染色)证实。

疾病管理

1. 建议手术切除左口角内侧和下唇内侧高角化区病损,其余病损暂行药物治疗。

2. 药物治疗

胸腺肽肠溶片 20mg×30 片 sig. 20mg q. d. p. o.

β 胡萝卜素 6mg×60 片 sig. 6mg b. i. d. p. o.

复方丹参滴丸 360 片 sig. 10 片 t. i. d. p. o.

维生素 E 100mg×60 片 sig. 100mg q. d. p. o.

维 A 酸糊剂 15g×1 支 sig. 局部涂敷 t. i. d.

3. 密切观察,1 个月后复诊。期间若病情加重或变化,及时就诊。

病案 53　口腔白斑病癌变

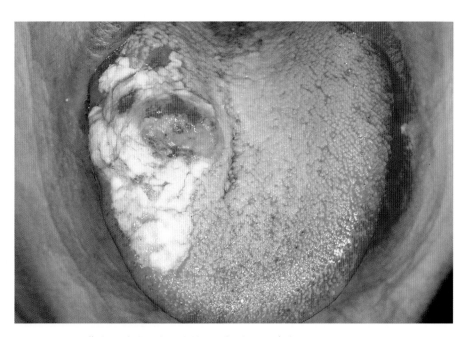

图 5-1-53　舌背右份黏膜见白色斑块,界清,表面见溃疡

女性,63 岁

主诉　舌背白色斑块 7 个月,起疱 1 个月。

病史　7 个月前发现舌背出现白色斑块,有粗糙感,无明显疼痛不适。1 个月前发白处开始起疱,稍感疼痛。否认系统性疾病史及药物过敏史。

检查　舌背右份见 30mm×20mm 大小的白色斑块,表面粗糙,突起于黏膜,边界清楚;表面见 12mm×10mm 的溃疡(图 5-1-53),表面覆黄色假膜,质硬。

初步诊断　舌背口腔白斑病癌变?

进一步检查

1. 血常规、血糖、肝功能、肾功能检查均未见明显异常。

2. 切取舌背溃疡质硬处病损活检　常规 HE 染色检查显示符合口腔鳞状细胞癌。

诊断　舌背口腔白斑病癌变

诊断依据

1. 界限清楚、突出于黏膜表面的白色斑块。

2. 白色斑块出现溃疡性损害，且扪诊质硬。

3. 组织病理学检查（常规 HE 染色）证实。

疾病管理

1. 建议口腔外科手术切除治疗。

2. 术后密切观察，定期复查。

【述评】口腔白斑病

口腔白斑病（oral leukoplakia，OLK）指口腔黏膜上以白色斑块为主的损害，不能定义为其他任何疾病，是最常见的口腔潜在恶性疾病（oral potentially malignant disorders）。患病率 0.57%～3.6%，男性多发或无性别差异[1]，好发年龄为 40～60 岁。有研究认为口角区病损多见，还有一些研究认为牙龈和舌更常见。流行病学资料表明其发生可能与地区、种族以及吸烟等因素相关[2]。

临床上可将口腔白斑病分为均质型（homogeneous）和非均质型（nonhomogeneous）两大类。均质型主要包括斑块状和皱纸状（图 25），表面较平整，边界清楚。非均质型白斑包括颗粒状（图 26）、溃疡状（图 27）、疣状（图 28）。"非均质"的界定主要依据外形和颜色：颗粒状白斑呈白色颗粒状突起，颗粒间黏膜充血；溃疡状白斑在白色斑块上可见糜烂或溃疡；疣状白斑表面外生呈刺状或绒毛状。非均质型白斑与上皮异常增生和癌变之间的关系更为密切[3]。

增殖性疣状白斑（proliferative verrucous leukoplakia，PVL）是一种较罕见的、以慢性增殖性、多发性、顽固性为主要特点的口腔白斑病，癌变率极高。好发于中老年女性，临床上表现为白色的疣状病损，很难与疣状癌相区别。常出现在牙龈区，可逐渐侵袭大部分口腔黏膜，界限清楚[3]。PVL 的发生发展包括从单纯角化到白斑病甚至可能发展到浸润性鳞状细胞癌的病理过程，与其他口腔白斑病在病理形态上存在重叠，只是角化异常更为突出。PVL 的早期阶段不伴有或仅伴有轻度上皮异常增生，如果病损为疣状白斑伴重度异常增生，最好诊断为原位癌而不是 PVL[4]。

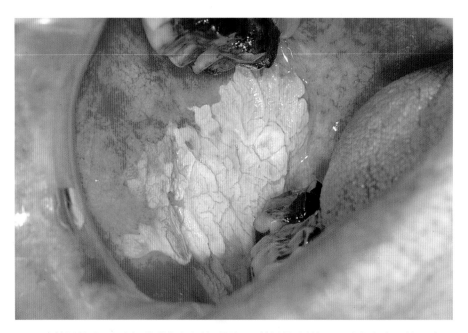

图 25　皱纸状 OLK：右颊黏膜白色斑块，界清，呈皱纸状；活检示口腔白斑病不伴上皮异常增生

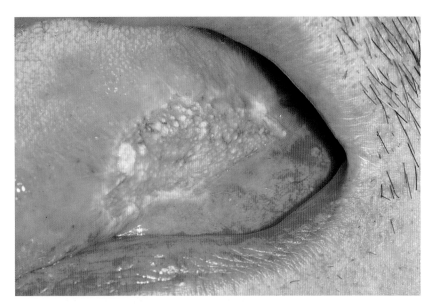

图26 颗粒状OLK：左舌腹黏膜见密集颗粒样白色病损；活检示口腔白斑病伴轻度上皮异常增生

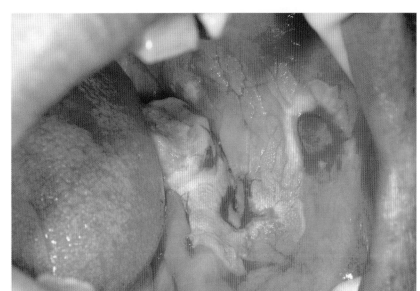

图27 溃疡状OLK：左颊黏膜见白色斑块，伴2处溃疡；活检示口腔白斑病伴中重度上皮异常增生

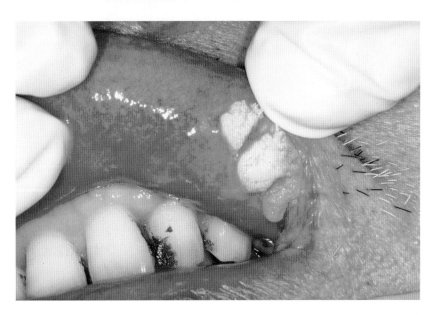

图28 疣状OLK：左侧口角内侧黏膜见白色斑块，表面呈疣状突起，并见一乳头瘤样增生物；白色斑块病损活检示疣状口腔白斑病伴中度上皮异常增生

文献报道,在 1～30 年的随访期中,口腔白斑病的癌变率为 0.13%～17.5%[2],差异颇大,可能是因为研究方法的区别,如对照组的选择、随访期的长短、吸烟习惯的不同等。癌变相关因素的研究甚多。印度研究认为男性患者的白斑病损更易恶变,且与吸烟和咀嚼烟草有关[5]。也有研究认为患有非均质型白斑病的不吸烟的女性癌变倾向更高。年长者恶变率较高,常见于 60～70 岁[6]。发生于口底和舌腹的白斑病损,癌变率达 43%,因为这些区域上皮通透性更强,更易暴露于唾液及口腔中的致癌物质[7]。而与均质型相比,非均质型被认为是高危型,且其中的 PVL,有高达 80% 的癌变率[3]。此外,病损面积大于 200mm²,非局限型分布,也是预后差的相关因素。

上皮异常增生(dysplasia)是口腔上皮成熟异常的组织学表现,发生在 1%～30% 的口腔白斑病中,36%伴异常增生的口腔白斑病会发展为鳞癌[8]。异常增生分为轻、中、重度,对于口腔白斑病的预后和治疗有指导意义。但是,异常增生的判定具有主观性,而且中重度病变活检时就可能被切除。上皮异常增生也不一定会发展成口腔癌,一些病案会出现好转;另一方面,不伴有组织学异常增生的口腔白斑病也有 15% 的癌变率[9]。因此,难以确定异常增生与口腔白斑病癌变率之间的关联。

口腔白斑病的发病与局部刺激因素和某些感染因素有关。咀嚼烟草、吸烟、咀嚼槟榔都是常见的理化刺激因素,均与口腔白斑病的发生相关。

念珠菌感染作为致病因素还是患病后继发感染,仍有很多争论。现有研究证明,多种类型的念珠菌属均能从伴异常增生的非均质白斑病中分离。去除表面念珠菌不能使病损逆转,但是能使高危型非均质型白斑病转变为低危型均质型白斑病[10]。

人乳头瘤病毒(human papillomavirus,HPV)可能与口腔白斑病的发生和恶变潜能有关。PVL 与 HPV感染关系密切。高危型 HPV16 和 HPV18 感染是口腔白斑病癌变相对独立的危险因素[11]。

Epstein-Barr 病毒被发现与很多癌症有关,有研究认为是口腔鳞状细胞癌(oral squamous cell carcinoma,OSCC)的致病因素。但尚无研究表明与口腔白斑病有明确关联[12]。

无论是否具有组织学异型性,更好地理解癌变的分子机制能使我们更加准确地预测口腔白斑病癌变潜能。口腔白斑病的发生与口腔鳞癌中常见的分子异常有关,这些分子异常包括杂合性缺失(loss of heterozygosity)、非整倍体(aneuploidy)、端粒酶活性(telomerase)异常等。

抑癌基因染色体出现杂合性缺失对口腔白斑病癌变具有一定的预测价值。若杂合性缺失出现在 3p或 9q,与口腔白斑病中度危险相关,癌变危险增高 3.8 倍。4q、8p、11q、13q、17p 出现杂合性丢失,与高危型口腔白斑病相关,癌变危险增高 33 倍。低危型口腔白斑病不出现杂合性缺失[13]。

DNA 倍体可体现基因不稳定性的程度。在肿瘤中,稳定的二倍体(diploid)细胞被不稳定的非整倍体细胞所替代。在口腔白斑病异常增生病损组织细胞中,二倍体为低危险度,四倍体为中度危险,非整倍体具有高度恶变潜能[14]。

端粒酶在形成、修整端粒和细胞凋亡中起重要作用。过表达端粒酶与很多肿瘤的发生有关。人端粒酶反转录酶(human telomerase reverse transcriptase,hTERT)基因编码端粒酶的催化亚基,并与端粒酶活性呈正相关。hTERT 在口腔白斑病组织中过表达,可使端粒酶活性增加,是口腔癌变过程的早期事件[15]。

与异常增生相关的基因包括 p53、环氧酶 2(cyclooxygenase 2,COX-2)、前列腺素 E 合成酶(prostaglandin E synthase)等。p53 是一类典型的抑癌基因,可分为野生型和突变型两种,野生型 p53 可诱导细胞凋亡,而突变型却抑制凋亡[16]。

与口腔白斑病癌变相关的蛋白水平标记物包括:整合素、糖蛋白 CD44 家族、细胞周期调节因子、基质金属蛋白酶 11、血管内皮生长因子等[3]。但这些标志物均处于研究阶段,尚无公认的应用于临床的标志物。

诊断口腔白斑病首先需要从临床表现上排除其他定义明确的表现为口腔黏膜白色斑块的疾病。包括:白色水肿、白色海绵状斑痣、咬颊症、原发性接触性口炎(如阿司匹林灼伤)、疣状癌、口腔毛状白斑、颊白线、盘状红斑狼疮、口腔扁平苔藓、二期梅毒黏膜斑等。然后,去除可能的刺激因素再观察 2～4 周,若病损无消退,则需进行活检。活检除从组织学上排除其他可定义的疾病之外,还可了解有无上皮异常增生及异常增生的程度,从而明确诊断,并为治疗计划的制订提供依据。活检部位的选择除根据肉眼检查结果外,还可结合口腔黏膜癌变的无创监测技术来综合判定。

口腔黏膜癌变的无创监测技术种类繁多,其中,自体荧光检测和甲苯胺蓝(Toluidine Blue,TB)活体组织染色应用较为广泛。自体荧光检测主要是利用正常口腔黏膜与异常增生组织在受到特定波长的光线照射时产生不同强度的荧光来判断组织的性质。与正常口腔黏膜相比较,有异常增生或癌变的区域荧光强度较低[17]。甲苯胺蓝是一种噻嗪类染色剂,对核酸具有高亲和力,易使有丝分裂活跃的细胞着色。因此,在癌变部位或具有异常增生的部位易着色[18]。无创监测技术操作简便,易于掌握,患者易于接受,与肉眼观察相结合,有助于活检部位的选择,也有助于对患者病情的监测。

口腔白斑病的治疗需根据病情选择方案,考虑的因素包括病损的类型、部位、面积、伴有异常增生的程度、对药物的反应性等。首先要去除刺激因素如吸烟、残根或牙齿尖锐边缘的刺激等。若属均质型,且病损面积较小,位于非危险区域,组织学检查不伴或伴轻度上皮异常增生,可仅采用局部治疗。多用维A酸的局部制剂,如维A酸糊剂、0.1%~0.3%维A酸软膏或1%维A酸衍生物维胺酸局部涂搽,1~3次/日。注意勿涂搽于充血和糜烂的病损。病损减轻后应逐渐减量。亦可用鱼肝油或维生素AD滴剂或维生素E涂搽等,3~4次/日。若病损面积较大、累及多个部位,或伴有中度上皮异常增生,可配合全身药物治疗,口服免疫增强剂如胸腺肽肠溶片,每次20mg,1~2次/日;抗氧化剂β胡萝卜素,每次6mg,1~2次/日;抗氧化剂维生素E,每次100mg,1次/日;抗氧化剂番茄红素,每次1粒,1次/日;活血化瘀中成药复方丹参滴丸,10丸/次,3次/日。上述口服药物均连续服用1个月为一个疗程,每1~2个月定期复诊。复诊时可结合甲苯胺蓝染色、自体荧光诊断仪进行检查。

对于伴有轻度异常增生且位于高危区域的口腔白斑病、非均质型口腔白斑病,或有中重度异常增生的口腔白斑病,应考虑手术治疗。但需要注意的是,即使完全切除白色斑块,病变周围黏膜虽然看似正常,其实该部位细胞可能已经具有分子改变,意味着局部手术切除并不能彻底根除复发和癌变危险[3]。因此,即使采用手术治疗,术后定期复查也是非常必要的。

除药物治疗和手术治疗外,还可选择物理治疗方法,如冷冻治疗、激光治疗和光动力治疗等。

冷冻治疗是利用极低温(通常使用液氮)对局部组织的冷冻,引起脱水、变性、组织缺血性坏死,可控地破坏或切除病损的治疗方法。冷冻治疗具有操作简便、出血量少、疼痛轻微等优点。但是,冷冻深度不易掌握,过深易损伤黏膜下层、肌肉或骨组织,造成瘢痕挛缩,过浅又不易完全去除病变部位。同时,有学者在动物实验中发现,冷冻治疗可能会增加口腔白斑病的癌变率。其远期有效性和安全性还有待进一步研究。

激光治疗可利用激光的切割和气化效应对口腔白斑病的病损进行去除,去除后创面表面可见碳化颗粒,此后周围黏膜可爬行至创面直至愈合。激光治疗出血量少,疼痛较轻微。但激光治疗深度亦不易掌握,根据操作时去除病损的深度不同,可产生一定的瘢痕。

光动力治疗(photodynamic therapy,PDT)是一种以特定波长的光照射经光敏剂处理过的病变部位,使其发生一系列光化学和光生物学反应,导致异常增生活跃的细胞发生不可逆的损伤并最终死亡,从而选择性破坏病变组织、治疗疾病的技术。常用的光敏剂包括5-氨基酮戊酸(5-Aminolevulinic acid,ALA)、血卟啉等。光敏剂通过局部湿敷或静脉注射等方式给药后,可富集于增生活跃的病损部位,在特定波长激光的激发下,促使组织中的氧转化为活性氧,从而破坏病变组织。口腔白斑病损多选择5-氨基酮戊酸局部湿敷的方式给药,一般无需全身避光,若病损位于唇部等暴露部位,治疗后病损部位应注意避光。与药物治疗和手术治疗等传统治疗方法相比较,光动力治疗具有创伤小、时间短、毒性低、选择性好、可重复治疗、可较好地保护治疗部位的美观和功能等优点[19],可作为传统治疗方法的有力补充,并可取代部分传统疗法。笔者通过对光动力治疗口腔白斑病的现有文献进行循证评价,已建立口腔白斑病的ALA-光动力治疗体系。临床应用该体系发现,ALA-光动力治疗口腔白斑病的总体效率高,不良反应轻微,对于非均质型、伴有中-重度异常增生以及组织中Ki67高表达的口腔白斑病病损效果更佳(图29)[20]。

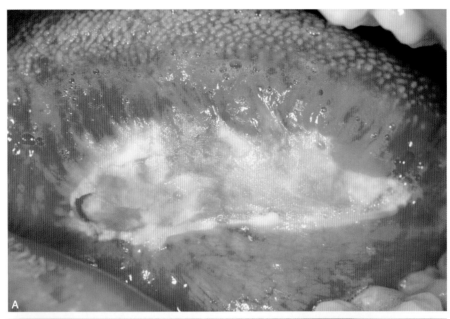

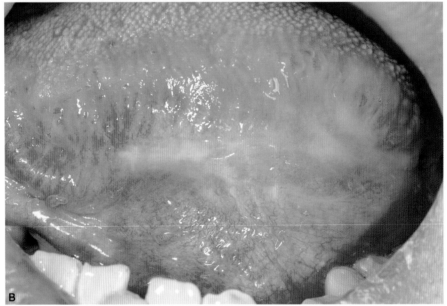

图 29　A.左舌腹白斑病(伴中度上皮异常增生)光动力治疗前　B.ALA-光动力治疗后,左舌腹黏膜白色斑块病损完全消退

参 考 文 献

1. Bánóczy J, Gintner Z, Dombi C. Tobacco use and oral leukoplakia. J Dent Educ, 2001, 65(4): 322-327

2. Amagasa T, Yamashiro M, Uzawa N. Oral premalignant lesions: from a clinical perspective. Int J Clin Oncol, 2011, 16(1): 5-14

3. Martorell-Calatayud A, Botella-Estrada R, Bagán-Sebastián J V, et al. Oral leukoplakia: clinical, histopathologic, and molecular features and therapeutic approach. Actas Dermosifiliogr, 2009, 100(8): 669-684

4. 葛林,周红梅,曾昕,等. 增殖性疣状白斑癌变1例. 华西口腔医学杂志,2007,25(3):310-312

5. Gupta P C, Mehta F S, Daftary D K, et al. Incidence rates of oral cancer and natural history of oral precancerous lesions in a 10-year follow-up study of Indian villagers. Community Dent Oral Epidemiol, 1980, 8(6): 283-333

6. Bánóczy J. Follow-up studies in oral leukoplakia. J Maxillofac Surg, 1977, 5(1): 69-75

7. Kramer I R, El-Labban N, Lee K W. The clinical features and risk of malignant transformation in sublingual keratosis. Br Dent J, 1978, 144(6): 171-180

8. Schepman K P, van der Meij E H, Smeele L E, et al. Malignant transformation of oral leukoplakia: a follow-up study of a hospital-based population of 166 patients with oral leukoplakia from The Netherlands. Oral Oncol, 1998, 34(4): 270-275

9. Cowan C G, Gregg T A, Napier S S, et al. Potentially malignant oral lesions in northern Ireland: a 20-year population-based perspective of malignant transformation. Oral Dis, 2001, 7(1): 18-24

10. Reibel J. Prognosis of oral pre-malignant lesions: significance of clinical, histopathological, and molecular biological characteristics. Crit Rev Oral Biol Med, 2003, 14(1): 47-62

11. D'Souza G, Kreimer A R, Viscidi R. Case-control study of human papillomavirus and oropharyngeal cancer. N Engl J Med, 2007, 356(19): 1944-1956

12. Bagan J V, Jimenez Y, Murillo J, et al. Epstein-Barr virus in oral proliferative verrucous leukoplakia and squamous cell carcinoma: A preliminary study. Med Oral Patol Oral Cir Bucal, 2008, 13(2): E110-E113

13. Zhang L, Rosin M P. Loss of heterozygosity: a potential tool in management of oral premalignant lesions. J Oral Pathol Med, 2001, 30(9): 513-520

14. Sudbø J, Lippman S M, Lee J J, et al. The influence of resection and aneuploidy on mortality in oral leukoplakia. N Engl J Med, 2004, 350(14): 1405-1413

15. Ravn V, Dabelsteen E. Tissue distribution of histo-blood group antigens. APMIS, 2000, 108(1): 1-28

16. Poeta M L, Manola J, Goldwasser M A, et al. Mutations and survival in squamous-cell carcinoma of the head and neck. N Engl J Med, 2007, 357(25): 2552-2561

17. Huang T T, Huang J S, Wang Y Y, et al. Novel quantitative analysis of autofluorescence images for oral cancer screening. Oral Oncol, 2017, 68: 20-26

18. Singh D, Shukla R K. Utility of Toluidine Blue Test in Accessing and Detecting Intra-Oral Malignancies. Indian J Otolaryngol Head Neck Surg, 2015, 67(Suppl 1), 47-50

19. Thunshelle C, Yin R, Chen Q, et al. Current Advances in 5-Aminolevulinic Acid Mediated Photodynamic Therapy. Curr Dermatol Rep, 2016, 5(3): 179-190

20. Chen Q, Dan H, Tang F et al. Photodynamic therapy guidelines for the management of oral leucoplakia. Int J Oral Sci, 2019, 11(2):14

第2单元　口腔白角化症、白色水肿、颊白线

病案 54　口腔白角化症

【述评】口腔白角化症、白色水肿、颊白线

病案 54 口腔白角化症

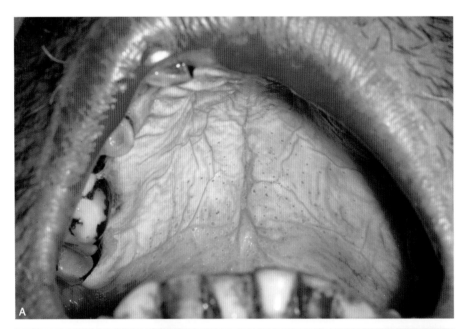

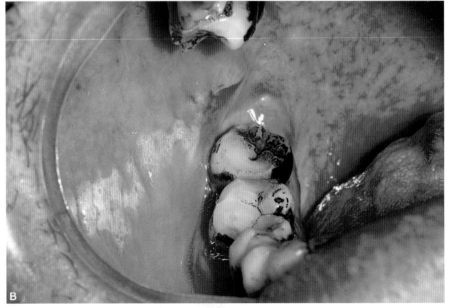

图 5-2-54　A.硬腭黏膜广泛弥散性白色斑片状损害,平伏,边界不清,间杂红色腭腺开口
B.右颊中份咬合线附近见弥散性白色斑片状损害,平伏,边界不清

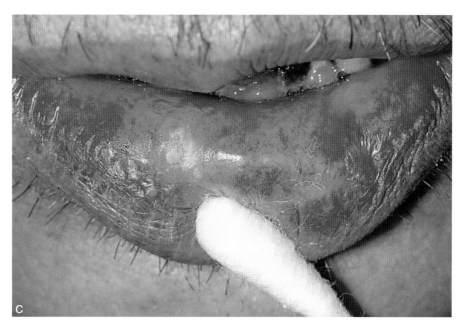

图 5-2-54（续）　C.下唇右份唇红黏膜叼烟处见黄豆大小白色斑片状损害,略粗糙,边界不清

男性,59 岁

主诉　发现上腭双颊发白 4 天。

病史　4 天前无意中发现上腭及双颊均发白,仅有轻微粗糙感,无疼痛等不适。40 余年吸烟史,每天吸烟 1~2 包。患有"心肌缺血"。否认其他系统性疾病史及药物过敏史。

检查　硬腭黏膜广泛弥散性白色斑片状损害,平伏,边界不清,间杂红色腭腺开口,双颊中份咬合线附近也见弥散性白色斑片状损害。下唇右侧叼烟嘴位置也见黄豆大小白色斑片状损害,粗糙(图 5-2-54)。

诊断　口腔白角化症

诊断依据

1. 界限不清楚、平伏、弥散的白色斑片状损害。

2. 病损部位为双颊、唇及硬腭。

3. 有吸烟史。

疾病管理

1. 建议逐渐戒烟。

2. 药物治疗

维生素 E 100mg×60 片 sig. 局部涂敷 q. d.

维生素 AD 滴剂 15ml×1 支 sig. 局部涂敷 t. i. d.

3. 观察,定期复诊。

【述评】口腔白角化症、白色水肿、颊白线

　　口腔白角化症(leukokeratosis)是长期的摩擦、热、化学等刺激造成的口腔黏膜白色斑块或斑片。常由不良修复体、错位咬合、残根、残冠、不当的刷牙方式、长期吸烟、上下颌后牙的尖锐边缘等原因造成,好发于唇、舌缘、双颊黏膜。去除刺激因素后,病损可逐渐变浅甚至消退。

　　长期吸烟造成的口腔黏膜广泛角化又称为尼古丁性口炎(nicotine stomatitis),与化学和热刺激相关,常发生在腭部和双颊。

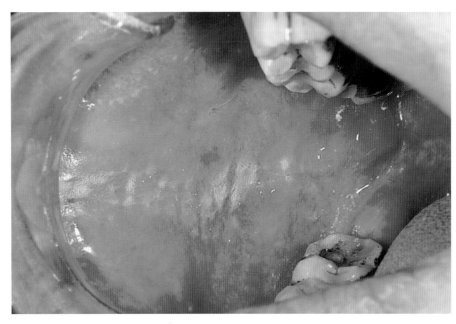

图30 右颊黏膜白色斑片状损害,平伏、弥散、边界不清

口腔白角化症临床表现常为界限不清的浅白或乳白色斑片状损害,平伏,表面光滑,质软(图30)。病理表现主要为上皮过度角化。

治疗主要为去除刺激因素,如戒烟,拔除残冠、残根、伸长牙,调磨锐利牙尖,去除不良修复体等。该病系良性病变,无癌变潜能[1, 2]。

白色水肿(leukoedema)是一种常见的口腔黏膜水肿改变,病因不清。非裔美国人发生率较高,无性别差异[3]。吸烟和咀嚼槟榔可使病损更白,范围更大。类似水肿的改变也可见于喉、阴道等黏膜表面。临床表现为主要发生在双颊黏膜的透明、弥散、乳白或灰白色的、面纱样无症状的黏膜改变,有时出现褶皱。主要的诊断特点为拉伸黏膜时,病损暂时消失(图31)。组织学表现为上皮增厚,棘细胞内水肿。未见恶变倾向,无须治疗[2]。

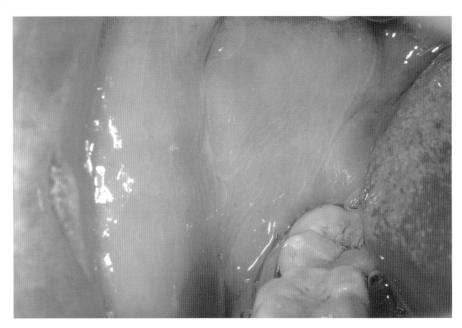

图31 右颊黏膜见透明、白色面纱样改变,可见皱褶

　　颊白线(linea alba)是位于双颊黏膜上连续的白色线条,与牙齿咬合面相对应,呈水平状从口角区延伸至磨牙区(图32)。成年人常见,由于牙齿长期刺激造成,多发生在颊黏膜牙列咬合区,与牙列外形一致,后牙区较明显。这种白色线条也可由于下颌磨牙舌侧边缘长期刺激从而出现在舌缘,也可出现于唇内侧黏膜。患者无症状。病理表现为角化过度。无须治疗,少数可自行恢复[2]。

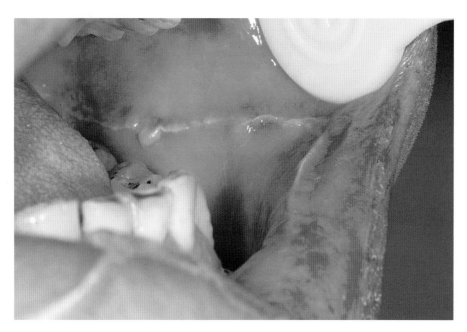

图32　左颊黏膜咬合区见连续白线,一直延伸至下唇内侧黏膜

参 考 文 献

1. Bouquot J E, Gorlin R J. Leukoplakia, lichen planus, and other oral keratoses in 23,616 white Americans over the age of 35 years. Oral Surg Oral Med Oral Pathol, 1986, 61(4): 373-381
2. Bhattacharyya I, Chehal H K. White lesions. Otolaryngol Clin North Am, 2011, 44(1): 109-131
3. Martin J L. Leukoedema: an epidemiological study in white and African Americans. J Tenn Dent Assoc, 1997, 77(1): 18-21

第3单元 白色海绵状斑痣

病案 55 白色海绵状斑痣

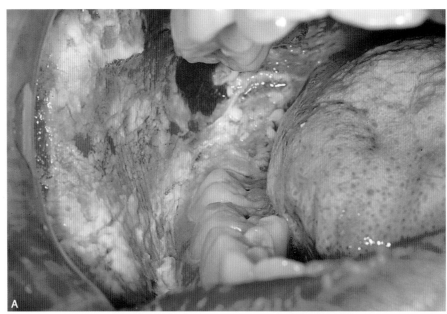

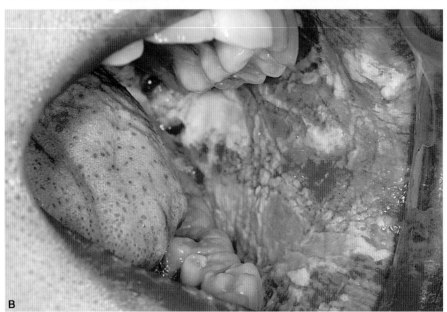

图 5-3-55 A、B 右颊、左颊黏膜广泛珠光白色皱褶和斑块

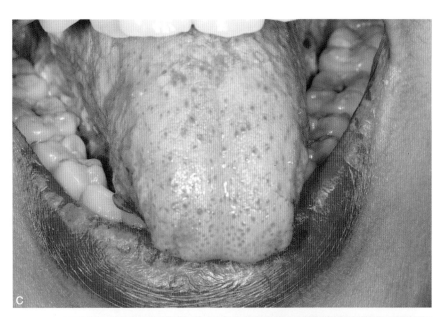

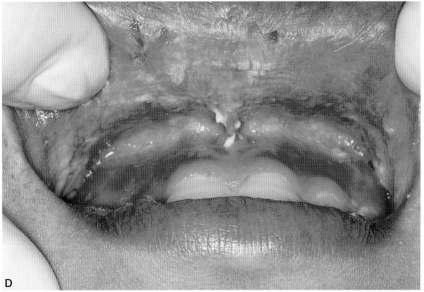

图 5-3-55（续） C.舌背黏膜呈广泛珠光白色改变 D.上唇内侧黏膜见较多珠光白色皱褶 E.（患者母亲）右颊、舌背黏膜见珠光白色皱褶和斑块

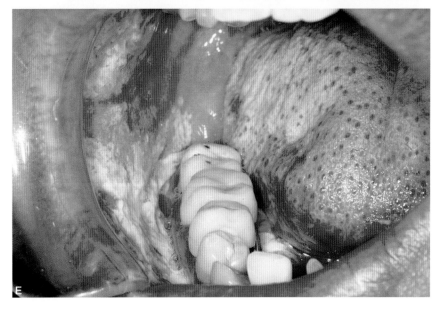

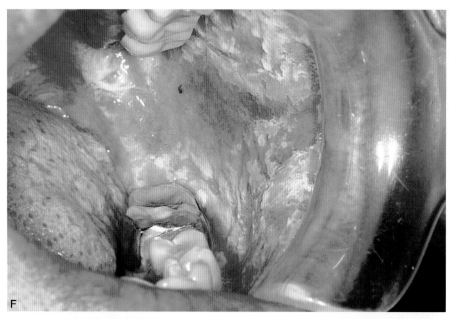

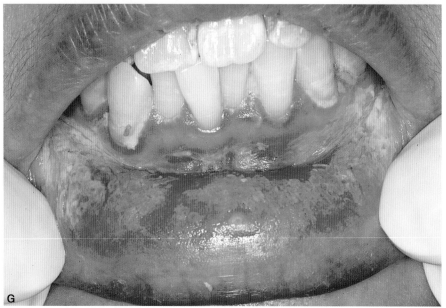

图 5-3-55(续) F.(患者母亲)左颊黏膜广泛珠光白色皱褶和斑块 G.(患者母亲)下唇内侧、前庭沟黏膜广泛珠光白色皱褶

女性,17 岁

主诉 口内发白 10 年。

病史 10 年前开始发现双颊黏膜发白,无明显不适。自觉"感冒"时白色斑块加厚。诉其母亲亦发现口内黏膜发白 1 年余。患者及其母亲均否认有反复发热、体重明显减轻。否认系统性疾病史及药物过敏史。

检查 口内黏膜见广泛珠光白色皱褶和斑块,可部分拭去,拭去后黏膜发红或呈正常颜色(图 5-3-55A~D)。患者母亲口内有类似损害(图 5-3-55E~G)。

初步诊断 白色海绵状斑痣

进一步检查

1. 血常规、血糖、凝血功能、HIV 抗体检查均未见异常。

2. 切取左颊病损组织活检,常规 HE 染色检查显示符合白色海绵状斑痣。

诊断 白色海绵状斑痣

诊断依据

1. 遗传史。

2. 双颊大面积皱褶状斑块。

3. 组织病理学检查(常规 HE 染色)证实。

疾病管理 解释病情,建议观察。

病案 56 白色海绵状斑痣

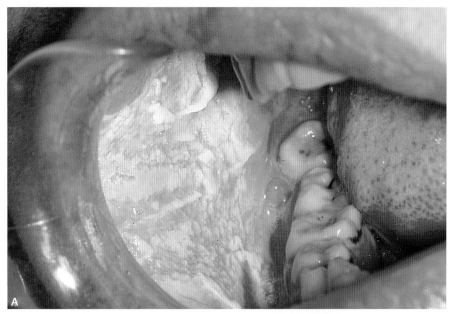

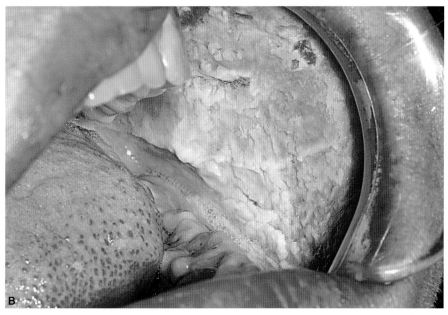

图 5-3-56 A、B 右颊、左颊黏膜大面积水波样皱褶状白色斑块,形似海绵

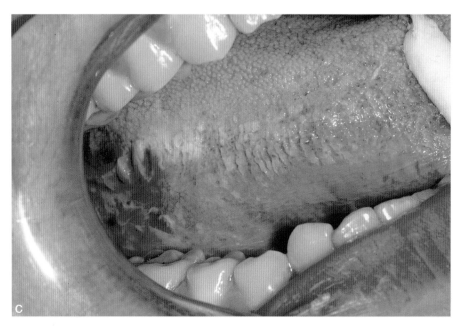

图 5-3-56(续) C.右侧舌根部黏膜见白色皱褶

女性,20 岁

主诉 双颊黏膜发白、干燥 9 年。

病史 9 年前开始发现双颊黏膜发白,面积无扩大,颜色也无明显改变。感口内干燥,无其他不适。诉其姐姐口腔内有类似表现,但较轻微。患"乙肝",否认其他系统疾病史及药物过敏史。

检查 双颊大面积水波样皱褶状白色斑块,形似海绵,波及部分软腭区域,双侧舌缘及口底也见白色斑片,质软(图 5-3-56)。白色斑块可部分拭去,遗留红色基底黏膜。

初步诊断 白色海绵状斑痣

进一步检查

1. 血常规、血糖、凝血功能、HIV 抗体检查均未见异常。

2. 切取右颊病损组织活检,常规 HE 染色检查显示符合白色海绵状斑痣。

诊断 白色海绵状斑痣

诊断依据

1. 青春期起病,家族史。

2. 双颊大面积皱褶状斑块,珠光色。

3. 组织病理学检查(常规 HE 染色)证实。

疾病管理 解释病情,建议观察。

【述评】白色海绵状斑痣

白色海绵状斑痣(white sponge naevus)是一种少见的常染色体显性遗传疾病[1]。口腔病损常在青春期前出现,无性别差异,双颊黏膜最易受累,典型表现为双颊对称、褶曲的白色斑块。可有家族遗传史,一般认为是角蛋白(keratin)4 或 13 基因的点突变造成口腔黏膜角质形成缺陷[2, 3]。

临床表现为无症状的、软而似海绵状,呈水波样皱褶的白色斑块或斑点,有时可揭去,揭去后不遗留糜烂面。最常见于双颊黏膜,唇、舌腹、口底也见受累。鼻、食管、喉、肛门生殖器黏膜亦可发生同样病变[4, 5]。

病理表现为角化不全,上皮明显增厚。棘细胞增大,层次增多。棘细胞空泡性变,胞核固缩或消失[4]。

　　诊断依据临床表现和家族史,必要时进行组织病理检查,用于与其他口腔白色病损进行鉴别诊断。未见癌变报道,预后良好,无症状时不需治疗。

参 考 文 献

1. Damm D D. Bilateral white cheeks. White sponge nevus. Gen Dent, 2010, 58(6): 539-540

2. Zhang J M, Yang Z W, Chen R Y, et al. Two new mutations in the keratin 4 gene causing oral white sponge nevus in Chinese family. Oral Dis, 2009, 15(1): 100-105

3. Shibuya Y, Zhang J, Yokoo S. Constitutional mutation of keratin 13 gene in familial white sponge nevus. Oral Surg Oral Med Oral Pathol Oral Radiol Endod, 2003, 96(5): 561-565

4. Bhattacharyya I, Chehal H K. White lesions. Otolaryngol Clin North Am, 2011, 44(1): 109-131

5. Cutlan J E, Saunders N, Olsen S H, et al. White sponge nevus presenting as genital lesions in a 28-year-old female. J Cutan Pathol, 2010, 37(3): 386-389

第4单元　口腔扁平苔藓

病案 57　口腔扁平苔藓(非糜烂型)

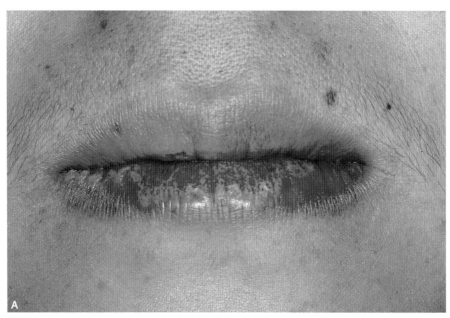

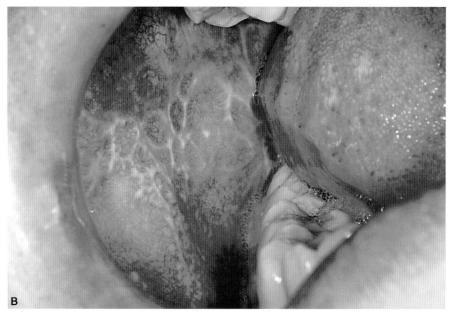

图 5-4-57　A、B 下唇唇红、右颊黏膜珠光白色网纹

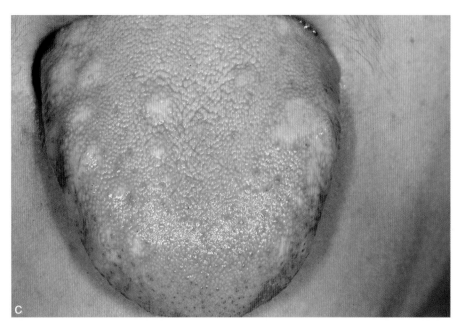

图 5-4-57(续)　C.舌背见团块状珠光白色斑片,周缘有白纹

女性,23 岁

主诉　双舌缘进食辛辣食物疼痛 1 年余。

病史　1 年来患者自觉进食辛辣食物和烫食时疼痛,无自发痛。易"感冒",否认系统性疾病史及药物过敏史。

检查　双颊、下唇唇红均见较多珠光白色网纹,舌背见多处团块状白色斑片,平伏,边缘见白色条纹,未见明显充血糜烂(图 5-4-57)。皮肤及指(趾)甲未见明显异常。

诊断　口腔扁平苔藓(非糜烂型)

诊断依据

1. 珠光白色的网纹及斑片,颊、舌、唇损害均为双侧较对称分布。

2. 无明显诱因。

疾病管理

1. 药物治疗

胸腺肽肠溶片 20mg×30 片 sig. 20mg q. d. p. o.

万应胶囊 0. 3g×24 片 sig. 0. 3g b. i. d. p. o.

β 胡萝卜素 6mg×30 片 sig. 6mg q. d. p. o.

地塞米松溃疡涂剂 15g×1 支 sig. 局部涂敷 t. i. d.

2. 若病情稳定,3 个月后复诊。期间若有病情变化,及时复诊。

病案 58　口腔扁平苔藓(糜烂型)

女性,58 岁

主诉　双颊糜烂疼痛 2 个月。

病史　2 个月前患者自觉双颊糜烂,疼痛,进食时加重。在其他医院口服"消炎药"(具体不详)无明显改善。进食辛辣食物和烫食时疼痛,自发痛。否认系统性疾病史及药物过敏史。

检查　双颊均见较多珠光白色网纹伴充血,右颊散在多处米粒至黄豆大小糜烂面,左颊见一处 20mm ×10mm 的大糜烂面及数处米粒大小糜烂面(图 5-4-58)。皮肤及指(趾)甲未见明显异常。

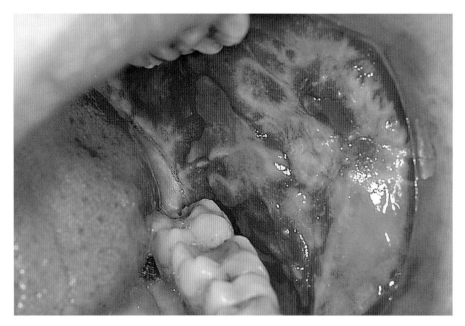

图 5-4-58　左颊黏膜珠光白色网纹,伴较大面积充血糜烂,糜烂表面被覆黄色假膜

诊断　口腔扁平苔藓(糜烂型)

诊断依据

1. 珠光白色的网纹及斑片伴糜烂,双颊均有损害。

2. 无明显诱因。

疾病管理

1. 药物治疗

醋酸泼尼松 5mg×35 片 sig. 25mg q. d. 晨起顿服

肿痛安 0.28g×48 片 sig. 0.56g t. i. d. p. o.

复方氯己定溶液 300ml×1 支 sig. 含漱 t. i. d.

地塞米松溃疡涂剂 15g×1 支 sig. 局部涂敷 t. i. d.

2. 地塞米松注射液、庆大霉素注射液、维生素 C 注射液各 1 支行雾化治疗,1~2 次/日,连续 3 日。

3. 1 周后复诊。

4. 后续处理　复诊时病情缓解,糜烂面局限,可用曲安奈德注射液与等量注射用水混匀后行糜烂病损基底局部小剂量多点注射,并口服昆明山海棠片。

病案59　口腔扁平苔藓(伴有增生物的新类型)

男性,25 岁

主诉　舌部溃烂疼痛 6 个月。

病史　6 个月前无明显诱因出现舌部溃烂、疼痛,影响进食。于外院诊断为"溃疡性口腔炎",口服"昆明山海棠、泼尼松",局部注射"曲安奈德","氯己定溶液"含漱均无明显改善。否认创伤史、系统性疾病史及药物过敏史。

检查　左舌腹见 30mm×10mm 的增生物,似脓性肉芽肿,质软,上覆黄白色假膜伴少许浅糜烂,周缘网状白纹,右舌腹见面积约 20mm×10mm 的类似增生物(图 5-4-59A、B)。未见银汞合金、尖锐牙尖、不良充填体等局部刺激因素,皮肤、指(趾)甲未见明显异常。

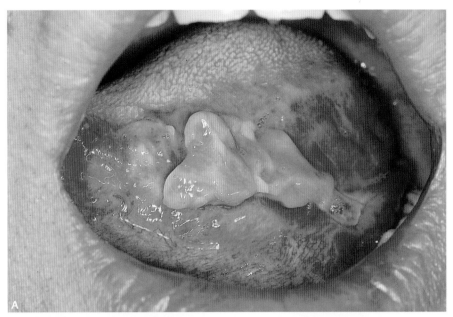

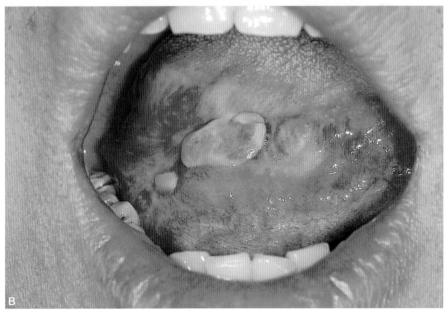

图 5-4-59 A、B 左、右舌腹增生物,被覆黄白色假膜,周缘见白纹

初步诊断 双侧舌腹增生物待诊

进一步检查

1. 血常规、血糖、凝血功能、肝功能、肾功能、电解质、HIV 抗体检测、梅毒血清学检测、细胞免疫和体液免疫检查均未见明显异常。

2. 切取右舌腹增生病损和邻近白纹病损组织活检,常规 HE 染色检查显示上皮过度不全角化,结缔组织浅层淋巴细胞带状浸润,部分上皮细胞水肿,空泡性变,灶性区域基底细胞空泡变性,符合扁平苔藓;切取邻近病损的外观正常黏膜组织,DIF(-)。

3. 取增生物组织行人乳头瘤病毒(HPV)PCR 检测示:HPV16、HPV18(-)。

修正诊断 口腔扁平苔藓(伴增生物的新类型)

诊断依据

1. 增生性病损周围有珠光白色的网纹及斑片伴糜烂,呈双侧舌腹对称性分布。

2. 无明显诱因。

3. 组织病理学检查证实。

疾病管理

1. 药物治疗

醋酸泼尼松 5mg×35 片 sig. 25mg q. d. 晨起顿服

复方硼砂含漱液 250ml×1 瓶 sig. 1∶5稀释后漱口 t. i. d.

2. 1 周后复诊。

3. 后续处理　复诊时病情无明显缓解。换用匹多莫德口服，每次 0.4g，每日 2 次，连续 1 个月；之后肌肉注射卡介菌多糖核酸注射液，每次 1ml，隔日 1 次，连续 1 个月。随后复诊，患者病情明显缓解，左舌腹增生物消退，遗留少许充血糜烂，右舌腹增生物消失，遗留少许珠光白纹(图 5-4-59C、D)。定期随访未见复发。

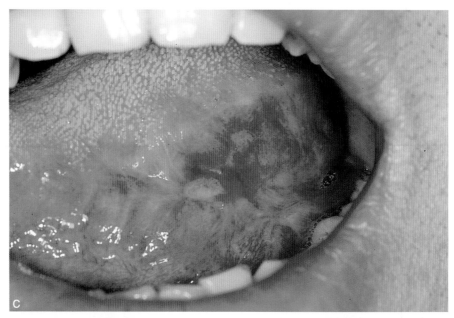

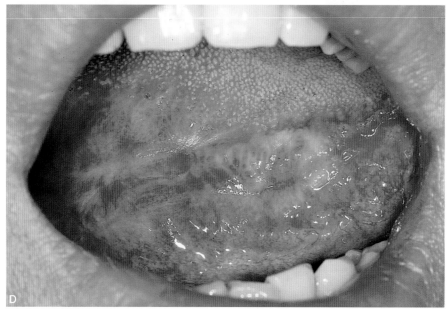

图 5-4-59(续)　C.治疗后左舌腹增生物消退,遗留少许充血糜烂　D.治疗后右舌腹增生物消失,遗留少许珠光白纹

【述评】口腔扁平苔藓

扁平苔藓（lichen planus，LP）是一种慢性炎症性皮肤黏膜病，发生在口腔黏膜上的扁平苔藓称为口腔扁平苔藓（oral lichen planus，OLP）。OLP 好发于女性，年龄一般在 30~60 岁之间，患病率 0.5%~3%。有一定恶变倾向，已被列入口腔潜在恶性疾病[1]。

OLP 病因不明。目前口腔黏膜病学界比较认可的 OLP 病因学假说是，口腔黏膜上皮角质形成细胞（keratinocytes，KCs）可能受到了某些遗传、表观遗传、口腔微环境和/或感染性因素的刺激，从而异常表达了某种类型的抗原或免疫原，进而诱导上皮深部固有层的 T 淋巴细胞浸润，并最终造成了角质形成细胞（特别是基底层和接近基底层的棘细胞层）的过度凋亡，形成临床损害[2, 3]。OLP 的免疫调控网络机制包括：①髓样树突状细胞（mDC）与浆细胞样树突状细胞（pDC）受病原相关分子模式（PAMP）或损伤相关分子模式（DAMP）刺激后成熟，通过 Toll 样受体识别并加工免疫原或抗原提呈给下游 T 细胞，促进 Th0 细胞分化，并产生多种细胞因子和趋化因子，如 IFN-α、IFN-γ、TNF-α 等，进一步活化 T 细胞。②Th1 细胞活化后产生 IFN-γ、TNF-α 等，加剧 OLP 炎症反应；Th2 和 Treg 细胞亚群通过产生 IL-10 和 TGF-β 等维持 OLP 炎症反应。③Th17 CD4$^+$T 细胞分泌 IL-17，主要与糜烂型 OLP 相关，加剧 OLP 炎症反应。④CD8$^+$T 细胞产生穿孔素和颗粒酶，杀伤基底层或副基底层角质形成细胞，导致角质形成细胞凋亡增加，上皮基底细胞液化变性。⑤肥大细胞在受损组织处脱颗粒及释放炎症介质基质金属蛋白酶（MMPs）等，进一步加重角质形成细胞凋亡。⑥多种细胞均产生趋化因子 CCL5、CXCL9、CXCL10 等，吸引 CD4$^+$Th1 细胞和 CD8$^+$T 细胞移行、趋化至病损部位，即病理表现中固有层的 T 淋巴细胞浸润带。固有层血管上皮细胞亦产生趋化因子，趋化浆细胞样树突状细胞进一步迁移。

OLP 是否与遗传相关还存在争议，但已有多项研究表明 TNF-α 和 IFN-γ 的基因多态性（polymorphism）与 OLP 的易感性相关[4-7]。

OLP 与感染因素的相关性主要集中在丙型肝炎病毒（HCV）感染方面。对于 HCV 与 OLP 是否具有相关性，不同地区的流行病学研究结果不尽相同，甚至截然相反[8-11]。其机制是由于病毒和宿主抗原决定簇之间存在抗原模拟，还是由病毒直接引起，尚未明了[12]。有学者认为，伴或不伴 HCV 感染的 OLP 患者具有不同的遗传基础，可能与 *HLA-DR6* 等位基因有关[13]。

根据临床病损特点，OLP 可分为 6 种类型：网状型、丘疹型、斑块型、萎缩型、糜烂或溃疡型、疱型。网状型特点是角化细纹形成珠光白色的网状、树枝状或环状病损（图 33），常呈对称分布，颊黏膜最好发，也可出现于舌缘、牙龈、唇部、腭部。丘疹型由小的白色丘疹组成（图 34），常与其他类型并存。斑块型常发生于吸烟者的舌背和颊部，与口腔白斑病相似，但一般不局限于单个病灶，病损稍高于黏膜表面或平伏、光滑（图 35，图 36）。萎缩型常见于舌背，表现为舌乳头萎缩，上皮变薄发红，周围白纹环绕（图 37）。溃疡型主要以糜烂和溃疡为主，糜烂和溃疡有假膜覆盖，边缘不规则，可见散在网状白纹[14]。疱型则是在网状白纹的病损区出现直径 2mm 大小的水疱，偶见较大的水疱（图 38）。上述分型较繁复，临床上常根据是否有糜烂分为糜烂型和非糜烂型以指导治疗。糜烂型 OLP 患者多有进食辛辣或烫食时疼痛，非糜烂型 OLP 患者部分无自觉症状，部分仅觉粗糙感，也有部分进食辛辣或烫食时疼痛。

OLP 患者少数伴有皮肤病损，以四肢伸侧多见，多具对称性，呈紫红色扁平丘疹，可密集成片或融合成斑块，微高出皮肤，边界清楚，表面有蜡样薄膜，可见白色光泽小点和细浅的网状白色条纹（Wickham 纹）（图 39，图 40）。患处有瘙痒感。病损还可累及头皮，使毛囊破坏致脱发。指（趾）甲若受累则表现为甲板萎缩变薄、无光泽，表面出现细鳞、纵沟、点隙或嵴（图 39）。偶可累及阴囊皮肤[14]。

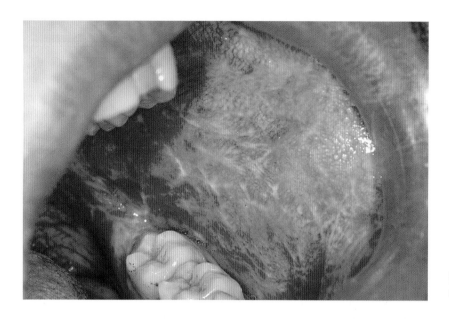

图 33　网纹型 OLP：左颊黏膜
树枝状珠光白纹

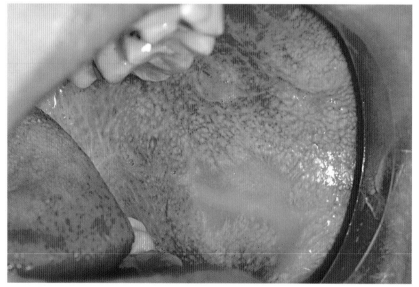

图 34　丘疹型 OLP：左颊黏膜
大量白色点状丘疹密集排列

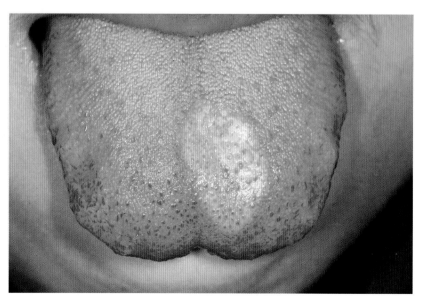

图 35　斑块型 OLP：舌背黏膜
见平伏珠光白色斑块

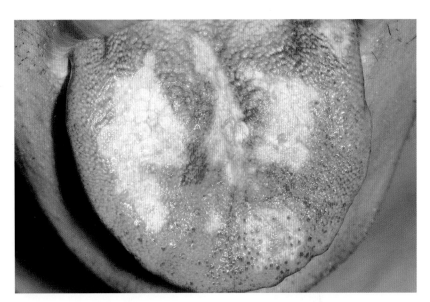

图 36　斑块型 OLP：舌背黏膜多
处平伏或微突起的珠光白色斑块

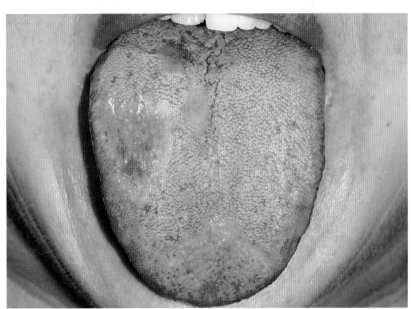

图 37　萎缩型 OLP：舌背黏膜团
块状萎缩性损害，表面和周缘少许
珠光白纹

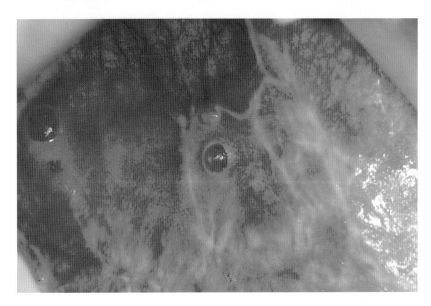

图 38　疱型 OLP：左颊黏膜见珠
光白纹和数个小水疱

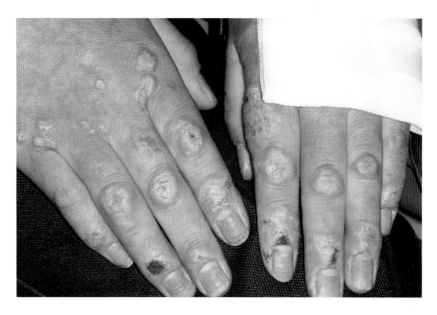

图 39　OLP 患者皮肤和指甲损害：手背皮肤紫红色扁平丘疹密集成斑块，表面见白纹；指甲甲板萎缩有纵沟

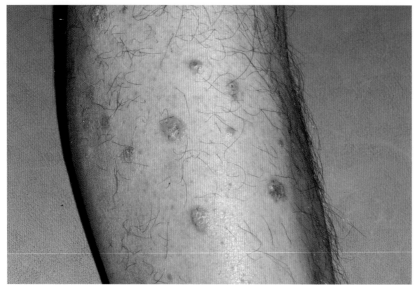

图 40　OLP 患者皮肤损害：下肢皮肤紫红色扁平丘疹

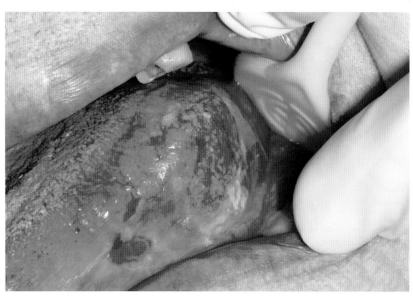

图 41　左舌腹 OLP 癌变

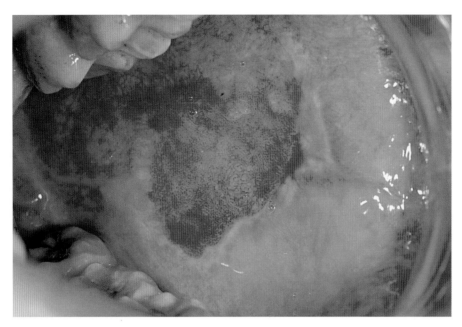

图 42 左颊 OLP 癌变

OLP 的诊断标准参见改良 WHO 口腔扁平苔藓的诊断标准,但目前国内临床医师多根据典型的临床表现进行诊断,必要时结合组织病理学检查。

改良 WHO 口腔扁平苔藓的诊断标准

临床标准	1. 双侧口腔黏膜不同程度对称病损
	2. 微凸灰白色线条组成网状花纹(网状型)
	3. 在口腔黏膜网纹状病损基础上,伴发糜烂、萎缩、水疱和斑块型病损
	4. 病损与 OLP 表现类似,但与上述不完全一致时,应描述为"临床类似"
组织病理学标准	1. 界限清楚的淋巴细胞为主的带状浸润,局限于结缔组织浅层
	2. 基底细胞液化变性
	3. 无上皮异常增生
	4. 组织病理学特征不明显时,应描述为"组织病理学类似"
最终诊断	1. 若病例的临床表现及组织病理学特征分别符合 OLP 的临床标准和组织病理学标准,则最终诊断为 OLP
	2. 若病例的临床表现符合 OLP 的临床标准,但组织病理学特征为"组织病理学类似";或病例的组织病理学特征符合 OLP 的组织病理学标准,但临床表现为"临床类似",则最终诊断为口腔苔藓样损害(oral lichenoid lesion, OLL)

OLP 属于口腔潜在恶性疾病(图 41,图 42),但由于多数研究缺乏详尽的临床资料和组织病理确诊,其癌变率报道仍有差异。近期我国一项研究认为 OLP 癌变率低于 1%[15]。由于有些病案中癌变发生于距离 OLP 病损较远的区域,故有研究者认为癌变由外部因素引发,并不是 OLP 自然病程的终点。并且,那些癌变病案之前并不是真正的 OLP 而是口腔苔藓样损害(苔藓样反应)[16]。总体说来,OLP 预后较好,癌变率并不高,除需消除危险因素外,需要每年至少 2 次的定期复诊。

OLP 治疗的主要目的是促进糜烂性病损的愈合、缓解进食疼痛和不适、防止癌变。对于非糜烂型 OLP 不伴明显症状者,无须药物治疗,建议观察,定期复诊。

对于非糜烂型仅有粗糙感者,可予以复方丹参滴丸口服,10 丸/次,3 次/日;β 胡萝卜素,每次 6mg,1~2 次/日;抗氧化剂维生素 E,每次 100mg,1 次/日,均连续服用 1 个月为一个疗程。局部可用鱼肝油或维生素 AD 滴剂或维生素 E 涂搽等,3~4 次/日,局部白色斑纹明显增厚粗糙者,可用 0.1%~0.3%维 A 酸软膏或 1%维 A 酸衍生物维胺酸局部涂搽,1~2 次/日。

对于非糜烂型伴进食疼痛者,若免疫功能低下,可予以口服免疫增强剂如转移因子,每次 6mg,3 次/日;或胸腺肽肠溶片口服,每次 20mg,1~3 次/日;或匹多莫德,每次 400mg,1~2 次/日;或卡介菌多糖核酸注射液肌注,每次 1ml,隔日 1 次;或白芍总苷胶囊口服,每次 600mg,2~3 次/日,疗程均为 1 个月。并可酌情配合中成药肿痛安,每次 280mg,3 次/日,连服 2 周;或万应胶囊,每次 300mg,2~3 次/日。局部用药包括含漱(清洗)液和涂搽制剂,含漱液可选用 0.02%氯己定溶液、复方氯己定溶液与复方硼砂溶液(1:5 稀释)或 1%聚维酮碘溶液含漱,3 次/日。涂敷制剂可选用糖皮质激素制剂如地塞米松溃疡涂剂或醋酸泼尼松龙混悬液,或曲安奈德注射液 1:5 稀释,或曲安奈德口腔软膏、地塞米松软膏等涂敷患处,3 次/日。

对于糜烂型且糜烂面积较小且局限者,可应用曲安奈德注射液等行糜烂病损基底局部小剂量多点注射,口服及局部药物同非糜烂型伴进食疼痛者。

对于糜烂型糜烂面积较大或有数处小糜烂者,可应用曲安奈德注射液等行糜烂病损基底局部小剂量多点注射,口服昆明山海棠,每次 2 片,3 次/日,连续 0.5~1 个月。局部治疗除同非糜烂型伴进食疼痛者之外,还应予以 2%碳酸氢钠溶液含漱。

对于糜烂型糜烂病损广泛者,可先口服泼尼松 15~30mg,晨起顿服,疗程 1~2 周。并配合超声雾化治疗,药物可使用地塞米松注射液、庆大霉素注射液、维生素 C 注射液,1~2 次/日,连续 3~5 日。控制病情后可口服昆明山海棠,每次 2 片,3 次/日;或雷公藤总苷片 1~1.5mg/(kg·d),分 3 次服用,连续 0.5~1 个月;或白芍总苷胶囊口服,每次 600mg,2~3 次/日,连续 1 个月。局部治疗除同非糜烂型伴进食疼痛者之外,还应予以 2%碳酸氢钠溶液含漱和制霉菌素涂剂涂搽,以预防真菌感染。

本单元病案 59 临床表现为双侧舌腹形似化脓性肉芽肿的增生物,周缘可见网状白纹,活检组织病理符合扁平苔藓伴有上皮空泡性变。笔者将其定义为新型的伴有增生物的口腔扁平苔藓。机制尚不清楚,推测可能与 HPV 感染相关。通过对该病案及后续类似病案的观察,该型 OLP 对免疫增强剂如匹多莫德、卡介菌多糖核酸注射液等药物敏感,可达到理想疗效,预后良好。因此,我们建议临床上遇到类似病案时,可先试用免疫增强剂治疗,避免贸然采取手术切除[17]。

参 考 文 献

1. Farhi D, Dupin N. Pathophysiology, etiologic factors, and clinical management of oral lichen planus, part I: facts and controversies. Clin Dermatol, 2010, 28(1): 100-108

2. Payeras M R, Cherubini K, Figueiredo M A, et al. Oral lichen planus: focus on etiopathogenesis. Arch Oral Biol, 2013, 58(9): 1057-1069

3. Wang H, Zhang D, Han Q, et al. Role of distinct CD4(+) T helper subset in pathogenesis of oral lichen planus. J Oral Pathol Med, 2016, 45(6): 385-393

4. Krasowska D, Chodorowska G, Koziol-Montewka M, et al. The -308 promoter polymorphism in the tumour necrosis factor gene in patients with lichen planus. Acta Derm Venereol, 2005, 85(5): 400-403

5. Bai J, Jiang L, Lin M, et al. Association of polymorphisms in the tumor necrosis factor-alpha and interleukin-10 genes with oral lichen planus: a study in a chinese cohort with Han ethnicity. J Interferon Cytokine Res, 2009, 29(7): 381-388

6. Xavier G M, de Sá A R, Guimarães A L, et al. Investigation of functional gene polymorphisms interleukin-1beta, interleukin-6, interleukin-10 and tumor necrosis factor in individuals with oral lichen planus. J Oral Pathol Med, 2007, 36(8): 476-481

7. Kimkong I, Hirankarn N, Nakkuntod J, et al. Tumour necrosis factor-alpha gene polymorphisms and susceptibility to oral lichen planus. Oral Dis, 2011, 17(2): 206-209

8. Stojanovic L, Lunder T, Poljak M, et al. Lack of evidence for hepatitis C virus infection in association with lichen planus. Int J Dermatol, 2008, 47(12): 1250-1256

9. Zhou Y, Jiang L, Liu J, et al. The prevalence of hepatitis C virus infection in oral lichen planus in an ethnic Chinese cohort of 232 patients. Int J Oral Sci, 2010, 2(2): 90-97

10. Gimenez-García R，Pérez-Castrillón J L. Lichen planus and hepatitis C virus infection. J Eur Acad Dermatol Venereol，2003，17(3)：291-295

11. Beaird L M，Kahloon N，Franco J，et al. Incidence of hepatitis C in lichen planus. J Am Acad Dermatol，2001，44(2)：311-312

12. Lodi G，Scully C，Carrozzo M，et al. Current controversies in oral lichen planus：report of an international consensus meeting. Part 1. Viral infections and etiopathogenesis. Oral Surg Oral Med Oral Pathol Oral Radiol Endod，2005，100(1)：40-51

13. Carrozzo M，Dametto E，Fasano M E，et al. Cytokine gene polymorphisms in hepatitis C virus-related oral lichen planus. Exp Dermatol，2007，16(9)：730-736

14. Sousa F A，Rosa L E. Oral lichen planus：clinical and histopathological considerations. Braz J Otorhinolaryngol，2008，74(2)：284-292

15. Shen Z Y，Liu W，Feng J Q，et al. Squamous cell carcinoma development in previously diagnosed oral lichen planus：de novo or transformation. Oral Surg Oral Med Oral Pathol Oral Radiol Endod，2011，112(5)：592-596

16. Krutchkoff D J，Cutler L，Laskowski S. Oral lichen planus：the evidence regarding potential malignant transformation. J Oral Pathol，1978，7(1)：1-7

17. Jin X，Hu T，Zhao X，et al. Sublingual surprise：a new variant of oral lichen planus. Am J Med，2014，127(1)：28-30

第 5 单元　口腔苔藓样损害

病案 60　口腔苔藓样损害(银汞合金相关)

病案 61　口腔苔藓样损害(慢性移植物抗宿主病相关)

【述评】口腔苔藓样损害(口腔苔藓样反应)

病案 60 口腔苔藓样损害(银汞合金相关)

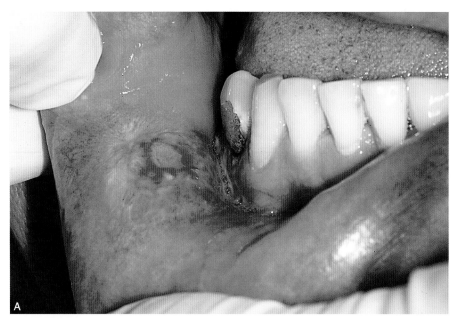

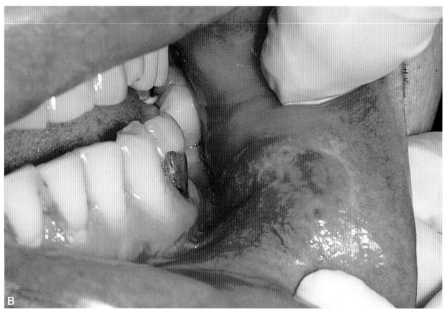

图 5-5-60　A. 44 牙颈部见银汞合金充填物,对应颊黏膜见珠光白纹伴充血糜烂　B. 34 牙颈部见银汞合金充填物,对应颊黏膜见珠光白纹

男性,41 岁

主诉　口腔白纹 3 个月,疼痛 1 周。

病史　3 个月前发现口腔内出现白纹,无明显症状,1 周前白纹中心出现"溃疡",疼痛。诉 6 个月前曾行牙齿充填治疗。否认系统性疾病史及药物过敏史。

检查　34、44 颊面颈部见汞合金充填物,其对应颊黏膜可见珠光白纹,右侧白纹中心可见直径 4mm 的糜烂面(图 5-5-60)。

初步诊断　口腔苔藓样损害?

疾病管理

1. 药物治疗

地塞米松溃疡涂剂 15g×1 支 sig. 局部涂敷 t.i.d.

2. 更换 34、44 汞合金充填物为树脂充填物,1 个月后复诊。

3. 后续　更换充填材料后 1 个月复诊,病损已消退。

诊断　口腔苔藓样损害

诊断依据

1. 珠光白色的网纹及糜烂。

2. 病损对应的牙颈部见银汞合金充填物。

3. 更换银汞合金充填物为树脂后黏膜病损消退。

病案61　口腔苔藓样损害(慢性移植物抗宿主病相关)

男性,43 岁

主诉　反复口腔溃烂 6 个月。

病史　6 个月前患者因"白血病"行"骨髓移植术"后不久开始口腔溃烂,进食疼痛,外院给予漱口水含漱后病情缓解。此后口腔溃烂时轻时重。目前尚在口服"抗排异药"(具体不详)。否认其他系统疾病史和药物过敏史。

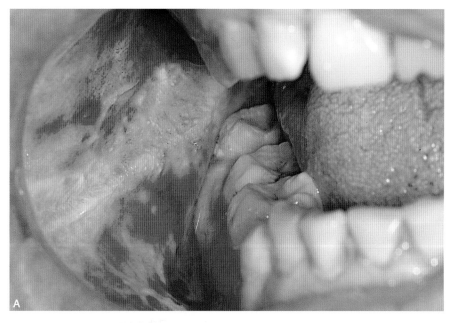

图 5-5-61　A.右颊黏膜珠光白纹伴充血

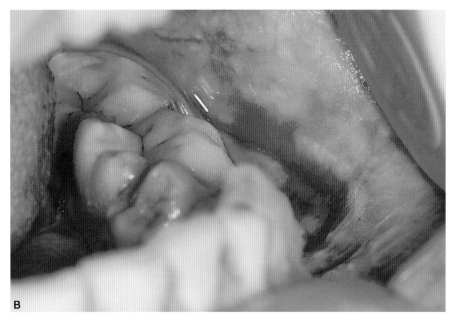

图 5-5-61（续）　B. 左颊黏膜珠光白纹，下份见充血糜烂

检查　双颊均见较多珠光白色斑纹，伴充血，左下后牙前庭沟处见 4mm×12mm 的糜烂面（图 5-5-61）。

诊断　口腔苔藓样损害（慢性移植物抗宿主病相关）

诊断依据

1. 双颊珠光白色斑纹伴充血糜烂。

2. 病损出现于骨髓移植术后。

疾病管理

1. 药物治疗

复方氯己定溶液 300ml×1 支 sig. 含漱 t. i. d.

地塞米松溃疡涂剂 15g×1 支 sig. 局部涂敷 t. i. d.

2. 将曲安奈德注射液与等量注射用水混合后，于糜烂性病损基底行多点小剂量注射。

3. 若病情稳定，1 个月后复诊；治疗期间若病情加重，及时复诊。

【述评】口腔苔藓样损害（口腔苔藓样反应）

苔藓样损害（lichenoid lesions），又称为苔藓样反应（lichenoid reactions），可累及口腔黏膜和皮肤。口腔苔藓样损害（oral lichenoid lesions，OLL）的临床表现类似 OLP，包括无症状白色网状条纹或斑片，或疼痛的充血或糜烂，常不对称分布。根据诱发因素的不同，分为以下三类：接触性口腔苔藓样病损、口腔苔藓样药物反应、移植物抗宿主病的口腔苔藓样损害[1]。

接触性口腔苔藓样损害（oral lichenoid contact lesions）属于变态反应接触性口炎，是迟发型变态反应。临床常见邻近病损部位的牙体充填材料，如银汞合金（图 43A、B），去除刺激后病情缓解或愈合[2]（图 43C、D）。

药物性口腔苔藓样损害（oral lichenoid drug lesions）常由非甾体抗炎药、ACE 抑制剂、β 受体阻断剂、甲基多巴和降血糖药物等引起[3]。近年来，有研究报道，抗肿瘤靶向药物如伊马替尼、吉非替尼等，也可引发苔藓样损害[4]，此类药物引发的苔藓样损害可发生于用药后数周至数月，主要表现多为口内多处白纹伴浅糜烂（图 44）。

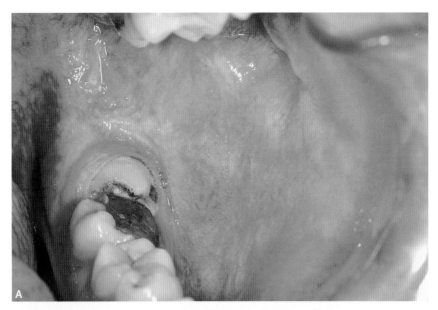

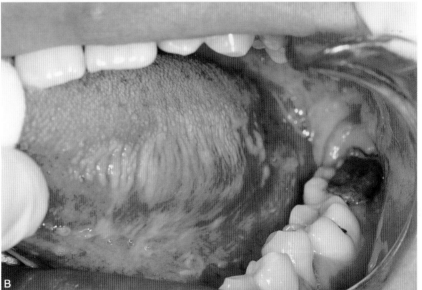

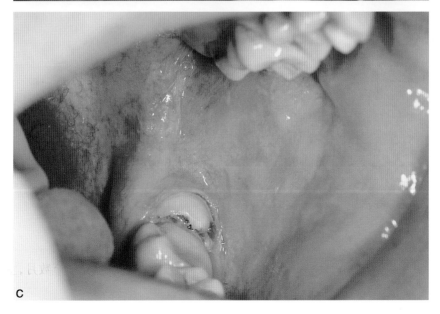

图 43　A、B 37 颊𬌗面见银汞合金充填物,对应左颊和左舌腹黏膜见珠光白纹　C. 将 37 银汞合金充填物更换为树脂材料,2 个月后复诊,对应左颊黏膜白纹消失

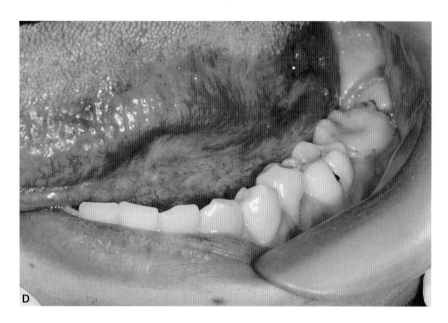

图 43(续) D. 将 37 银汞合金充填物更换为树脂材料,2 个月后复诊,对应左舌腹黏膜白纹消失

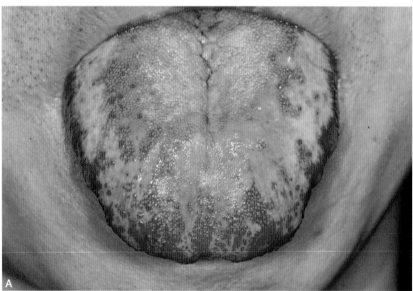

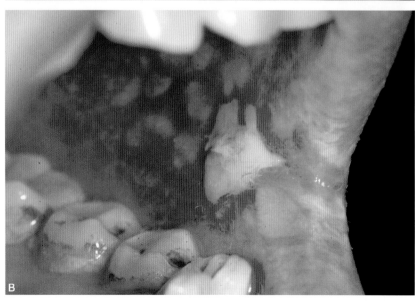

图 44 口服靶向抗肿瘤药物伊马替尼引发的苔藓样损害
A. 舌背黏膜白色网纹伴充血
B. 左颊黏膜白纹伴充血糜烂

　　移植物抗宿主病(graft-versus-host disease，GVHD)发生在约65%的外周血干细胞移植及36%骨髓干细胞移植患者中，也见于器官移植患者[5]。接受无血缘关系供体、供体或宿主年长，更易发生 GVHD。典型的急性 GVHD 三联征包括皮肤红斑疹、腹泻、肝炎。常发生在移植后早期，前3~4个月最常见。慢性 GVHD(chronic GVHD，cGVHD)几乎可影响所有重要器官，但常累及皮肤、口腔、结膜和唾液腺。世界上每年约15 000名患者接受异体造血干细胞移植，首次移植生存者中40%~70%会发生 cGVHD[6]。口腔病损发生于45%~83%的 cGVHD 患者，常表现为苔藓样损害和口腔干燥。病程持续数月至数年，需长期复诊。这类苔藓样损害的临床表现和组织病理与 OLP 不易鉴别[7, 8]。

　　值得一提的是，口腔黏膜广泛的苔藓样损害应当与乳腺外派杰病(Extramammary Paget's disease，EMPD)进行鉴别。派杰病是一种表皮内腺癌，按发生的部位分为乳腺型和乳腺外型，前者通常与潜在的乳腺肿瘤相关，后者合并潜在恶性肿瘤几率较前者小。皮肤病损与皮炎、湿疹相似，组织病理检查可见特异性派杰细胞(细胞较大，胞浆丰富透亮，核分裂象易见)。迄今累及口腔黏膜的乳腺外派杰病文献报道仅3例，口腔黏膜表现分别为广泛充血伴乳头样凸起、广泛红斑伴溃疡或广泛苔藓样损害[9]。

　　口腔苔藓样损害的治疗首先要去除病因，如更换牙体充填材料、更换可疑药物等。口腔药物治疗以局部治疗为主，同糜烂型口腔扁平苔藓的局部治疗。口腔 GVHD 的主要治疗目标是减少疼痛，缓解进食困难，提高生活质量。以口腔局部对症治疗为主，局部药物治疗同 OLP。

<h1 style="text-align:center">参 考 文 献</h1>

1. Ismail S B, Kumar S K, Zain R B. Oral lichen planus and lichenoid reactions：etiopathogenesis, diagnosis, management and malignant transformation. J Oral Sci, 2007, 49(2)：89-106

2. Schlosser B J. Lichen planus and lichenoid reactions of the oral mucosa. Dermatol Ther, 2010, 23(3)：251-267

3. Crincoli V, Di Bisceglie M B, Scivetti M, et al. Oral lichen planus：update on etiopathogenesis, diagnosis and treatment. Immunopharmacol Immunotoxicol, 2011, 33(1)：11-20

4. Vigarios E, Epstein J B. ,Sibaud V. Oral mucosal changes induced by anticancer targeted therapies and immune checkpoint inhibitors. Support Care Cancer, 2017, 25, 1713-1739

5. Mohty M, Kuentz M, Michallet M, et al. Chronic graft-versus-host disease after allogeneic blood stem cell transplantation：long-term results of a randomized study. Blood, 2002, 100(9)：3128-3134

6. Imanguli M M, Alevizos I, Brown R, et al. Oral graft-versus-host disease. Oral Dis, 2008, 14(5)：396-412

7. Farhi D, Dupin N. Pathophysiology, etiologic factors, and clinical management of oral lichen planus, part I：facts and controversies. Clin Dermatol, 2010, 28(1)：100-108

8. Flowers M E, Parker P M, Johnston L J, et al. Comparison of chronic graft-versus-host disease after transplantation of peripheral blood stem cells versus bone marrow in allogeneic recipients：long-term follow-up of a randomized trial. Blood, 2002, 100(2)：415-419

9. Wang X, Wu L, Shi X, et al. Extramammary Paget's disease of the oral mucosa and perioral skin. Oral Surg Oral Med Oral Pathol Oral Radiol, 2017, 124(2)：e157-e163

第6单元　口腔扁平苔藓伴胸腺瘤

病案 62　口腔扁平苔藓伴胸腺瘤
【述评】口腔扁平苔藓伴胸腺瘤

病案 62　口腔扁平苔藓伴胸腺瘤

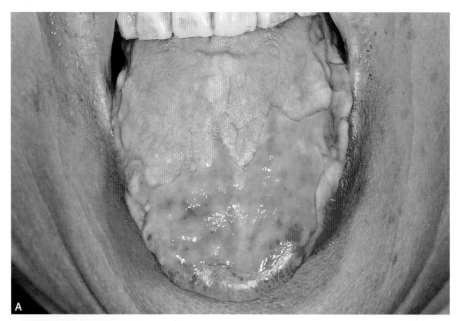

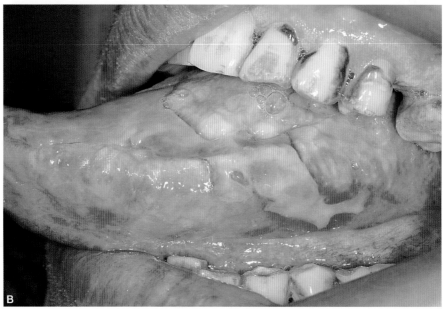

图 5-6-62　A、B 舌背、左舌腹均见大面积白色斑纹,伴大小不等不规则糜烂,被覆较厚黄白色假膜

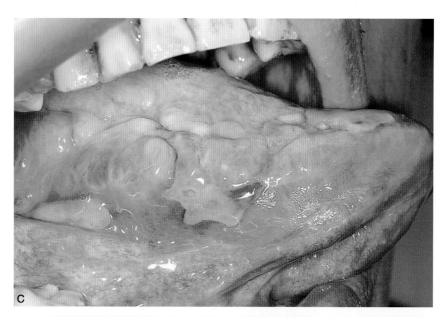

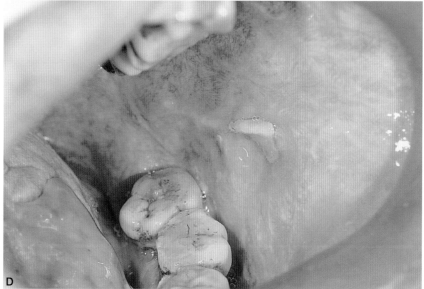

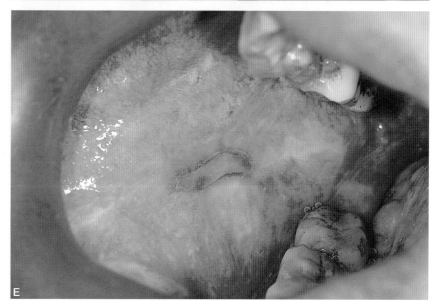

图 5-6-62(续) C～E 右舌腹、左颊、右颊黏膜均见大面积白色斑纹,伴大小不等不规则糜烂,被覆较厚黄白色假膜

男性,54 岁

主诉　口内疼痛 2 个月,加重 1 个月。

病史　2 个月前患者进食烫食及辣食后舌背刺激痛,1 个月前逐渐加重。曾于当地医院就诊,使用"小苏打和口泰"含漱后自觉疼痛稍有好转。2 周前于我科就诊,给予口服"醋酸泼尼松 30mg/d"并逐渐减量,仍无明显好转。体质欠佳,易"感冒",睡眠好,大小便正常。近 2 个月体重下降 5kg,否认反复发热及腹泻史。否认系统性疾病史及家族史,对去痛片过敏。

检查　舌背、双侧舌腹及双颊可见大小不等不规则糜烂,舌背和双侧舌腹糜烂面积大,均覆盖较厚黄色假膜,糜烂面周围可见大面积白色斑纹;上颌牙颊侧牙龈也可见白色斑纹(图 5-6-62A～E);尼氏征(－)。皮肤检查未见明显异常。

初步诊断　口腔扁平苔藓?

进一步检查

1. 血常规、肝功能、肾功能、血糖、糖化血红蛋白、凝血功能、丙肝抗体、甲状腺功能、HIV 抗体、大疱性疾病特异性抗体检查均未见异常。

2. 切取右颊糜烂病损及邻近白纹病损活检,HE 染色符合口腔扁平苔藓;DIF(－)。

3. 胸腹部 CT 检查显示前上纵隔右份软组织影,多系胸腺肿瘤。

修正诊断　口腔扁平苔藓伴胸腺瘤

诊断依据

1. 口腔黏膜广泛白色斑纹和糜烂病损。

2. 组织病理学检查常规 HE 染色符合口腔扁平苔藓,尼氏征、血清大疱性疾病抗体 ELISA 检查及 DIF 均为阴性排除了大疱性疾病。

3. 胸部 CT 查及纵隔肿块(术后病理结果证实为 AB 型胸腺瘤)。

疾病管理

1. 嘱患者尽快于胸外科诊治纵隔肿块。

2. 药物治疗

4% 碳酸氢钠(小苏打)溶液 250ml×1 瓶 sig. 含漱 t. i. d

复方倍他米松注射液 1ml×1 支 sig. 1∶30 稀释后局部涂敷 t. i. d

3. 地塞米松注射液、庆大霉素注射液、维生素 C 注射液及维生素 B_{12} 注射液各 1 支行雾化治疗,1～2次/日,连续 3 日。

4. 后续处理　患者于胸外科手术切除纵隔肿块,HE 染色及免疫组织化学染色结果为 AB 型胸腺瘤。术后 1 个月,病情明显缓解,仅于舌背和右舌腹前份遗留小糜烂面,双颊和双侧舌腹白色斑纹明显消退(图 5-6-62F～J)。局限性糜烂病损,故口腔治疗以局部治疗为主,采用曲安奈德注射液与等量注射用水混匀后行糜烂病损基底局部封闭治疗,病损基本愈合,病情稳定。

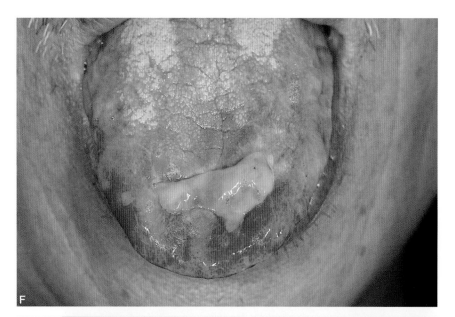

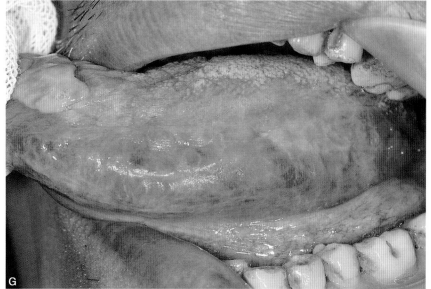

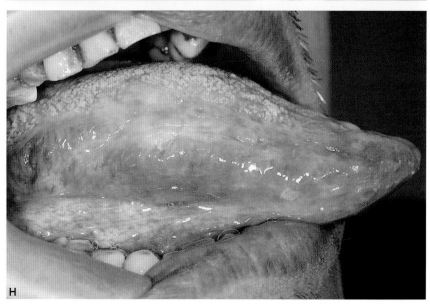

图 5-6-62（续） F~H 胸腺瘤切除术后 1 个月，病情明显缓解，仅于舌背和右舌腹前份遗留小糜烂面

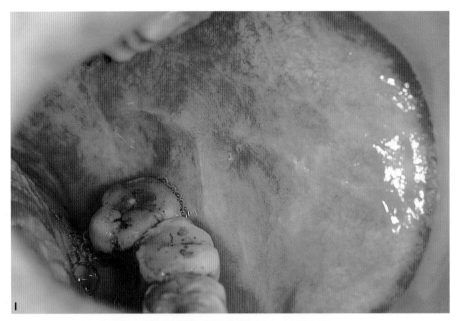

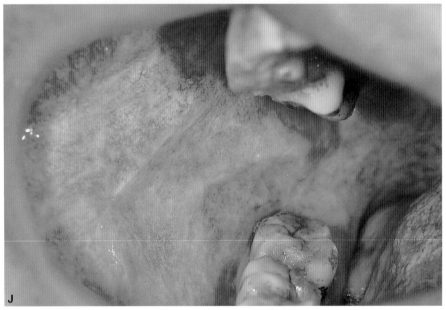

图 5-6-62(续)　I、J胸腺瘤切除术后 1 个月,病情明显缓解,双颊糜烂愈合,白色斑纹减淡

【述评】口腔扁平苔藓伴胸腺瘤

胸腺瘤是最常见的前上纵隔原发性肿瘤,多为良性,但在临床上具有潜在的侵袭性,易浸润周围组织和器官。

胸腺瘤与自身免疫功能紊乱密切相关,与之相关的自身免疫性疾病又称为胸旁腺综合征(parathymic syndrome)。有研究理论认为,胸腺瘤介导的 T 淋巴细胞克隆合成的自身抗体扩散到肿瘤靶区外,并与不同的抗原表位交叉反应,导致自身免疫性疾病[1]。胸腺瘤相关的累及口腔的自身免疫性疾病有舍格伦综合征、副肿瘤性天疱疮、糜烂型口腔扁平苔藓、Good's 综合征等,临床表现可能出现味觉异常和口干[2]、水疱和糜烂[3]、口腔扁平苔藓伴糜烂[4]、真菌感染[5]等。

胸腺瘤患者中约1%可出现扁平苔藓[6],二者的相关性尚无定论,具体机制尚不明确,可能与胸腺瘤诱导的细胞毒性 T 细胞对角质形成细胞的损伤有关。有研究报道，胸腺瘤患者外周血中 CD8[+]T 细胞较正常人升高[7]，而活化的 CD8[+]细胞毒性 T 细胞在口腔黏膜上皮基底细胞凋亡过程中发挥重要作用。

扁平苔藓伴有胸腺瘤的患者男女比例无明显差异，约 93.1% 的患者有口腔扁平苔藓病损，51.7% 的患者有皮肤扁平苔藓病损[8]。口腔扁平苔藓病损主要为糜烂型，表现为口腔黏膜广泛的不规则糜烂面，可覆厚假膜，周围可见网状白纹或白角化。皮肤扁平苔藓可表现为上肢、腹部和背部等散在的点状红斑、丘疹。

扁平苔藓伴胸腺瘤目前尚无明确的诊断标准，可通过详细完整的病史、典型的临床表现、组织病理学检查、免疫病理学检查、血清学检查以及胸部 CT 检查等来进行诊断。

部分文献报道单纯胸腺瘤切除后患者扁平苔藓的病情会好转[4]，约 45.8% 的患者在接受胸腺瘤切除术、口服糖皮质激素或联合应用维 A 酸类制剂、免疫球蛋白输注后病情可得到缓解[9]。笔者接诊的多例口腔扁平苔藓伴胸腺瘤，多数患者在手术切除胸腺瘤后病情明显缓解（图 45），这也提示扁平苔藓的发生可能与胸腺瘤相关。文献还报道，口腔病损往往较皮肤病损更难消退[10]。

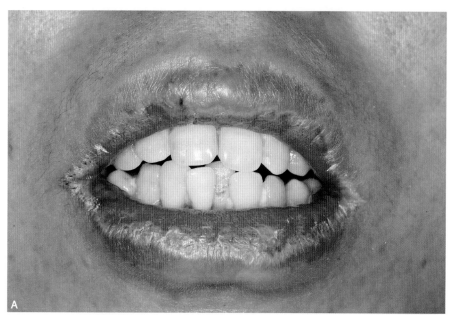

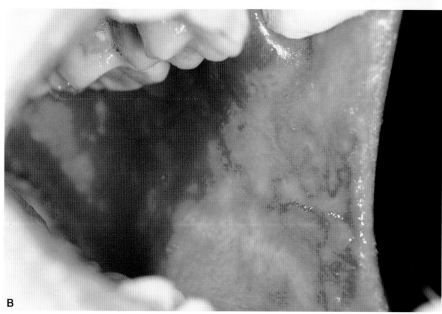

图 45 A、B 胸腺瘤患者术前口腔黏膜见广泛白色斑纹，左颊伴大面积糜烂

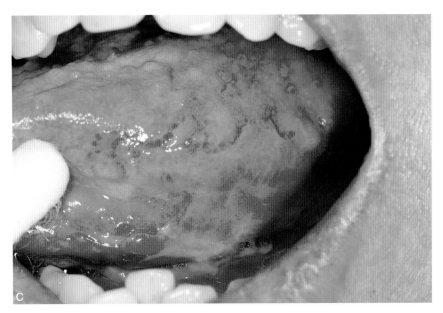

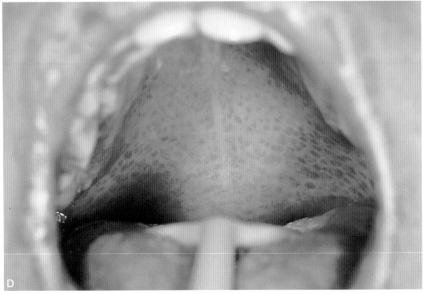

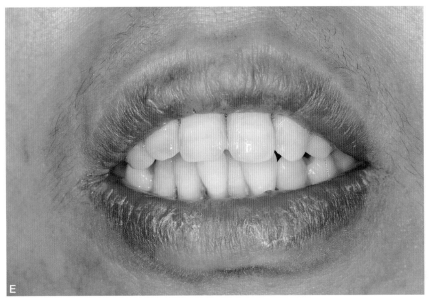

图 45(续) C.胸腺瘤患者术前
左侧舌腹大面积糜烂 D.胸腺
瘤患者术前腭黏膜见广泛鱼网
状白纹 E、F该患者胸腺瘤切除
术后,口腔黏膜白色斑纹消退,
糜烂愈合

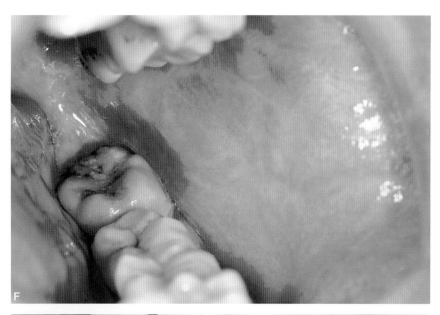

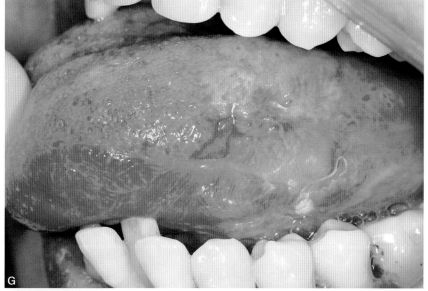

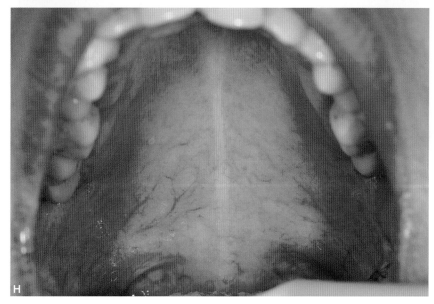

图45(续)　G、H 该患者胸腺瘤切除术后,口腔黏膜白色斑纹消退,仅于左舌腹遗留少许糜烂

关于本单元病案 62 所述口腔扁平苔藓伴胸腺瘤的病案,需要明确下列问题。

1. 该病案是否属于副肿瘤综合征?

副肿瘤综合征是机体各系统的恶性肿瘤或潜在的恶性肿瘤产生的间接或远隔效应导致组织和器官病变的一组临床症状群,并非由肿瘤转移或浸润、肿瘤放化疗或抗癌药物治疗所引起[11]。虽然副肿瘤综合征定义中指出为恶性肿瘤所引发,但由于胸腺瘤的良恶性无法单纯依靠病理组织学检查来判定(即胸腺瘤的判定标准仍存有争议),故也有关于"良性"胸腺瘤引起副肿瘤综合征的报道(如胸腺瘤引起的副肿瘤性天疱疮)[3, 12]。目前,副肿瘤综合征尚无明确的诊断标准,一般根据患者的临床表现和寻找到原发肿瘤进行诊断。原发肿瘤的寻找常可通过 CT 和 MRI 检查进行,部分肿瘤还可结合血清及脑脊液中抗体的检测。基于上述理由,笔者认为该病案属于副肿瘤综合征。

2. 该病案是否属于副肿瘤天疱疮?

副肿瘤天疱疮目前尚无公认诊断标准。

1990 年诊断标准[13]为:①被确诊或并发有潜隐性肿瘤的患者出现特征性的临床表现,包括广泛而严重的黏膜水疱、糜烂及多样性皮肤损害;②组织病理表现为棘层松解、角质形成细胞坏死、界面皮炎;③直接免疫荧光检查显示 IgG(或伴有 C3)在病损组织棘细胞间沉积,或同时 IgG 和/或 C3 在基底膜区域沉积;④间接免疫荧光检查示患者血清中 IgG 抗体可沉积于皮肤黏膜复层鳞状上皮、膀胱移行上皮和支气管、小肠、结肠柱状上皮的细胞间;⑤自身抗体可与角质形成细胞共沉淀形成 4 种蛋白(大小分别为 250、230、210 和 190kDa)复合物。

1993 年诊断标准[14]分为主要标准和次要标准:3 条主要标准分别为黏膜皮肤多形性损害、伴发内在肿瘤、血清免疫共沉淀检测有特征性发现;3 条次要标准分别为间接免疫荧光显示鼠膀胱上皮间有阳性染色,病损周围组织行直接免疫荧光检查示细胞间和基底膜带有免疫反应物沉积,至少 1 处病损活检组织病理示棘层松解。如果符合 3 条主要标准,或符合 2 条主要标准和 2 条(或 2 条以上)次要标准即可诊断。

2004 年诊断标准[15]为:①疼痛和进展性口炎,最易累及舌;②棘层松解,或苔藓样损害或界面皮炎;③存在循环抗斑蛋白自身抗体,常为抗包斑蛋白(envoplakin)和周斑蛋白(periplakin)的抗体;④潜隐性淋巴增生性肿瘤如淋巴瘤、白血病、Castleman 病和胸腺瘤。

根据 1990 年的诊断标准,本单元病案 62 不符合副肿瘤性天疱疮的诊断;根据 1993 年的标准,该病案仅完全符合 1 条主要标准(伴发内在肿瘤),不符合副肿瘤性天疱疮的诊断;根据 2004 年的诊断标准,该病案符合 3 条诊断标准,但因未针对循环抗斑蛋白自身抗体检测,故尚不能排除副肿瘤性天疱疮。

对于口腔扁平苔藓伴胸腺瘤的病案,根据 2004 年标准,尚不能排除副肿瘤天疱疮。故有学者指出,这些病案需要进行免疫印迹或者免疫沉淀来检测抗斑蛋白抗体以排除副肿瘤性天疱疮,并建议对所有顽固性糜烂性口腔扁平苔藓的患者进行免疫学检查及全身检查以便于发现潜在的淋巴组织增生性肿瘤[16]。该观点强调了免疫印迹或者免疫沉淀检测结果对诊断副肿瘤天疱疮的重要性。但也有免疫病理学、血清抗体(包括抗斑蛋白抗体)均为阴性,仍被诊断为副肿瘤性天疱疮病案的报道[17],说明抗斑蛋白抗体也并非公认的副肿瘤性天疱疮诊断的金标准。此外,目前国内医院临床均未开展通过免疫共沉淀或免疫沉淀检测血清抗斑蛋白抗体的项目。综上所述,笔者认为目前尚无公认的副肿瘤性天疱疮的诊断标准且不同的诊断标准均存在一定的局限性。该病案是否可诊断为副肿瘤性天疱疮,还存在争议。

3. 该病案是否属于苔藓样损害(苔藓样反应)?

通过既往文献报道及笔者接诊的多例类似患者,说明扁平苔藓和胸腺瘤之间的联系并非偶然。根据改良的 WHO 口腔扁平苔藓的临床和组织病理学诊断标准[18],应排除可能的诱因后才能诊断为口腔扁平苔藓。而目前文献报道口腔苔藓样损害(苔藓样反应)根据诱发因素分为接触性、药物性和移植物抗宿主病三类,尚不包括胸腺瘤这一诱因。基于上述理由,对于伴有胸腺瘤的口腔扁平苔藓样损害,笔者认为应将其视为一种新的、由胸腺瘤诱发的苔藓样损害(苔藓样反应)。

综上所述,对于口腔出现大面积糜烂伴白纹的患者,若使用常规药物(尤其是糖皮质激素)治疗效果不明显,应积极活检行组织病理学和免疫病理学、血清免疫学检查以排除大疱性疾病,并同时行胸腹部和盆腔 CT 检查(尤其是胸部 CT),排查隐匿性肿瘤。在明确诊断后,应优先对原发肿瘤进行治疗,辅以口腔局部药物治疗。原发肿瘤进行切除治疗后,口腔病损一般会在 1 个月左右出现缓解,若口腔病损若仍无好转,再进行口服药物治疗。

<h1 align="center">参 考 文 献</h1>

1. Müller-Hermelink H K, Marx A. Pathological aspects of malignant and benign thymic disorders. Ann Med, 1999, 31 Suppl 2: 5-14

2. Wakata N, Sumiyoshi S, Tagaya N, et al. A case of myasthenia gravis accompanied by invasive thymoma, alopecia areata and dry mouth. Clin Neurol Neurosurg, 1995, 97(2): 161-163

3. Ishii N, Hamada T, Koga H, et al. Decline of disease activity and autoantibodies to desmoglein 3 and envoplakin by oral prednisolone in paraneoplastic pemphigus with benign thymoma. Eur J Dermatol, 2012, 22(4): 547-549

4. Bobbio A, Vescovi P, Ampollini L, et al. Oral Erosive Lichen Planus Regression After Thymoma Resection. Ann Thorac Surg, 2007, 83(3): 1197-1199

5. Kennedy J L, Schroeder N, Palacios T, et al. Fifty-five-year-old man with chronic yeast infections. Allergy Asthma Proc, 2014, 35(5): 415-422

6. Gibson L E, Muller S A. Dermatologic disorders in patients with thymoma. Acta Derm Venereol, 1987, 67(4): 351-356

7. Hoffacker V, Schultz A, Tiesinga J J, et al. Thymomas alter the T-cell subset composition in the blood: a potential mechanism for thymoma-associated autoimmune disease. Blood, 2000, 96(12): 3872-3879

8. Motegi S, Uchiyama A, Yamada K, et al. Lichen planus complicated with thymoma: Report of three Japanese cases and review of the published work. J Dermatol, 2015, 42(11): 1072-1077

9. Hayashi A, Shiono H, Okumura M. Thymoma accompanied by lichen planus. Interact Cardiovasc Thorac Surg, 2008, 7(2): 347-348

10. Miyagaki T, Sugaya M, Miyamoto A, et al. Oral erosive lichen planus associated with thymoma treated with etretinate. Australas J Dermatol, 2013, 54(1): e25-e27

11. Silva J A, Mesquita Kde C, Igreja A C, et al. Paraneoplastic cutaneous manifestations: concepts and updates. An Bras Dermato, 2013, 88(1): 9-22

12. Riedel R F, Burfeind W R Jr. Thymoma: benign appearance, malignant potential. Oncologist, 2006, 11(8): 887-894

13. Anhalt G J, Kim S C, Stanley J R, et al. Paraneoplastic pemphigus. An autoimmune mucocutaneous disease associated with neoplasia. N Engl J Med, 1990, 323(25): 1729-1735

14. Camisa C, Helm T N. Paraneoplastic pemphigus is a distinct neoplasia-induced autoimmune disease. Archives of Dermatology, 1993, 129(7): 883-886

15. Anhalt G J. Paraneoplastic pemphigus. J Investig Dermatol Symp Proc, 2004; 9(1): 29-33

16. Wang M, Wang X, Chen T, et al. Erosive oral lichen planus as a sign of paraneoplastic pemphigus. J Dermatol, 2016, 43(8): 983

17. Sanz-Bueno J, Cullen D, Zarco C, et al. Paraneoplastic autoimmune multiorgan syndrome (paraneoplastic pemphigus) with unusual manifestations and without detectable autoantibodies. Indian J Dermatol Venereol Leprol, 2014, 80(4): 328-330

18. Van der Meij EH, van der Waal I. Lack of clinicopathologic correlation in the diagnosis of oral lichen planus based on the presently available diagnostic criteria and suggestions for modifications. J Oral Pathol Med, 2003, 32(9): 507-512

第 7 单元　口腔红斑病

病案 63　口腔红斑病

病案 64　口腔红斑病癌变（原位癌）

【述评】口腔红斑病

病案 63　口腔红斑病

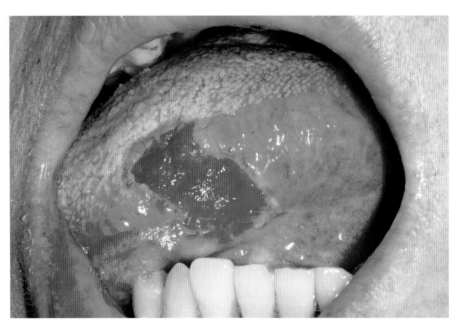

图 5-7-63　左舌缘和舌腹见局限性、边界清晰的红斑，表面见微细颗粒

女性，63 岁

主诉　左舌腹疼痛 1 年余。

病史　1 年余前自觉左舌腹疼痛，于当地医院诊断为"口腔扁平苔藓"，服用中药效果不明显。近日感进食疼痛明显。否认系统性疾病史及药物过敏史。

检查　左舌腹中份见 30mm×15mm 的充血发红区，表面见细小颗粒样病损，边界清楚，扪质软（图 5-7-63）。

初步诊断　口腔红斑病？

进一步检查　切取左舌腹病损活检，组织病理检查示符合红斑伴灶性中重度上皮异常增生。

诊断　口腔红斑病

诊断依据

1. 界限清楚的充血发红区。

2. 组织病理检查证实。

疾病管理　建议口腔颌面外科行手术治疗，术后定期于口腔黏膜科复诊。

病案 64 口腔红斑病癌变（原位癌）

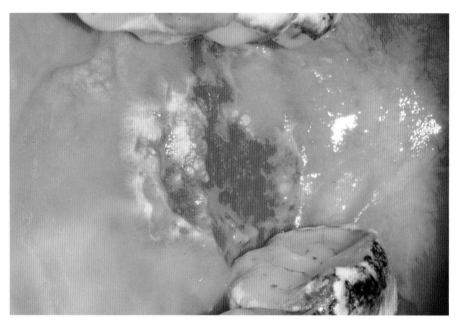

图 5-7-64　右颊黏膜见边界清晰的鲜红色红斑，周缘和表面有较多白色斑点

男性，45 岁

主诉　右颊糜烂 6 个月。

病史　6 个月前颊黏膜糜烂，进食疼痛，用药无缓解。否认系统性疾病史及药物过敏史。

检查　右颊中后份见直径 15mm 充血发红区，界限清楚，周缘和表面见颗粒状白色斑点，并伴小面积糜烂，质稍韧（图 5-7-64）。

初步诊断　口腔红斑病癌变？

进一步检查　切取右颊病损组织活检，组织病理检查示右颊原位癌伴灶性早期浸润。

诊断　口腔红斑病癌变（原位癌）

诊断依据

1. 界限清楚的充血发红区，周缘和表面见白色斑点。

2. 组织病理检查证实。

疾病管理　建议口腔颌面外科行手术治疗，术后定期于口腔黏膜科复诊。

【述评】口腔红斑病

　　口腔红斑病（oral erythroplakia）是发生在口腔黏膜上的鲜红色、天鹅绒状、斑片状病损，在临床和病理不能诊断为其他疾病，属于口腔潜在恶性疾病[1]，患病率为 0.02%～0.2%[2]。另有文章总结了 1971—2007 年口腔红斑病流行病学调查结果，其平均患病率为 0.11%，癌变率为 44.9%[2,3]。好发于中老年，性别未见明显差异。

　　该病病因和发病机制仍然不清。绝大部分患者都有吸烟和酗酒史，还可能与基因组异常（DNA 非整倍性）、*p53* 突变及念珠菌、HPV 感染相关。口腔红斑病为原发或是由口腔白斑病演变而来，尚未研究明确[4]。

口腔红斑病常发生在口底、软腭、舌腹、扁桃体、咽喉处,常伴烧灼感和/或疼痛。表现为口腔黏膜上持续性的鲜红色斑块,表面光滑,呈颗粒状或结节状,边界常清楚,压之不褪色,抗感染治疗后不消退。有时,在不规则的红色病损区表面,点缀着黄白色斑点。红斑常累及单一部位。触诊柔软,但癌变时可触诊质韧或硬[5]。临床上可分为3种类型:①均质型红斑,病变呈鲜红色,表面光滑柔软,平伏或微隆起,边界清楚,直径一般小于2cm,红色区内也可包含外观正常的黏膜,多见于颊、腭黏膜(图46);②间杂型红斑,在红斑的基础上有散在的白色斑点,临床上为红白间杂,状似扁平苔藓;③颗粒型红斑,在红斑基础上出现红色或白色小颗粒状、桑葚状肉芽或微小结节。该型临床多见,口腔各部位均可发生,病理检查多为原位癌或浸润癌。

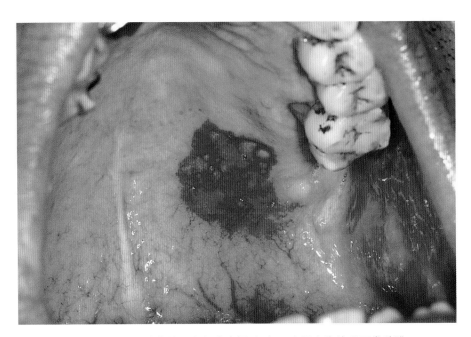

图46　均质型红斑:边界清晰的红色斑片病损,红色区内见少许外观正常黏膜

口腔红斑病的组织病理学检查常有上皮萎缩,角质层缺乏,伴上皮异常增生,有时已显示为原位癌或鳞癌[2]。有研究者认为病损区呈红色是因为上皮变薄,深部微血管显露所致,但这不能解释在一些病损区也可见上皮变厚的现象[6]。

口腔红斑病的诊断需要与红斑型念珠菌病、局部刺激所致口腔黏膜炎症、口腔扁平苔藓、盘状红斑狼疮、药物反应、梅毒黏膜炎等鉴别。需要注意的是,口腔黏膜的广泛红斑病损应与乳腺外派杰病进行鉴别诊断(参见本章第5单元述评)。

口腔红斑病的治疗应首先去除刺激因素,并酌情试行抗感染治疗。疑为真菌感染者,抗感染治疗可用4%碳酸氢钠液含漱,局部涂搽制霉菌素涂剂;疑为非真菌性的口腔黏膜炎症或创伤性病损者,可用复方氯己定溶液,或复方硼砂溶液(1:5稀释),或1%聚维酮碘溶液含漱,3次/日,并涂敷糖皮质激素制剂如地塞米松溃疡涂剂或醋酸泼尼松龙混悬液,或曲安奈德注射液1:5稀释,或曲安奈德口腔软膏、地塞米松软膏等,3次/日,局部涂搽。还可应用曲安奈德注射液等行糜烂病损基底局部小剂量多点注射。7~14天后复诊。若红色斑片样病损无消退,则应尽快活检,明确诊断[7]。

一旦口腔红斑病的诊断确立,治疗方式通常首选手术切除,但是尚没有关于切除范围的指导意见,也未见复发率的相关报道[8]。全面评估症状和体征,早期发现病损,并与活检和长期随访相结合,可防止癌变[9]。光动力治疗对部分口腔红斑病的患者也显示有效。

参 考 文 献

1. Kramer I R, Lucas R B, Pindborg J J, et al. Definition of leukoplakia and related lesions：an aid to studies on oral precancer. Oral Surg Oral Med Oral Pathol, 1978, 46（4）：518-539

2. Villa A, Villa C, Abati S. Oral cancer and oral erythroplakia：an update and implication for clinicians. Aust Dent J, 2011, 56（3）：253-256

3. Hashibe M, Mathew B, Kuruvilla B, et al. Chewing tobacco, alcohol, and the risk of erythroplakia. Cancer Epidemiol Biomarkers Prev, 2000, 9（7）：639-645

4. Reichart P A, Philipsen H P. Oral erythroplakia--a review. Oral Oncol, 2005, 41（6）：551-561

5. Hosni E S, Salum F G, Cherubini K, et al. Oral erythroplakia and speckled leukoplakia：retrospective analysis of 13 cases. Braz J Otorhinolaryngol, 2009, 75（2）：295-299

6. Shear M. Erythroplakia of the mouth. Int Dent J,1972, 22（4）：460-473

7. Duvvi S K, Thomas L, Vijayanand S, et al. Two-week rule for suspected head and neck cancer. A study of compliance and effectiveness. J Eval Clin Pract, 2006, 12（6）：591-594

8. Van der Waal I. Potentially malignant disorders of the oral and oropharyngeal mucosa；terminology, classification and present concepts of management. Oral Oncol, 2009, 45（4-5）：317-323

9. Mignogna M D, Fedele S. Oral cancer screening：5 minutes to save a life. Lancet, 2005, 365（9475）：1905-1906

第 8 单元　口腔黏膜下纤维性变

病案 65　口腔黏膜下纤维性变
【述评】口腔黏膜下纤维性变

病案 65 ｜ 口腔黏膜下纤维性变

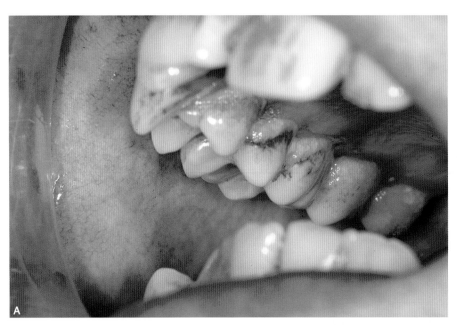

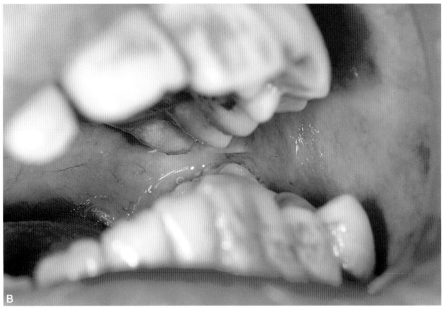

图 5-8-65　A、B 双颊黏膜呈苍白色,不透明

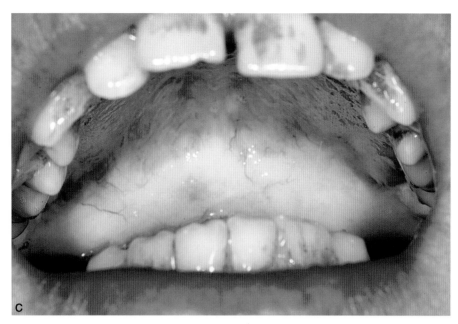

图 5-8-65(续) C. 腭黏膜呈苍白色,不透明

男性,25 岁

主诉 进食辣、烫食物时口腔疼痛 2 年,张口受限 2 个月。

病史 2 年前逐渐出现进食辣、烫食物时口腔疼痛,用牙膏时也感觉口腔黏膜刺痛。2 个月前感觉张口受限。有 6 年咀嚼槟榔史和 7 年吸烟史。患浅表性胃炎,否认其他系统疾病史及药物过敏史。

检查 软腭后份及双颊黏膜发白,质较硬,可扪及明显的纤维条索(图 5-8-65)。张口度二指。

初步诊断 口腔黏膜下纤维性变

进一步检查 切取右颊黏膜病损活检,组织病理检查结果示符合口腔黏膜下纤维性变。

诊断 口腔黏膜下纤维性变

诊断依据

1. 咀嚼槟榔史。

2. 张口受限。

3. 口腔黏膜发白,可扪及纤维条索。

疾病管理

1. 药物治疗

昆明山海棠片 200 片 sig. 2 片 t. i. d. p. o.

复方丹参滴丸 600 片 sig. 10 片 t. i. d. p. o.

复方氯己定溶液 300ml×1 支 sig. 含漱 t. i. d.

地塞米松溃疡涂剂 15g×1 支 sig. 局部涂敷 t. i. d.

2. 将曲安奈德注射液与等量注射用水混合后,于纤维条索明显处基底部位多点小剂量注射。

3. 嘱患者停止咀嚼槟榔,并注意进行张口训练。用药结束后复诊。

4. 后续处理 复诊病情缓解后,可嘱患者继续局部用药并口服番茄红素,继续行张口训练,定期复查。

【述评】口腔黏膜下纤维性变

口腔黏膜下纤维性变(oral submucous fibrosis,OSF)是具有恶变潜能的慢性进行性疾病。特点为黏膜固有层、黏膜下层胶原纤维堆积,出现纤维条索样损害,可累及口腔、咽部、食管上 1/3,黏膜逐渐硬化,导致不同程度的张口和舌运动受限,影响进食和说话。发病具有特定的地理分布,主要在亚裔人群,常见于印度、斯里兰卡、我国台湾和湖南两省。性别差异不明显。1996 年,世界范围内统计发现约250 万人患有口腔黏膜下纤维性变且发病率逐年增高,主要认为是槟榔制品的流行,摄取人群增多所致[1]。

流行病学调查显示咀嚼槟榔(areca nut)是 OSF 的主要病因,且槟榔与 OSF 发病有明确的剂量依赖关系[2]。由于 OSF 主要病理表现为上皮下组织的纤维化和玻璃样变,所以大量关于病因的研究都集中于细胞外基质的变化。现认为发病机制可能为胶原蛋白(collagen)的增多或其降解的减少。

在 OSF 发病过程中,槟榔的化学成分槟榔碱(arecoline)起主要作用,单宁(tannins)起协同作用。体外试验用槟榔提取物或化学纯化槟榔碱刺激人成纤维细胞,发现可引起成纤维细胞(fibroblasts)增殖,使胶原形成增多,且胶原的生成具有浓度依赖性。还有研究发现,槟榔碱刺激正常和 OSF 成纤维细胞时,OSF 成纤维细胞会产生更多的胶原纤维,可能与 OSF 成纤维细胞发生突变相关[3, 4]。

除胶原生成增加,胶原降解减少也参与了其发病过程。有实验证明,槟榔的粗提取物或者纯化单宁,以浓度依赖方式,通过抑制胶原酶,能够增加胶原的抵抗力,减少胶原降解。故槟榔引起纤维化的机制在于单宁和槟榔碱的结合,既减少降解,又增加生成。还有研究认为,随疾病发展,Ⅲ型胶原基本全部被Ⅰ型胶原取代,由于 OSF 中胶原分子结构的改变,可能比正常胶原分子更抵抗降解[5, 6]。

成纤维细胞吞噬(phagocytosis)并降解胶原,是细胞外基质(extracellular matrix,ECM)生理性重建的重要途径,而 OSF 中显示了 ECM 重建的不平衡。OSF 中成纤维细胞胶原吞噬作用减弱,且这种胶原吞噬抑制作用对槟榔碱、尼古丁具有剂量依赖性[7]。

OSF 细胞外基质的持续增加和累积,还可由基质金属蛋白酶(matrix metalloproteinases,MMPs)和其组织抑制因子(tissue inhibitors of matrix metalloproteinases,TIMP)之间的平衡被破坏引起[8, 9]。

OSF 组织中有细胞因子分泌的变化。OSF 活检组织中 IFN-γ 表达减少或无表达,IL-1 和 IL-6 等促炎因子表达明显上调,可能与 OSF 发病相关。TGF-β、血小板源生长因子(platelet derived growth factor,PDGF)及碱性成纤维细胞生长因子(basic fibroblast growth factor,bFGF)在 OSF 组织中表达增加[10]。

OSF 患者血清中存在多种循环免疫复合物、免疫球蛋白和自身抗体,其中抗平滑肌抗体、抗核抗体、抗胃壁细胞抗体含量明显高于正常对照组,也可见免疫复合物和血清 IgG、IgA 和 IgM 含量增加,说明免疫因素可能发挥作用[11]。

有关 OSF 遗传因素的研究非常多,主要集中于相关基因与其易感性的关系。TNF-α 基因多态性被认为是 OSF 的主要危险因素。人主要组织相容性复合物Ⅰ类链相关基因 A(major histocompatibility complex class I chain related gene A,MICA)与 OSF 间也有关系[12]。

槟榔中铜含量高,咀嚼槟榔人群唾液中的可溶性铜增加,口腔黏膜中铜含量也较对照组高。胺酰氧化酶在 OSF 组织中表达上调,铜依赖此酶而在胶原合成中起重要作用。增加铜含量,可促进成纤维细胞的增殖,与正常成纤维细胞 OSF 细胞倍增时间 3.6 天相比,OSF 成纤维细胞的倍增时间缩短为 3.2天。超声检查发现 OSF 患者内脏器官并没有纤维化,排泄物中铜也在正常范围,说明铜局限作用于口腔黏膜[13, 14]。

OSF 被列为口腔潜在恶性疾病。癌变率为 7%~13%,有研究显示在 17 年随访中癌变率为 7.6%。槟榔是化学致癌物,其遗传毒性(genotoxic)和致突变的作用被归因为多酚类和槟榔碱,还有槟榔特异性亚硝胺,如 N-nitroguvacoline、N-nitrosoguvacine、3-propionaldehyde 和 3-propionitrile。而且,部分咀嚼槟榔中加入的石灰,增加了活性氧含量,可造成 DNA 氧化损伤。营养缺乏、持续的免疫异常、细胞因子含量的变化、机械创伤、高龄、吸烟酗酒等不良习惯,都会增加其癌变机会。癌变机制可能为上皮萎缩增加了致癌物的渗透,固有层血管生成的减少抑制致癌物质的吸收代谢,使上皮暴露于这些致癌物质的时间更长,这种特殊环境可促进癌变发生[15]。

OSF 发病隐匿,临床表现取决于疾病发展阶段,但是大部分患者症状表现为烧灼感,不耐受辛辣。疾病起始时口腔黏膜出现水疱或溃疡,之后口腔黏膜逐渐变硬,常累及唇、舌、上腭,伴有不同程度的张口困难。临床检查见口腔黏膜呈现苍白色、不透明,或表现为大理石花纹样改变(图47,图48),扪诊可触及纤维条索样损害,并感黏膜质地变硬。病变部位可能发生异常增生和癌变,由于张口困难加大口腔检查难度,影响早期发现异常病损[15]。

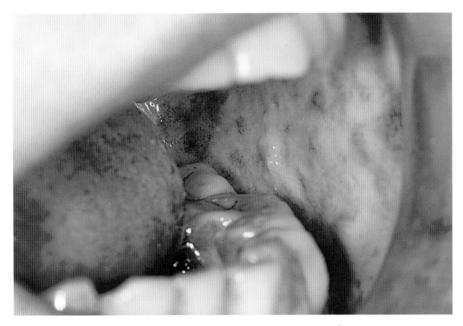

图47　OSF:左颊黏膜呈大理石花纹样改变

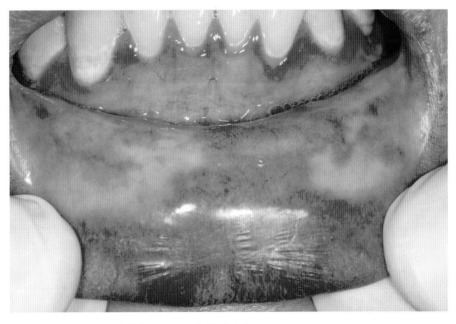

图48　OSF:下唇内侧黏膜呈大理石花纹样改变

OSF 一般根据咀嚼槟榔史和临床表现即可诊断,组织病理学检查可进一步确认。

OSF 的治疗首先需戒除咀嚼槟榔的习惯。治疗方式主要分为药物治疗、理疗、高压氧治疗和手术治疗。药物治疗的原则为抗炎、抗纤维化、改善缺血以及抗氧化。OSF 常用的临床治疗药物主要包括糖皮质激素、抗纤维化药物及蛋白水解酶、外周血管扩张剂、抗氧化剂及营养元素等。

糖皮质激素能抑制炎症因子产生、促进炎症细胞凋亡,从而发挥抗炎和抑制纤维化进程的作用。短效糖皮质激素(氢化可的松)、中效糖皮质激素(曲安奈德)和长效糖皮质激素(倍他米松和地塞米松)均可用于 OSF 的病情控制。目前临床常用为曲安奈德注射液或复方倍他米松注射液与注射用水或 2% 利多卡因混匀后行基底局部小剂量多点注射,局部可选用糖皮质激素制剂如地塞米松溃疡涂剂或醋酸泼尼松龙混悬液,或曲安奈德注射液 1:5 稀释,或曲安奈德口腔软膏、地塞米松软膏等涂敷患处,3 次/日。

外源性抗纤维化因子及蛋白水解酶可以逆转 OSF 纤维化的进程,故有将透明质酸酶与糖皮质激素联用治疗 OSF 的报道。

外周血管扩张剂如己酮可可碱、丁咯地尔、盐酸布酚宁和苯氧丙酚胺等,有望通过改善病损区的微循环和血液流变学以缓解 OSF 患者的症状。

抗氧化及补充营养元素治疗,可以减少活性氧对大分子造成的损伤,从而减缓 OSF 病程的进展。目前最常用的抗氧化剂是番茄红素,推荐剂量为每日口服 16mg。此外,还可口服昆明山海棠,每次 2 片,3 次/日;复方丹参滴丸,10 粒/次,3 次/日,1 个月为一个疗程。

高压氧可提高血氧含量,改善局部缺血缺氧,促进病损区新生血管形成和侧支循环建立。临床有报道显示高压氧治疗可改善 OSF 患者的症状并增加张口度。严重张口受限者可考虑手术治疗。此外,还应嘱患者坚持进行张口训练。

参 考 文 献

1. Auluck A, Rosin M P, Zhang L, et al. Oral submucous fibrosis, a clinically benign but potentially malignant disease: report of 3 cases and review of the literature. J Can Dent Assoc, 2008, 74(8): 735-740

2. Ranganathan K, Devi M U, Joshua E, et al. Oral submucous fibrosis: a case-control study in Chennai, South India. J Oral Pathol Med, 2004, 33(5): 274-277

3. Harvey W, Scutt A, Meghji S, et al. Stimulation of human buccal mucosa fibroblasts in vitro by betel-nut alkaloids. Arch Oral Biol, 1986, 31(1): 45-49

4. Meghji S, Scutt A, Harvey W, et al. An in-vitro comparison of human fibroblasts from normal and oral submucous fibrosis tissue. Arch Oral Biol, 1987, 32(3): 213-215

5. Utsunomiya H, Tilakaratne W M, Oshiro K, et al. Extracellular matrix remodeling in oral submucous fibrosis: its stage-specific modes revealed by immunohistochemistry and in situ hybridization. J Oral Pathol Med, 2005, 34(8): 498-507

6. Kuo M Y, Chen H M, Hahn L J, et al. Collagen biosynthesis in human oral submucous fibrosis fibroblast cultures. J Dent Res, 1995, 74(11): 1783-1788

7. Shieh D H, Chiang L C, Lee C H, et al. Effects of arecoline, safrole, and nicotine on collagen phagocytosis by human buccal mucosal fibroblasts as a possible mechanism for oral submucous fibrosis in Taiwan. J Oral Pathol Med, 2004, 33(9): 581-587

8. Shieh D H, Chiang L C, Shieh T Y. Augmented mRNA expression of tissue inhibitor of metalloproteinase-1 in buccal mucosal fibroblasts by arecoline and safrole as a possible pathogenesis for oral submucous fibrosis. Oral Oncol, 2003, 39(7): 728-735

9. Chang Y C, Yang S F, Tai K W, et al. Increased tissue inhibitor of metalloproteinase-1 expression and inhibition of gelatinase A activity in buccal mucosal fibroblasts by arecoline as possible mechanisms for oral submucous fibrosis. Oral Oncol, 2002, 38(2): 195-200

10. Haque M F, Harris M, Meghji S, et al. Immunolocalization of cytokines and growth factors in oral submucous fibrosis. Cytokine, 1998, 10(9): 713-719

11. Chiang C P, Hsieh R P, Chen T H, et al. High incidence of autoantibodies in Taiwanese patients with oral submucous fibrosis. J Oral Pathol Med, 2002, 31(7): 402-409

12. Tilakaratne W M, Klinikowski M F, Saku T, et al. Oral submucous fibrosis: review on aetiology and pathogenesis. Oral Oncol, 2006, 42(6): 561-568

13. Ma R H, Tsai C C, Shieh T Y. Increased lysyl oxidase activity in fibroblasts cultured from oral submucous fibrosis associated with betel nut chewing in Taiwan. J Oral Pathol Med, 1995, 24(9): 407-412

14. Rajendran R, Kumari K R, Kumar A S. Liver ultrasound and faecal copper estimation in oral submucous fibrosis. Indian J Dent Res, 2003, 14(1): 13-21

15. Angadi P V, Rao S S. Areca nut in pathogenesis of oral submucous fibrosis: revisited. Oral Maxillofac Surg, 2011, 15(1):1-9

第 9 单元 盘状红斑狼疮

病案 66 盘状红斑狼疮
【述评】盘状红斑狼疮

病案66 盘状红斑狼疮

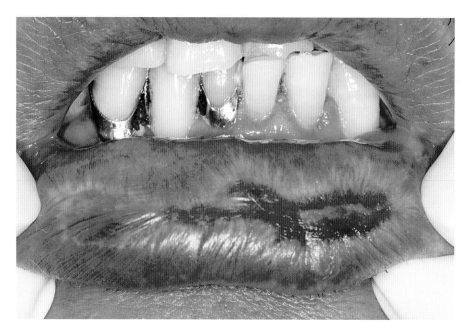

图 5-9-66 下唇唇红黏膜见红斑糜烂,其黏膜侧见放射状细短白纹,皮肤侧见色素沉着

男性,58 岁

主诉 下唇反复破溃出血 6 个月。

病史 6 个月前出现下唇反复破溃、出血疼痛。20 余天能愈合,但间隔 1 个月左右复发。否认系统性疾病史及药物过敏史。

检查 下唇左侧见 8mm×3mm 的糜烂面,覆有血痂,周围充血,近黏膜侧有放射状细短白纹,近皮肤侧也见白纹和色素沉着(图 5-9-66)。查血常规、血糖、肝功能、肾功能均未见明显异常。

诊断 盘状红斑狼疮

诊断依据

1. 下唇部糜烂充血。

2. 放射状细短白纹。

3. 色素沉着。

疾病管理

1. 药物治疗

硫酸羟氯喹片 0.1g×28 片 sig. 0.1g b. i. d. p. o.

维生素 B$_6$ 10mg×100 片 sig. 10mg b. i. d. p. o.

复方氯己定溶液 300ml×1 支 sig. 湿敷唇部 t. i. d.

地塞米松溃疡涂剂 15g×1 支 sig. 局部涂敷 t. i. d.

2. 将曲安奈德注射液与等量注射用水混合后,于唇部病损基底多点小剂量注射。

3. 2 周后复诊,嘱患者注意唇部防晒,少食辛辣刺激性食物。

4. 后续处理 复诊时若病情缓解明显,可口服白芍总苷胶囊,每次 600mg,2~3 次/日,连续服用 3~4 周为一个疗程;若病情缓解不明显,可口服昆明山海棠,每次 2 片,3 次/日,或沙利度胺,每次 75mg,1 次/日,2 周为一个疗程。

【述评】 盘状红斑狼疮

盘状红斑狼疮(discoid lupus erythematosus,DLE)是最常见的一类慢性皮肤型红斑狼疮,病损累及黏膜和皮肤,以萎缩凹下呈盘状为主要特点。好发于易受阳光照射部位,80% 的 DLE 病损见于头面部[1]。常见于 20~40 岁,女性患者约为男性患者的 2 倍。有研究称其患病率不足 0.05%,非洲后裔多见。

DLE 病因尚不明确,与多种刺激因素相关。首先,光敏性是诱发和加重 DLE 较明确的因素。约 40% 的 DLE 患者对紫外线敏感,可能与 T 细胞和热休克蛋白(heat shock proteins)的相互作用有关。经紫外线活化后,γδT 细胞积聚并将热休克蛋白作为自身免疫反应的靶点,造成角质细胞损坏和基底膜的液化变性。所以,DLE 也被认为是一种迟发型超敏反应[2]。

DLE 发病还可能具有遗传背景。与 DLE 发病率升高相关的单体型(haplotype)包括 HLA-B7、B8、Cw7、DR2、DR3、DQW1 等。近来发现,*HLA-DRB-1601* 和 *HLA-DQA-0102* 等位基因(allele)频率增高,被认为是 DLE 的遗传标记。已有全基因组关联研究找到系统性红斑狼疮(systemic lupus erythematosus,SLE)的易感基因,但其是否与 DLE 的发生发展相关还不明确[3, 4]。

DLE 多见于女性,而且病情的波动与月经周期、孕期和更年期有关。一些研究认为 DLE 可能受雌激素影响[5]。

SLE 中常见的自身抗体并不常见于 DLE,但 DLE 上皮基底膜区可见免疫球蛋白与补体的沉积,故认为 DLE 是慢性自身免疫性皮肤黏膜病。这些免疫沉积物是直接诱发 DLE,还是仅为继发现象,尚需进一步研究。值得注意的是,免疫球蛋白在 DLE 中增多,为 B 细胞的激活引起,说明 DLE 可能同时合并体液免疫反应的异常[2]。

DLE 皮肤损害初始为附有鳞屑的红色斑块,随病变发展,毛囊孔扩张、角质物质堵塞。去除鳞屑,其内面可见角质栓。色素异常改变常见,病损中央色素减退、萎缩、毛细血管扩张,周边色素沉着。主要见于面部、头皮、耳廓、胸部,病程持久,可导致瘢痕,容易复发[6](图 49)。

口腔病损出现在 20% 的 DLE 患者,口腔病损也可不伴有皮肤损害而单独出现[2, 7]。病损多见于唇、颊、舌,最好发的部位为下唇,也可上下唇同时受累(图 50~图 52)。典型病损可见中央萎缩凹下的红色区域,周缘稍隆起。唇部病损靠近黏膜侧有放射状白色短细纹;靠近皮肤侧常有色素沉着,也可有放射状白色短纹;黏膜皮肤交界处界限模糊,病损有向皮肤蔓延的趋势。

DLE 多根据临床表现即可诊断。组织病理学检查可进一步确诊。典型病理组织学表现为基底细胞液化变性,血管周围和皮肤附属器周围淋巴细胞浸润。上皮萎缩,角化不良,有时可见角质栓。毛细血管扩张,可见玻璃样血栓。

直接免疫荧光是有效的辅助诊断方法。90% 的 DLE 活跃期在病损上皮基底膜区有免疫球蛋白(IgG、IgM)和补体 C3 沉积。但检查结果是否阳性取决于活检部位和病损阶段。头、颈、手臂病损 DIF 检查阳性率达 80%,躯干病损 DIF 检查阳性率仅 20%。阳性 DIF 结果更常见于持续 6 周以上的病损。与多数 SLE 不同,DLE 非病损部位 DIF 阴性[2]。

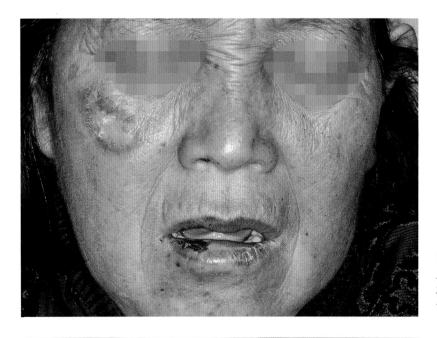

图 49　DLE 同时累及下唇黏膜和皮肤：下唇黏膜见糜烂、血痂和放射状细短白纹；右颧部皮肤见萎缩性色素减退病损，周缘色素沉着

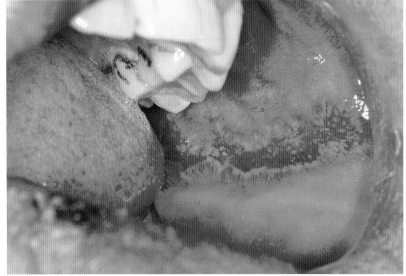

图 50　左颊黏膜 DLE

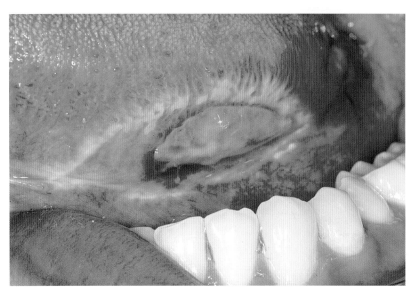

图 51　左舌腹黏膜 DLE

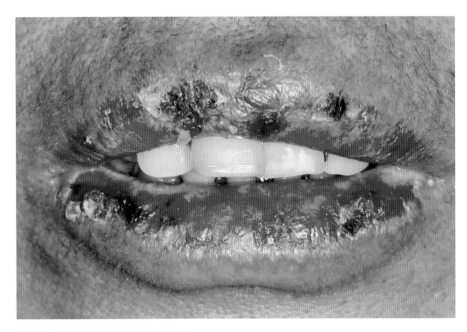

图 52　DLE 同时累及上下唇黏膜

DLE 属于口腔潜在恶性疾病(图 53)。文献报道其癌变常发生在患病 20 年后,头皮、耳、唇部、鼻部病损发生癌变者多见。尽管发病率在非洲裔和女性更高,但是癌变常见于欧洲男性。据报道,在病程的 26~41 年内,癌变率为 3.3%[8]。近期的一项回顾性研究发现,在患有口腔 DLE 的 87 个患者中有 6 人癌变[9]。

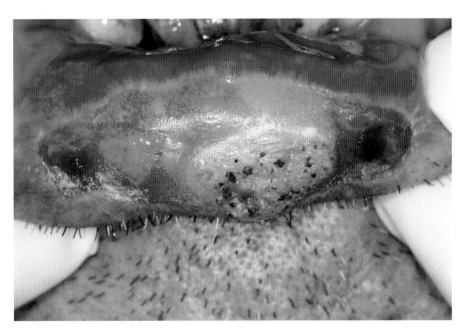

图 53　下唇黏膜盘状红斑狼疮癌变

约 5% 的 DLE 患者可转变为 SLE,此类患者人类组织相容性抗原 HLA-B8 多呈阳性[10]。临床危险因素包括患者出现播散型 DLE、毛细血管扩张、关节炎、关节痛、雷诺现象。实验室危险因素包括贫血、白细胞减少、血小板减少、血沉升高、出现抗心磷脂抗体、抗核抗体滴度异常升高、外观正常皮肤 DIF 阳性等。对高危型患者进行积极治疗,密切随访,并与风湿病学和肾病学专科医师会诊,早期使用氯喹、羟氯喹等药物,可延缓 DLE 发展为 SLE,并能阻止或缓解器官损伤[11]。

　　DLE 的治疗首选硫酸羟氯喹片,每次 0.1g,2 次/日,连续服用 2 周为一个疗程。服用该药物前,需行眼科检查。服用该药时建议同时口服维生素 B_6,每次 10mg,2 次/日,以缓解硫酸羟氯喹的胃肠道反应。不能口服硫酸羟氯喹者,可口服沙利度胺,每次 50~100mg,1 次/日;或昆明山海棠,每次 2 片,3 次/日,连续服用 2 周为一个疗程。若糜烂病损面积大,可口服泼尼松 15~25mg/d,1 次/日,连服 5~7 日后再用上述药物治疗。病情轻微者,可口服白芍总苷胶囊,每次 600mg,2~3 次/日,连续服用 3~4 周为一个疗程。

　　局部用药包括含漱液和涂搽制剂,含漱液可选用复方氯己定溶液、复方硼砂溶液(1:5 稀释),或 1%聚维酮碘溶液口内含漱或唇部湿敷,3 次/日。涂敷制剂可选用糖皮质激素制剂如地塞米松溃疡涂剂或醋酸泼尼松龙混悬液,或曲安奈德注射液 1:5 稀释,或曲安奈德口腔软膏、地塞米松软膏等涂敷患处,3 次/日。还可应用曲安奈德注射液或复方倍他米松注射液等行糜烂病损基底局部小剂量多点注射,或用地塞米松注射液、庆大霉素注射液、维生素 C 注射液行雾化治疗,1~2 次/日,连续 3~5 日。此外,应嘱患者注意防晒,尽量勿让病损暴露于日照之下,并少食辛辣食物、海鲜等。因该病属潜在恶性疾病,应嘱患者定期复诊,以防止癌变。

参 考 文 献

1. Tebbe B. Clinical course and prognosis of cutaneous lupus erythematosus. Clin Dermatol, 2004, 22(2): 121-124

2. Donnelly A M, Halbert A R, Rohr J B. Discoid lupus erythematosus. Australas J Dermatol, 1995, 36(1): 3-10

3. Knop J, Bonsmann G, Kind P, et al. Antigens of the major histocompatibility complex in patients with chronic discoid lupus erythematosus. Br J Dermatol, 1990, 122(6): 723-728

4. Volc-Platzer B, Anegg B, Milota S, et al. Accumulation of gamma delta T cells in chronic cutaneous lupus erythematosus. J Invest Dermatol, 1993, 100(1): 84S-91S

5. Yell J A, Burge S M. The effect of hormonal changes on cutaneous disease in lupus erythematosus. Br J Dermatol, 1993, 129(1): 18-22

6. Hordinsky M. Cicatricial alopecia: discoid lupus erythematosus. Dermatol Ther, 2008, 21(4): 245-248

7. Burge S M, Frith P A, Juniper R P, et al. Mucosal involvement in systemic and chronic cutaneous lupus erythematosus. Br J Dermatol, 1989, 121(6): 727-741

8. Dhingra M, Bhalla M, Thami G P, et al. Metastasizing squamous cell carcinoma arising from chronic discoid lupus erythematosus plaque of recent onset. Indian J Dermatol Venereol Leprol, 2011, 77(5): 626

9. Liu W, Shen Z Y, Wang L J, et al. Malignant potential of oral and labial chronic discoid lupus erythematosus: a clinicopathological study of 87 cases. Histopathology, 2011, 59(2): 292-298

10. Harper J G, Pilcher M F, Szlam S, et al. Squamous cell carcinoma in an African American with discoid lupus erythematosus: a case report and review of the literature. South Med J, 2010, 103(3): 256-259

11. Chong B F, Song J, Olsen N J. Determining risk factors for developing systemic lupus erythematosus in discoid lupus erythematosus patients. Br J Dermatol, 2012, 166(1): 29-35

第 10 单元　迷脂症

病案 67　迷脂症
【述评】迷脂症

病案 67　迷脂症

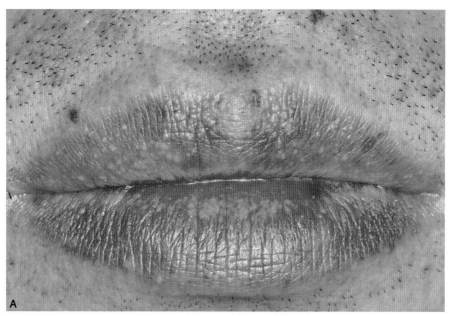

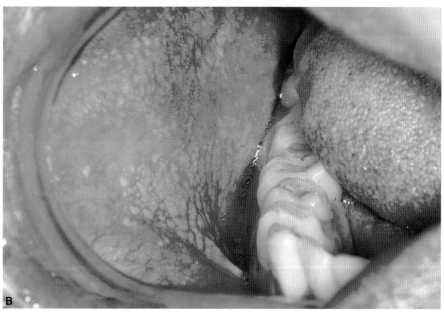

图 5-10-67　A、B 唇红、右颊黏膜见密集黄白色斑点，表面光滑

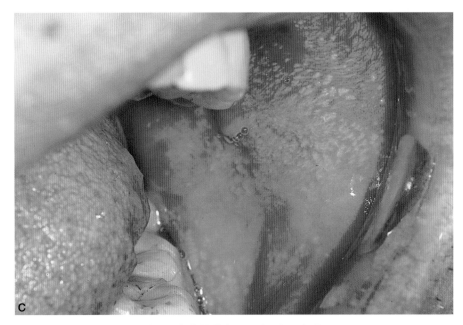

图 5-10-67(续)　C.左颊黏膜见密集的黄白色斑点,表面光滑

男性,50 岁

主诉　发现唇颊长"白点"2 天。

病史　2 天前偶然发现唇部和双颊有较多散在或簇集的"白点",无明显不适。否认系统性疾病史及药物过敏史。

检查　双颊、上下唇唇红部黏膜均见大量密集黄白色颗粒,未见糜烂充血(图 5-10-67)。

诊断　迷脂症

诊断依据

1. 双颊和唇部受累。

2. 表现为口腔黏膜上的黄白色颗粒。

疾病管理　解释疾病。

【述评】迷脂症

迷脂症(fordyce spots)是皮脂腺的异位和错生。多位于上唇唇红、颊黏膜、磨牙后区。表现为黏膜上散在或成簇、针头或粟粒大小、淡黄色或黄白色的斑点或丘疹,表面光滑,触之柔软,常双侧、对称发生。一般无自觉症状[1]。

迷脂症的组织病理表现可见上皮固有层内成熟的正常皮脂腺,腺体小叶包绕着自腺体中央一直伸向黏膜表面的皮脂腺导管。根据典型临床表现即可诊断,一般不需组织病理检查。

迷脂症的皮脂腺和普通的皮脂腺区别在于,它们通过管道直接开口于皮肤或黏膜表面,与毛囊无关。青春期后多发,可能因为激素水平的改变而刺激皮脂腺增大。也有研究者认为皮脂腺的生成和神经系统有关,某些因子如胰岛素样生长因子(insulinlike growth factors,IGF)、促肾上腺素皮质激素释放激素(corticotrophin-releasing hormone,CRH)等,可能通过促进神经纤维伸长或分支,刺激异位皮脂腺的生成。但尚缺乏较明确的病因研究资料[1-4]。

迷脂症无须治疗。确实有碍美观时,有报道称 CO_2 超脉冲激光治疗是安全有效的治疗方式,可达到良好的美容效果[5]。

参 考 文 献

1. Mansur A T, Aydingoz I E. Unilateral Buccal Fordyce Spots with Ipsilateral Facial Paralysis: A Sign of Neuro-sebaceous Connection? Acta Derm Venereol, 2012, 92(2): 177-178

2. Toyoda M, Nakamura M, Morohashi M. Neuropeptides and sebaceous glands. Eur J Dermatol, 2002, 12(5): 422-427

3. Deplewski D, Rosenfield R L. Growth hormone and insulin-like growth factors have different effects on sebaceous cell growth and differentiation. Endocrinology, 1999, 140(9): 4089-4094

4. Yuan H, Xu S, Wang Y, et al. Corticotrophin-releasing hormone (CRH) facilitates axon outgrowth. Spinal Cord, 2010, 48(12): 850-856

5. Ocampo-Candiani J, Villarreal-Rodriguez A, Quiñones-Fernández A G, et al. Treatment of Fordyce spots with CO2 laser. Dermatol Surg, 2003, 29(8): 869-871

第 11 单元　咬唇颊症

病案 68　咬唇颊症

【述评】咬唇颊症

病案 68　咬唇颊症

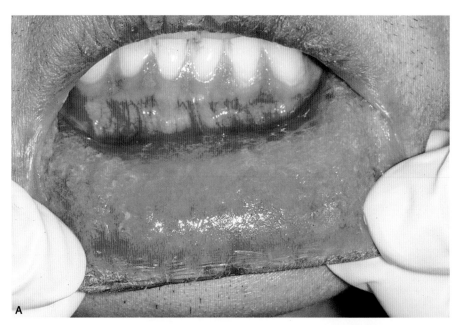

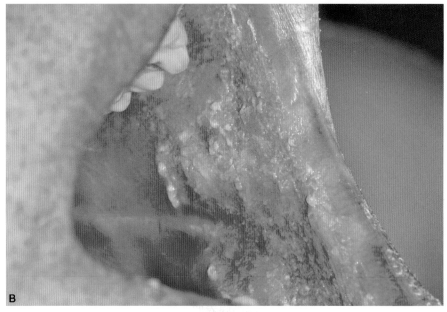

图 5-11-68　A、B 下唇内侧、左颊黏膜表面呈白色脱屑样改变，表层剥脱处遗留黏膜表面色泽正常

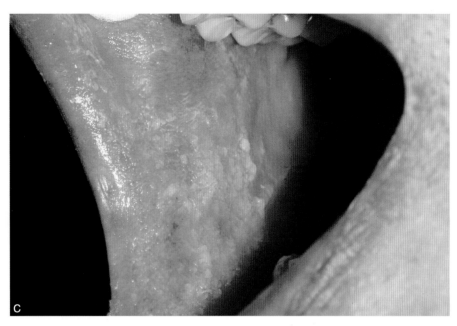

图 5-11-68(续) C. 右颊黏膜表面呈白色脱屑样改变

男性,24 岁

主诉 双颊及唇内侧粗糙 1 年。

病史 1 年前开始出现双颊、唇内侧脱皮,伴粗糙感。诉有反复咬唇、咬颊不良习惯。曾自行服用"维生素 B_2、叶酸、螺旋霉素片、华素片、牛黄解毒丸"等无明显疗效。否认系统性疾病史及药物过敏史。

检查 双颊、上下唇内侧部分黏膜表面呈脱屑性改变,拭去剥脱的白色鳞屑样物后黏膜表面呈正常颜色,无充血糜烂(图 5-11-68)。

诊断 咬唇颊症

诊断依据

1. 唇、颊表面的脱屑样改变。

2. 反复咬唇颊习惯。

疾病管理

1. 药物治疗

维生素 E 0.1g×60 片 sig. 局部涂敷 t. i. d.

2. 嘱患者戒除咬唇颊不良习惯。

【述评】咬唇颊症

咬唇颊症(morsicatio buccarum et labiorum)是长期习惯性咬嚼口腔黏膜所致的口腔黏膜慢性自伤性病损,患者因长期习惯性咬嚼黏膜并撕掉,表现为黏膜表面上皮呈脱屑性改变。咬唇颊症易误诊为扁平苔藓、天疱疮、黏膜类天疱疮、念珠菌病、口腔白斑病、白色海绵状斑痣等口腔黏膜疾病。研究发现 15~19 岁患者多见,且病损发生于双侧者多于单侧,下唇多于上唇[1]。

咬唇颊症多发生于口腔黏膜与牙齿直接接触的部位,表现为小的上皮浅层不规则剥脱,和白色鳞屑状区域夹杂出现。鳞屑松散,容易撕掉,撕去后局部黏膜表面基本正常,患者可有粗糙感等轻度不适[2]。

咬唇颊症是一种习惯性自伤性损害,被认为与心理因素关系密切。有研究者认为带有自虐倾向的强迫症或者精神紧张等心理因素可使人有意识或无意识地咬唇颊黏膜。但也有学者认为是口腔上皮不平整,如颊白线的存在,致使患者有咬除的想法,从而产生此习惯。对于某些患者来说,咬唇颊习惯是无意识的,所以家人或朋友关于患者病情的叙述也很重要[3]。

　　咬唇颊症一般根据典型的临床表现和咬唇颊习惯即可诊断。组织病理表现为上皮棘层增厚,表层呈不规则的撕裂状,见细胞碎片和微小菌灶,紧邻其下方有薄的坏死角质细胞层,下层角质形成细胞肿胀[4]。

　　咬唇颊症的预后较好,戒除不良习惯后病损可完全消失。临床以解释病情、心理疏导为主,可给予患者少量局部用药,如维生素 E 胶丸局部涂搽,以缓解患者的粗糙感。如患者存在明显的抑郁紧张等心理状态,应建议患者到精神科进一步检查和治疗。口腔科医师要尽量避免误诊,防止医疗资源的浪费和对患者身心健康的损害。

<h1 style="text-align:center">参 考 文 献</h1>

1. Sewerin I. A clinical and epidemiologic study morsicatio buccarum-labiorum. Scand J Dent Res, 1971, 79(2): 73-80

2. Damm D D, Fantasia J E. Bilateral white lesions of buccal mucosa. Morsicatio buccarum. Gen Dent, 2006, 54(6): 442, 444

3. Glass L F, Maize J C. Morsicatio buccarum et labiorum (excessive cheek and lip biting). Am J Dermatopathol, 1991, 13(3): 271-274

4. Wang J Y, Liu W Z, Li X Y, et al. Morsicatio buccarum et labiorum: two cases report. Hua Xi Kou Qiang Yi Xue Za Zhi, 2009, 27(6): 681-682, 685

第六章

口面部肉芽肿病

病案69 口面部肉芽肿病

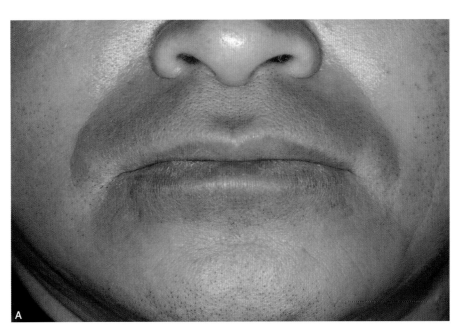

图 6-0-69　A.上下唇及口周皮肤、双侧鼻唇沟内侧皮肤色暗红,略肿胀,下唇肿胀明显

227

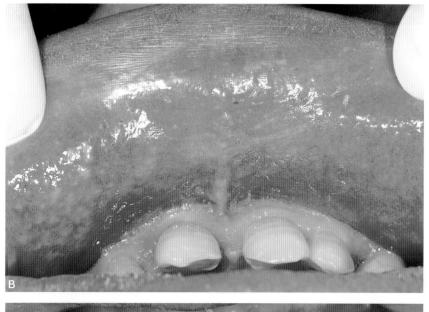

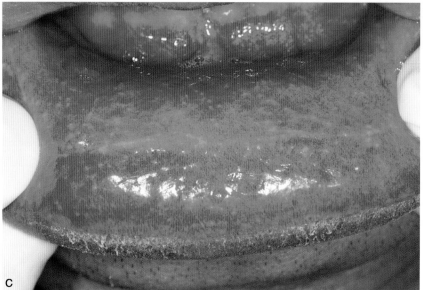

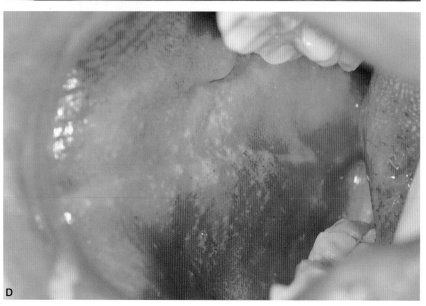

图 6-0-69(续) B~D 上下唇内侧、右颊黏膜肿胀,见数个散在黄白色小颗粒

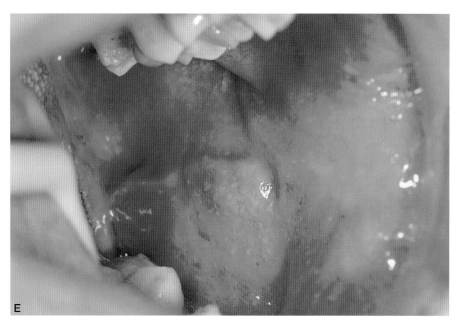

图 6-0-69(续) E. 左颊黏膜肿胀

男性,53 岁

主诉 唇部及口周皮肤暗红且肿胀 18 个月。

病史 18 个月前患者发现下唇外周皮肤出现黄豆大小暗红区,面积逐渐变大,且唇部及口周皮肤逐渐肿胀;6 个月前于外院就诊行下唇内侧黏膜活检,诉病理结果为"炎症"(未带报告),至皮肤科就诊,诊断为"过敏性皮炎",予以"皮肤病血毒丸、清火栀麦片、盐酸西替利嗪、氯雷他定、可的松软膏"等,效果不佳,否认发痒疼痛症状。平素体健,睡眠可,大小便正常。患者患有"高血压",现口服药物控制。否认其他系统性疾病、遗传史及药物过敏史。

检查 上下唇及口周皮肤、双侧鼻唇沟内侧皮肤色暗红,略肿胀,下唇肿胀明显,扪质韧,上下唇内侧、双颊黏膜肿胀,见数个散在黄白色小颗粒,扪质稍韧(图 6-0-69),右下唇内侧可见活检术后线状瘢痕,余口内黏膜未见明显异常。31、41 牙体磨耗明显。

初步诊断 口面部肉芽肿性疾病

进一步检查

1. 全口曲面体层 X 线片示 36、46 根周骨质破坏明显,余未见异常。

2. 血常规、血糖、凝血功能、肝功能、肾功能、大小便常规、胸部 CT 检查均未见明显异常,细胞免疫示 CD3 亚群 64.4↓(正常值 66.9~83.1),CD8 亚群 14.7↓(正常值 20.4~34.7),CD4/CD8 3.23↑(正常值 0.97~2.31);体液免疫示 IgE 181.54↑(正常值 0.1~150)。

3. 切取左下唇内侧黏膜及左下唇唇红黏膜组织送病检,活检报告示(左下唇唇红、左下唇内侧黏膜)肉芽肿性炎症,未见干酪样坏死,建议行特殊染色。

4. 四川大学华西医院会诊病理报告,(左下唇唇红及内侧黏膜)鳞状上皮角化过度、角化不全,部分细胞空泡变,上皮内、上皮下、唇腺腺泡内和导管周可见淋巴细胞为主的炎症细胞浸润,上皮下见肉芽肿及日光性损害。抗酸染色(-),PAS 和六胺银染色未查见真菌。Warthin-Starry 染色查见一些杆状菌、球菌。结核杆菌 qPCR 检测示该样本未查见确切结核杆菌 DNA 片段,请结合临床和病理诊断综合评估。

5. 过敏原检查未见明显异常,胸部 CT 检查未见心肺异常,胃镜肠镜检查结果提示"慢性直肠炎、慢性非萎缩性胃炎"。

修正诊断 口面部肉芽肿病

诊断依据

1. 唇部、口周、双侧鼻唇沟内侧(口面部局部)皮肤色暗红肿胀,下唇肿胀明显,扪质韧。

2. 组织病理学检查常规 HE 染色示肉芽肿性炎症,特殊染色排除结核杆菌、深部真菌、螺旋体等微生物感染可能。

3. 胸部 CT 检查排除结节病,肠镜检查排除克罗恩病。无反复肿胀病史、否认家族史及扪诊质韧排除遗传性血管性水肿。

疾病管理

1. 药物治疗

硫酸羟氯喹片 100mg×28 片 sig. 200mg b. i. d. p. o.

维生素 B_6 片 10mg×100 片 sig. 10mg b. i. d. p. o.

碳酸氢钠注射液 250ml×1 瓶 sig. 1:1稀释后含漱 t. i. d.

2. 复方倍他米松注射液与注射用水等量混匀后于双唇肿胀病损行小剂量多点局部封闭。

3. 2 周后复诊。

4. 后续处理　复诊诉唇部和口周肿胀有所缓解,建议继续口服硫酸羟氯喹片 2 周。并嘱患者密切观察,定期复诊,以便及时发现发展为克罗恩病或结节病。

【述评】口面部肉芽肿病

肉芽肿是由巨噬细胞及其演化的细胞(如上皮样细胞、多核巨细胞)聚集和增生所形成的境界清楚的结节状病灶,是一种特殊类型的慢性增生性炎症。根据病因不同,发生于口腔黏膜的肉芽肿性疾病可分为两大类,感染性肉芽肿和非感染性肉芽肿。感染性肉芽肿如结核肉芽肿、深部真菌性肉芽肿、梅毒肉芽肿、寄生虫性肉芽肿等。非感染性肉芽肿如嗜酸性淋巴肉芽肿、肉芽肿性多血管炎(又称为韦格纳肉芽肿病)、结节病、克罗恩病、口面部肉芽肿病等。

口面部肉芽肿病(orofacialgranulomatosis,OFG)是指一组少见的主要累及口面部区域软组织的肉芽肿性疾病,包括梅-罗综合征(Melkersson-Rosenthal syndrome,MRS)和肉芽肿性唇炎(granulomatous cheilitis,GC),该病由 Weisenfeld 等于 1985 年命名[1]。后来发现多种系统性肉芽肿性疾病(如克罗恩病、结节病、麻风病、结核病、慢性肉芽肿病、深部真菌感染)可导致与 OFG 类似的口面部表现,故是否将这些表现称为OFG 一直存在争议。近来,研究者们倾向于将 OFG 定义为局限于口面部组织的特发性肉芽肿性疾病,即根据临床、放射学、内镜和血清学检查的结果,排除了患者患有系统性肉芽肿性疾病。因此,特发性 OFG 的诊断是一个排除性诊断。鉴于部分患者(尤其是在幼年时期发病者)可能最终会发展为系统性肉芽肿性疾病(如结肠克罗恩病),这些研究者认为届时可修正 OFG 的诊断(如修正为口腔和结肠克罗恩病)[2]。笔者也认同该定义。

OFG 的确切病因尚不清楚。感染、过敏(如银汞合金、肉桂、食物、微生物试剂等[3-7])、遗传易感性和免疫紊乱(迟发型超敏反应)等均可能与本病有关。

OFG 多见于中青年,发病无明显性别及种族差异[8]。临床表现为从口腔黏膜的轻微肿胀到唇部和面部的永久性肿胀变形,疼痛性口腔溃疡和头颈部区域的神经性功能缺损表现(如面瘫)也可发生。多表现为口面部持续性肿胀、肥大,最为常见部位为口唇,也可累及下颌、面颊、眶周、额部和口腔黏膜[9-11]。肿胀起初可自行消退,但反复发作可导致持久性增厚,皮肤病损颜色正常或呈紫红色,浸润感明显,质韧,表面粗糙,可伴有少量鳞屑,但无或仅有轻度渗出、结痂。口腔内黏膜表现可见舌背沟纹、口腔溃疡、肉芽肿性龈炎、颊黏膜增厚呈鹅卵石样等[10]。

OFG 的组织病理特征为上皮下非干酪样肉芽肿,即上皮下以组织细胞、淋巴细胞为主的炎性细胞聚集,形成边界清楚、中心无坏死的上皮样肉芽肿,偶可见少量浆细胞、多核巨细胞和嗜酸性粒细胞[12]。

由于 OFG 是一种排除性诊断,需要排除及鉴别的疾病主要有:克罗恩病、结节病、结核、深部真菌感染、血管性水肿及异物反应等。

克罗恩病的口腔病损多样化,可分为特异性损害和非特异性损害。前者包括黏膜赘生物(mucosal tags)、鹅卵石样病损、唇肿或口面部肿胀、线状深溃疡、增殖性化脓性口炎等,后者包括复发性阿弗他溃疡、口角炎、舌炎、顽固性下颌下淋巴结病、牙龈炎等。由此可见,唇肿或口面部肿胀的患者需排除克罗恩病。克罗恩病患者常伴有腹泻等症状,大便隐血(+),血沉、C-反应蛋白等炎症指标升高,肠镜检查可见鹅卵石样肠壁、肠管狭窄,在组织病理上与 OFG 类似。

结节病也可出现唇肿或口面部肿胀。皮肤病损常表现为散在的斑块、皮下结节或结节红斑,可伴有肺脏、淋巴结、关节等多系统受累。该病的诊断可借助组织病理、胸片、血管紧张素转化酶水平检测、Kveim 试验等。

结核病的口腔表现常为黏膜溃疡,边缘呈潜掘状,基底可见暗红色桑葚样肉芽肿。其结核菌素试验呈强阳性,抗结核分枝杆菌抗体阳性,肺部 X 线检查可见肺结核表现,其组织病理可见干酪样坏死的结核性肉芽肿。

若口面部肿胀为复发性水肿,且无持久性组织纤维化改变,可行 C1 酯酶抑制物(C1 esterase inhibitor, CI INH)水平检测以排除遗传性血管性水肿。

OFG 长期反复发作可导致永久性肿胀和硬结形成,不仅影响美观,而且会对功能如进食和说话造成影响,因此本病的早期诊断和早期治疗是非常重要的。

本病尚无统一且一致认为有效的治疗方法,治疗的主要目的在于恢复外观、减轻肿胀。外用和局部注射糖皮质激素是治疗的首选方法[13],但病情容易反复。系统应用糖皮质激素的不良反应大,仅适用于顽固性患者。其他治疗药物包括氯法齐明、硫唑嘌呤、甲氨蝶呤、氨苯砜、羟氯喹、柳氮磺胺吡啶、沙利度胺、达那唑、吗替麦考酚酯、丙酸氯倍他索和米诺环素等,可作为糖皮质激素的替代药物,也可与糖皮质激素联合应用[11, 14, 15]。也有抗 TNF-α 治疗药物如英夫利昔单抗和阿达木单抗等[16]。肿胀严重甚至伴有功能障碍且用药治疗效果欠佳者可考虑手术治疗或者激光治疗[17]。

值得注意的是,口腔里常见的化脓性肉芽肿(图 54)并非肉芽肿性疾病,该病名并不恰当,实际上是外源性慢性刺激导致的毛细血管增生伴炎症,又称为获得性毛细血管瘤[18]。这些慢性刺激因素多为大块牙石、充填物悬突、经常咬伤等。另外,当机体激素水平变化时,如妊娠期和青春期时,局部刺激因素的作用可以增强,使组织的增殖反应更为明显。口腔化脓性肉芽肿表现为表面光滑或呈分叶状的外生性生长的增生物,有或无蒂,可有出血。颜色可为粉红、红色或紫色。一般通过手术切除治疗。

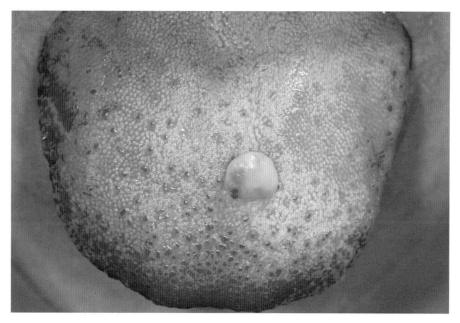

图 54　舌背化脓性肉芽肿

参 考 文 献

1. Wiesenfeld D, Ferguson M M, Mitchell D N, et al. Oro-facial granulomatosis--a clinical and pathological analysis. Q J Med, 1985, 54(213): 101-113

2. Al-Hamad A, Stephen Porter, Stefano Fedele. Orofacial granulomatosis. Dermatol Clin, 2015 Jul; 33(3): 433-446

3. Tilakaratne W M, Freysdottir J, Fortune F. Orofacialgranulomatosis: review on aetiology and pathogenesis. J Oral Pathol Med, 2008, 37(4): 191-195

4. Guttman-Yassky E, Weltfriend S, Bergman R. Resolution of orofacialgranulomatosis with amalgam removal. J Eur Acad Dermatol Venereol, 2003, 17(3): 344-347

5. Ellison R, Green C, Gibson J, et al. Orofacialgranulomatosis related to amalgam fillings. Scott Med J, 2013, 58(4): e24-e25

6. Tomka M, Machovcová A, Pelclová D, et al. Orofacialgranulomatosis associated with hypersensitivity to dental amalgam. Oral Surg Oral Med Oral Pathol Oral Radiol Endod, 2011, 112(3): 335-341

7. Endo H, Rees T D. Cinnamon products as a possible etiologic factor in orofacialgranulomatosis. Med Oral Patol Oral Cir Bucal, 2007, 12(6): E440-E444

8. Lourenço S V, Lobo A Z, Boggio P, et al. Gingival manifestations of orofacialgranulomatosis. Arch Dermatol, 2008, 144(12): 1627-1630

9. Archibald C W, Punja K G, Oryschak A F. Orofacialgranulomatosis presenting as bilateral eyelid swelling. Saudi J Ophthalmol, 2012, 26(2): 177-179

10. McCartan B E, Healy C M, McCreary C E, et al. Characteristics of patients with orofacialgranulomatosis. Oral Dis, 2011, 17(7): 696-704

11. Al Johani K A, Moles D R, Hodgson T A, et al. Orofacialgranulomatosis: clinical features and long-term outcome of therapy. J Am Acad Dermatol, 2010, 62(4): 611-620

12. Afsar F S, Duran H D, Yilmaz G, et al. Clinicopathological diagnosis of orofacialgranulomatosis. Indian Dermatol Online J, 2017, 8(1): 32-34

13. Alajbeg I, Rogulj A A, Hutinec Z. Orofacialgranulomatosis treated with intralesional triamcinolone. Acta Dermatovenerol Croat, 2011, 19(3): 165-169

14. Rangdhol R V, Madhulika N, Dany A, et al. Idiopathic orofacialgranulomatosis-a diagnostic and treatment challenge. J Clin Diagn Res, 2014, 8(11): ZD07-ZD10

15. Eustace K, Clowry J, Kirby B, et al. Thalidomide in the treatment of refractory orofacialgranulomatosis. Br J Dermatol, 2014, 171(2): 423-425

16. Elliott T, Campbell H, Escudier M, et al. Experience with anti-TNF-α therapy for orofacialgranulomatosis. J Oral Pathol Med, 2011, 40(1): 14-19

17. Castelo-Baz P, Seoane-Romero J M, García-Caballero L, et al. Unifocalorofacialgranulomatosis in retromolar mucosa: surgical treatment with Er,Cr:YSGG laser. J Clin Exp Dent, 2014, 6(2): e189-e192

18. Jafarzadeh H, Sanatkhani M, Mohtasham N. Oral pyogenic granuloma: a review. J Oral Sci, 2006, 48(4):167-175

第七章

唇舌疾病

病案 70　湿疹糜烂性唇炎

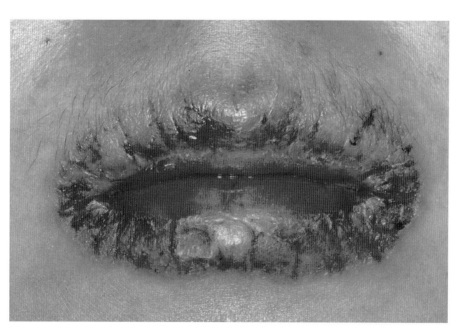

图 7-1-70　上下唇唇红黏膜散在分布 10 余条纵向皲裂,有渗出物和黄色痂壳

男性,17 岁

主诉　唇部裂口疼痛 2 个月。

病史　2 个月前开始上下唇反复干燥脱皮,继之出现裂口,流血、疼痛。喜舔唇。否认系统性疾病史及药物过敏史。

检查　上下唇稍显干燥发红,散在分布有 10 余条纵形皲裂,有渗出物及黄色痂壳(图 7-1-70)。

诊断　湿疹糜烂性唇炎

诊断依据　患者唇部有湿疹、糜烂、红肿、皲裂。

疾病管理

1. **雾化治疗**　地塞米松注射液、庆大霉素注射液、维生素 C 注射液各 1 支行雾化治疗,1~2 次/日,连续 3 日。

2. **药物治疗**

醋酸泼尼松 5mg×15 片 sig. 15mg q. d. p. o. 晨起顿服

多维元素片 60 片 sig. 1 片 q. d. p. o.

复方氯己定溶液 300ml×1 支 sig. 湿敷 t. i. d.

地塞米松溃疡涂剂 15g×1 支 sig. 局部涂敷 t. i. d.

3. 嘱患者勿舔唇、勿撕皮,勿食辛辣食物。

病案 71　干燥脱屑性唇炎

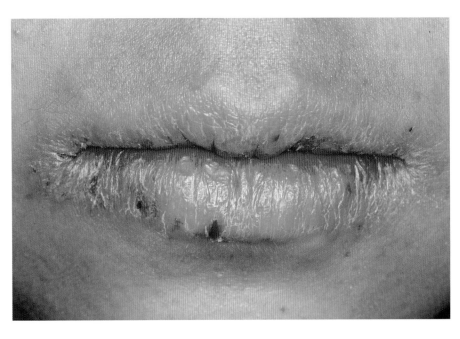

图 7-1-71　上下唇唇红黏膜干燥,见较多鳞屑,少许浅短皲裂

女性,22 岁

主诉　唇干燥、脱屑 3 年。

病史　3 年前患者始觉唇部干燥、脱屑,稍有痒感。否认系统性疾病史及药物过敏史。

检查　上下唇干燥,见较多鳞屑,少许浅短皲裂(图 7-1-71)。

诊断　干燥脱屑性唇炎

诊断依据　主诉和检查均为唇部干燥、脱屑。

疾病管理

1. 药物治疗

多维元素片 60 片 sig. 1 片 q. d. p. o.

复方氯己定溶液 300ml×1 支 sig. 湿敷 t. i. d.

复方曲安奈德乳膏 5g×1 支 sig. 局部涂敷 t. i. d.(注意勿涂于唇周皮肤)

2. 嘱患者勿舔唇,勿撕皮,勿食辛辣食物。

病案 72 腺性唇炎

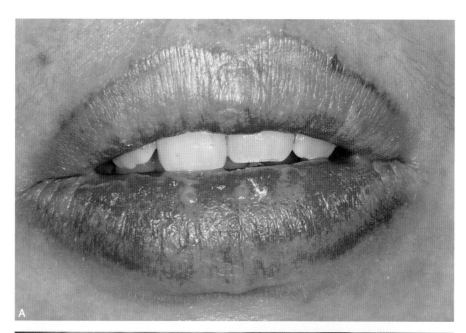

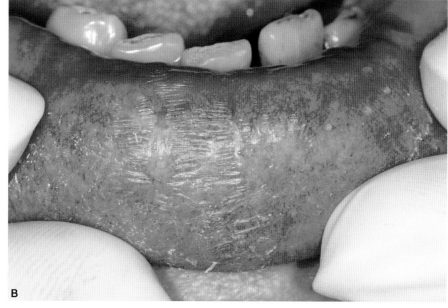

图 7-1-72 A. 下唇唇红黏膜干燥微肿,可见小颗粒,用手挤压可见清亮透明的黏液从该处溢出 B. 下唇内侧黏膜用手挤压也可见清亮透明的黏液溢出

女性,41 岁

主诉 唇部脱皮 30 余年。

病史 30 余年前开始上下唇反复脱皮,有黏稠液体溢出,自觉唇部粘连,晨起更为明显。无明显干燥、疼痛及痒感。否认系统性疾病史及药物过敏史。

检查 上下唇稍显干燥,少许脱屑,下唇唇红黏膜可见小颗粒,用手挤压可见清亮透明的黏液从该处溢出,下唇黏膜内侧也见类似情况(图 7-1-72)。

诊断 腺性唇炎

诊断依据

1. 患者唇部有粘连、流透明液体及脱皮的症状。

2. 检查见腺体呈颗粒样突起于唇黏膜,挤压该处有黏液溢出。

疾病管理

1. 药物治疗

多维元素片 60 片 sig. 1 片 q. d. p. o.

复方氯己定溶液 300ml×1 支 sig. 湿敷 t. i. d.

地塞米松溃疡涂剂 15g×1 支 sig. 局部涂敷 t. i. d.

2. 嘱患者勿舔唇、勿撕皮,勿食辛辣食物。

病案 73 肉芽肿性唇炎(梅-罗综合征)

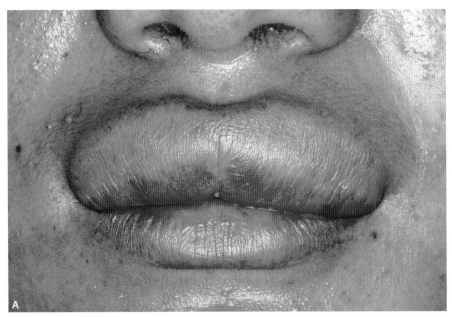

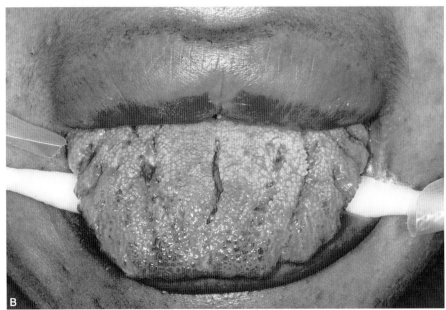

图 7-1-73 A. 上唇明显肿胀且硬实 B. 舌背较多深沟纹

女性,14 岁,藏族

主诉　唇肿胀、舌裂 3 年。

病史　3 年来无明显诱因出现唇肿胀,呈持续加重,有时还伴有鼻周皮肤肿胀。唇部无明显疼痛等不适。同时发现舌背有裂口,进食烫食时舌痛。曾于当地医院用"消炎药"(具体不详)治疗无效。否认系统性疾病史及药物过敏史。

检查　上唇明显肿胀,触质韧;舌背散在大量沟纹(图 7-1-73)。

初步诊断　梅罗综合征(不全型)?

进一步检查　建议行上唇肿胀处黏膜组织活检、胸片和肠镜检查,患者要求暂缓。

诊断　梅罗综合征(不全型)?

诊断依据

1. 唇部肿胀,弹性下降。

2. 沟纹舌。

3. 主诉出现鼻周反复肿胀。

疾病管理

1. 药物治疗

氯雷他定 10mg×12 片 sig. 10mg q. d. p. o.

多维元素片 60 片 sig. 1 片 q. d. p. o.

地塞米松溃疡涂剂 15g×1 支 sig. 局部涂敷唇部 t. i. d.

2%碳酸氢钠(小苏打)溶液 250ml×1 瓶 sig. 含漱 t. i. d.

制霉菌素涂剂 15g×1 支 sig. 局部涂敷舌部 t. i. d.

2. 将曲安奈德注射液与等量注射用水混合后,多点小剂量注射于上唇唇红部。

3. 建议行血常规、血糖、凝血功能检查,排除活检禁忌后,切取上唇肿胀区黏膜组织活检。待 HE 染色证实上唇为肉芽肿性唇炎后,酌情行胸片和肠镜等检查。

【述评】唇炎

唇炎(cheilitis)是发生于唇部的炎症性疾病的总称。其临床表现多种多样。目前,对唇炎的分类尚不统一,根据病程分为急性唇炎和慢性唇炎;根据临床症状特征分为糜烂性唇炎、湿疹性唇炎、脱屑性唇炎;根据病因病理分为慢性非特异性唇炎、腺性唇炎、良性淋巴增生性唇炎、肉芽肿性唇炎、梅-罗综合征、光化性唇炎和变态反应性唇炎等[1]。结合笔者的临床经验和治疗体会,将除过敏性唇炎以外的临床常见的唇炎分为以下类型进行介绍。

1. 湿疹糜烂性唇炎　湿疹糜烂性唇炎包括光化性唇炎(actinic cheilitis)、良性淋巴组织增生性唇炎(cheilitis of benign lymphadenosis)和不明原因所致的以湿疹糜烂为主要表现的唇炎等。光化性唇炎是由于对日光中紫外线过敏所致。正常人体经日晒后会出现黑色素沉积,致皮肤变黑但可自行消退。而日光敏感者,经超过一定剂量的日光照射后,除黑色素生成外还会发生细胞内和细胞外水肿、胶原纤维变性、细胞增殖活跃等变化,从而引发该病。良性淋巴组织增生性唇炎可能与胚胎发育过程中残留的原始淋巴组织在日光照射下增生有关。

光化性唇炎组织病理表现为唇黏膜上皮角化层增厚,表层角化不全,细胞内与细胞间水肿和水疱形成,血管周围及黏膜下层有炎细胞浸润,上皮下胶原纤维嗜碱性变[2]。良性淋巴组织增生性唇炎的病理表现是以上皮下结缔组织中的淋巴滤泡样结构为特征性表现,有时淋巴滤泡不明显,而表现为大量淋巴细胞呈灶性聚集。

湿疹糜烂性唇炎临床表现以下唇唇红部多见,唇红部以糜烂为主要特征。有浅黄色渗出液,唇部轻度肿胀,若糜烂累及深层或继发感染,则不但肿胀明显且伴有出血,形成溃疡,并结血痂。若为良性淋巴组织增生所致,患者的主要症状为阵发性剧烈瘙痒。

全身治疗可补充微量元素和维生素,如口服多维元素片,每日1片,连服30日。病情较重者,可口服泼尼松片,15~25mg/日,晨起顿服,连续5~7日;或口服硫酸羟氯喹,每次0.1g,2次/日,连续2周为一个疗程。

局部主要应用复方氯己定溶液湿敷,糖皮质激素制剂如地塞米松涂剂、醋酸泼尼松龙混悬液,或曲安奈德注射液(1∶5稀释),涂敷患处,3次/日,也可应用重组人表皮生长因子凝胶或溶液。对于唇部病损严重,如炎性渗出多、糜烂严重,血痂较厚者可配合超声雾化治疗,药物可使用地塞米松注射液、庆大霉素注射液、维生素C注射液,1~2次/日,连续3日,也可于唇红部病损基底多点小剂量局部注射曲安奈德溶液或复方倍他米松注射液,1~2周1次。

2. 干燥脱屑性唇炎 病因复杂,可能与气候干燥、风吹、寒冷、烟酒和烫食的刺激、不良习惯舔唇、维生素和微量元素缺乏、真菌感染等有关。临床表现为唇红部以干燥、脱屑为主,并可出现纵裂沟,浅的如裂纹状,严重者裂沟深并向皮肤延伸,可有出血。灰白色的鳞屑或可见于整个唇红。真菌感染相关的此类唇炎患者常诉唇红边缘及周围皮肤有痒感,且唇周皮肤也常见小的灰白色鳞屑。组织病理表现为非特异性炎症表现。

全身治疗可补充微量元素和维生素,如口服多维元素片,每日1片,连服30日。局部主要应用复方氯己定溶液湿敷,糖皮质激素制剂如复方曲安奈德乳膏、地塞米松涂剂、醋酸泼尼松龙混悬液,或曲安奈德注射液(1∶5稀释)涂敷患处,3次/日,也可应用重组人表皮生长因子凝胶或溶液或0.03%他克莫司软膏。对唇部有较深皲裂的患者,可于唇红部病损基底多点小剂量局部注射曲安奈德溶液或复方倍他米松注射液。对真菌相关的干燥脱屑性唇炎,可加用制霉菌素涂剂,口周皮肤可局部涂搽酮康唑软膏。

3. 腺性唇炎 腺性唇炎(cheilitis glandularis)病因不明,近来有研究认为可能原因是唇部小唾液腺水通道蛋白(aquaporins)功能改变,导致水流动机制异常、唾液成分发生改变[3]。组织病理表现主要为慢性唾液腺炎,腺泡小叶和导管扩张,出现导管化生和纤维化。腺性唇炎以下唇常见,临床表现为由于扩张导管的黏液潴留和纤维化造成局部水肿和肥厚,可形成巨唇。下唇内侧黏膜上有许多红色、针尖大小的颗粒状突起。用放大镜可见中央凹陷,有小孔,即小唾液腺的膨大开口,用手挤压可见小孔分泌出一滴滴清亮透明的黏液,晨起时上下唇粘在一起,常形成半透明的薄痂。治疗时应嘱患者注意唇部避光,用药参见湿疹糜烂性唇炎的治疗部分,亦有文献报道通过手术治疗达到美观效果[4]。

4. 肉芽肿性唇炎 肉芽肿性唇炎(cheilitis granulomatosa)病因不明,目前一般认为与链球菌、分歧杆菌、单纯疱疹病毒等感染,对某些物质(如钴、食品添加剂)等的过敏反应,自主神经系统调节的血管舒缩紊乱以及遗传因素等有关。文献报道其可能先于、同时或预示着肠道克罗恩病(Crohn's disease)的发生[5]。临床亦有发现其与邻近牙的慢性根尖周炎相关的报道。临床表现为上唇多见,先从单侧发生的唇红部的缓慢进行性肿胀,肿胀富有弹性,色可稍红或正常,肿胀严重者可出现唇红的皲裂,但一般不伴有溃疡和糜烂。肿胀明显者有垫褥感,压之无凹陷性水肿。随病情发展,唇肿可至正常的2~3倍,形成巨唇,并可出现瓦楞状纵向裂沟(图55)。组织病理表现以固有层和黏膜下层的非干酪化类上皮细胞肉芽肿为特征,且有淋巴细胞、浆细胞等慢性炎细胞浸润。

肉芽肿性唇炎可能是梅-罗综合征(Melkersson-Rosenthal syndrome, MRS)的表现之一。梅-罗综合征以复发性口面部肿胀、复发性面瘫、沟纹舌三联征为临床特征,多数为不全型,其中以肉芽肿性唇炎最常见[6]。

肉芽肿性唇炎可以是某些系统性疾病如克罗恩病或结节病的口腔表征,因此对于肉芽肿性唇炎患者需进行系统性疾病的排查。不伴有系统性肉芽肿性疾病的肉芽肿性唇炎,属于口面部肉芽肿病(参见第六章述评)。

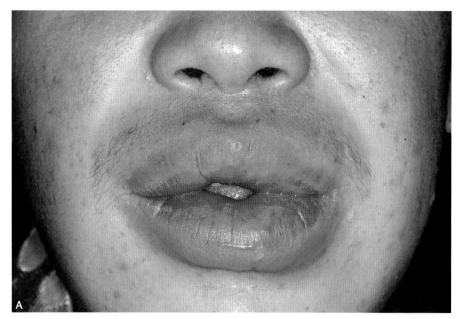

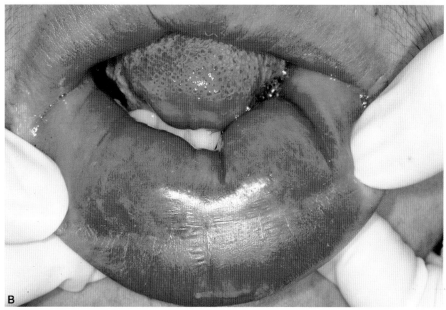

图 55 A.因肉芽肿性唇炎形成巨唇 B.瓦楞状纵向裂沟

　　治疗首先要排除可能的诱因,如对慢性根尖周炎患牙进行治疗。关于药物治疗,现有病案报道主要采用糖皮质激素(曲安奈德等)、抗生素类(米诺环素、罗红霉素)或其他免疫调节剂(甲氨蝶呤),甚至手术切除等治疗方法[7](参见第六章述评)。笔者临床工作中主要采取局部注射治疗,即于唇红部病损基底多点小剂量局部注射曲安奈德注射液或复方倍他米松注射液,1~2周1次。可配合服用氯雷他定片,每次10mg,1次/日,连服2周。还可服用硫酸羟氯喹片或沙利度胺片。对长期唇肿形成巨唇者,可考虑手术以改善外形。

<h1 style="text-align:center">参 考 文 献</h1>

1. 陈谦明. 口腔黏膜病学. 第 4 版. 北京:人民卫生出版社,2012
2. Vieira R A, Minicucci E M, Marques M E, et al. Actinic cheilitis and squamous cell carcinoma of the lip: clinical, histopatho-

logical and immunogenetic aspects. An Bras Dermatol, 2012, 87(1): 105-114

3. Nico M M, Melo J N, Lourenço S V. Cheilitis glandularis: immunohistochemical expression of protein water channels (aquaporins) in minor labial salivary glands. J Eur Acad Dermatol Venereol, 2014, 28(3): 382-387

4. Nico M M, Nakano de Melo J, Lourenço S V. Cheilitis glandularis: a clinicopathological study in 22 patients. J Am Acad Dermatol, 2010, 62(2): 233-238

5. Van der Waal R I, Schulten E A, van de Scheur M R, et al. Cheilitis granulomatosa. J Eur Acad Dermatol Venereol, 2001, 15(6): 519-523

6. Gonçalves D U, de Castro M M, Galvão C P, et al. Cheilitis granulomatosa associated with Melkersson-Rosenthal syndrome. Braz J Otorhinolaryngol, 2007, 73(1): 132-133

7. Banks T, Gada S. A comprehensive review of current treatments for granulomatous cheilitis. Br J Dermatol, 2012, 166(5): 934-937

第2单元　口角炎

病案 74　口角炎

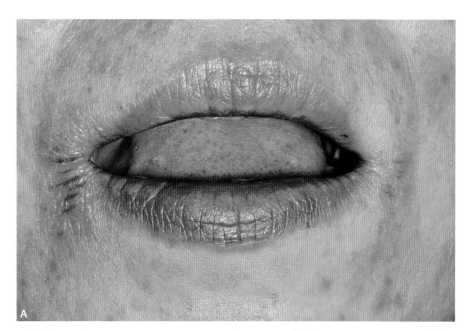

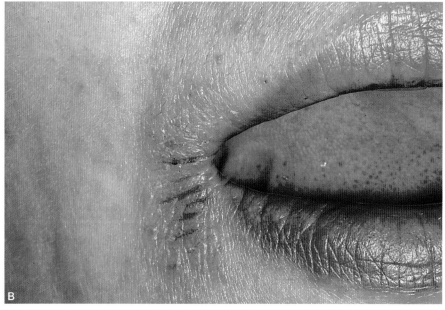

图 7-2-74　A、B 双侧口角皲裂,右侧更甚

女性,41 岁

主诉　双侧口角开裂 6 个月。

病史　6 个月前双侧口角出现裂口,右侧口角疼痛明显,无痒感。否认系统性疾病史及药物过敏史。

检查　双侧口角皲裂,右侧裂纹更多更深(图 7-2-74),触痛,无明显渗出。

诊断　口角炎

诊断依据

1. 病损部位为口角和口周皮肤。

2. 口角区有皲裂。

3. 口周皮肤发红、粗糙伴鳞屑。

疾病管理

1. 药物治疗

复合维生素 B 100 片 sig. 2 片 t. i. d. p. o.

重组人表皮生长因子凝胶 20g×1 支 sig. 局部涂敷 q. d.

复方溃疡涂剂 15g×1 支 sig. 局部涂敷 t. i. d.

2. 嘱患者勿舔舐口角区。

病案 75　口角炎伴口周皮炎(幼儿)

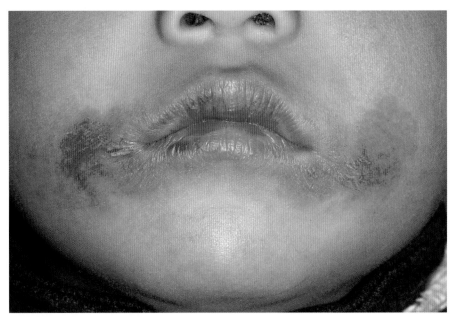

图 7-2-75　右侧口角见皲裂,双侧口角周围皮肤发红、粗糙,有鳞屑

男性,6 岁

主诉　口角两侧皮肤发红发痒 3 周余。

病史　3 周前双侧口角干燥,右侧口角出现裂口,附近皮肤发红发痒,患儿喜舔唇并常用衣服袖口擦拭口角。否认系统性疾病史及药物过敏史。

检查　右侧口角见长约 6mm 的皲裂,双侧口角周围皮肤发红、粗糙,有鳞屑(图 7-2-75)。

诊断　口角炎伴口周皮炎

诊断依据

1. 病损部位为口角和口周皮肤。

2. 口角区有皲裂。

疾病管理

1. 雾化治疗　地塞米松注射液、维生素 C 注射液各 1 支行雾化治疗,1~2 次/日,连续 3 日。

2. 药物治疗

复合维生素 B 100 片 sig. 1 片 t. i. d. p. o.

重组人表皮生长因子凝胶 20g×1 支 sig. 局部涂敷 q. d.

复方溃疡涂剂 15g×1 支 sig. 局部涂敷 t. i. d.

3. 嘱患者勿舔唇,勿用衣袖擦拭口角区,少食辛辣食物。

病案76 口角炎伴真菌性口炎

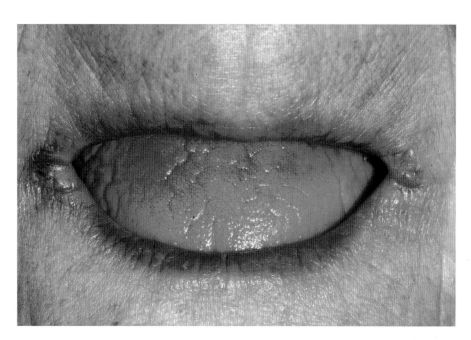

图 7-2-76　双侧口角发红,右侧见明显皲裂

女性,82 岁

主诉　双侧口角发红裂口 6 月余。

病史　6 个月前开始出现双侧口角发红、皲裂,伴疼痛,大张口时易出血。全口义齿修复。患"白内障",否认其他系统性疾病史及药物过敏史。

检查　双侧口角发红,右侧皲裂明显,舌背丝状乳头略显萎缩发红(图 7-2-76),腭部黏膜见充血发红。全口无牙。

初步诊断　口角炎伴真菌性口炎?

进一步检查

1. 血常规及血糖检查未见明显异常。

2. 口腔内及口角区黏膜真菌涂片检查阳性。

诊断　口角炎伴真菌性口炎

诊断依据

1 口角发红皲裂,舌部、腭部黏膜发红。

2. 真菌涂片检查阳性。

疾病管理

1. 药物治疗

匹多莫德 0.4g×18 片 sig. 0.4g q. d. p. o.

叶酸 5mg×100 片 sig. 10mg t. i. d. p. o.

复合维生素 B 100 片 sig. 2 片 t. i. d. p. o.

4%碳酸氢钠(小苏打)溶液 250ml×1 瓶 sig. 含漱 t. i. d.

制霉菌素涂剂 15g×1 支 sig. 局部涂敷 t. i. d.

2. 建议清洁义齿,并以 4%碳酸氢钠(小苏打)溶液浸泡清洗。

【述评】口角炎

口角炎(angular cheilitis)是上下唇结合处口角区炎症的总称。其患病率占成人口腔病损的 0.7% ~ 3.8%,儿童口腔病损的 0.2% ~ 15.1%。

口角炎临床表现为口角区红斑、潮湿、皲裂、痂壳形成,邻近皮肤有鳞屑覆盖。常伴不同程度的疼痛、烧灼和痒感。

对口角炎病因和发病机制的研究较少,但普遍认为是由多种局部和系统因素独立或者联合作用所致[1]。

与局部因素相关的口角炎主要分为刺激性(irritant)、变态反应性(allergic)、感染性(infectious)口角炎。其中,刺激性口角炎约占22%。口角区与唇部其他部位相比,唾液停留时间长,易受到停滞的唾液酶的浸渍与消化,加重刺激和炎症。长时间接触这些刺激物,加上解剖学改变,如口角区皮肤褶皱变深,更易引起口角炎[2]。垂直距离降低使口角区皮肤更易形成沟槽,是老年人发生口角炎的重要影响因素,见于11%的老年口角炎患者和18%配戴义齿的口角炎患者。临床上常见的刺激因素还包括:无牙𬌗、牙齿移位、配戴正畸矫治器、由于长期紫外线照射和吸烟造成弹性组织损坏、唾液分泌过多以及铅笔、牙线、口镜柄等的机械刺激等,均可能成为口角炎的发病或加重因素[1, 3, 4]。

变应原接触口腔黏膜和唇部时,常只发生唇炎。当已存在刺激性口角炎时,变应原更易渗透,患者容易发生变态反应性口角炎。唇膏、牙膏、化妆品、漱口水、银汞合金、牙齿修复材料等可以引起变态反应性唇炎的因素,都可引起口角炎[5-7]。

感染相关性口角炎主要见于白色念珠菌感染,也可见与金黄色葡萄球菌相关[3, 8]。发生于口角区的复发性唇疱疹也属于病毒感染相关性口角炎。根据病史,数年来常在口角复发,有起疱史,每次持续5~7天,是诊断口角单纯疱疹的重要线索[9]。

口角炎还与多种系统性因素相关。首先,口角炎常预示多种营养缺乏。口角炎中25%的患者存在缺铁和缺乏多种B族维生素,以维生素 B_2、维生素 B_6、维生素 B_{12} 居多。贫血亦见于11.3% ~ 31.8%的口角炎患者。与之相关的还有叶酸、烟酸、锌的缺乏。因此,口角炎常伴发萎缩性舌炎。其次,很多全身性疾病也与口角炎相关,如唐氏综合征、口干症、炎症性肠病、舍格伦综合征、糖尿病、全身性感染疾病(如艾滋病和梅毒)等。还有一些药物的副作用也会引起口角炎,常见的有异维甲酸、抗 HIV 药物茚地那韦及毒品类可卡因、海洛因等[10]。

局部因素和系统因素常联合发挥作用。在同一患者常可发现多种病因,例如,虚弱的老年人,其口角炎可能是由口腔垂直距离的降低、营养不良、口腔干燥、念珠菌或细菌等病原体定植等共同引起。

综上所述,对于口角炎患者有必要仔细全面询问病史,包括发病位置、持续时间、可能的致敏原、加重或缓解因素,以及是否有用药、营养失调、贫血、胃肠道疾病等病史。临床检查时需注意是否有面下部垂直距离降低、口腔卫生情况、是否配戴义齿,并结合真菌涂片检查。局部治疗以去除刺激因素为主,包括调改清洁义齿、保持口腔卫生等,针对病因加用抗生素软膏(如金霉素眼膏),或抗真菌制剂(如制霉菌素涂剂或酮康唑软膏),皲裂明显者可用复方溃疡涂剂、重组人表皮生长因子凝胶或溶液等。此外,应对可能的系统病因予以针对性的全身治疗。

参 考 文 献

1. Park K K, Brodell R T, Helms S E. Angular cheilitis, part 1: local etiologies. Cutis, 2011, 87(6): 289-295

2. Ophaswongse S, Maibach H I. Allergic contact cheilitis. Contact Dermatitis, 1995, 33(6): 365-370

3. Konstantinidis A B, Hatziotis J H. Angular cheilosis: an analysis of 156 cases. J Oral Med, 1984, 39(4): 199-206

4. García-Pola Vallejo M J, Martínez Díaz-Canel A I, García Martín J M, et al. Risk factors for oral soft tissue lesions in an adult Spanish population. Community Dent Oral Epidemiol, 2002, 30(4): 277-285

5. Strauss R M, Orton D I. Allergic contact cheilitis in the United Kingdom: a retrospective study. Am J Contact Dermat, 2003, 14 (2): 75-77

6. Lim S W, Goh C L. Epidemiology of eczematous cheilitis at a tertiary dermatological referral centre in Singapore. Contact Dermatitis, 2000, 43(6): 322-326

7. Zoli V, Silvani S, Vincenzi C, et al. Allergic contact cheilitis. Contact Dermatitis, 2006, 54(5): 296-297

8. Smith A J, Robertson D, Tang M K, et al. Staphylococcus aureus in the oral cavity: a three-year retrospective analysis of clinical laboratory data. Br Dent J, 2003, 195(12): 701-703

9. Fatahzadeh M, Schwartz R A. Human herpes simplex virus infections: epidemiology, pathogenesis, symptomatology, diagnosis, and management. J Am Acad Dermatol, 2007, 57(5): 737-763

10. Park K K, Brodell R T, Helms S E. Angular cheilitis, part 2: nutritional, systemic, and drug-related causes and treatment. Cutis, 2011, 88(1): 27-32

第3单元 地图舌

病案77 地图舌（成人）

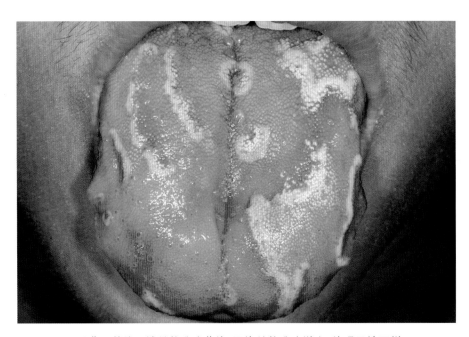

图 7-3-77 舌背见数处区域丝状乳头萎缩，周缘丝状乳头增生，外观呈地图样

男性，24 岁

主诉 舌背出现"花纹"1 年。

病史 1 年前发现舌背出现"花纹"，"花纹"的部位会变化，进食时有刺激痛。平时易"感冒"。否认系统性疾病史及药物过敏史。

检查 舌背黏膜见数处丝状乳头萎缩区域，周缘丝状乳头增生，外观呈地图样（图 7-3-77）。

诊断 地图舌

诊断依据

1. 患者舌背有地图样花纹。

2. 病损具有游走性。

疾病管理

1. 药物治疗

胸腺肽肠溶片 20mg×30 片 sig. 20mg q. d. p. o.

多维元素片 30 片 sig. 1 片 q. d. p. o.

复方氯己定溶液 300ml×1 支 sig. 含漱 t. i. d.

复方溃疡涂剂 15g×1 支 sig. 局部涂敷 t. i. d.

2. 嘱患者膳食均衡。

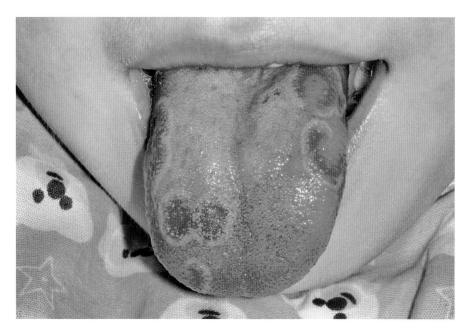

病案 78　地图舌（幼儿）

图 7-3-78　舌背黏膜见数处丝状乳头萎缩区域,周缘丝状乳头增生,外观呈地图样

女性,3 岁 6 月龄

主诉　舌背有"花纹"3 年半。

病史　3 年半前自患儿出生时即发现舌背有"花纹","花纹"的部位和形状会变化,未发现对进食有影响。体质可,否认挑食。否认系统性疾病史及药物过敏史。

检查　舌背散在多处丝状乳头萎缩区,周缘丝状乳头增生,外观呈地图样(图 7-3-78)。

诊断　地图舌

诊断依据

1. 患者舌背有地图样花纹。

2. 病损具有游走性。

疾病管理　解释病情,建议观察,并嘱患儿膳食均衡。

【述评】地图舌

地图舌(geographic glossitis)又称游走性舌炎(migratory glossitis),因其临床表现类似蜿蜒的大陆边界,故得名。近来一项马来西亚的研究称其患病率为 2.2%[1, 2]。

地图舌病因不清,与一些系统性疾病相关,如糖尿病、脂溢性皮炎、儿童痉挛性支气管炎、胃肠道疾病、银屑病、唐氏综合征、营养缺乏(B 族维生素、锌缺乏)等,还有报道称其与使用避孕药、过敏、激素水平的改变有关[3, 4]。此外,精神心理因素、家族遗传、内分泌因素、免疫功能低下等也可能有所影响。一项大样本研究认为,年龄小于 30 岁、不吸烟、有过敏史与地图舌显著相关,但性别、皮肤病、系统性疾病与地图舌无显著关联[4]。

地图舌的主要临床特点为光滑的丝状乳头萎缩区,周围丝状乳头增厚呈白色的蜿蜒边界,位置和图案时常发生变化,似在舌背游走。常发生在舌背前份,有时可延伸至舌腹、口底或颊部,称移行性红斑[5](图 56)。地图舌还常与沟纹舌并存(图 57)。多数地图舌患者无症状,有症状时一般为对烫食和辣食敏感。病损良性且局限,有时可自行恢复。地图舌依据病史和临床检查进行诊断。

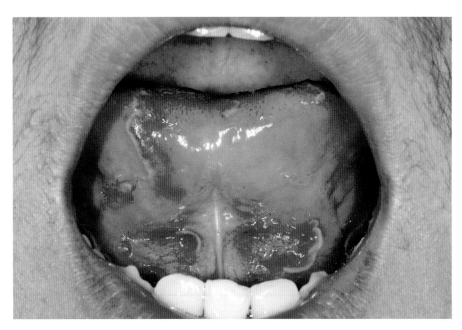

图 56 移行性红斑:舌腹和口底见多处红斑区域围以黄白色纹

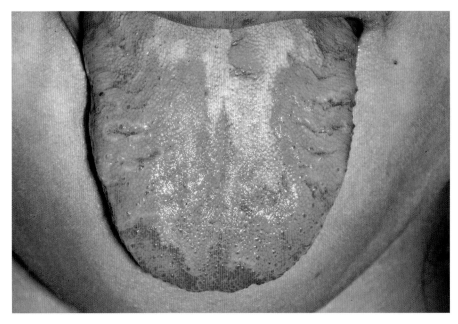

图 57 地图舌伴沟纹舌

无症状的地图舌患者,无须治疗,但需心理疏导。有症状者,可口服免疫增强剂如胸腺肽肠溶片,每次 20mg,1 次/日,或转移因子胶囊,每次 3~6mg,2~3 次/日,并可服用多维元素片,1 片/次,1 次/日,1 个月 为一个疗程。局部用 4%碳酸氢钠溶液或复方氯己定液含漱,复方溃疡涂剂或激素类软膏涂搽,或用口腔 炎喷雾剂。治疗以缓解症状为目的,而非使地图样花纹消失。

参 考 文 献

1. Koay C L, Lim J A, Siar C H. The prevalence of tongue lesions in Malaysian dental outpatients from the Klang Valley area. Oral Dis, 2011, 17(2): 210-216

2. Reamy B V, Derby R, Bunt C W. Common tongue conditions in primary care. Am Fam Physician, 2010, 81(5): 627-634

3. Yun S J, Lee J B, Kim S J, et al. Recurrent geographical tongue and fissured tongue in association with pregnancy. J Eur Acad Dermatol Venereol, 2007, 21(2): 287-289

4. Miloğlu O, Göregen M, Akgül H M, et al. The prevalence and risk factors associated with benign migratory glossitis lesions in 7619 Turkish dental outpatients. Oral Surg Oral Med Oral Pathol Oral Radiol Endod, 2009, 107(2): e29-e33

5. Zadik Y, Drucker S, Pallmon S. Migratory stomatitis (ectopic geographic tongue) on the floor of the mouth. J Am Acad Dermatol, 2011, 65(2): 459-460

第 4 单元　沟纹舌

病案 79　沟纹舌

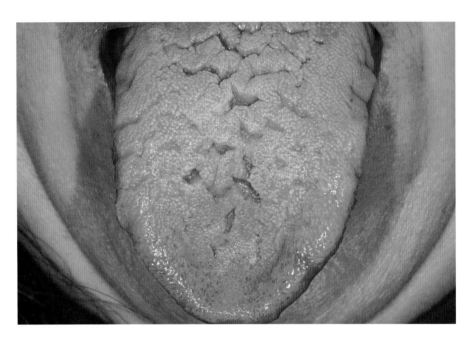

图 7-4-79　舌背和舌缘黏膜见较多沟纹

女性,48 岁

主诉　舌裂口 7 年。

病史　7 年前始发现舌背出现裂口,进食辛辣食物时有刺激痛。平素易"感冒"。患"子宫肌瘤",否认其他系统性疾病史及药物过敏史。

检查　舌背和舌缘黏膜见较多沟纹(图 7-4-79),余黏膜未见明显异常。

诊断　沟纹舌

诊断依据　舌背沟纹。

疾病管理

1. 药物治疗

胸腺肽肠溶片 20mg×30 片 sig. 20mg q. d. p. o.

叶酸 5mg×100 片 sig. 10mg t. i. d. p. o.

复合维生素 B 100 片 sig. 2 片 t. i. d. p. o.

4%碳酸氢钠(小苏打)溶液 250ml×1 瓶 sig. 含漱 t. i. d.

口腔炎喷雾剂 1 支 sig. 局喷 t. i. d.

2. 心理疏导

口腔黏膜沟纹样改变

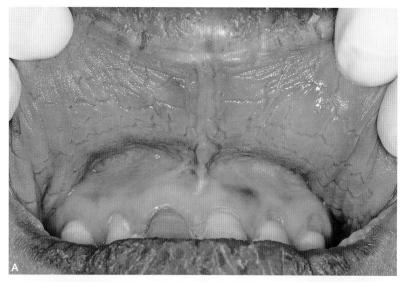

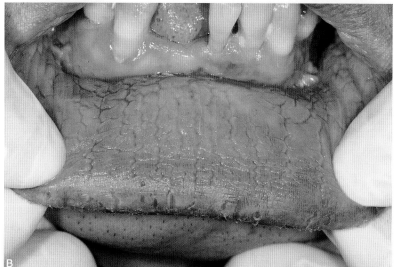

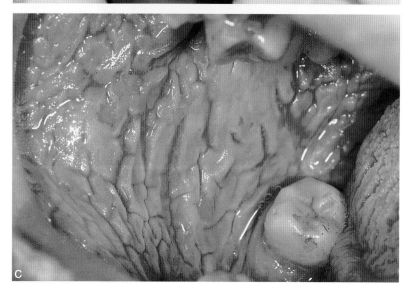

图 7-4-80　A~C 上下唇内侧、右颊、
黏膜均见广泛沟纹样改变

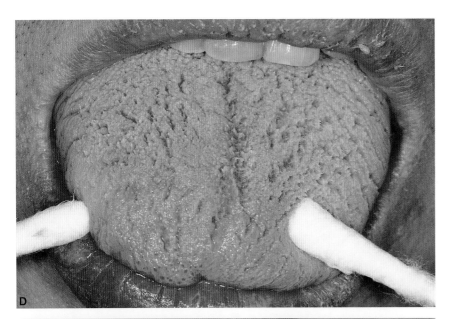

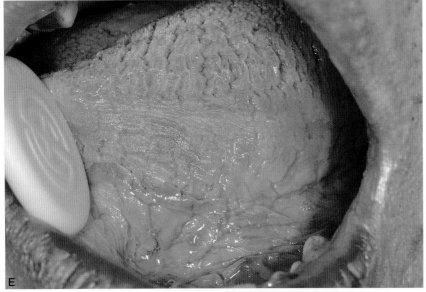

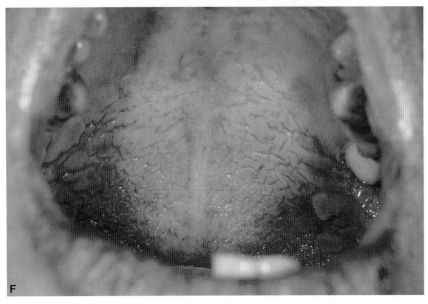

图 7-4-80（续）　D ~ F 舌背、舌腹和腭部黏膜均见广泛沟纹样改变

男性,40 岁

主诉 口腔黏膜裂纹 10 年。

病史 10 年前患者自觉口腔黏膜出现裂纹,遍及舌背、舌缘、双颊、双唇内侧等部位,无出血,进食无刺激痛,未予处理。现觉裂纹加深、变多。平素体质可,睡眠好,大小便正常。每日吸烟 20 支,每日饮酒(50～250ml)。职业为厨师,喜食烫食。否认家族史。肾结石术后,否认其他系统病史及药物过敏史。1 年前常规体检未见明显异常。

检查 双舌缘、舌背、双颊、双唇内侧、双舌腹、腭黏膜见大量沟纹,沟纹基底黏膜完整(图 7-4-80),触痛(-),出血(-)。

初步诊断 口腔黏膜广泛沟纹样改变待诊

进一步检查

1. 血常规、血糖、肝功能、肾功能、凝血功能、HIV 抗体和梅毒血清学检测均未见明显异常。

2. 切取右颊黏膜沟纹样损害行组织活检示鳞状上皮角化过度及角化不全,上皮下脂肪组织瘤样增生,深层骨骼肌未见特殊改变。

修正诊断 口腔黏膜沟纹样改变

诊断依据

1. 全口黏膜广泛性沟纹改变。

2. 组织病理学检查未见特殊。

疾病管理

1. 建议逐渐戒烟、戒酒、戒除过热饮食习惯。

2. 建议观察。

【述评】沟纹舌

沟纹舌(fissured tongue)的主要表现为舌背不同排列和深浅的沟纹,形态各异,呈树枝状。随年龄增加发病率升高[1]。常与地图舌共存。

沟纹舌病因不明,大部分学者认为是遗传性疾病,近期研究发现沟纹舌患者 *HLA-DRB1* *08*、*HLA-DRB1* *14*、*HLA-DRB1* *11*、*HLA-DRB1* *16* 等位基因频率显著增高,*HLA-DRB1* *03* 和 *HLA-DRB1* *07* 频率降低,说明该病可能具有遗传基础[2]。另外,唐氏综合征、肢端肥大症、银屑病、舍格伦综合征、梅-罗综合征、激素水平改变等疾病常伴发沟纹舌[3,4]。

沟纹舌患者一般无症状,无须治疗。沟内若有食物残渣滞留或伴发细菌、真菌感染,因沟纹内炎症,患者进食辛辣刺激食物时可出现疼痛。对于这种有症状的沟纹舌患者,可用牙刷轻刷舌背,并服用叶酸,每次 10mg,3 次/日,复合维生素 B,2 片/次,3 次/日。伴有免疫功能低下者可口服免疫增强剂如胸腺肽肠溶片,每次 20mg,1 次/日,或转移因子胶囊,每次 3～6mg,2～3 次/日。局部以 4% 碳酸氢钠溶液或复方氯己定液含漱,涂敷复方溃疡涂剂或制霉菌素涂剂,或局部喷用口腔炎喷雾剂。

在临床诊疗中笔者接诊了数例表现为遍布全口腔黏膜的深浅不一的沟纹的患者,一般无症状,仅在口腔科治疗及口腔自检时偶然发现,如本单元病案 80。全身检查排除其他系统疾病。由于上述体征在已出版的书籍和文献中无相关记载和报道,我们暂将其命名为口腔黏膜沟纹样改变。对于此类患者,仍需随访观察,进一步排除其与系统性疾病的相关性。

参 考 文 献

1. Reamy B V, Derby R, Bunt C W. Common tongue conditions in primary care. Am Fam Physician, 2010, 81(5): 627-634

2. Kalifatidis A, Albanidou-Farmaki E, Daniilidis M, et al. HLA alleles and fissured tongue. Int J Immunogenet, 2010, 37(6):

509-511

3. Daneshpazhooh M, Moslehi H, Akhyani M, et al. Tongue lesions in psoriasis: a controlled study. BMC Dermatol, 2004, 4(1): 16

4. Yun S J, Lee J B, Kim S J, et al. Recurrent geographical tongue and fissured tongue in association with pregnancy. J Eur Acad Dermatol Venereol, 2007, 21(2): 287-289

第5单元　萎缩性舌炎

病案 81　萎缩性舌炎

【述评】萎缩性舌炎

病案 81　萎缩性舌炎

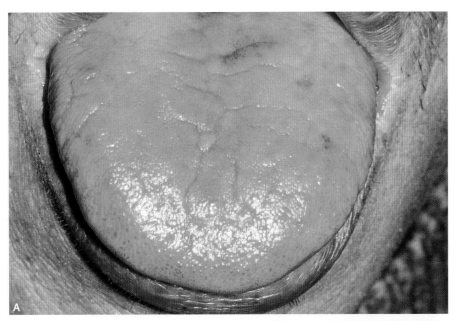

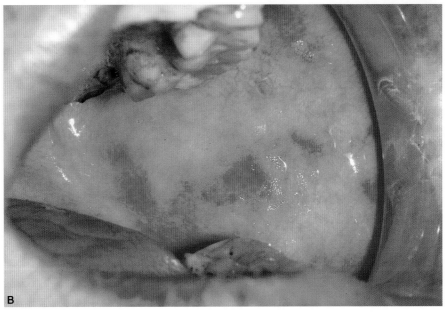

图 7-5-81　A.舌背丝状乳头萎缩,黏膜表面光滑,少许点状充血　B.左颊黏膜萎缩变薄,见不规则充血面

男性,48 岁

主诉 舌部进食疼痛 2 个月。

病史 2 个月前进食时感舌部疼痛,尤以进食辛辣食物时为甚。患有"慢性肠胃炎",否认其他系统疾病史和药物过敏史。

检查 舌背丝状乳头萎缩,表面光滑,少许点状充血,双颊黏膜也显萎缩变薄,并见不规则充血面(图 7-5-81)。

初步诊断 萎缩性舌炎

进一步检查 血常规检查示血红蛋白79g/L ↓(正常值110~170g/L),红细胞 $1.82×10^{12}/L$ ↓(正常值 $3.5×10^{12}$~$5.5×10^{12}/L$),平均红细胞体积 120.90fl ↑(正常值80~99fl)。

修正诊断 萎缩性舌炎(大细胞性贫血相关)

诊断依据

1. 舌背丝状乳头萎缩。

2. 血常规检查为大细胞性贫血。

疾病管理

1. 药物治疗

芦笋胶囊 300mg×54 片 sig. 600mg b.i.d. p.o.

叶酸 5mg×100 片 sig. 10mg t.i.d. p.o.

甲钴胺 0.5mg×40 片 sig. 0.5mg t.i.d. p.o.

4%碳酸氢钠(小苏打)溶液 250ml×1 瓶 sig. 含漱 t.i.d.

复方溃疡涂剂 15g×1 支 sig. 局部涂敷 t.i.d.

2. 建议于血液科进一步诊治贫血。

【述评】萎缩性舌炎

萎缩性舌炎(atrophic glossitis)是舌黏膜的萎缩性改变,由于丝状乳头萎缩,导致舌光滑色红,故又称为光滑舌[1]。

该病常由多种全身性疾病引起,是潜在疾病的一种表现形式,所以需要对患者进行全面的了解和评估。主要病因是由于营养缺乏如铁、叶酸、维生素 B_{12}、维生素 B_2、烟酸等造成的多类型的贫血。其他病因包括系统性疾病,如梅毒、淀粉样变、乳糜泻、念珠菌感染、药物或干燥综合征等[2-5]。因贫血是导致萎缩性舌炎的重要原因,所以对于初步诊断为萎缩性舌炎的患者应首先行血常规检查,必要时进行血清铁、铁蛋白叶酸、维生素 B_{12} 的测定。

萎缩性舌炎好发于患有系统性疾病的中老年人群。患者主诉常为疼痛、烧灼感、口干。典型的临床特点为舌面色红、光滑如镜,又称镜面舌。有时舌质绛红,俗称牛肉舌(图 58)。有时舌质浅淡,且双颊及腭黏膜均呈现色质浅淡的外观。常伴有口角炎(图 59)。

萎缩性舌炎的治疗包括补充营养成分,治疗系统性疾病。若萎缩性舌炎患者为大细胞性贫血,可口服芦笋胶囊,每次 0.3~0.6g,2~3 次/日;叶酸,每次 10mg,3 次/日;甲钴胺,每次 0.5mg,3 次/日,或肌注维生素 B_{12},每次 0.1mg,1 次/日,0.5~1 个月为一个疗程。若为缺铁性贫血,可加服多糖铁复合物胶囊,每次 150mg,1 次/日。还可酌情口服烟酰胺,每次 100mg,3 次/日。局部用药以 4%碳酸氢钠液含漱,复方溃疡涂剂涂敷,口腔炎喷雾剂喷用,若伴有真菌感染,可同时予以制霉菌素涂剂涂敷。

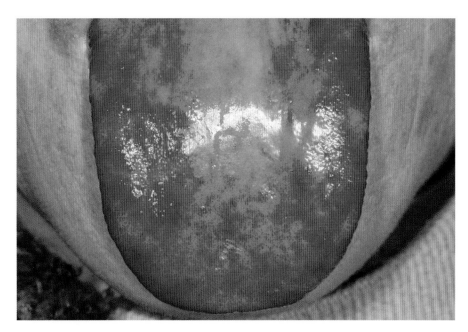

图58　萎缩性舌炎

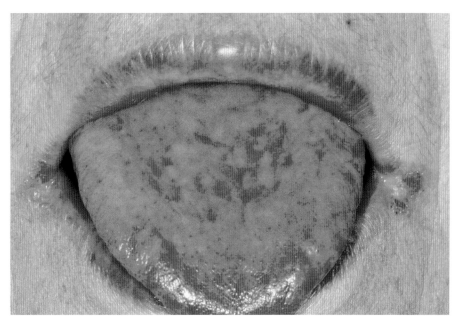

图59　萎缩性舌炎伴口角炎

参 考 文 献

1. Reamy B V, Derby R, Bunt C W. Common tongue conditions in primary care. Am Fam Physician, 2010, 81(5): 627-634

2. Chi A C, Neville B W, Krayer J W, et al. Oral manifestations of systemic disease. Am Fam Physician, 2010, 82(11): 1381-1388

3. Lehman J S, Bruce A J, Rogers R S. Atrophic glossitis from vitamin B12 deficiency: a case misdiagnosed as burning mouth disorder. J Periodontol, 2006, 77(12): 2090-2092

4. Terai H, Shimahara M. Atrophic tongue associated with Candida. J Oral Pathol Med, 2005, 34(7): 397-400

5. Bohmer T, Mowé M. The association between atrophic glossitis and protein-calorie malnutrition in old age. Age Ageing, 2000, 29(1): 47-50

第6单元　正中菱形舌炎

病案 82　正中菱形舌炎
【述评】正中菱形舌炎

病案 82　正中菱形舌炎

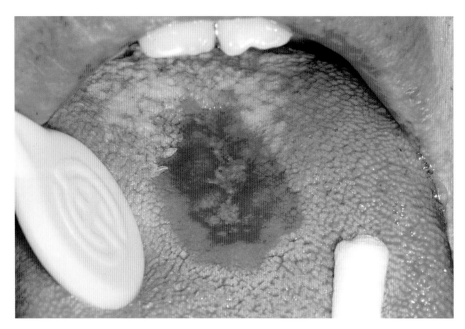

图 7-6-82　舌背中后份见菱形的丝状乳头萎缩区,界清,表面发红光滑

男性,42 岁

主诉　舌部局部无苔伴疼痛 5 个月。

病史　5 个月前出现舌痛,进食刺激性食物时疼痛加重,遂发现舌背局部无苔。否认系统性疾病史及药物过敏史。

检查　舌背中后份见菱形丝状乳头萎缩区,界清,表面发红光滑(图 7-6-82)。

初步诊断　正中菱形舌炎

进一步检查

1. 血常规、血糖检查未见明显异常。

2. 舌背病损区真菌涂片检查阳性。

诊断　正中菱形舌炎

诊断依据

1. 病损部位为舌背中后份。

2. 菱形丝状乳头萎缩区。

疾病管理

药物治疗

匹多莫德 0.4g×24 片 sig. 0.4g b.i.d. p.o.

叶酸 5mg×100 片 sig. 10mg t. i. d. p. o.

复合维生素 B 100 片 sig. 2 片 t. i. d. p. o.

4%碳酸氢钠(小苏打)溶液 250ml×1 瓶 sig. 含漱 t. i. d.

制霉菌素涂剂 15g×1 支 sig. 局部涂敷 t. i. d.

【述评】正中菱形舌炎

正中菱形舌炎(median rhomboid glossitis)是发生在舌背中份轮廓乳头之前的菱形红斑样区域,舌乳头缺如。多无不适症状。患病率在 1%左右[1, 2]。好发于男性。

正中菱形舌炎的病损区一般位于舌背正中后 1/3 处,轮廓乳头之前,分为光滑型和结节型。光滑型表现为舌背中后份近似菱形的区域界限清楚,表面光滑而有光泽,色红质软。结节型表现为该区域表面呈结节状突起,扪诊结节有坚硬感,但基底柔软(图 9-1-95)。结节型可为艾滋病的口腔表征。多数无症状,可能偶有烧灼感或发痒[3],或进食辛辣刺激性食物时疼痛。

正中菱形舌炎的病因不明。有人认为该病是发育异常而形成的先天畸形。由于念珠菌在病损区检出率较高,而且抗真菌药物治疗该病有效,现多认为与念珠菌感染有关。有研究者检查 4244 例就诊于口腔医院患者的舌部,发现正中菱形舌炎占 0.7%,且其中 90%的患者可检出念珠菌,非正中菱形舌炎患者舌部念珠菌检出率则为 46.6%,差异具有统计学意义。多元回归分析显示糖尿病等因素与其发病显著相关[4]。

关于念珠菌优先定植在舌背后份的原因,有学者认为是人在休息、吞咽时,舌头频繁与腭部接触,这种持续的刺激,加上适宜的环境,适合念珠菌定植。腭部红斑型念珠菌病可继发于正中菱形舌炎,原因可能为正中菱形舌炎患者的舌部病损与腭部的接触[5]。

正中菱形舌炎患者若排除了念珠菌感染,无症状者不需要治疗。有症状者,可口服免疫增强剂如匹多莫德,每次 0.4g,2 次/日,连续服用 2 周,或转移因子胶囊,每次 6mg,3 次/日;复合维生素 B 或多维元素片。局部治疗以 4%碳酸氢钠液含漱,制霉菌素局部涂搽,或可含化氟康唑片,每次 50mg,1 次/日,连续 1 周。

参 考 文 献

1. Espinoza I, Rojas R, Aranda W, et al. Prevalence of oral mucosal lesions in elderly people in Santiago, Chile. J Oral Pathol Med, 2003, 32(10): 571-575

2. Darwazeh A M, Almelaih A A. Tongue lesions in a Jordanian population. Prevalence, symptoms, subject's knowledge and treatment provided. Med Oral Patol Oral Cir Bucal, 2011, 16(6): e745-e749

3. Reamy B V, Derby R, Bunt C W. Common tongue conditions in primary care. Am Fam Physician, 2010, 81(5): 627-634

4. Goregen M, Miloglu O, Buyukkurt M C, et al. Median rhomboid glossitis: a clinical and microbiological study. Eur J Dent, 2011, 5(4): 367-372

5. Noonan V, Kabani S. Median rhomboid glossitis. J Mass Dent Soc, 2011, 59(4): 41

第 7 单元 舌乳头炎

病案 83 菌状乳头炎
病案 84 叶状乳头炎
【述评】舌乳头炎

病案 83 菌状乳头炎

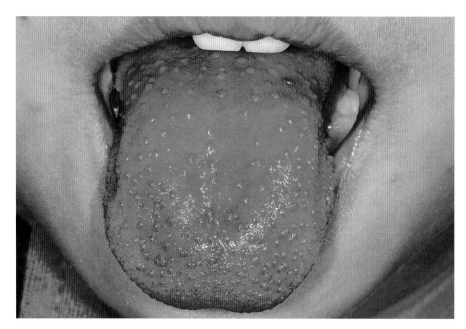

图 7-7-83 舌背菌状乳头水肿,丝状乳头萎缩,舌质偏红,无舌苔,舌背表面呈草莓状

女性,5 岁

主诉 舌背呈草莓状 3 天。

病史 3 天前发现舌背长有较多小颗粒,呈草莓状,无疼痛不适。较易"感冒",偏食。否认系统性疾病史及药物过敏史。

检查 舌背菌状乳头水肿,丝状乳头萎缩,舌质偏红,无舌苔,舌背表面呈草莓状(图 7-7-83)。血常规检查正常。

诊断 菌状乳头炎

诊断依据 患者舌背菌状乳头增生,丝状乳头萎缩。

疾病管理

1. 药物治疗

复方氯己定溶液 300ml×1 支 sig. 含漱 t. i. d.

2. 嘱患者膳食均衡。

叶状乳头炎

女性,59 岁

主诉　左舌根不适 10 天。

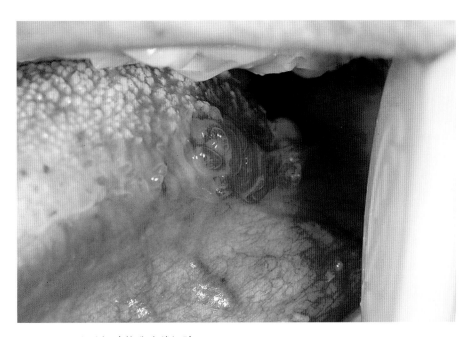

图 7-7-84　左舌根叶状乳头稍红肿

　　病史　10 天前感觉左舌根不适,轻微疼痛,自检发现左舌根有数个红色小疱。否认系统性疾病史及药物过敏史。

　　检查　左舌根部叶状乳头较红肿(图 7-7-84),余口腔黏膜未见明显异常。

　　诊断　叶状乳头炎

　　诊断依据

1. 患者有自觉症状。

2. 左舌根叶状乳头红肿。

　　疾病管理

1. 药物治疗

复方氯己定溶液 300ml×1 支 sig. 含漱 t. i. d.

复方溃疡涂剂 15g×1 支 sig. 局部涂敷 t. i. d.

2. 心理疏导。

【**述评**】 舌乳头炎

　　舌乳头包括丝状乳头、菌状乳头、轮廓乳头、叶状乳头。丝状乳头炎以萎缩性损害为主,其他乳头炎均表现为充血、红肿、疼痛为主的非特异性炎症。

　　舌乳头炎的病因不明。丝状乳头炎主要与全身因素如贫血、血液性疾病、真菌感染、滥用抗生素、维生素缺乏等相关。菌状乳头炎可能是皮肤黏膜淋巴结综合征(又称川崎病[1])的表现,也可能与贫血相关,或同叶状乳头炎一样,与局部因素如牙尖过锐、牙石、不良修复体、进食辛辣或过烫食物等创伤刺激相关。

叶状乳头炎还可能与咽部炎症有关。

丝状乳头炎主要表现为萎缩性舌炎,上皮变薄,舌背呈火红色,有浅沟裂隙。菌状乳头炎表现为菌状乳头肿胀、充血,患者有灼热、疼痛不适感,肿胀的乳头突起明显,上皮薄而呈深红,外观似草莓或杨梅[2]。可见于猩红热或皮肤黏膜淋巴结综合征(川崎病)患儿。轮廓乳头炎非常少见。叶状乳头位于舌缘后部,靠近咽部,为5~8条纵向并列皱襞,富于淋巴样组织。发生叶状乳头炎时乳头红肿,乳头间皱褶更显凹陷,患者常有明显的刺激痛或不适感,因担心其可能发展为肿瘤而常令症状加重[3]。

治疗方面,若舌乳头炎患者有贫血、维生素缺乏等明确病因,应给予纠正贫血、补充维生素等全身治疗。若未查及明确病因,可先予以对症治疗。局部可用抗菌含漱液如复方氯己定或复方硼砂液(1:1稀释)含漱,口腔炎喷剂局部使用,并调磨锐利牙尖、牙周洁治等去除不良局部刺激。

参 考 文 献

1. Grouteau E, Debuisson C, Brochard K, et al. Severe global inflammatory involvement of ocular segments and optic disc swelling in a 12-year-old girl with Kawasaki disease. Eur J Ophthalmol, 2011, 21(1):112-114

2. Brannon R B, Flaitz C M. Transient lingual papillitis: a papulokeratotic variant. Oral Surg Oral Med Oral Pathol Oral Radiol Endod, 2003, 96(2):187-191

3. 陈谦明. 口腔黏膜病学. 第4版. 北京:人民卫生出版社,2012

第8单元　毛舌

病案 85　毛舌
【述评】毛舌

病案 85　毛舌

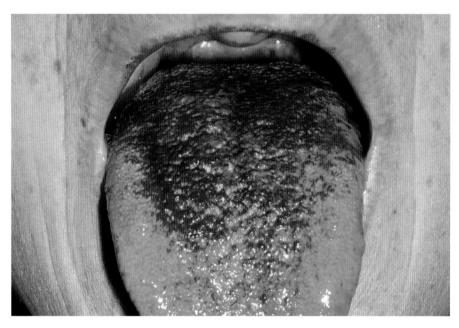

图 7-8-85　舌背丝状乳头增生,舌苔厚腻,呈棕黑色

男性,61 岁

主诉　舌苔厚 4 个月。

病史　4 个月前开始发现舌苔变厚发黑,之前曾因"肺炎"输注"抗生素"(具体不详)。无疼痛,有口臭,伴轻微异物感。诉近期血糖检查正常。患"慢性支气管炎",否认其他系统疾病史及药物过敏史。

检查　舌背丝状乳头增生,舌苔厚腻,呈棕黑色(图 7-8-85)。

诊断　毛舌

诊断依据　舌部丝状乳头增生变长。

疾病管理

1. 药物治疗

匹多莫德 0.4g×18 片 sig. 0.4g q. d. p. o.

复合维生素 B 100 片 sig. 2 片 t. i. d. p. o.

4%碳酸氢钠(小苏打)溶液 250ml×1 瓶 sig. 含漱 t. i. d.

制霉菌素涂剂 15g×1 支 sig. 局部涂敷 t. i. d.

2. 嘱患者刷牙时可用软毛牙刷轻刷舌背,用刮舌器清理舌苔。

【述评】毛舌

毛舌(hairy tongue 或 coated tongue)是舌背丝状乳头过度伸长和脱落延缓形成的毛发状损害(图60)。可呈黑、褐、白、黄、绿等多种颜色,由此分别称为黑毛舌、白毛舌(图61)、黄毛舌、绿毛舌等。

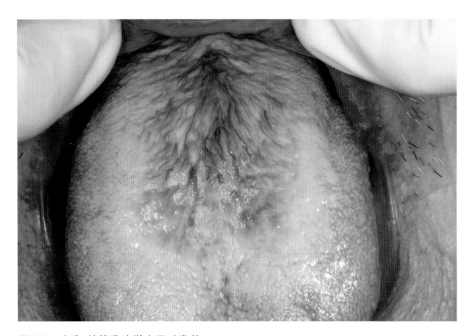

图60 毛舌:丝状乳头增生呈毛发状

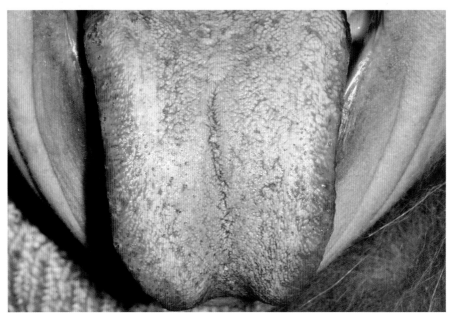

图61 白毛舌

正常情况下,食物与舌腭黏膜的摩擦使丝状乳头角化层不停脱落,并由新的上皮基底细胞所替代。当疾病或疼痛使舌运动减少时,舌丝状乳头延迟脱落并有细菌和真菌覆盖而形成毛舌。长期吸烟刺激上皮角化增生,长期滥用抗生素后引起口腔真菌感染,均为毛舌的病因,引起毛舌的真菌感染以黑根霉菌最常见。因头颈部放疗、糖尿病等使机体抵抗力下降时亦可发生毛舌[1, 2]。长期使用会释放游离氧的过氧化氢等，能使口腔内的硫化氢透过黏膜微小创口与血液成分结合，变成沉积着色的硫化物，也可引起毛舌。

毛舌的组织病理表现为非特异性炎症。

毛舌多见于 30 岁以上成人，表现为丝状乳头增生伸长呈毛发状。过长的丝状乳头会刺激软腭引起反射性恶心。患者口臭明显，无其他不适感。

该病应与黑苔鉴别。黑苔无舌丝状乳头增生生长，一般常见于因某些食物或药物而染色，如利奈唑酮[3]。

毛舌的治疗首先应对因治疗，明确病因或诱因后加以纠正。例如，停用可疑药物和食物，积极治疗全身性疾病，纠正口腔酸性环境等。局部治疗可用牙刷轻刷舌部；或用刮舌器清洁舌苔；或用消毒剪刀仔细修剪过度伸长的丝状乳头。药物可用 2%~4%碳酸氢钠溶液含漱，局部涂搽制霉菌素涂剂或用氟康唑 50mg 含服，每日 2 次，每次 1 片。

参 考 文 献

1. Reamy B V, Derby R, Bunt C W. Common tongue conditions in primary care. Am Fam Physician, 2010, 81(5)：627-634

2. Nisa L, Giger R. Black hairy tongue. Am J Med, 2011, 124(9)：816-817

3. Jover-Diaz F, Cuadrado-Pastor J M, Talents-Bolos A, et al. Black tongue associated with linezolid. Am J Ther, 2010, 17(4)：e115-e117

第9单元　舌扁桃体肥大

病案 86　舌扁桃体肥大
【述评】舌扁桃体肥大

病案 86　舌扁桃体肥大

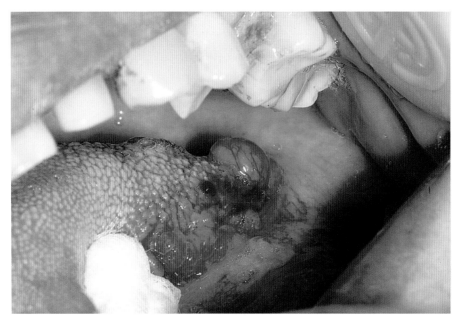

图 7-9-86　舌根部左侧缘见舌扁桃体肿大突起呈结节状,微红,表面光滑

女性,57 岁

主诉　左舌根部长"疱"2 个月。

病史　2 个月前发现左舌根部长"疱",伴异物感,"感冒"时感觉该处轻微疼痛。否认系统性疾病史及药物过敏史。

检查　左舌根部侧缘见舌扁桃体肿大突起呈结节状,微红,表面光滑,质软(图 7-9-86)。

诊断　舌扁桃体肥大

诊断依据

1. 病损部位为舌根部界沟后方舌扁桃体处。

2. 表现为舌扁桃体肿大,质软。

疾病管理

1. 药物治疗

复方氯己定溶液 300ml×1 支 sig. 含漱 t. i. d.

复方溃疡涂剂 15g×1 支 sig. 局部涂敷 t. i. d.

2. 心理疏导。

【述评】舌扁桃体肥大

舌扁桃体(lingual tonsil)是舌后部至咽喉呈环状分布的扁桃体组织,在舌根部侧缘紧靠叶状乳头,一般呈淡红色水滴状或小水疱状。

舌扁桃体肥大(lingual tonsil hypertrophy)是一种增生性改变,可能与上呼吸道感染或不良修复体刺激有关。组织病理表现为黏膜固有层和黏膜下层有数个淋巴滤泡形成。文献多报道其有可能造成困难气道[1, 2]。

舌扁桃体肥大临床表现为舌根侧出现结节状隆起,呈红色或淡红色,扪诊质软。多数患者无症状,少数有异物感或轻微疼痛[3]。发病率女性高于男性。患者常因恐癌而频繁伸舌自检。

无明显症状的舌扁桃体肥大者仅需解释以消除患者疑虑,无须治疗。伴上呼吸道感染有症状者可用具有抗菌作用的局部制剂,如复方氯己定溶液、溶菌酶含片、西吡氯铵含片等。也可用西瓜霜含片、口腔炎喷剂等,还可酌情口服万应胶囊,每次 0.3g,2 次/日。其他治疗措施包括:去除不良修复体,保持口腔卫生,积极治疗上呼吸道疾病,戒除伸舌习惯。该病预后良好,但若扪诊质较硬,或表面有溃疡,应及时活检明确诊断,排除癌变。

参 考 文 献

1. Obata R, Obata Y, Adachi Y U, et al. Successful intubation in a patient with extreme lingual tonsil hypertrophy using an intubating laryngeal mask. Acta Anaesthesiol Scand, 2008, 52(7): 1030

2. Asbjørnsen H1, Kuwelker M, Søfteland E. A case of unexpected difficult airway due to lingual tonsil hypertrophy. Acta Anaesthesiol Scand, 2008, 52(2): 310-312

3. Patel A B, Davidian E, Reebye U. Complicated airway due to unexpected lingual tonsil hypertrophy. Anesth Prog, 2012, 59(2): 82-84

第 10 单元　灼口综合征

病案 87　灼口综合征
【述评】灼口综合征

病案 87　灼口综合征

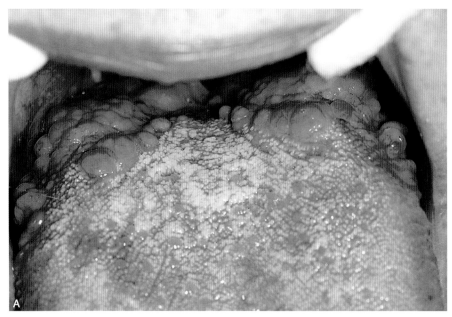

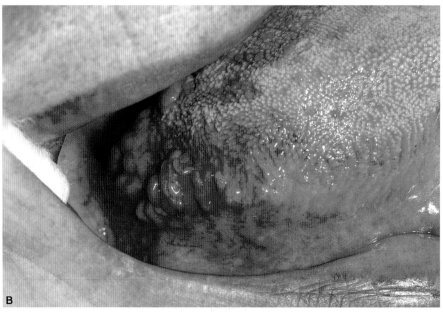

图 7-10-87　A. 舌背后份正常轮廓乳头及其后方的舌扁桃体　B. 舌根侧缘正常叶状乳头和舌扁桃体

女性,45 岁

主诉　舌部长"疱"伴烧灼感 6 个月。

病史　6 个月前发现舌根部布满大小不等的"疱",且整个舌背均有烧灼不适感,晨起症状较轻,午后加重,进食时不适感缓解。否认系统性疾病史及药物过敏史。

检查　口腔黏膜未见明显异常(图 7-10-87)。

诊断　灼口综合征

诊断依据　主诉为舌部烧灼样不适,但检查未发现阳性体征。

疾病管理

1. 药物治疗

谷维素 10mg×100 片 sig. 20mg t. i. d. p. o.

甲钴胺 0.5mg×40 片 sig. 0.5mg t. i. d. p. o.

维生素 E 100mg×60 片 sig. 100mg q. d. p. o.

复方氯己定溶液 300ml×1 支 sig. 含漱 t. i. d.

复方溃疡涂剂 15g×1 支 sig. 局部涂敷 t. i. d.

2. 心理疏导,并解释患者所述"疱"为轮廓乳头、叶状乳头和舌扁桃体,均系舌根处正常结构。

【述评】灼口综合征

灼口综合征(burning mouth syndrome,BMS)以口腔黏膜烧灼痛为主要表现,不伴有器质性损害特征。患病率 0.7%~5%,多数发生于处于更年期阶段的女性。病因复杂,主要有神经和精神因素、内分泌改变、局部刺激与系统因素等。患者常因心理压力增大、生活质量下降[1, 2]。

BMS 患者的症状常被描述为烧灼样疼痛、麻木、粗糙、干燥、肿胀、痒及异物感等各种不适感。主要累及舌前 2/3(占 BMS 患者的 71%~78%),其他部位如舌缘、硬腭、双颊、唇也可发生。常在下午和夜间疼痛加重,进食或注意力分散时疼痛缓解或至少不加重。2/3 以上的 BMS 患者同时伴有口干和味觉异常[2, 3]。患者常将舌部正常结构如轮廓乳头和伞襞、舌边缘齿印、舌下襞、腮腺乳头等误认为肿瘤而情绪焦虑致病情加重(图 62~图 65)。本单元病案 87 的患者就是将舌部正常乳头及扁桃体误认为新生物。

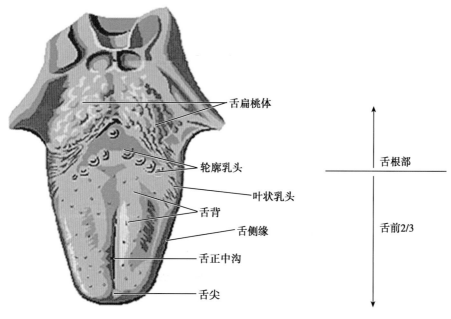

图 62　舌正常结构图

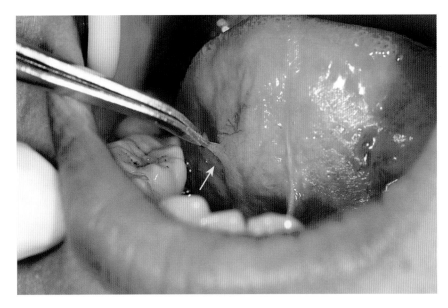

图 63　舌腹伞襞（箭头示）

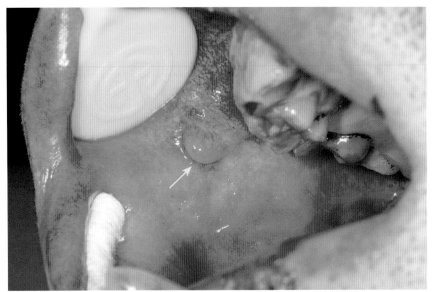

图 64　腮腺乳头（箭头示）

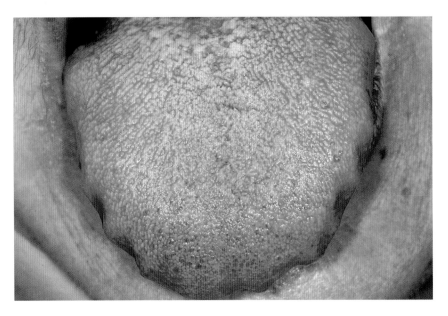

图 65　舌缘齿印

BMS 患者与健康对照者舌黏膜组织在外形、结构、基底膜的完整性、细胞间黏附物质桥粒芯蛋白 1 和 3，角蛋白 10、14、16，以及 P53 和活化 caspase-3 的表达等方面均无差别，研究结果支持 BMS 患者的舌黏膜无明显异常改变[4]。

虽然 BMS 有很多病因学说，但是真正的病因和发病机制尚不清楚。现认为精神心理因素、激素水平的改变、神经系统失调因素占重要地位。

抑郁和焦虑常见于 BMS，说明其与精神疾病相关。这种精神心理障碍可调节疼痛感觉，能够通过外周疼痛感受器来影响神经传导功能，降低个体的疼痛阈值，使正常刺激被感知为疼痛。而且，通过心理疏导和使用抗焦虑药物可缓解 BMS 症状，也说明精神因素可能引起 BMS[5, 6]。对 115 位 BMS 患者的回顾性研究发现，抗焦虑药物疗效最为明显[7]。但也有研究者认为精神异常更像是 BMS 的结果而不是原因，而且有相当多的患者并没有精神疾病，说明其不是唯一的发病原因[8]。

由于 BMS 常见于女性，尤其是更年期和绝经期的中老年女性。而且，与年龄相关的雌激素和黄体酮减少，容易引起口干，说明激素水平的改变可能会影响口腔黏膜的感觉，进而发病[9]。

有关神经系统失调因素的理论非常多。首先，在 BMS 患者中可发现存在知觉改变，如对热耐受的改变、味觉减退、眨眼反射灵敏性增高，说明 BMS 有其生物学基础，可能伴有中央或周围神经系统的改变[10, 11]。

前期研究证明，慢性疼痛症状可能继发于中枢神经系统的改变。当神经元持续接受疼痛的信号，可引起相邻神经元 NMDA（N-methyl-D-aspartic acid）受体的激活，引起神经元敏感性升高，即使普通的刺激也被认为是有害的，因而感受到疼痛。这个理论可以解释在某些 BMS 患者，由于义齿的持续刺激，能够引起连续的无意识的舌运动，产生不断的感觉刺激，刺激过度后最终引起疼痛。还有免疫组织化学检查发现 BMS 患者出现小直径神经纤维的改变。在一些患者中存在多巴胺水平的降低，发病可能与多巴胺系统功能失调有关[6]。

神经元炎症是以慢性疼痛为主的多种疾病的主要病理生理改变，促使人们认为 BMS 在发病机制上可能与神经元炎症有关，相关研究目前主要集中于与调节神经源性的炎症相关的辣椒素受体（capsaicin receptors）[6, 12]。

其他系统因素还包括代谢或内分泌疾病，如糖尿病、甲状腺功能减退，缺乏铁、锌、B 族维生素等。除此之外，局部因素包括义齿、吸烟、咬颊、咬舌、牙石等刺激[3]。

BMS 的诊断标准尚不统一。一般根据患者主诉口腔黏膜烧灼样疼痛或其他不适，但检查未见有明显阳性体征及器质性病变，即可诊断。目前 BMS 有两种分型方式。第一种分型方法根据 BMS 患者疼痛的节律性将其分为 3 种类型：①1 型，指晨起时无症状，灼烧及疼痛感在白天逐渐加重，并在晚间到达顶峰者；②2 型，指症状持续全天直到入睡者；③3 型，指疼痛间歇性发作，可间歇性出现无症状时期者。第二种分型方法根据 BMS 患者有无原发疾病将其分为两种类型：①继发型 BMS，指患者存在其他可能导致 BMS 症状的系统性及口腔疾病，如糖尿病、某些营养元素的缺乏、贫血、唾液腺功能障碍、真菌感染、口腔不良习惯等；②原发型 BMS，指排除了其他可能的原发疾病。但因目前 BMS 的病因尚不清楚，虽然原发型 BMS 是一种排除性的诊断，但具体需排除哪些疾病，尚无统一定论。

BMS 治疗首先要对患者进行心理疏导。口服药物可予以谷维素，每次 20mg，3 次／日；复合维生素 B，2 片／次，3 次／日；维生素 E，每次 0.1g，1 次／日；甲钴胺，每次 0.5mg，3 次／日。还可酌情加服中成药芦笋胶囊，每次 0.3~0.6g，2~3 次／日，或复方丹参滴丸，10 丸／次，3 次／日，0.5~1 个月为一个疗程。还可口服 α-硫辛酸胶囊，每次 100~200mg，3 次／日，1 个月为一个疗程。局部可以复方氯己定溶液、4% 碳酸氢钠液含漱，制霉菌素涂剂或复方溃疡涂剂涂搽。还可以将维生素 B_{12} 注射液、维生素 B_1 注射液和 2% 利多卡因混合后行舌神经封闭治疗。

参 考 文 献

1. Souza F T, Santos T P, Bernardes V F, et al. The impact of burning mouth syndrome on health-related quality of life. Health Qual Life Outcomes, 2011, 9: 57

2. Klasser G D, Epstein J B, Villines D, et al. Burning mouth syndrome: A challenge for dental practitioners and patients. Gen Dent, 2011, 59(3): 210-220

3. Mock D, Chugh D. Burning mouth syndrome. Int J Oral Sci, 2010, 2(1): 1-4

4. Sardella A, Gualerzi A, Lodi G, et al. Morphological evaluation of tongue mucosa in burning mouth syndrome. Arch Oral Biol, 2012, 57(1): 94-101

5. Kenchadze R, Iverieli M, Okribelashvili N, et al. The psychological aspects of burning mouth syndrome. Georgian Med News, 2011, (194): 24-28

6. Minguez-Sanz M P, Salort-Llorca C, Silvestre-Donat F J. Etiology of burning mouth syndrome: a review and update. Med Oral Patol Oral Cir Bucal, 2011, 16(2): e144-e148

7. Silvestre-Rangil J, Silvestre F J, amarit-Santafé C, et al. Burning mouth syndrome: Correlation of treatment to clinical variables of the disease. Med Oral Patol Oral Cir Bucal, 2011, 16(7): e890-e894

8. Bogetto F, Maina G, Ferro G, et al. Psychiatric comorbidity in patients with burning mouth syndrome. Psychosom Med, 1998, 60(3): 378-385

9. Wardrop R W, Hailes J, Burger H, et al. Oral discomfort at menopause. Oral Surg Oral Med Oral Pathol, 1989, 67(5): 535-540

10. Jääskeläinen S K, Forssell H, Tenovuo O. Abnormalities of the blink reflex in burning mouth syndrome. Pain, 1997, 73(3): 455-460

11. Svensson P, Kaaber S. General health factors and denture function in patients with burning mouth syndrome and matched control subjects. J Oral Rehabil, 2010, 22(12): 887-895

12. Guarneri F, Guarneri C, Marini H. Contribution of neuroinflammation in burning mouth syndrome: indications from benzodiazepine use. Dermatol Ther, 2008, 21 Suppl 2: S21-S24

第 11 单元　舌肌肌束震颤和舌萎缩

病案 88　舌肌肌束震颤和舌萎缩
【述评】舌肌肌束震颤和舌萎缩

病案88　舌肌肌束震颤和舌萎缩

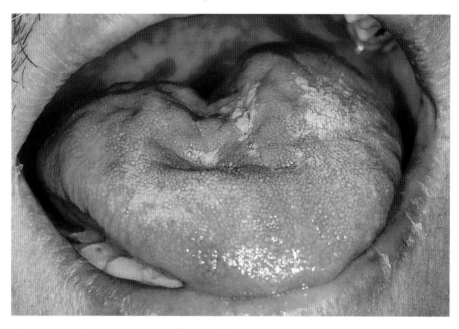

图 7-11-88　舌表面凹凸不平,舌体轻度萎缩

男性,60 岁

主诉　舌部颤动 2 年。

病史　2 年前发现舌部出现不自主颤动,逐渐加重,且逐渐出现吃饭时吞咽及喝水困难,说话吐字不清,无疼痛。10 年前因"鼻咽癌"行"放疗",2 周前于肿瘤科复查"鼻咽癌"无复发。否认药物过敏史。

检查　舌表面凹凸不平,舌体轻度萎缩,质软(图 7-11-88)。舌体不自主细微高频震颤,呈"虫蠕样"运动,伸舌时更明显。伸舌不灵活,无明显偏移。

诊断　舌肌肌束震颤和舌萎缩(放疗相关)

诊断依据

1. 舌体不自主细微高频震颤,呈"虫蠕样运动",舌体轻度萎缩。

2. 有因鼻咽癌放疗史,且已排除鼻咽癌复发。

疾病管理

1. 药物治疗

维生素 B_1 10mg×100 片 sig. 10mg t. i. d. p. o.

甲钴胺 0.5mg×40 片 sig. 0.5mg t. i. d. p. o.

2. 建议患者多进行张口伸舌等运动,可借助口肌训练器进行肌肉功能训练。

3. 建议于神经内科进一步排查相关疾病和诊治。

【述评】舌肌肌束震颤和舌萎缩

舌肌肌束震颤(tongue fasciculation)是指静息时舌肌出现的肌肉颤动,是由一个或多个运动单位自发性放电导致的短暂肌收缩,视诊和触诊可发现,可见于各种下运动神经元损伤疾病,也可见于正常人[1,2]。舌萎缩(tongue atrophy)是指由于舌肌营养不良而导致的体积缩小,肌纤维变细甚至消失,通常是下运动神经元病变或者肌肉病变的结果[2,3]。

舌肌肌束震颤和舌萎缩常伴发存在。舌肌肌束震颤和舌萎缩是临床较为少见的口腔病损,表现为舌体体积变小,表面凹凸不平,呈"虫蠕样"运动。其病因复杂且常较隐匿。

舌肌肌束震颤和舌萎缩可表现为单侧或双侧,单侧常与占位性病变相关,双侧常与系统性疾病相关。但某些疾病或因素既可引起单侧,又可引起双侧舌肌肌束震颤和舌萎缩。

(一) 单侧舌肌肌束震颤和舌萎缩的原因

1. 占位性病变　占位性病变如延髓的原发肿瘤[4]、颈静脉窝化学感受器瘤(血管球瘤)[5]、舌下神经鞘瘤[6]、颈内动脉颅外部分感染性动脉瘤[7]、颈静脉球瘤[8]、颞骨巨细胞瘤[9]、舌下神经纤维瘤[10]、舌黏液表皮样癌[11]、舌腺样囊性癌[12]、脑膜瘤[13]、嗜铬细胞瘤[14]、发生在中耳的神经鞘瘤[15]、颅外脑膜瘤[16]、寰枢关节的滑膜囊肿[17]。这些占位性病变压迫延髓或舌下神经核时患者出现单侧舌肌肌束震颤和舌萎缩的病案均有零星报道。鼻咽癌侵犯后组颅神经[18]也可引起单侧舌肌肌束震颤和舌萎缩。

2. 血管神经冲突　舌下神经与周围神经血管的解剖异常或供血营养的变化可引起舌肌肌束震颤和舌萎缩[19],如椎管狭窄致脊前动脉闭塞综合征[20]、舌下神经管内导静脉扩张压迫舌下神经[21]、异常的颈外动脉结构[22]。

3. 神经系统疾病　伴有耳聋的桥延麻痹是以双侧神经性耳聋伴有Ⅶ、Ⅺ、Ⅻ脑神经麻痹为特征的一种罕见疾病[23]。

进行性核上性麻痹是一种罕见的中枢神经系统变性疾病,以中脑和脑桥变性为主[24]。临床表现为轻度痴呆、延髓麻痹、中轴肌张力障碍、动作迟缓等。

当这些神经系统性疾病病变累及到延髓或舌下神经时可出现单侧舌肌肌束震颤和舌萎缩。

4. 放疗相关的舌下神经损伤　有零星报道称喉鳞癌、颈部黑色素瘤、鼻咽癌放疗后患者可出现单侧舌肌肌束震颤和舌萎缩[25-27]。

5. 其他　特发性单侧舌下神经麻痹的患者出现单侧舌肌肌束震颤和萎缩[28],可自行缓解[29],也可能持续存在[30]。有零星报道称多发性骨髓瘤、传染性单核细胞增多症的患者出现单侧舌肌肌束震颤和舌萎缩[31,32]。

(二) 双侧舌肌肌束震颤和萎缩的原因

1. 占位性病变　占位性病变有颅内脊索瘤伴延髓麻痹[33]、表现为进行性延髓麻痹的唾液腺恶性肿瘤[34]、直接侵犯舌下神经的鼻咽癌[35]等。

2. 神经系统疾病　运动神经元病是一组主要侵犯脊髓前角细胞、延髓运动神经核、大脑皮质锥体细胞和锥体束的神经系统慢性进行性变性疾病[36]。临床表现为上运动神经元和下运动神经元损害的不同组合。多数患者同时累及上运动神经元和下运动神经元,称为肌萎缩侧索硬化症[37];若单纯累及下运动神经元,称为进行性肌肉萎缩症[38];若单纯累及延髓运动核,称为进行性延髓麻痹[39];若单纯累及上运动神经元,称为原发性侧索硬化[40]。此外还有 Madras 型运动神经元病[41],是一种少见的以青少年起病、且具有独特临床表现的运动神经元病。

伴有耳聋的桥延麻痹也可引起双侧舌肌震颤和舌萎缩[42]。

肯尼迪病又称为脊髓延髓性肌萎缩症,是一种成年发病的 X 连锁隐性遗传性神经肌肉疾病[43],表现为累及四肢及球部肌肉(指延髓支配的肌肉)的进行性肌萎缩、无力、肌束颤动及雄激素功能低下。

脊髓性肌萎缩是一组因 SMN1 基因缺失导致的常染色体隐性或显性遗传病,临床表现为下运动神经元受累,即肌张力低下,肌无力和肌萎缩,近端重于远端[44]。运动颅神经受损时以舌下神经受累最常见,表现为舌肌萎缩及震颤。

小脑扁桃体延髓下疝畸形是一种先天性颅颈交界区畸形,常合并枕颈部骨性畸形和脊髓空洞[45]。常见临床表现包括延髓及高颈髓受压表现、小脑损害症状、后组颅神经损害表现、合并脊髓空洞表现、高颅压表现和其他症状等。

进行性核上性麻痹也可引起双侧舌肌震颤和舌萎缩[46]。

单纯的延髓麻痹是球部肌受累引起构音障碍、吞咽困难,伴或不伴下颌或面肌无力[47]。

成人亚历山大病,又称纤维蛋白脑白质营养不良,是一种少见的致死性中枢神经系统进行性疾病[48]。该病为常染色体隐性遗传病。成年型表现为渐进性或发作性进行性症状,如构音障碍、发声困难、吞咽困难、椎体束征、共济失调和软腭痉挛或腭肌震颤等。

其他神经系统疾病还包括脊髓小脑共济失调[49]、格林-巴利综合征[50]、慢性炎性脱髓鞘性多发性神经病[51]等。

上述神经系统疾病累及延髓或舌下神经核时均可出现双侧舌肌肌束震颤和萎缩,且有报道舌肌肌束震颤和萎缩可作为肌萎缩侧索硬化症的首发症状[52]。

3. 放疗相关的神经损伤 放疗相关的神经损伤,如鼻咽癌放疗后[53],多因放疗导致延髓后组颅神经受损所致。舌咽、迷走、副神经及舌下神经均起自延髓,离延髓后的行径又密切相邻,被合称为后组颅神经,常常同时受累,尤以舌下神经最常受累[54]。

4. 其他系统性疾病 如重症肌无力[55]、肝豆状核变性[56]、家族性淀粉样变多发性神经病[57],这些系统性疾病累及延髓或舌下神经核时均可出现舌肌肌束震颤和萎缩。

5. 副肿瘤综合征 如肺癌[58]、胃癌[59]引起的肌萎缩侧索硬化症,肺癌引起的枕髁综合征[60]、神经淋巴瘤病[61]等。

6. 罗哌卡因中毒的神经毒性[62]、有机磷中毒[63]、响尾蛇神经毒性[64]、沙林中毒[65]、慢性锗中毒[66]等引起神经系统临床表现,可包括双侧舌肌肌束震颤和萎缩。

7. 其他 如肉状瘤病[67]、椎基底动脉延长扩张症[68]、原发性延髓出血[69]、围产期缺氧脑损伤[70]、第四脑室间变性室管膜瘤切除术后[71]、ANCA-related 血管炎神经病[72]等。

综上所述,文中提到的与舌肌肌束震颤和舌萎缩相关的疾病大多伴有构音障碍、吞咽困难、四肢感觉障碍等异常,舌肌肌束震颤和舌萎缩仅仅是病程中很细微的表现。所以,对于首发表现为舌肌肌束震颤和舌萎缩的患者,口腔科医师应当积极寻找病因,从占位性病变、神经系统性疾病、放疗相关病史等多方面逐一排查,并及时建议其至神经科进行进一步诊治。对于经颌面部和神经系统详细检查后仍不能找到引起舌肌肌束震颤和舌萎缩者,应建议其密切观察。

对于放疗相关舌下神经损伤的患者目前尚无很好的治疗手段,调强放疗(intensity modulated radiation therapy,IMRT)可预防其发生[73],也有个别报道称注射高剂量甲泼尼龙可改善患者发音及吞咽困难[74]。可建议患者使用口肌训练器帮助舌肌的功能恢复、改善发音及吞咽困难的症状。

参 考 文 献

1. 王维治. 神经病学. 第2版. 北京:人民卫生出版社,2013

2. Allan H. Ropper, Maurice A. Samuels, Joshua P. Klein. Adams-Victor 神经病学. 第10版. 北京:北京联合出版公司,2017

3. 贾建平,陈生弟. 神经病学. 北京:人民卫生出版社,2016

4. 孙斌. 1例延髓原发肿瘤表现纯运动偏瘫和后组颅神经麻痹并文献复习. 中国人民解放军军医进修学院学报,1985,02:199-204

5. 惠周光,肖建平,徐国镇. 放射治疗化学感受器瘤一例并文献复习. 中国神经肿瘤杂志,2004,2(2):118-120

6. Sato K, Shimizu S, Oka H, et al. Usefulness of transcervical approach for surgical treatment of hypoglossal schwannoma with paraspinal extension:case report. Surg Neurol, 2006, 65(4):397-401

7. 李晓明, 郭晓峰, 杨占泉. 颈内动脉颅外部分感染性动脉瘤一例. 吉林医学, 1988, 1: 44

8. Ganz J C, Abdelkarim K. Glomus jugularetumours: certain clinical and radiological aspects observed following Gamma Knife radiosurgery. Acta Neurochir (Wien), 2009, 151(5): 423-426

9. 张晓莺. 颞骨巨细胞瘤致多组颅神经损害(附1例报告). 中风与神经疾病杂志, 1990, 4: 247-248

10. Manfredi M, Merigo E, Pavesi G, et al. Tongue lesions and isolated hypoglossal nerve palsy: a case report. Oral Surg Oral Med Oral Pathol Oral Radiol Endod, 2007, 104(2): e18-e20

11. Andrews K V, Eveson J W. Myokymia (fasciculation) of the tongue as a unique presentation of mucoepidermoid carcinoma. Int J Oral Maxillofac Surg, 2007, 36(1): 79-81

12. 赵军, 武成斌. 舌圆柱瘤至咽旁间隙综合征1例报告. 中国神经精神疾病杂志, 1988, 2: 76

13. Blondin N A, Huttner A, Baehring J M. Unilateral tongue atrophy and fasciculation. Arch Neurol, 2011, 68(11): 1478-1479

14. Borggraefe I, Mueller-Felber W, Schmid I, et al. Unilateral Tongue Fasciculation Associated with Genetic Paraganglioma Syndrome. Neuropediatrics, 2018, 49(1): 78-79

15. Tralla M, Schindler R A. Twelfth nerve neurilemmoma occurring in the middle ear. Otolaryngol Head Neck Surg, 1982, 90(5): 662-664

16. Zulkiflee A B, Prepageran N, Rahmat O, et al. Hypoglossal nerve tumor: A rare primary extracranial meningioma of the neck. Ear Nose Throat J, 2012, 91(11): E26-E29

17. Mendes-Araújo L, Rangel C, Domingues R C, et al. Case report. Atlantoaxial synovial cyst causing isolated unilateral hypoglossal nerve paralysis. Br J Radiol, 2010, 83(986): e35-e38

18. Boia E R, Boia M, Balica N C, et al. Non-keratinizing undifferentiated carcinoma of the nasopharynx. Rom J Morphol Embryol, 2013, 54 (3 Suppl): 839-843

19. Toldo I, Manara R, Sartori S, et al. Unilateral hypoglossal nerve palsy due to neurovascular conflict in a child. Brain Dev, 2009, 31(6): 461-464

20. 赵力. 脊前动脉闭塞综合征(附5例报告). 中风与神经疾病杂志, 1987, 4: 227-228

21. Shiozawa Z, Koike G, Seguchi K, et al. Unilateral tongue atrophy due to an enlarged emissary vein in the hypoglossal canal. Surg Neurol, 1996, 45(5): 477-479

22. Takase K, Kohyama Y, Ueda S. Surgical management of peripheral hypoglossal nerve palsy caused by abnormal external carotid artery. No Shinkei Geka, 1983, 11(12): 1313-1318

23. 李雯, 吴中亮, 贾红阁, 等. Brown-Vialetto-Van Laere 综合征2例报告. 中国神经精神疾病杂志, 2012, 38(4): 211, 216, 221, 228

24. 王建军. 进行性核上性麻痹临床分析. 中国冶金工业医学杂志, 2009, 26(6): 649-650

25. Memon A B, Playfoot K A. Radiation-induced tongue myokymia with hypoglossal nerve damage, mimicker of motor neuron disease. Clin Case Rep, 2017, 5(6): 1056-1057

26. Richardson R C, Weiss M D. Unilateral myokymia of the tongue after radiation therapy for cervical nodal melanoma. J Clin Neuromuscul Dis, 2009, 10(3): 122-125

27. Leupold D, Schilg L, Felbecker A, et al. Unilateral tongue myokymia-A rare topodiagnostic sign of different clinical conditions. J Clin Neurosci, 2017, 45: 132-133

28. Ibarra V, Jaureguiberry A, Moretta G, et al. Idiopathic and unilateral hypoglossal nerve palsy. Medicina (B Aires), 2015, 75(3): 173-174

29. Ahmed S V, Akram M S. Isolated unilateral idiopathic transient hypoglossal nerve palsy. BMJ Case Rep, 2014, 2014

30. Sayan A, Abeysinghe A H, Brennan P A, et al. Persistent idiopathic unilateral hypoglossal nerve palsy: a case report. Br J Oral Maxillofac Surg, 2014, 52(6): 572-574

31. 陈胜琦, 陈光涛. 以舌下神经麻痹为首发表现的多发性骨髓瘤一例. 海南医学, 2006, 10: 156

32. Van Baalen A, Petersen B, Stephani U. Infectious mononucleosis and unilateral tongue writhing. Neurology, 2006, 66(7): 1110

33. 赵建文, 井丽娟, 刘铁迎. 颅内脊索瘤1例. 中国实用儿科杂志, 1991, 6: 302

34. 吴海波, 张云云, 魏新. 表现为进行性延髓麻痹的涎腺恶性肿瘤1例. 疑难病杂志, 2012, 11(6): 475

35. King A D, Leung S F, Teo P. Hypoglossal nerve palsy in nasopharyngeal carcinoma. Head Neck, 1999, 21(7): 614-619

36. Winhammar J M, Rowe D B, Henderson R D, et al. Assessment of disease progression in motor neuron disease. Lancet Neurol, 2005, 4(4): 229-238

37. VanEs M A, Hardiman O, Chio A, et al. Amyotrophic lateral sclerosis. Lancet, 2017, 390(10107): 2084-2098

38. Kosaka T, Tawara S, Harada M, et al. An autopsy case with progressive muscular atrophy: an subtype of lower motor predominant amyotrophic lateral sclerosis. Brain Nerve, 2014, 66(11): 1405-1409

39. Cerero Lapiedra R, Moreno López L A, Esparza Gómez G C. Progressive bulbar palsy: a case report diagnosed by lingual symptoms. J Oral Pathol Med, 2002, 31(5): 277-279

40. Mochizuki A, Komatsuzaki Y, Iwamoto H, et al. Frontotemporal dementia with ubiquitinated neuronal inclusions presenting with primary lateral sclerosis and parkinsonism: clinicopathological report of an autopsy case. Acta Neuropathol, 2004, 107(4): 377-380

41. 苗锐, 赵耀, 邓艳春. 伴有认知障碍的散发变异型 Madras 型运动神经元病 2 例报告. 中风与神经疾病杂志, 2015, 32(4): 366

42. Aydin O F, Ozçelikel D, Senbil N, et al. Brown-Vialetto-van Laere syndrome: the first Turkish case. Acta Neurol Belg, 2004, 104(3): 111-113

43. Kouyoumdjian J A, Morita M P, Araújo R G. X-linked spinal and bulbar muscular atrophy (Kennedy's disease) with long-term electrophysiological evaluation: case report. Arq Neuropsiquiatr, 2005, 63(1): 154-159

44. Goraya J S, Mehra B, Singla G. A vermiculate tongue. Pediatr Neurol, 2014, 51(5): 750

45. Lui T N, Lee S T. Surgical treatment of type I Chiari malformation with syringomyelia in adults. Zhonghua Yi Xue Za Zhi (Taipei), 1993, 51(1): 61-68

46. 詹霞, 王远臣, 隋秀梅. 进行性核上性麻痹 3 例并文献复习. 疑难病杂志, 2006, 4: 307-308

47. Han T H, Kim D Y, Park D W, et al. Transient Isolated Lower Bulbar Palsy With Elevated Serum Anti-GM1 and Anti-GD1b Antibodies During Aripiprazole Treatment. Pediatr Neurol, 2017, 66: 96-99

48. Iwasaki Y, Saito Y, Mori K, et al. An autopsied case of adult-onset bulbospinalform Alexander disease with a novel S393R mutation in the GFAP gene. Clin Neuropathol, 2015, 34(4): 207-214

49. Gierga K, Bürk K, Bauer M, et al. Involvement of the cranial nerves and their nuclei in spinocerebellar ataxia type 2 (SCA2). Acta Neuropathol, 2005, 109(6): 617-631

50. Rousseff R T, Khuraibet A J, Neubauer D. The "Child in the Barrel syndrome"—severe pharyngeal-cervical-brachial variant of Guillain-Barre Syndrome in a toddler. Neuropediatrics, 2008, 39(6): 354-356

51. Hemmi S, Kutoku Y, Inoue K, et al. Tongue fasciculations in chronic inflammatory demyelinating polyradiculoneuropathy. Muscle Nerve, 2008, 38(4): 1341-1343

52. Toro J, Reyes S. Images in clinical medicine. Images in clinical medicine. Tongue fasciculations in amyotrophic lateral sclerosis. N Engl J Med, 2014, 371(5): e7

53. 周曾同. 口腔黏膜病疑难病案分析. 北京: 中国中医药出版社, 2015

54. Shin H Y, Park H J, Choi Y C, et al. Clinical and electromyographic features of radiation-induced lower cranial neuropathy. Clin Neurophysiol, 2013, 124(3): 598-602

55. Burch J, Warren-Gash C, Ingham V, et al. Myasthenia gravis—a rare presentation with tongue atrophy and fasciculation. Age Ageing, 2006, 35(1): 87-88

56. Woerwag-Mehta S, Hindley P, Hedderly T, et al. Complex psychiatric presentation in adolescent onset Wilson's disease. BMJ Case Rep, 2011, 2011

57. Goyal N A, Mozaffar T. Tongue atrophy and fasciculations in transthyretin familial amyloid neuropathy: An ALS mimicker. Neurol Genet, 2015, 1(2): e18

58. 孙广友. 癌性肌萎缩侧索硬化症(附 3 例报告). 临床实用神经疾病杂志, 1995, 1: 41-42

59. Mehrpour M, Mohebi N, Motamed M R, et al. Amyotrophic lateral sclerosis as a paraneoplastic manifestation in the neuroendocrine tumor of stomach: a case report. Acta Med Iran, 2013, 51(10): 724-726

60. Liu M T, Lin G Y, Lin C C, et al. Occipital Condyle Syndrome as an Initial Presentation of Lung Cancer: A Case Report. Acta Neurol Taiwan, 2015, 24(1): 11-14

61. Sugai A, Konno T, Yano T, et al. Neurolymphomatosis presenting as bilateral tongue atrophy: a case report. Rinsho

Shinkeigaku, 2012, 52(8): 589-591

62. Bagdure D N, Reiter P D, Bhoite G R, et al. Persistent hiccups associated with epidural ropivacaine in a newborn. Ann Pharmacother, 2011, 45(6): e35

63. Chhabria B A, Bhalla A. Tongue Fasciculations in Organophosphate Poisoning. N Engl J Med, 2016, 375(23): e47

64. Richardson W H, Goto C S, Gutglass D J, et al. Rattlesnake envenomation with neurotoxicity refractory to treatment with crotaline Fab antivenom. ClinToxicol (Phila), 2007, 45(5): 472-475

65. Sekijima Y, Morita H, Shindo M, et al. A case of severe sarin poisoning in the sarin attack in Matsumoto—one-year follow-up of clinical findings, and laboratory data. Rinsho Shinkeigaku, 1995, 35(11): 1241-1245

66. Kamijo M, Yagihashi S, Kida K, et al. An autopsy case of chronic germanium intoxication presenting peripheral neuropathy, spinal ataxia, and chronic renal failure. Rinsho Shinkeigaku, 1991, 31(2): 191-196

67. Koide T, Kanazawa M, Shinbo J, et al. A patient with sarcoidosis needed differential diagnosis from motor neuron disease. Rinsho Shinkeigaku, 2005, 45(7): 485-489

68. 黄纯臣，王钦，马昱，等. 以吞咽困难和言语含糊为表现的椎基底动脉延长扩张症 2 例报告及文献复习. 中国临床医学, 2012, 19(3):316-319

69. 汤洪川. 原发性延髓出血(附 2 例报告). 中风与神经疾病杂志, 1986, 2: 75-76

70. Kanda S, Saito M, Hayashi M, et al. Hypoglossal hypoplasia and hyperplasia of the area postrema following perinatal hypoxic brain damage. Brain Dev, 2010, 32(4): 285-288

71. Delrosso L M, Hoque R, Gonzalez-Toledo E. Two-year-old with post-surgical hypoglossal nerve injury and obstructive sleep apnea. J Clin Sleep Med, 2014, 10(1): 97-98

72. Luigetti M, Tasca G, Mirabella M, et al. ANCA-related vasculitic neuropathy mimicking motor neuron disease. Acta Neurol Belg, 2008, 108(3): 109-111

73. Lin Y S, Jen Y M, Lin J C. Radiation-related cranial nerve palsy in patients with nasopharyngeal carcinoma. Cancer, 2002, 95(2): 404-409

74. McDowell L J, Jacobson M C, Levin W. High-dose intravenous steroid regimen for radiation-induced hypoglossal nerve palsy. Head Neck, 2017, 39(2): E23-E28

第八章

梅　毒

病案 89　硬下疳（一期梅毒）

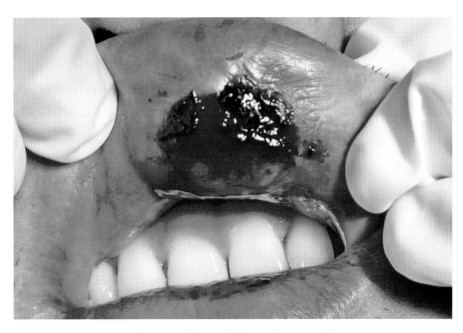

图 8-0-89　上唇内侧黏膜见圆形溃疡，边缘微隆，少许血痂，界清

男性，38 岁

主诉　上唇溃烂 1 个月。

病史　1 个月前上唇出现溃烂，易渗血，伴疼痛，局部涂搽"消炎类软膏"（具体不详），有一定好转。有"肺结核"病史，诉已治愈。否认其他系统病史及药物过敏史。

检查　上唇略肿胀,中份见直径 1cm 大小的圆形溃疡性病损,边缘微隆,表面渗血,薄血痂,周缘界清(图 8-0-89),质地较韧。

初步诊断　唇部溃疡待诊

进一步检查

1. 血常规检查未见明显异常。

2. 梅毒血清学检查快速血浆反应素环状卡片试验(RPR)(+++),梅毒螺旋体酶联免疫吸附试验(TP-ELISA)(+);HIV 抗体检测(-)。

修正诊断　硬下疳(一期梅毒)

诊断依据

1. 临床表现为唇黏膜上孤立圆形、质韧溃疡,病程较短。

2. 梅毒血清学检查证实。

3. 后经抗梅毒治疗后病损消退,进一步证实。

疾病管理

1. 于皮肤性病科行药物治疗

苄星青霉素 G 240 万 U×3 支 sig. 分双侧臀部注射,每周 1 次

复方氯己定溶液 300ml×1 支 sig. 含漱 t. i. d.

2. 用药结束后复诊,拟复查 RPR。

3. 后续处理　用药结束后复诊时病损消退,复查 RPR(-)。建议观察。

病案90　硬下疳(一期梅毒)

女性,42 岁

主诉　上下唇"起疱"2 个月。

病史　2 个月前发现上下唇"起疱",疼痛,在外院诊断为"疱疹性口炎",服用"阿昔洛韦"无明显疗效。否认系统性疾病史及药物过敏史。

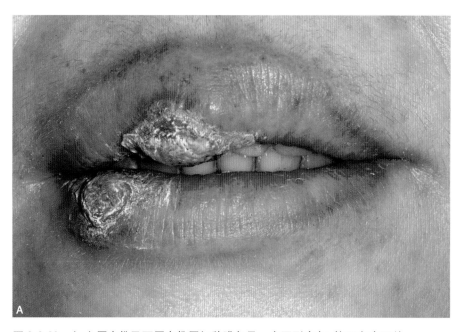

图 8-0-90　A.上唇中份及下唇右份唇红黏膜各见一个圆形突起,较厚血痂覆盖

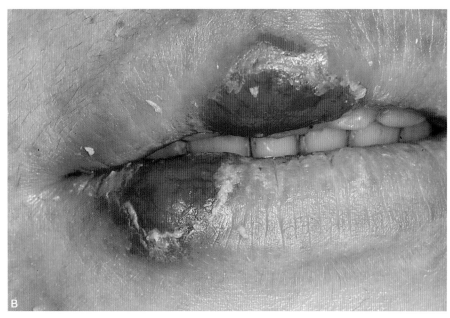

图 8-0-90(续)　B. 湿敷去除痂壳后病损表面光滑充血发红,上皮变薄可见毛细血管

检查　上唇中份及下唇右份唇红黏膜各见直径 8mm 的圆形突起,突出于唇红黏膜表面,较厚血痂覆盖,质地较硬,病损边缘黏膜可见线状鲜红色糜烂面;湿敷去除痂壳后病损表面光滑充血发红,上皮变薄可见毛细血管(图 8-0-90A、B)。

初步诊断　唇部肿物?(硬下疳?)

进一步检查

1. 血常规检查未见明显异常。

2. 首次梅毒血清学检查甲苯胺红不加热血清试验(TRUST)(-),TP-ELISA(-);HIV 抗体检测(-)。局部涂搽醋酸泼尼松龙注射液抗炎治疗。

3. 1 周后复诊,病损略缩小(图 8-0-90C),追问病史患者未否认不洁性交史,再次行梅毒血清学检查 TRUST(+),TP-ELISA(+)。

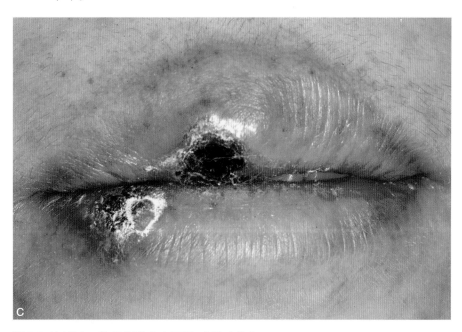

图 8-0-90(续)　C. 局部治疗 1 周后,病损略缩小

诊断　硬下疳(一期梅毒)

诊断依据

1. 临床表现为唇黏膜上两个孤立圆形质较硬突起样损害。

2. 梅毒血清学检查证实。

3. 后经抗梅毒治疗后病损消退,进一步证实。

疾病管理

1. 于皮肤性病科行药物治疗

苄星青霉素 G 240 万 U×3 支 sig. 分两侧臀部注射,每周 1 次

复方氯己定溶液 300ml×1 支 sig. 含漱 t. i. d.

2. 用药结束后复诊,拟复查 TRUST。

3. 后续处理　复诊时病损消退,复查 TRUST(−)。建议观察。

病案91　梅毒黏膜斑(二期梅毒)

女性,25 岁

主诉　双侧口角"上火"1 个月。

病史　1 个月前自觉"上火",双口角内出现白色斑块,后自觉稍微变硬,平时无明显疼痛,仅有轻微触痛。否认系统性疾病史和药物过敏史。

检查　左口角内侧黏膜、右口角内侧黏膜、右侧舌腭弓表面共见 5 处面积为 3mm×4mm～6mm×8mm 的椭圆形白色斑块,表面光亮微凸(图 8-0-91),灰白色黏液样分泌物覆盖,质软。

初步诊断　梅毒黏膜斑?

进一步检查

梅毒血清学检查 TRUST(+),TP-ELISA(+);HIV 抗体检测(−)。

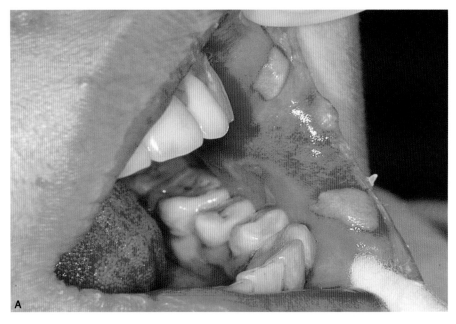

图 8-0-91　A.左口角内侧黏膜、表面见 2 处椭圆形白色斑块,表面光亮微凸

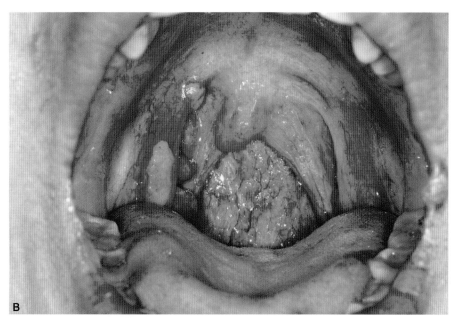

图 8-0-91（续）　B.右侧舌腭弓表面见椭圆形白色斑块,表面光亮微凸

诊断　梅毒黏膜斑(二期梅毒)

诊断依据

1. 临床表现为数个圆形或椭圆形的稍隆起的光亮微凸斑块,灰白色黏液样分泌物覆盖。

2. 梅毒血清学检查证实。

3. 后经抗梅毒治疗后病损消退,进一步证实。

疾病管理

1. 于皮肤性病科行药物治疗

苄星青霉素 G 240 万 U×3 支 sig. 分两侧臀部注射,每周 1 次

复方氯己定溶液 300ml×1 支 sig. 含漱 t. i. d.

2. 用药结束后复诊,拟复查 TRUST。

3. 后续处理　复诊时病损消退,复查 TRUST(-)。建议观察。

病案 92　梅毒黏膜炎(二期梅毒)

女性,32 岁

主诉　口腔溃烂 1 个月。

病史　1 个月前无明显诱因口腔内出现 1 个红色"溃疡",近来新增 3 个,不伴明显疼痛,否认皮肤出现类似病损。否认系统性疾病史和药物过敏史。

检查　上下唇内侧黏膜及右侧舌腹黏膜见 6 个直径 0.4~1.5cm 的椭圆形或半月形红色斑片,伴少许糜烂(图 8-0-92),无触痛,质软。

初步诊断　梅毒黏膜炎?

进一步检查　梅毒血清学检查 TRUST(+),TP-ELISA(+);HIV 抗体检测(-)。

诊断　梅毒黏膜炎(二期梅毒)

诊断依据

1. 临床表现为非特异性的浅表糜烂。

2. 梅毒血清学检查证实。

3. 后经抗梅毒治疗后病损消退,进一步证实。

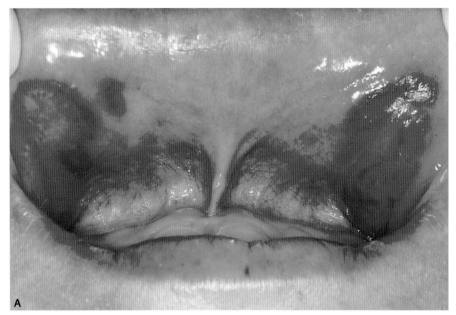

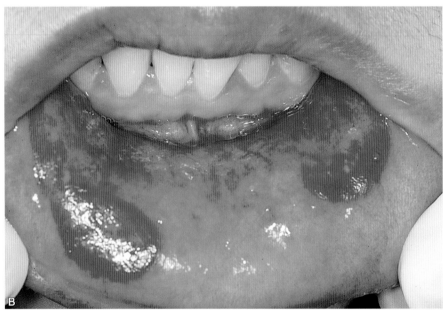

图 8-0-92　A、B 上下唇内侧黏膜见多处椭圆形或半月形红色斑片,伴少许糜烂

疾病管理

1. 于皮肤性病科行药物治疗

苄星青霉素 G 240 万 U×3 支 sig. 分两侧臀部注射,每周 1 次

复方氯己定溶液 300ml×1 支 sig. 含漱 t. i. d.

2. 用药结束后复诊,拟复查 TRUST。

3. 后续处理　复诊时病损消退,复查 TRUST(－)。建议观察。

病案 93 多发性结节样肿物(二期梅毒)

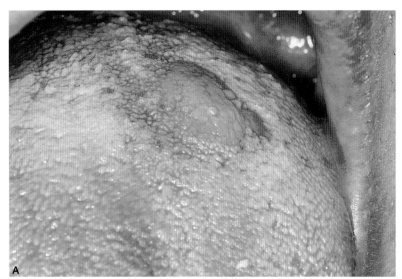

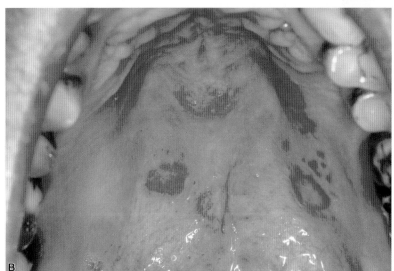

图 8-0-93 A. 舌背中后份见结节样肿物,表面黏膜发红,边界较清 B. 硬腭散在分布 5 个小突起,表面充血发红,并见数个红色小斑点 C. 右侧舌腭弓见椭圆形灰白色光亮微隆斑块,呈黏膜斑样

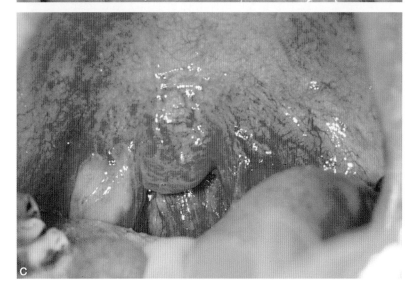

男性,47 岁

主诉　口腔内"长包"10 余天。

病史　10 余天前觉舌部、上腭部长"包块",无疼痛及其他不适,咽喉部有干燥不适。患"前列腺炎"。否认其他系统病史,有"青霉素"过敏史。

检查　舌背中后份见 6mm×10mm 的结节样肿物,质软,边界较清,无压痛,表面黏膜发红;硬腭散在分布 5 个直径 2~4mm 的小突起,表面充血发红,质软,无压痛,并见数个直径 1mm 红色斑点;右侧舌腭弓见椭圆形灰白色光亮微隆斑块,呈黏膜斑样(图 8-0-93)。

初步诊断

1. 咽部黏膜斑(二期梅毒)

2. 多发性结节样肿物(二期梅毒口腔表征?)

进一步检查

1. 血常规检查未见明显异常。

2. 梅毒血清学检查 TRUST(+),滴度 1∶32,TP-ELISA(+);HIV 抗体检测(−)。

诊断　二期梅毒口腔表征

诊断依据

1. 临床表现可见咽部黏膜斑样病损。

2. 梅毒血清学检查证实。

3. 后经抗梅毒治疗后病损消退,进一步证实。

疾病管理

1. 于皮肤性病科行药物治疗

盐酸四环素 250mg×120 片 sig. 500mg q. i. d. p. o.

复方氯己定溶液 300ml×1 支 sig. 含漱 t. i. d.

2. 用药结束后复诊,拟复查 TRUST。

3. 后续处理　复诊时病损消退,复查 TRUST(−)。建议观察。

【述评】 梅毒

梅毒(syphilis)是由梅毒螺旋体(Treponema pallidum)引起的一种性传播疾病(sexually transmitted disease,STD)。在过去几十年中,由于不洁性行为人群的蔓延扩散,梅毒的发病率显著提高,尤其在西方国家,每年新发感染者约 1 千万人。由于其还可促进人类免疫缺陷病毒(human immunodeficiency virus,HIV)的传播,在当代医学技术条件下,防治形势仍然严峻[1]。口腔病损可出现在梅毒发生的所有阶段,但多为二期梅毒的口腔表现。随着性传播概率的增高,胎传梅毒也逐渐增加,主要引起牙齿、骨、皮肤及面部神经异常。

梅毒螺旋体,即苍白密螺旋体,细长、盘绕状,用暗视野显微镜观察时,呈变化的自旋运动。人是其唯一已知的天然宿主。梅毒螺旋体缺乏合成自体生物营养的代谢功能,离开人体不易成活,难以在体外培养。梅毒螺旋体主要通过性接触传播,侵入生殖器黏膜或皮肤后,进入淋巴和血液循环,播散到各器官。其他传播方式主要包括口交、接吻、密切接触感染部位、输血、垂直传播等,少数患者可因接触带有梅毒螺旋体的内衣、被褥、毛巾、剃刀、哺乳等而被间接感染。潜伏期长短与接种量有关,3~90 天不等。

易感人群暴露于感染源时,发生梅毒的可能性为 50%。梅毒螺旋体天生有逃避宿主免疫系统的能力,其外膜整合蛋白数量很少,缺乏足够的免疫源性靶点,因此免疫系统不能激活并产生有效的根除感染的免疫应答。血清学检测发现针对梅毒螺旋体的抗体,出现在一期早期,感染过程中也可持续存在。细胞免疫应答可缓解一期、二期梅毒的症状。但是,如果缺少抗生素治疗,尽管有这些免疫应答,梅毒螺旋体仍能够在人体中长期存活[2-4]。

根据传染途径的不同,梅毒可分为获得性(后天)梅毒和胎传(先天)梅毒。根据病程所处的阶段,获得性梅毒分为早期梅毒和晚期梅毒。前者又分为一期梅毒、二期梅毒和早期潜伏梅毒;后者又分为三期梅毒和晚期潜伏梅毒。口腔病损常常是各期起始的临床表现。获得性梅毒尤其是二期,因其临床表现多种多样,常常非特异,被称为"大模仿家",与其他疾病难以鉴别。口腔科医师应重视早期诊断,并注意与其他以白色病损或溃疡性病损为特点的口腔疾病进行鉴别诊断[5]。

一期梅毒(primary syphilis)主要表现为硬下疳(chancre),发生在螺旋体接种侵入部位。可发生于身体任意部位,生殖器多见。开始为丘疹或结节,可发展成较硬、无痛的溃疡。直径0.3~3cm大小,边缘清楚。多为单个,可在2~8周后自愈。硬下疳出现7~10天后,多达80%的患者局部淋巴结肿大[6]。

口腔硬下疳发生在4%~12%的一期梅毒患者,多由于口腔接触生殖器等部位感染。常见于唇部,也见于舌、牙龈、软腭。上下唇都可发生,但同时发病者少见。唇下疳表面有黄色薄痂或为光滑面,可形成溃疡,较硬,有红色、紫色或棕色基底,不规则的隆起边缘,伴下颌下和颈淋巴结肿大,持续3~7周。病损无症状,传染性强,常单发,可自愈而不留瘢痕。由于存在时间短暂,硬下疳常被患者和医师忽视,且容易与其他皮肤黏膜病如创伤性溃疡、鳞状细胞癌、非霍奇金淋巴瘤混淆。早期诊断比较困难,应注意详细询问患者及其伴侣不洁性交史。非梅毒螺旋体抗原血清试验(RPR或VDRL)一般阴性。当怀疑一期梅毒时,应当进行梅毒螺旋体特异性IgG抗体的检测,该试验阳性表现会出现在非特异检测试验出现阳性之前。暗视野显微镜可见一期病损中存在梅毒螺旋体,但由于院内传播的危险,现一般不用。因无显著特异性组织学表现,故不常采用组织病理学检查[2,7]。但也有国外研究者认为应行活检以辅助诊断和排除其他疾病。

二期梅毒(secondary syphilis)发生在首次接触病原体的2~12周后。这一期梅毒螺旋体大量定植于器官和组织,造成黏膜和/或皮肤病损。最常见的病损是各型皮疹,常发生在手臂、手掌、脚底。一般不引起瘙痒,呈匀称的直径3~10mm的粉红色或红色斑疹,可发展为丘疹或脓疱(图66)。几周后可自愈且不伴并发症。5%~22%的患者生殖器或肛门区出现扁平湿疣,5%~6%的患者有斑块状脱发,还可见扁桃体炎症及肾、眼、肝、骨关节病变。累及中枢神经系统时发生脑膜炎。皮疹需与湿疹、银屑病、药疹、扁平苔藓等鉴别。

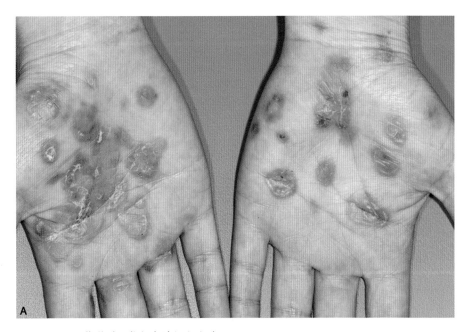

图66　A.　二期梅毒:掌心皮肤红色斑疹

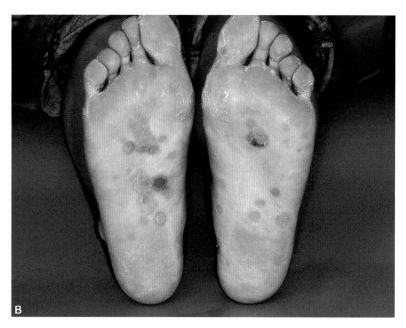

图 66（续）　B. 二期梅毒：足底皮肤红色斑疹

至少 30% 的二期梅毒患者有口腔病损，表现多种多样、呈高度非特异性。常见的临床表现为黏膜斑和黏膜炎。另可见斑丘疹病损，结节状病损少见。

二期梅毒最具代表性的口腔黏膜病损是黏膜斑，常见于软腭及舌部，表现为圆形或椭圆形、灰白色、光亮而微隆的斑块，直径 0.3~1cm 或更大，灰色黏液样分泌物覆盖（图 67~图 69），常为多个。多个黏膜斑还可融合表现为蜗牛迹样病损，也称蜗牛迹溃疡（图 70，图 71）。颈淋巴结常增大，扪及橡胶感，疼痛，伴非特异性咽炎、扁桃体炎。值得注意的是，软腭后份腭舌弓黏膜表面的黏膜斑在二期梅毒中特别常见，常常对其他非特异性梅毒口腔黏膜损害的诊断具有重要的提示意义。

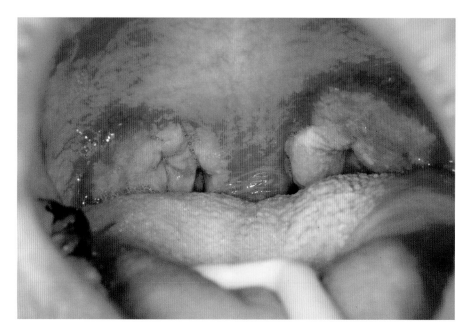

图 67　二期梅毒：黏膜斑

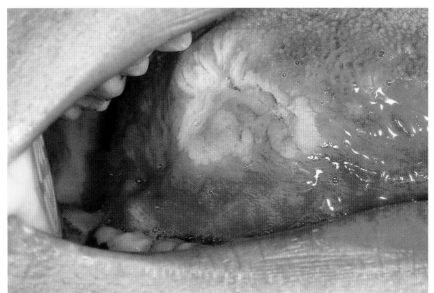

图 68　二期梅毒：黏膜斑

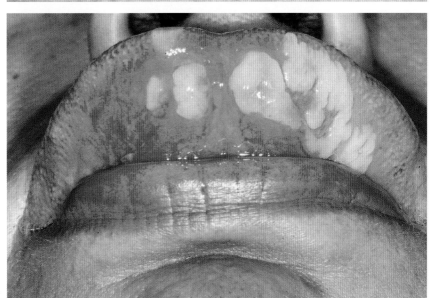

图 69　二期梅毒：黏膜斑

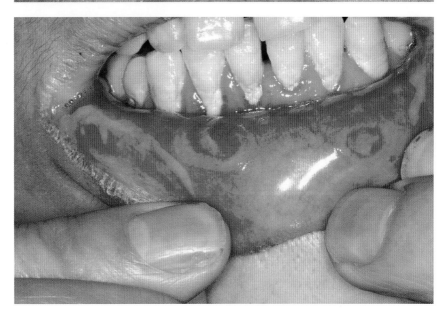

图 70　二期梅毒：黏膜斑
呈蜗牛迹样表现

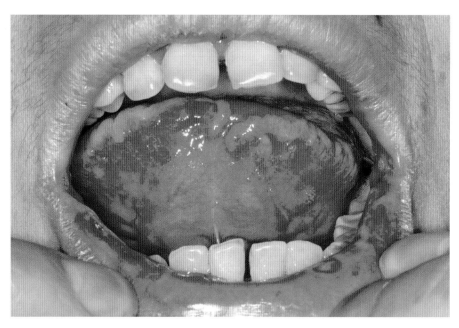

图 71　二期梅毒:黏膜斑呈蜗牛迹样表现

梅毒性黏膜炎表现为黏膜充血、弥漫性潮红,可有糜烂。

斑点样梅毒疹常发生在硬腭,表现为平伏或稍隆起、坚实的红色病损(图 72)。丘疹样梅毒疹少见,呈红色、隆起、坚实的圆形丘疹,中心可能溃疡,于双颊或口角常见。结节样病损少见,好发于面部、手掌、脚心,发生于唇红时类似鳞状细胞癌或角化棘皮瘤。

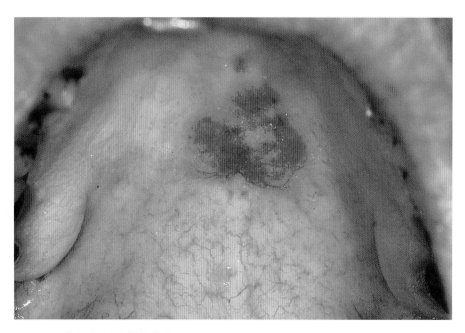

图 72　二期梅毒:斑点样梅毒疹

二期梅毒的口腔表现非常多,临床类似其他疾病或表现不典型,相应的此类病案报道也不少见,如口腔多发性结节样肿物[8]、白斑样[5](图 73)、天疱疮样病损[9]等。

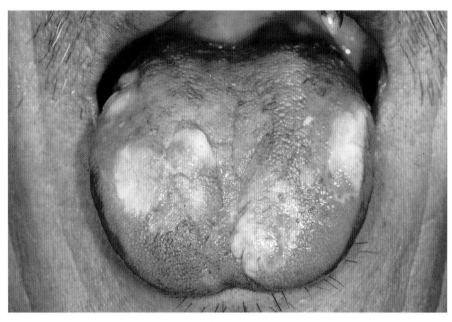

图 73　二期梅毒：白斑样病损

对二期梅毒，非梅毒螺旋体抗原血清试验和特异性梅毒螺旋体抗原血清试验一般均为阳性。病损在 3~12 周内自愈，25% 的未治疗患者会有二期病损的复发[10-12]。

二期梅毒之后，有一段潜伏期（latent syphilis），患者无临床症状。在二期梅毒病损出现后 12 个月，为早期潜伏梅毒，具有传染性。在潜伏梅毒后期，传染性下降。此期通过梅毒血清学检测诊断。

三期梅毒（tertiary syphilis）发生于 1/3 未治疗的梅毒患者，进行性累及多器官，伴有长期的并发症。皮肤损害主要为树胶肿（gumma），表面呈暗红色的浸润斑块，中间逐渐软化形成溃疡，愈后留下瘢痕。

三期梅毒常见口腔表现为发生在硬腭的树胶肿，还可见于舌头和唇部。开始表现为一或多个无痛性肿块，后破溃形成溃疡。最终会导致骨破坏，腭穿孔，口鼻腔贯通。树胶肿 X 线表现为界限不清的射线可透性，类似恶性病变。

三期梅毒少见的口腔表现有梅毒性白斑（syphilitic leukoplakia），表现为累及舌背的大面积均质白色斑块，癌变率较高[5]。

神经梅毒可引起单侧或双侧三叉神经病变和面神经麻痹。心血管梅毒少见，主要表现为主动脉炎。

梅毒特征性病理改变是血管内膜炎，可见于所有阶段。硬下疳典型表现为多形核白细胞和巨噬细胞形成的炎性浸润，见大量螺旋体。树胶肿是肉芽肿性浸润病损，中心可见坏死组织，还有血管内膜炎和血管周围炎，螺旋体少见。

胎传梅毒（congenital syphilis）有其特定的临床表现。一般在怀孕 16 周后，梅毒螺旋体穿越胎盘，因此根据感染及胎儿发育时间，病变主要累及面部结构。胎传梅毒口面部表现分为早期和晚期。早期表现包括弥漫性斑丘疹、骨膜炎、鼻炎。晚期表现在出生后至少 24 个月，主要是哈钦森三联征（Hutchinsonian triad），即牙齿异常、神经性耳聋、间质性角膜炎。上颌切牙比下颌更常受累，切缘比牙颈部狭窄。第一磨牙牙尖皱缩，比邻近的第二磨牙小，牙尖向中央偏斜，釉质发育不全。少见的口面部表现包括萎缩性舌炎、高而狭窄的腭部[13]。

梅毒血清学试验为诊断梅毒所必需。非梅毒螺旋体抗原血清检验是以心磷脂-胆固醇-卵磷脂为抗原，检测血清中的非特异抗体，用于筛查、疗效判定及后续随访。它包括性病研究实验室试验（VDRL）、快速血浆反应素环状卡片试验（RPR）、血清不加热的反应素玻片试验（USR）和甲苯胺红不加热血清试验（TRUST）。特异性的梅毒螺旋体抗原血清检验包括荧光螺旋体抗体吸收试验（FTA-ABS）、梅毒螺旋体血凝试验(TPHA)、梅毒螺旋体颗粒凝集试验(TPPA)、梅毒螺旋体酶联免疫吸附试验(TP-ELISA),这些试验用于确认非特异性试验的阳性结果[14]。梅毒的确诊必须采用梅毒螺旋体抗原血清试验,最常用的是 TP-PA 或 TPHA,也可采用 TP-ELISA。因特异性试验是检测血清中抗梅毒螺旋体 IgG 抗体,即使患者经过足够治疗,该抗体仍能长期存在,甚至终身不消失,血清反应仍持续存在阳性,因此,不能用于观察疗效。

将梅毒螺旋体抗原血清试验和非梅毒螺旋体抗原血清试验组合在一起(如 RPR+TPHA 或 TPPA)作为初筛试验可以最大限度地检出各期梅毒病案(除一期梅毒的极早期),同时保证了敏感性和特异性,是最为理想的梅毒初筛方案。这是世界卫生组织(WHO)推荐的方案。若以梅毒螺旋体抗原血清试验进行初筛,阴性可基本排除梅毒,阳性时再加做非梅毒螺旋体抗原血清试验。两个试验均呈阳性反应,应考虑进行治疗;若梅毒螺旋体抗原血清试验阳性而非梅毒螺旋体抗原血清试验阴性,应询问患者是否有既往的梅毒感染和治疗史;若患者否认有既往史,则应进行随访观察或用另一种方法学的梅毒螺旋体抗原血清试验进行重复测定,并结合临床情况做出最终的判断。

梅毒螺旋体和 HIV 共同感染常是由于性传播引起的,年轻人多见。梅毒的生殖器溃疡增加了 HIV 感染风险。病案和流行病学研究显示,HIV 能通过口-生殖器接触来传播,口腔梅毒伴有溃疡,可能通过口交增加 HIV 传播可能。但也发现非溃疡型梅毒也能增加感染率,故尽早诊断和治疗梅毒能够减少 HIV 传播。

HIV 也可能显著影响梅毒的临床过程。由于 HIV 产生免疫缺陷,所以共同感染比单独感染更具有侵袭性。有研究认为,除使二期梅毒生殖器溃疡的发生频率增高外,HIV 并不显著影响梅毒的临床表现。还有报道说感染 HIV 可延长一期和二期梅毒病程,神经梅毒出现更快,溃疡结节型病损更容易发生[15, 16]。

一旦确诊梅毒,应转入皮肤性病科治疗。通常的治疗方法根据梅毒分期不同而有所差异。

早期梅毒:苄星青霉素 G 240 万 U,分双侧臀部注射,每周 1 次,共 3 次。普鲁卡因青霉素 G 肌注,每次 80 万 U,每日 1 次,连续 10~15 日,总量 800 万~1200 万 U。对青霉素过敏者,选用头孢曲松钠,每次 1.0g,静脉滴注,连续 10~14 天,或盐酸四环素口服,每次 500mg,每日 4 次,连续 15 日。或多西环素口服,每次 100mg,每日 2 次,连续 15 日。

晚期梅毒:苄星青霉素 G 240 万 U,臀部注射,每周 1 次,共 3 次。普鲁卡因青霉素 G 肌注,每次 80 万 U,每日 1 次,连续 20 日。对青霉素过敏者,盐酸四环素口服,每次 500mg,每日 4 次,连续 30 日。或多西环素口服,每次 100mg,每日 2 次,连续 30 日。

梅毒患者经足量规则治疗后,还应复诊并进行非梅毒螺旋体抗原血清学试验,以了解是否治愈或复发。此后还应随访 2~3 年。第一年每 3 个月复查一次,以后每 6 个月复查一次,包括临床检查和梅毒血清学检测(非梅毒螺旋体抗原血清试验)。有活动性或潜伏性梅毒的患者可抵抗梅毒螺旋体的重复感染。梅毒治愈后,不能获得免疫,仍有完全的易感性[17]。

参 考 文 献

1. French P. Syphilis. BMJ, 2007, 334(7585): 143-147

2. Ficarra G, Carlos R. Syphilis: the renaissance of an old disease with oral implications. Head Neck Pathol, 2009, 3(3): 195-206

3. Peeling R W, Hook E W 3rd. The pathogenesis of syphilis: the Great Mimicker, revisited. J Pathol, 2006, 208(2): 224-232

4. Lukehart S A. Scientific monogamy: thirty years dancing with the same bug: 2007 Thomas Parran Award Lecture. Sex Transm Dis, 2008, 35(1): 2-7

5. Compilato D, Amato S, Campisi G. Resurgence of syphilis: a diagnosis based on unusual oral mucosa lesions. Oral Surg Oral Med Oral Pathol Oral Radiol Endod, 2009, 108(3): e45-e49

6. Mullooly C, Higgins S P. Secondary syphilis: the classical triad of skin rash, mucosal ulceration and lymphadenopathy. Int J STD AIDS, 2010, 21(8): 537-545

7. Scott C M, Flint S R. Oral syphilis—re-emergence of an old disease with oral manifestations. Int J Oral Maxillofac Surg, 2005, 34(1): 58-63

8. 王芳，付纪，朱晓寒，等. 二期梅毒伴口腔多发性结节性肿物一例. 中华口腔医学杂志，2010，45(10)：640

9. Mignogna M D, Fortuna G, Leuci S, et al. Secondary syphilis mimicking pemphigus vulgaris. J Eur Acad Dermatol Venereol, 2009, 23(4)：479-480

10. Baughn R E, Musher D M. Secondary syphilitic lesions. Clin Microbiol Rev, 2005, 18(1)：205-216

11. Singh A E, Romanowski B. Syphilis：review with emphasis on clinical, epidemiologic, and some biologic features. Clin Microbiol Rev, 1999, 12(2)：187-209

12. Domantay-Apostol G P, Handog E B, Gabriel M T. Syphilis：the international challenge of the great imitator. Dermatol Clin, 2008, 26(2)：191-202

13. Follett T, Clarke D F. Resurgence of congenital syphilis：diagnosis and treatment. Neonatal Netw, 2011, 30(5)：320-328

14. Viñals-Iglesias H1, Chimenos-Küstner E. The reappearance of a forgotten disease in the oral cavity：syphilis. Med Oral Patol Oral Cir Bucal, 2009, 14(9)：e416-e420

15. Johns D R, Tierney M, Felsenstein D. Alteration in the natural history of neurosyphilis by concurrent infection with the human immunodeficiency virus. N Engl J Med, 1987, 316(25)：1569-1572

16. Kumar B, Gupta S, Muralidhar S. Mucocutaneous manifestations of secondary syphilis in north Indian patients：a changing scenario. J Dermatol, 2001, 28(3)：137-144

17. Leão J C, Gueiros L A, Porter S R. Oral manifestations of syphilis. Clinics, 2006, 61(2)：161-166

第九章

艾 滋 病

病案 94　艾滋病相关假膜型念珠菌病

男性,49 岁

主诉　口腔发白 6 个月。

病史　6 个月前发现舌体发白,后逐渐整个口腔内出现白色膜状物,伴疼痛。6 个月来体重下降 10kg,近期有腹泻,否认反复低热史。否认病损出现前长期服用药物史。否认系统性疾病史及药物过敏史。

检查　腭部、双颊、舌背舌腹均见广泛较厚白色假膜(图 9-0-94),用力可部分拭去。软腭后份及咽部充血发红。

初步诊断　假膜型念珠菌病(艾滋病相关?)

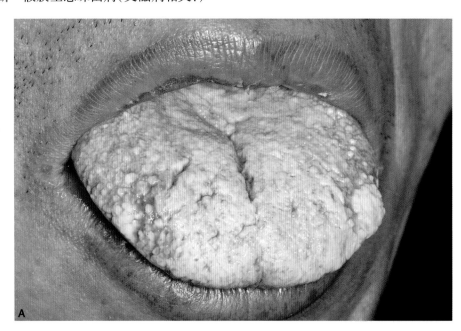

图 9-0-94　A.舌背黏膜见广泛较厚白色假膜

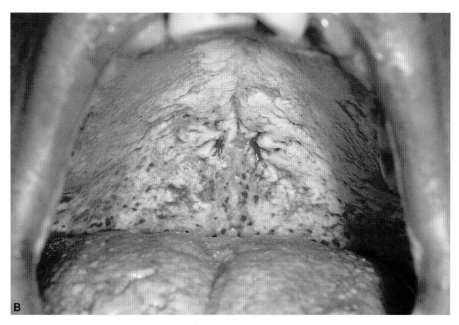

图 9-0-94(续)　B.腭黏膜见广泛较厚白色假膜

进一步检查

1. 血常规未见明显异常,血糖 5mmol/L。

2. HIV 抗体检测(+),梅毒血清学检测(-)。

诊断　艾滋病相关假膜型念珠菌病

诊断依据

1. 口腔表现为假膜型念珠菌病表现。

2. 壮年男性,无长期应用抗菌药物或激素史,无系统性疾病史但短期内体重骤降。

3. HIV 抗体检测证实。

疾病管理

1. 药物治疗

4%碳酸氢钠(小苏打)溶液 250ml×4 瓶 sig. 含漱 t. i. d.

制霉菌素涂剂 15g×2 支 sig. 局部涂敷 t. i. d.

2. 建议转入综合医院感染科或疾病预防控制中心就诊。

病案 95　艾滋病相关正中菱形舌炎

男性,44 岁

主诉　舌痛伴舌苔脱落 5 个月。

病史　5 个月前开始出现舌痛,进食辛辣食物疼痛加重,自检发现舌苔脱落,病情反复。另诉近 6 个月来发热较以往频繁,并伴体重下降 5kg。否认系统性疾病史及药物过敏史。

检查　舌背中后份见 2.5cm×1.3cm 大小舌乳头萎缩区,其上有数个结节状突起(图 9-0-95),触之稍韧,触痛(-),周围舌苔厚腻。

初步诊断　正中菱形舌炎(结节型)

进一步检查

1. 血常规未见明显异常,血糖 5.6mmol/L。

2. HIV 抗体检测(+),梅毒血清学检测(-)。

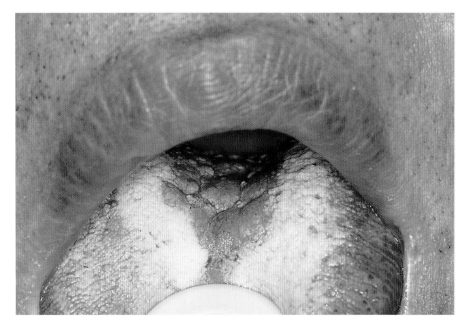

图 9-0-95　舌背中后份见菱形舌乳头萎缩区,其上有数个结节状突起

诊断　艾滋病相关结节型正中菱形舌炎

诊断依据

1. 口腔表现为结节型正中菱形舌炎。

2. 壮年男性,无系统性疾病史但短期内发热频率增高、体重下降。

3. HIV 抗体检测证实。

疾病管理

1. 药物治疗

4%碳酸氢钠(小苏打)溶液 250ml×4 瓶 sig. 含漱 t. i. d.

制霉菌素涂剂 15g×2 支 sig. 局部涂敷 t. i. d.

2. 建议转入综合医院感染科或疾病预防控制中心就诊。

病案 96　艾滋病相关坏死性溃疡性牙周炎

女性,39 岁

主诉　牙龈溃烂 10 天。

病史　10 天前无明显诱因出现全口牙龈溃烂,伴发热(最高至 40℃)、头痛、全身肿痛,于当地输液治疗(具体用药不详),现已退热,但口内溃烂未见好转,无法进食,体重下降。否认近期反复腹泻史。否认系统性疾病史及药物过敏史。

检查　面色苍白,痛苦面容。上下颌牙牙龈红肿伴糜烂,多处近龈缘处牙龈呈条带状坏死缺损,被覆较厚的黄色假膜,部分牙牙根和牙槽骨骨面暴露(图 9-0-96)。牙齿未见明显松动。舌苔厚腻。

初步诊断　坏死性溃疡性牙周炎

进一步检查

1. 血常规检查　白细胞计数 2.61×10⁹/L↓(正常值 3.8~5.1)、血红蛋白浓度 77g/L↓(正常值 110~160)、红细胞压积 23.6%↓(正常值 36~45)、单核细胞绝对值 1.42×10⁹/L↑(正常值 0.3~0.8)、单核细胞

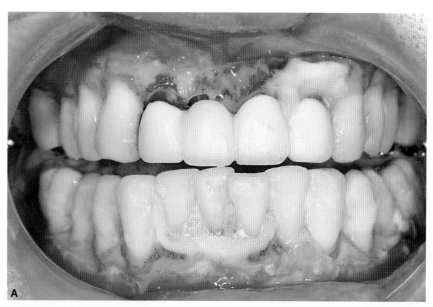

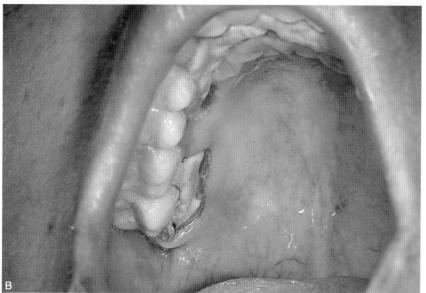

图 9-0-96　A.上下颌唇颊侧牙龈多处充血糜烂或坏死,被覆较厚的黄色假膜　B.14—22 腭侧,16、17 腭侧牙龈深溃疡,上覆较厚的黄色假膜　C.24、25、26 腭侧牙龈溃烂、坏死,牙槽骨暴露

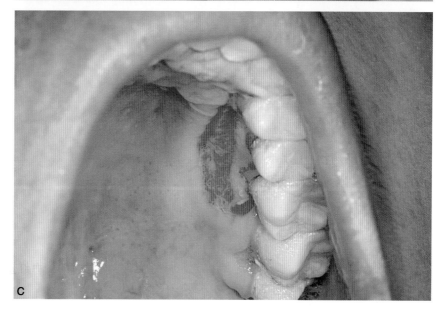

百分比 16.8%↑(正常值 3~10),空腹血糖 4.6mmol/L。

2. HIV 抗体检测(+)、梅毒血清学检查 TRUST(-),梅毒特异性抗体(+)。

诊断　艾滋病相关坏死性溃疡性牙周炎

诊断依据

1. 口腔表现为全口牙牙龈红肿糜烂,多处牙龈近龈缘处条带状坏死。

2. HIV 抗体检测证实。

疾病管理

1. 药物治疗

4%碳酸氢钠(小苏打)溶液 250ml×1 瓶 sig. 含漱 t. i. d.

复方氯已定含漱液 300ml×1 瓶 sig. 含漱 t. i. d.

2. 建议转入综合医院感染科或疾病预防控制中心就诊。

【述评】艾滋病

获得性免疫缺陷综合征(acquired immune deficiency syndrome,AIDS),简称艾滋病,是由人免疫缺陷病毒(human immunodeficiency virus,HIV)感染所引起的一系列以严重的细胞免疫功能缺陷为特征,并由此导致各种感染或肿瘤的疾病。迄今为止,HIV 感染在世界范围内仍是一个重大的医疗难题。AIDS 在人类的流行已逾 30 年,1990—2009 年全球 HIV 流行病学调查曲线显示,截至 2009 年,HIV 携带者人数近 3500 万,感染人数和死亡人数都在持续增加。与此同时,在亚洲,AIDS 也正在以惊人的速度蔓延,特别是在中国、印度尼西亚和越南,感染人数约 500 万。随着治疗经费不断增加,全球关注力度不断加强,每年新感染 HIV 人数自 1994 年以来有所下降。2017 年 1—9 月,我国新报告艾滋病病案 10.5 万例。截至 2017 年 9 月底,我国报告存活艾滋病病毒感染者和患者 74.7 万例。

HIV 属于反转录病毒科(retroviridae)的慢病毒,大致呈球形,直径约 120nm,由包膜、衣壳和核心部分构成。病毒基因组由两条正链 RNA 连接而成,两端是长末端重复序列(long terminal repeats,LTR),LTR 之间的序列编码至少 9 个蛋白,包括结构、调控、辅助蛋白三类。HIV 分为 HIV1 和 HIV2 两型,两型间核苷酸序列同源性为 40%,我国流行的主要为 HIV1 型。HIV 对热及各种消毒剂均敏感,但对紫外线和 γ 射线有较强抵抗力。

HIV 侵入人体后,选择性侵犯表面表达 CD4$^+$抗原的细胞,主要有 Th 淋巴细胞、单核巨噬细胞、树突状细胞等。HIV 通过其表面蛋白与细胞表面 CD4 分子相互作用,造成细胞的破坏。而 CD4$^+$细胞在免疫应答中起关键作用,随着其数目的不断减少,患者的免疫功能不断下降,易发生严重的机会感染和恶性肿瘤,最终导致死亡。

HIV 的传播途径比较明确,主要为:与 HIV 感染者无保护的性接触、共用注射器、HIV 污染血液或血液制品输血、人工授精、皮肤移植、器官移植、母婴传播(怀孕、生产、母乳喂养)。偶尔见由于医务工作者的意外暴露引起[1]。

和其他病毒感染一样,HIV 的感染过程取决于宿主和病毒因素之间的平衡关系。从感染 HIV 到发展成 AIDS 要经历一个长期、复杂的过程。急性感染期是从开始感染到抗体生成之间的时期,显示的症状常类似单核细胞增多症,如发热、腹泻、淋巴结肿大。这些症状出现在感染 HIV 几天到几周之内,但并不是所有感染患者都会出现临床症状和体征[2]。

急性感染期后,病毒复制和宿主免疫应答之间达到平衡,很多感染者可能数年都不出现 HIV 感染的临床表现,潜伏期可能持续 8~10 年或更长[3]。"潜伏期"这个词可能有误导,实际上这个时期病毒量非常高,破坏 CD4$^+$ T 细胞速度非常快。在潜伏期末患者,开始出现一些症状或体征,包括免疫、皮肤、血液、神经、口面部等方面受累的临床表现[4,5]。

口腔表现一般是 HIV 感染的最初和最重要的征兆[6]。目前,与 HIV 感染密切相关的口腔病损主要包括 7 种:口腔念珠菌病、毛状白斑、卡波西肉瘤、牙龈线形红斑、坏死性溃疡性牙龈炎、坏死性溃疡性牙周炎、非霍奇金淋巴瘤。此外,还包括一些不典型溃疡、唾液腺疾病、病毒感染(巨细胞病毒、单纯疱疹病毒、乳头瘤病毒、带状疱疹病毒)等表现[7]。多数患者首发表现为口腔念珠菌病、卡波西肉瘤、溃疡性牙周疾病、毛状白斑。大多数病损与 CD4[+]T 细胞计数<200/μl,血浆病毒负载量>3000copies/ml 有关。口腔病损不仅预示着 HIV 感染,也是观测接受高效抗反转录病毒治疗(highly active anti-retroviral therapy,HAART)后疗效的标志[8,9]。熟悉 HIV 口腔表现对于早期诊断和治疗、防止感染进一步播散具有重要意义。

口腔念珠菌病在 HIV 感染人群中发生率很高,其中尤以假膜型口腔念珠菌病最为常见。该病的发生与 HIV 感染进一步发展为 AIDS 相关,可作为临床标志估计 HIV 感染的严重程度[10]。念珠菌感染在 HIV 感染成人中感染率为 1.5%~56%,假膜型念珠菌病占 55.8%~69.7%,其次是红斑型念珠菌病(图74),占 25.7%~50%,念珠菌性口角炎(图75)占 13.7%~27.1%。HIV 感染的儿童中口腔念珠菌感染率为 22.5%~83.3%,假

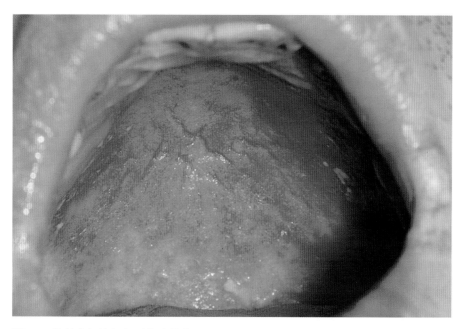

图74　艾滋病相关红斑型念珠菌病

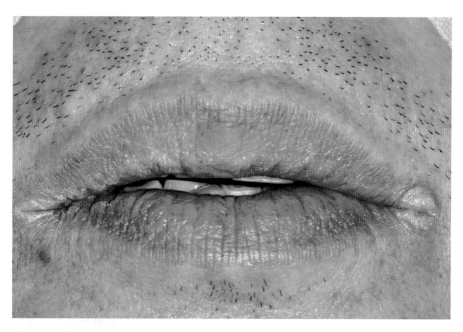

图75　艾滋病相关念珠菌性口角炎

膜型念珠菌病最常见,其次也是红斑型念珠菌病和念珠菌性口角炎。口腔念珠菌病的感染频率常与 CD4+ T 细胞计数下降、病毒量增多有关。其他的易感因素有年龄小于 35 岁、吸毒、每天吸烟超过 20 支[10]。

　　口腔毛状白斑(oral hairy leukoplakia,OHL)是 EB 病毒感染所致。几乎只发现在未经治疗的 HIV 感染者中,常发生在舌缘(图 76),表现为双侧舌缘白色或灰白色斑块,有时可蔓延至舌背和舌腹。毛状白斑在 HIV 感染患者中的发生率为 0.42% ~ 38%[11-13]。发病率增高与更多地暴露于 EB 病毒(Epstein-Barr virus)、CD4+ 计数下降、HIV 病毒量增多有关。

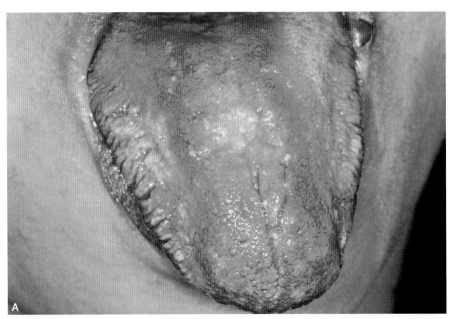

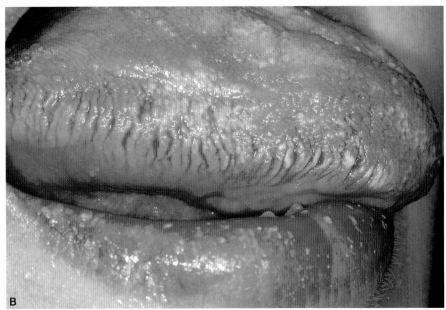

图 76　A、B 口腔毛状白斑

　　卡波西肉瘤(Kaposi's sarcoma,KS)是恶性的多病灶系统性疾病,起源于血管内皮,目前认为 KS 由人疱疹病毒 8(HHV-8)引起,通过性交、血液、唾液传播[14]。好发部位是皮肤,黏膜、淋巴系统、肺、胃肠道也均可受累[15]。在 HIV 感染者中,20% 的 KS 首发在口腔,临床表现为红紫色斑点、丘疹、斑块、结节,可能出现溃疡而造成局部组织破坏,常见于腭部和牙龈(图 77,图 78)[16]。

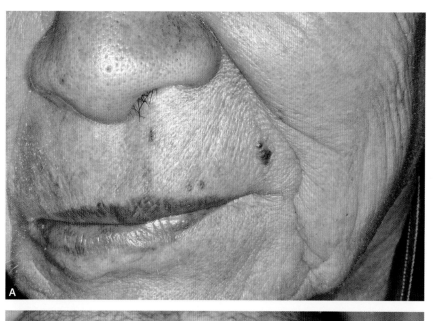

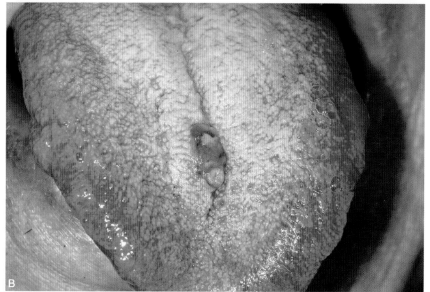

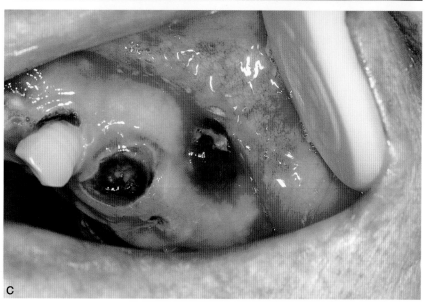

图 77 艾滋病相关卡波西肉瘤
A. 皮肤 B. 舌背 C. 牙龈

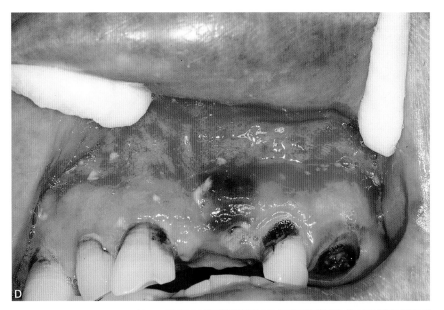

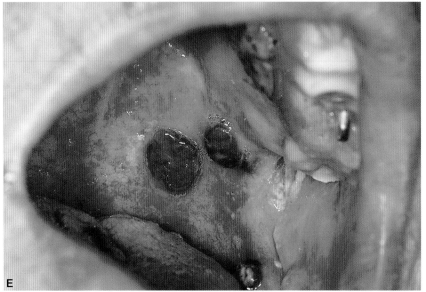

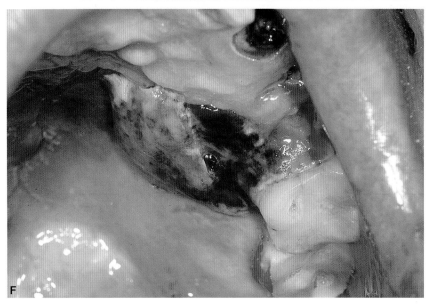

图 77(续)　D. 牙龈　E、F 腭部

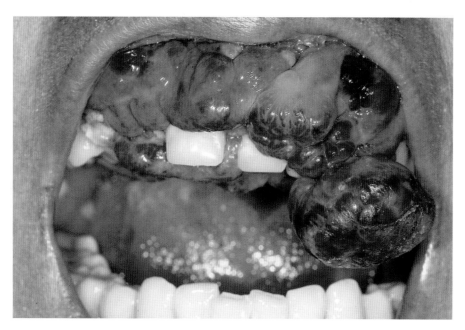

图78　艾滋病相关卡波西肉瘤

HIV 感染人群更容易发生人乳头状瘤病毒（human papillomavirus，HPV）口腔感染，感染率为 25.3%，而免疫正常人群的 HPV 感染率为 7.6%。HIV 感染者也更容易发生多种 HPV 类型的感染。HIV 感染者人群发生 HPV 感染时，高危型 HPV 基因型如 HPV16 常见[17]。在 HIV 感染人群，口腔 HPV 感染的危险因素包括男性、HSV-2 血清阳性、口-生殖器接触[18]。HIV 感染者中口腔 HPV 感染率增高的原因尚不清楚[19]。

HIV 相关性牙龈炎和牙周炎在发展中国家更常见，包括牙龈线形红斑、坏死性溃疡性龈炎、坏死性溃疡性牙周炎、坏死性口炎。牙龈线形红斑表现为沿游离龈界限清楚火红色的充血带，易出血，常规治疗无效。HIV 感染相关的牙龈炎和牙周炎与非感染的慢性牙周疾病类似，更具有侵袭性。但其并不出现在所有的 HIV 感染患者，说明单纯 HIV 感染并不会导致牙周袋形成、附着丧失、探诊出血，出现牙龈炎和牙周炎还与其他的危险因素有关，如吸烟、口腔卫生差[1,7]。

正中菱形舌炎也可见于 HIV 感染者，多表现为结节型（图79）。

HIV 相关的唾液腺疾病主要是单侧或双侧腮腺肿大，常伴有口干。HIV 患者口干时，既有可能是出现了唾液腺疾病，也有可能是药物的副作用。

非霍奇金淋巴瘤（non-Hodgkin's lymphoma，NHL）是第二大常见的 HIV 相关性肿瘤。常以无痛性颈、锁骨上淋巴结肿大为首要表现。口内常见于牙龈和腭部，表现为红色或紫色软组织包块，伴或不伴溃疡和组织坏死[20]。儿童 HIV 感染者口腔表现与成年人基本相同，但与成年患者相关性高的 KS、NHL、OHL 少见于儿童。常见的是口腔念珠菌病、腮腺肿大、复发性口腔溃疡、牙周和牙龈疾病。牙齿龋坏更易发生，累及乳牙和恒牙，可能由于 HIV 相关的口干所致。恒牙萌出延迟或加速[21]。

出现上述口腔损害的患者若为青壮年，且伴近期体重持续下降 10% 以上，或伴有慢性腹泻或咳嗽 1 个月以上，或伴有间歇或持续发热 1 个月以上，应考虑口腔病损与 HIV 感染相关。

HIV 抗体的检测是目前临床诊断 HIV 感染的金标准，酶联免疫吸附试验（ELISA）和免疫印迹（WB）方法是临床应用最广、敏感性和特异性均高的血清学方法。ELISA 敏感性及特异性均较好，可进行初筛试验，需检测结果 2 次阳性才可确定为阳性。WB 测定病毒的结构蛋白，特异性很高，常作为验证试验，其确认的 3 种主要抗原为核蛋白 P24、包膜蛋白 gP41 和 gP120/160。

HIV 抗体阳性，又具有下述任何一项者，可确诊为艾滋病患者：①近期内（3～6 个月）体重减轻 10% 以上，且持续发热，体温达 38℃ 1 个月以上；②近期内（3～6 个月）体重减轻 10% 以上，且持续腹泻（每天 3～5

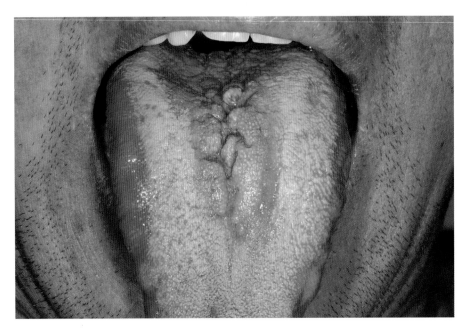

图79 艾滋病相关正中菱形舌炎

次)1个月以上;③卡氏肺孢子菌肺炎(PCP);④卡波西肉瘤;⑤明显的真菌或其他条件致病菌感染。

艾滋病患者通常由感染科医师进行抗病毒治疗。口腔科医师主要针对其口腔表征进行对症治疗。

口腔念珠菌病采用2%~4%碳酸氢钠液含漱,局部涂搽制霉菌素涂剂即可获得良好效果,病情较重者可口服伊曲康唑200mg/d,疗程为10~14天。

毛状白斑一般无症状,也无癌变潜能,不需治疗。有研究用阿昔洛韦或伐昔洛韦治疗毛状白斑,但容易产生耐药性[22]。

目前,尚没有疫苗或抗病毒药物治愈AIDS相关的KS。治疗目标只是消除或至少除去影响面容的病损,缓解疼痛和肿胀。局限性KS使用局部治疗有效,播散性KS需要系统治疗。口腔KS治疗包括局部放疗、激光治疗、手术切除、化疗,化疗药物有长春碱类(长春新碱、长春碱、长春瑞滨)和博来霉素。但FDA认证的治疗KS药物仅包括局部使用阿利维A酸凝胶,全身治疗使用柔红霉素脂质体、紫杉醇、干扰素-α[1,23]。

非霍奇金淋巴瘤尚无彻底的治疗方法,一般采取大剂量化疗和自体干细胞移植。

参 考 文 献

1. Leao J C,Ribeiro C M,Carvalho A A,et al. Oral complications of HIV disease. Clinics (Sao Paulo),2009,64(5):459-470

2. Miró JM,Sued O,Plana M,et al. Advances in the diagnosis and treatment of acute human immunodeficiency virus type 1 (HIV-1) infection. Enferm Infecc Microbiol Clin,2004,22(10):643-659

3. Jeeninga R E,Westerhout E M,van Gerven M L,et al. HIV-1 latency in actively dividing human T cell lines. Retrovirology,2008,5:37

4. Han Y,Wind-Rotolo M,Yang H C,et al. Experimental approaches to the study of HIV-1 latency. Nat Rev Microbiol,2007,5(2):95-106

5. Kahn J O,Walker B D. Acute human immunodeficiency virus type 1 infection. N Engl J Med,1998,339(1):33-39

6. Greenspan D,Komaroff E,Redford M,et al. Oral mucosal lesions and HIV viral load in the Women's Interagency HIV Study (WIHS). J Acquir Immune Defic Syndr,2000,25(1):44-50

7. Nokta M. Oral manifestations associated with HIV infection. Curr HIV/AIDS Rep,2008,5(1):5-12

8. Coogan M M,Greenspan J,Challacombe S J. Oral lesions in infection with human immunodeficiency virus. Bull World Health

Organ,2005,83(9):700-706

9. Hodgson T A,Naidoo S,Chidzonga M,et al. (A1) Identification of oral health care needs in children and adults,management of oral diseases. Adv Dent Res,2006,19(1):106-117

10. Ranganathan K,Hemalatha R. Oral lesions in HIV infection in developing countries:an overview. Adv Dent Res,2006,19(1):63-68

11. Arendorf T,Holmes H. Oral manifestations associated with human immunodeficiency virus (HIV) infection in developing countries--are there differences from developed countries. Oral Dis,2000,6(3):133-135

12. Greenspan J S,Greenspan D. The epidemiology of the oral lesions of HIV infection in the developed world. Oral Dis,2002,8 Suppl 2:34-39

13. Patton L L. Sensitivity,specificity,and positive predictive value of oral opportunistic infections in adults with HIV/AIDS as markers of immune suppression and viral burden. Oral Surg Oral Med Oral Pathol Oral Radiol Endod,2000,90(2):182-188

14. Martró E,Esteve A,Schulz T F,et al. Risk factors for human Herpesvirus 8 infection and AIDS-associated Kaposi's sarcoma among men who have sex with men in a European multicentre study. Int J Cancer,2007,120(5):1129-1135

15. Leão J C,Hinrichsen S L,de Freitas B L,et al. Human herpes virus 8 and Kaposi's sarcoma. Rev Assoc Med Bras,1999,45(1):55-62

16. Feller L,Masipa J,Wood N,et al. The prognostic significance of facial lymphoedema in HIV-seropositive subjects with Kaposi sarcoma. AIDS Res Ther,2008,5:2

17. Coutlée F,Trottier A M,Ghattas G,et al. Risk factors for oral human papillomavirus in adults infected and not infected with human immunodeficiency virus. Sex Transm Dis,1997,24(1):23-31

18. Kreimer A R,Alberg A J,Daniel R,et al. Oral human papillomavirus infection in adults is associated with sexual behavior and HIV serostatus. J Infect Dis,2004,189(4):686-698

19. Arora A,Chiao E,Tyring S K. AIDS malignancies. Cancer Treat Res,2007,133:21-67

20. Navarro C M,Shibli J A,Ferrari R B,et al. Gingival primary extranodal non-Hodgkin's lymphoma as the first manifestation of acquired immunodeficiency syndrome. J Periodontol,2008,79(3):562-566

21. Yengopal V,Bhayat A,Coogan M. Pediatric oral HIV research in the developing world. Adv Dent Res,2011,23(1):61-66

22. Walling D M,Flaitz C M,Nichols C M,et al. Persistent productive Epstein-Barr virus replication in normal epithelial cells in vivo. J Infect Dis,2001,184(12):1499-1507

23. Dezube B J. Management of AIDS-related Kaposi's sarcoma:advances in target discovery and treatment. Expert Rev Anticancer Ther,2002,2(2):193-200

第十章

人乳头状瘤病毒相关性口腔黏膜病损

病案 97　局灶性上皮增生(儿童唇颊)

女性,7 岁

主诉　发现口腔"起疱"1 年。

病史　1 年前发现患儿上唇"起疱",逐渐增多,无疼痛等不适。否认系统性疾病史、药物过敏史及家族史。

检查　上、下唇内侧黏膜见多个略凸起、柔软、无充血糜烂、直径 3 ~ 10mm 圆形病损,颜色与周围黏膜一致或略白(图 10-0-97)。颊部也见少量类似病损。

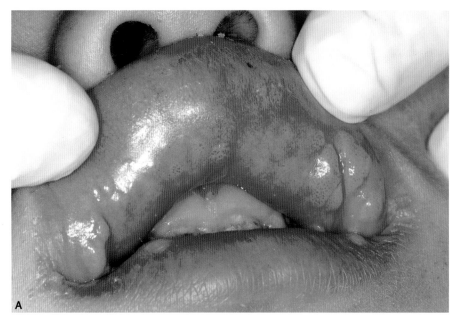

图 10-0-97　A.上唇内侧黏膜见多个略凸起的圆形病损,颜色与周围黏膜一致或略白

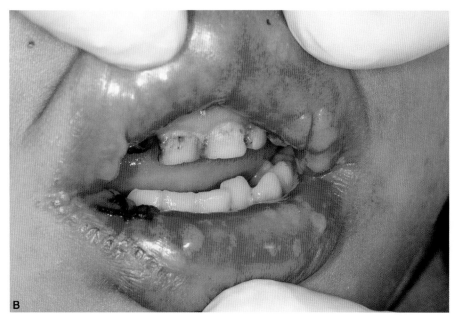

图 10-0-97（续） B.下唇内侧黏膜见多个略凸起的圆形病损,颜色与周围黏膜一致或略白

初步诊断 口腔黏膜多发性增生物待诊

进一步检查

1. 血液检查示血常规正常,梅毒血清学检测(－),HIV 抗体(－)。

2. 取下唇内侧黏膜增生病损组织行活检,显示上皮棘层增厚明显,上皮钉突增长变宽,未见异常增生。上皮上层可见核分裂样细胞即细胞核增大、浓染,类似于处于分裂期的细胞,提示病毒感染。

3. 取病损组织行 HPV 6、HPV11、HPV16 和 HPV18 PCR 检测均为阴性。

4. 从患儿病损组织的石蜡包埋块中提取 DNA,行 PCR 检测示 HPV13 阳性。

修正诊断 局灶性上皮增生

诊断依据

1. 临床表现为数个软而界限清楚的、无蒂的结节状突起。

2. 口腔病损活检提示病毒感染。

3. 病损组织 PCR 检测发现 HPV13 阳性。

疾病管理 建议观察,定期复诊。

病案98 局灶性上皮增生(成人牙龈)

女性,33 岁

主诉 下牙龈长"小颗粒"1 个月。

病史 1 个月来自觉下牙龈长"小颗粒",有轻微不适感。否认系统性疾病史、药物过敏史及家族史。

检查 下颌前牙唇侧牙龈多个苍白、凸出、无症状的直径 1～3mm 的丘疹样增生物(图 10-0-98),病损表面覆盖的黏膜外观正常,不伴充血糜烂,扪诊柔软或稍韧。

初步诊断 口腔黏膜多发性增生物?

进一步检查

1. 血液检查示血常规正常,梅毒血清学检测(－),HIV 抗体(－)。

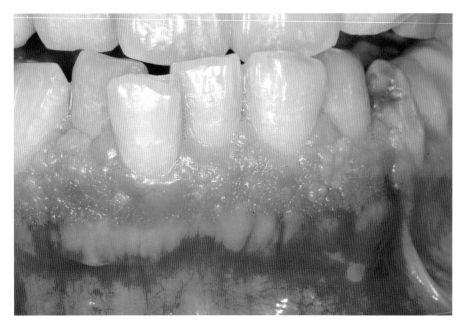

图 10-0-98 下颌前牙唇侧牙龈见多个苍白、凸出的丘疹样增生物

2. 取下唇内侧黏膜增生病损组织行活检,常规 HE 染色显示上皮角化不全和严重的上皮棘层增厚,上皮钉突拉长增大。上皮上层细胞肿胀、水肿和空泡性变,提示可能有病毒感染。

3. 取病损组织行 HPV 6、11、16 和 18 PCR 检测均为阴性。

4. 从病损组织的石蜡包埋块中提取 DNA,行 PCR 检测发现 HPV32 阳性。

修正诊断 局灶性上皮增生

诊断依据

1. 临床表现为数个软而界限清楚的、无蒂的结节状突起。

2. 口腔病损活检提示病毒感染。

3. 病损组织 PCR 检测发现 HPV32 阳性。

疾病管理 建议观察,定期复诊。

病案 99 口腔尖锐湿疣

男性,42 岁

主诉 下唇肿物 2 个月。

病史 2 个月前始发现下唇肿物,无痛,易咬到。肿物无明显变化。否认系统性疾病史、药物过敏史。近期有不洁性交史。

检查 下唇内侧黏膜见 2 处增生物,直径分别为 3mm、9mm,靠右者为正常黏膜颜色;靠左者发白,表面粗糙,见较多细小突起呈菜花状(图 10-0-99),质韧,无触痛。

初步诊断 口腔尖锐湿疣?

进一步检查

1. 取病损组织行 HPV 6 检测为阳性。

2. 切除病损活检显示上皮角化不全和棘层增厚,上皮钉突拉长呈乳头瘤样增生。上皮上部细胞肿胀、水肿和空泡性变,伴炎细胞浸润。

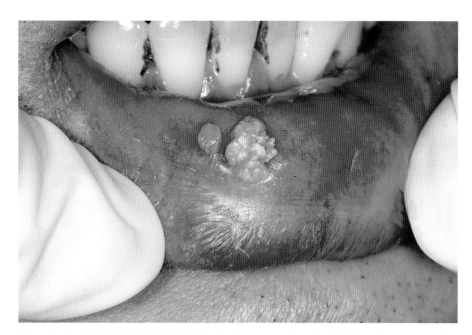

图 10-0-99　下唇内侧黏膜见两处增生物,偏右者表面为正常黏膜颜色,偏左者表面发白粗糙,见较多细小突起呈菜花状

诊断　口腔尖锐湿疣

诊断依据

1. 临床表现为数个表面呈菜花状的结节状增生物。

2. 有不洁性交史。

3. 病损组织 PCR 检测发现 HPV6、HPV11 阳性。

疾病管理　建议观察,若有复发即复诊。

病案100　寻常疣

女性,67 岁

主诉　发现口内长异物 10 天。

病史　10 天前体检时发现口腔右侧上腭部有一肿物,无疼痛等不适。否认系统性疾病史和药物过敏史。

检查　硬腭右后份黏膜见直径 4mm 的增生物,质软,表面发白,见多个毛发状刺状凸起(图 10-0-100)。

初步诊断　寻常疣?

进一步检查　切除病损组织活检显示为口腔黏膜鳞状上皮乳头状增生。

诊断　寻常疣

诊断依据

1. 临床表现为单个表面呈毛发状凸起的增生物。

2. 组织病理检查证实。

疾病管理　因活检时已完整切除,故建议观察。

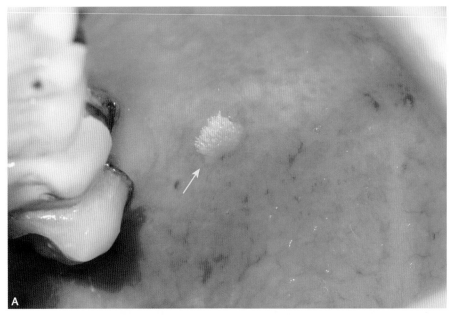

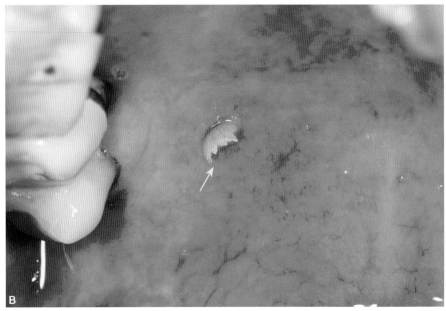

图 10-0-100 A、B 硬腭右后份黏膜见表面发白、有多个毛发状刺状凸起的增生物(箭头示)

【述评】 人乳头状瘤病毒相关性口腔黏膜病损

人乳头状瘤病毒(human papillomavirus,HPV)感染十分普遍,感染率也呈逐年上升趋势。HPV 感染人皮肤和黏膜,引起上皮增生,形成疣状损害,甚至参与肿瘤的形成。

乳头瘤病毒是小的双链 DNA 病毒,包含约 7900 个碱基对,人类只感染其中的人乳头瘤病毒。HPV 基因组包括 8 个开放阅读框架(open reading frames,ORFs),编码与病毒基因调控有关的 6 个早期蛋白(E1、E2、E4、E5、E6、E7)和形成病毒衣壳的 2 个晚期蛋白(L1、L2)。L1 在 8 个 ORF 中最为保守,可用来识别新的 HPV 型别。如果 L1 DNA 序列与已知 HPV 类型的同源性相差大于 10%,即被认为是一个新的 HPV 基因型。根据 HPV 基因序列的不同,分为 120 多种基因型。根据感染部位不同,HPV 被分为嗜皮肤型和嗜黏膜型。还可根据病损恶性程度,分为高危型和低危型,一般认为 E6 和 E7 的区别造成了这种差别,因为

HPV16 的 E7 蛋白比 HPV6 的 E7 蛋白更具有致瘤性。迄今已经鉴别了 30 种 HPV 基因型,分为 15 种高危型、3 种中间型、12 种低危型[1-3]。低危型以 HPV6 和 HPV11 最常见,高危型以 HPV16 和 HPV18 最常见[4]。

　　HPV 的生命周期与宿主角化细胞的分化程序密切相关。HPV 通过皮肤/黏膜损伤部位进入表皮/上皮基底层,HPV 受体包括 α6 整合蛋白、细胞外层粘连蛋白 5、硫酸乙酰肝素蛋白多糖[5-7]。进入细胞后,作为游离基因定植于细胞核,在此阶段,病毒蛋白 E1、E2、E6、E7 低表达,不产生子代病毒颗粒。细胞分裂后,已感染的子细胞向基底上层区域迁移并分化,激活病毒基因组的转录调控。病毒蛋白 E6 和 E7 通过刺激细胞增殖和 DNA 合成,延迟终止分化;通过干扰和阻止细胞周期调控因子的表达,导致病毒基因组的高度扩增。在表皮/上皮上层,E1、E2、E4、E5 病毒蛋白含量增加,L1、L2 合成衣壳蛋白。在分化终点细胞内,病毒 DNA 包装进入病毒衣壳,于表皮/上皮表层散播[8,9]。

　　HPV 感染范围广泛,累及皮肤和黏膜,包括肛门、生殖器、尿道、皮肤、喉、气管支气管、鼻腔、口腔。口腔 HPV 感染与多种口腔疾病相关,具体传播方式仍然不清。HPV 会形成隐性的亚临床感染,可能起源于出生时母亲的产道感染。但水平传播仍是其主要途径,方式为通过密切接触,如性接触(口交)、非性传播(与患者共用湿毛巾等)和自身接种。有系统评价研究表明,在健康成年人口腔黏膜,HPV 总类型和高危型感染率分别为 4.5% 和 3.5%,且其中 28% 有 HPV16 的感染[10]。一项 HPV 和口腔癌关系的 Meta 分析研究表明,正常口腔黏膜对照组中有 12% 为 HPV 阳性[11]。说明 HPV 感染可发生在正常口腔黏膜。

　　口腔 HPV 感染会导致不同的临床表现,低危型 HPV 基因型常引起良性口腔黏膜病损,如寻常疣、尖锐湿疣、局灶性上皮增生、口腔鳞状乳头瘤。最常见的低危型是 HPV6 和 HPV11,本单元病案中提到的 HPV13、HPV32 也为低危型。嗜皮肤型 HPV2、HPV4、HPV57 也见于口腔疣状病损[2]。

　　局灶性上皮增生(focal epithelial hyperplasia,FEH)是由 HPV 引起的良性口腔疾病。临床表现为数个软而界限清楚的、无蒂的结节状突起(图 80,图 81)。组织病理学检查可见凹空细胞。病损中可检测到病毒颗粒和 HPV 抗原,说明 HPV 病毒与其发病有关,已报道的 HPV 类型有 HPV1、HPV6、HPV13、HPV32。存在人类白细胞抗原 β 链 1 * 0404 等位基因时,也可增加其发病危险。该病为良性病变,患者多无明显不适,且病损可能自行消退,一般以观察为主,无须治疗,但发生于牙龈者需排除 Cowden 综合征。

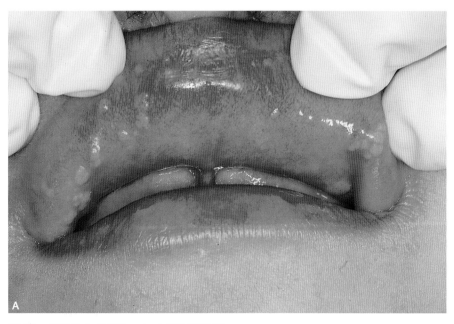

图 80　局灶性上皮增生　A. 上唇内侧黏膜

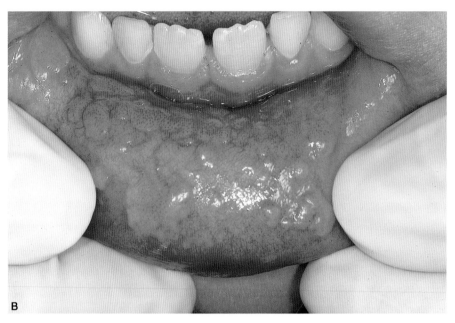

图 80（续）　B. 下唇内侧黏膜

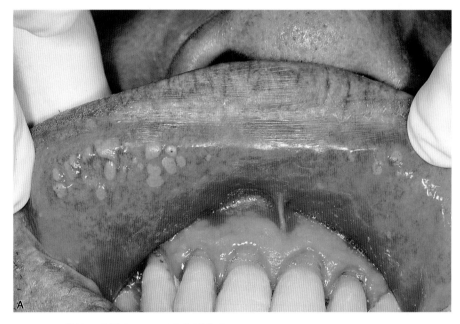

图 81　局灶性上皮增生　A. 上唇内侧黏膜

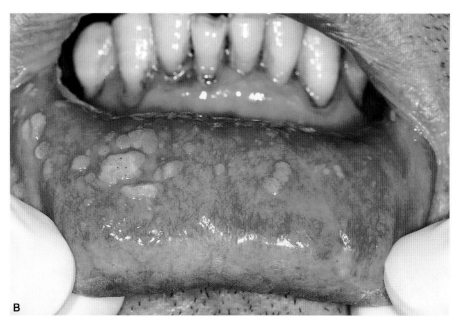

图81（续） B.下唇内侧黏膜

　　寻常疣（verruca vulgaris），好发于腭部，表现为外突、边界清楚、表面有毛发状、明显发白的外生型病损，具有显著的上皮表层角化过度和棘层增厚。与口腔寻常疣相关的有嗜黏膜型HPV6、HPV11、HPV16，嗜皮肤型HPV1、HPV2、HPV4、HPV7。治疗多采用手术切除或观察。

　　口腔鳞状乳头瘤（oral squamous papilloma）是良性肿瘤，常见于30~40岁人群。由于病损中HPV病毒颗粒的存在，HPV感染被认为是主要病因，HPV6和HPV11常见。病损多为单发，表现为外突的边界清楚、乳头状或卵石样，正常粉红色或浅白色的增生物（图82）。治疗常采取手术切除或观察。

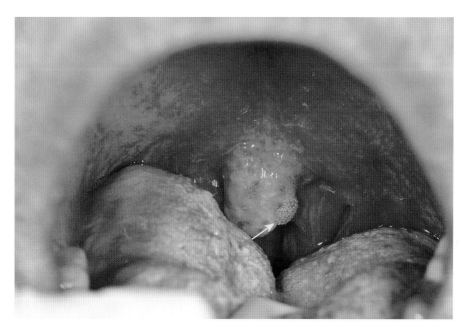

图82 悬雍垂表面的鳞状乳头瘤（箭头示）

　　寻常疣与鳞状乳头瘤的区别主要在于临床病损特征，二者的定义和归类在各文献或专著中均不甚清楚，存在混淆交叉。本书主要依据新近出版的专著 *Clinical oral medicine and pathology* 进行区分[12]。

　　口腔尖锐湿疣（oral condyloma acuminatum）常表现为很多小的白色或粉红色结节，可增殖并结合形成软而无蒂的增生物,表面比乳头瘤更像菜花状。口腔中少见。患者有不洁性交史。组织病理学可见凹空细胞。电子显微镜可见病损细胞核内存在病毒包涵体。病损组织常检出 HPV6 和 HPV11。治疗可采用手术切除或激光治疗。因较易复发,需密切观察和复诊。尖锐湿疣若为单个,可能与口腔鳞状细胞乳头状瘤不易区分,须结合病史。

HPV 与口腔潜在恶性疾病或口腔癌的关系并不像 HPV 与宫颈癌的关系一样确定,各研究间 HPV 感染率波动幅度很大,所以它们之间的关系仍然有争议。HPV 与口腔潜在恶性疾病的研究主要集中在口腔白斑病。有研究表明,22.2%不伴异常增生的口腔白斑病病损中发现 HPV,其对照组正常黏膜中 10.0%存在 HPV[13]。HPV 阳性的口腔白斑病病损中,HPV16/HPV18 占 28.8%,低危型 HPV6/HPV11 占 55.8%[14]。这些发现均为口腔白斑病发生发展的病毒学基础提供了证据。

研究认为在口腔黏膜癌变过程中,HPV 大量的游离基因整合进入宿主基因组后,病毒 E2 基因表达中断,导致病毒 E6、E7 的 mRNA 表达失控。通过抑制 p53、pRb 的正常功能,直接刺激宿主细胞 DNA 突变,改变 DNA 修复机制,直接参与调控细胞周期。在高危型 HPV 中持续而异常的 E6、E7 基因表达,可导致宿主细胞基因组不稳定,突变物质的积累,最终癌变。上皮细胞的癌变是一个逐步的过程,还要有其他辅助因子和致癌物质的共同作用,如吸烟、辐射等。因此,与感染率相比,HPV 相关的癌变率很低[15]。

关于 HPV 与口腔黏膜癌变的关系,其中研究最多的是 HPV16 和 HPV18。近来一项对口腔和口咽异常增生病损(oral cavity and oropharyngeal dysplasia,OOPD)的 Meta 分析发现 HPV16 和 HPV18 在 OOPD 中的总感染率是 24.5%,单独的 HPV16 感染率为 24.4%。HPV16 和 HPV 18 更常见于异常增生和癌,约是正常组织感染率的 3 倍。而在异常增生和癌之间,或者在轻、中、重度异常增生之间,HPV16 和 HPV 18 感染率无显著差别[16]。另有系统评价发现 HPV 在口腔鳞状细胞癌(oral squamous cell carcinoma,OSCC)中感染率为 38.1%,PCR 敏感性高于原位杂交诊断方法[17]。有研究检测了 66 例 OSCC 的 HPV16 感染情况来评估其预后意义,5 年生存率显示瘤内 HPV16 感染的患者预后更佳,可能由于 HPV 阳性的 OSCC 更易形成外生型肿瘤,更早被发现切除,预后更好[18]。低危型 HPV 也可见于 OSCC,低危型引起的并不完全都是良性病损[19]。疣状癌是鳞状细胞癌的一型,临床表现为外生生长的菜花样疣状病损,与之相关的 HPV 包括 HPV6、HPV11、HPV16、HPV18[20]。

HPV 至今尚不能在体外培养,对其检测主要依赖于分子生物学技术。目前,HPV 检测方法主要有斑点印迹法、荧光原位杂交法、Southern 杂交法、聚合酶链反应(PCR)法和杂交捕获法等。敏感度较高的方法有原位杂交、PCR 法。但 PCR 法特异性低,假阳性率较高。核酶印迹原位杂交法复杂,不宜大规模临床使用。目前较为公认的敏感度和特异度高的方法是杂交捕获二代法,为美国 FDA 批准的 HPV DNA 的检测方法[2]。但现阶段在国内,常用的仍为 PCR 法。

参 考 文 献

1. Rautava J,Syrjänen S. Human papillomavirus infections in the oral mucosa. J Am Dent Assoc,2011,142(8):905-914

2. Kumaraswamy K L,Vidhya M. Human papilloma virus and oral infections:an update. J Cancer Res Ther,2011,7(2):120-127

3. Lacour D E,Trimble C. Human Papillomavirus in Infants:Transmission,Prevalence,and Persistence. J Pediatr Adolesc Gynecol,2012,25(2):93-97

4. Syrjänen S. Human papillomavirus infection and its association with HIV. Adv Dent Res,2011,23(1):84-89

5. Joyce J G,Tung J S,Przysiecki C T,et al. The L1 major capsid protein of human papillomavirus type 11 recombinant virus-like particles interacts with heparin and cell-surface glycosaminoglycans on human keratinocytes. J Biol Chem,1999,274(9):5810-5822

6. Giroglou T,Florin L,Schäfer F,et al. Human papillomavirus infection requires cell surface heparan sulfate. J Virol,2001,75(3):1565-1570

7. Yoon C S,Kim K D,Park S N,et al. alpha(6) Integrin is the main receptor of human papillomavirus type 16 VLP. Biochem Biophys Res Commun,2001,283(3):668-673

8. Doorbar J,Griffin H. Intrabody strategies for the treatment of human papillomavirus-associated disease. Expert Opin Biol Ther,

2007,7(5):677-689

9. Münger K,Howley P M. Human papillomavirus immortalization and transformation functions. Virus Res,2002,89(2):213-228

10. Kreimer A R,Bhatia R K,Messeguer A L,et al. Oral human papillomavirus in healthy individuals:a systematic review of the literature. Sex Transm Dis,2010,37(6):386-391

11. Syrjänen S,Lodi G,von Bültzingslöwen I,et al. Human papillomaviruses in oral carcinoma and oral potentially malignant disorders:a systematic review. Oral Dis,2011,17 Suppl 1:58-72

12. Bruch J M,Treister N S. Clinical Oral Medicine and Pathology. 2nd ed. Berlin:Springer,2017

13. Miller C S,Johnstone B M. Human papillomavirus as a risk factor for oral squamous cell carcinoma:a meta-analysis,1982-1997. Oral Surg Oral Med Oral Pathol Oral Radiol Endod,2001,91(6):622-635

14. Miller C S,White D K. Human papillomavirus expression in oral mucosa,premalignant conditions,and squamous cell carcinoma:a retrospective review of the literature. Oral Surg Oral Med Oral Pathol Oral Radiol Endod,1996,82(1):57-68

15. Sinal S H,Woods C R. Human papillomavirus infections of the genital and respiratory tracts in young children. Semin Pediatr Infect Dis,2005,16(4):306-316

16. Jayaprakash V,Reid M,Hatton E,et al. Human papillomavirus types 16 and 18 in epithelial dysplasia of oral cavity and oropharynx:A meta-analysis,1985-2010. Oral Oncol,2011,47(11):1048-1054

17. Termine N,Panzarella V,Falaschini S,et al. HPV in oral squamous cell carcinoma vs head and neck squamous cell carcinoma biopsies:a meta-analysis (1988-2007). Ann Oncol,2008,19(10):1681-1690

18. Sugiyama M,Bhawal U K,Kawamura M,et al. Human papillomavirus-16 in oral squamous cell carcinoma:clinical correlates and 5-year survival. Br J Oral Maxillofac Surg,2007,45(2):116-122

19. Mendelsohn A H,Lai C K,Shintaku I P,et al. Histopathologic findings of HPV and p16 positive HNSCC. Laryngoscope,2010,120(9):1788-1794

20. Walvekar R R,Chaukar D A,Deshpande M S,et al. Verrucous carcinoma of the oral cavity:A clinical and pathological study of 101 cases. Oral Oncol,2009,45(1):47-51

第十一章

系统性疾病的口腔表征

第1单元　血小板减少性紫癜

病案101　血小板减少性紫癜
【述评】血小板减少性紫癜

病案 101　血小板减少性紫癜

女性,29 岁

主诉　口腔及皮肤起血疱半天。

病史　半天前无明显诱因口腔及上半身皮肤出现血疱,无疼痛等不适。否认系统性疾病史及药物过敏史。

检查　双颊及舌背、舌腹见多个直径 0.1~2.5cm 大小不等的血疱,胸部皮肤也见数十个针尖大小瘀点及数个直径 1~4mm 的小血疱(图 11-1-101)。

初步诊断　出血性疾病?

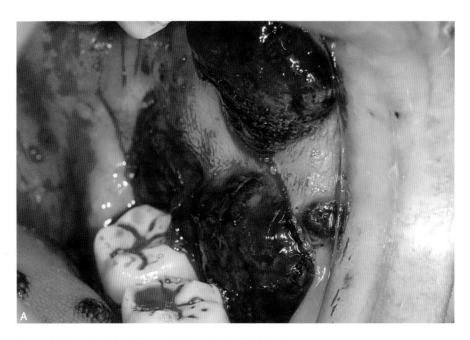

图 11-1-101　A. 左颊黏膜表面见多个大小不等的血疱

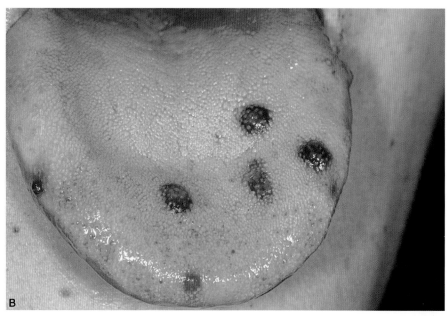

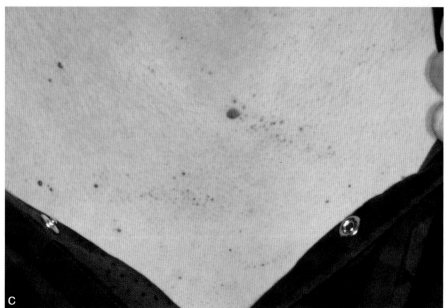

图 11-1-101(续) B.舌背黏膜表面见多个血疱 C.前胸部皮肤见数十个针尖大小瘀点和数个小血疱

进一步检查 血常规示血小板(PLT)10×10⁹/L,余未见明显异常;凝血酶原时间(PT)和部分凝血活酶时间(APTT)均正常。

修正诊断 血小板减少性紫癜

诊断依据

1. 口腔黏膜多个血疱,皮肤较多瘀点和血疱。

2. 血小板显著降低。

疾病管理

1. 药物治疗

复方氯己定溶液 300ml×1 支 sig. 含漱 t.i.d.

2. 立即转入血液科治疗。

【述评】血小板减少性紫癜

血小板性紫癜(thrombocytic purpura)是由血小板疾病导致皮肤、黏膜或内脏出血的疾病,分为血小板减少性紫癜(thrombocytopenic purpura)和血小板功能异常引起的紫癜。血小板减少性紫癜包括免疫性血小板减少性紫癜、血栓性血小板减少性紫癜、药物相关性血小板减少症及某些原发病基础上发生的血小板减少性紫癜等。血小板功能异常的原因包括血小板病、血小板无力症、尿毒症、异常球蛋白血症、药物等。

药物相关性血小板减少症症状可从无临床出血,到颅内出血导致死亡,所以应警惕药物的该类不良反应。引起血小板减少的药物很多,最常见的是抗感染药物,如氨苄西林、阿莫西林、头孢菌素、阿奇霉素、左氧氟沙星、莫西沙星、复方磺胺甲噁唑、利福平、氯霉素、磺胺等;解热镇痛药如阿司匹林、对乙酰氨基酚、双氯芬酸等;抗代谢和细胞毒药物,以及肝素等[1]。可引起血小板减少的原发性疾病包括:慢性淋巴细胞性白血病、各种急性白血病、淋巴瘤、系统性红斑狼疮、类风湿关节炎、甲状腺功能亢进、肝脏疾病等,还可能与细菌、真菌或病毒(风疹病毒、EB 病毒、巨细胞病毒、甲型肝炎病毒)感染及脾功能亢进、弥散性血管内凝血等有关[2]。

口腔表现为牙龈自发性出血,刷牙、吮吸等轻微刺激即加重出血。口腔黏膜特别是颊、舌容易出现大小不等的多个瘀点、瘀斑或血肿。血肿可自行溃破或由于食物摩擦而破裂出血,遗留边缘清楚的圆形或椭圆形的糜烂面。

皮肤表现为瘀点、瘀斑、血疱或血肿,可伴鼻出血、月经过多。严重者可出现内脏出血,如咯血、呕血、血尿等,有致命危险,但非常少见。

该病根据临床表现和血常规检查可诊断。应将患者尽快转入综合医院血液科进一步检查和治疗,口腔症状行对症处理。

若为继发性血小板减少症,应停用可疑诱发药物,或积极治疗原发性疾病。原发免疫性血小板减少症(既往称特发性血小板减少性紫癜)的全身治疗由血液科医师进行,糖皮质激素为治疗首选。局部保持口腔清洁,可用 1%~3% 过氧化氢含漱。牙龈出血者,可用牙周塞治剂、明胶海绵、纱布压迫止血,或用肾上腺素、凝血酶、云南白药等药物,或注射维生素 K_1、维生素 K_3 等止血剂,出血严重者可缝合止血。口腔黏膜出现糜烂或继发感染者,可局部用消炎防腐剂。

参 考 文 献

1. 侯明,戴克胜,彭军. 血小板疾病. 第 2 版. 北京:科学技术文献出版社,2013

2. Guzeldemir E. The role of oral hygiene in a patient with idiopathic thrombocytopenic purpura. Int J Dent Hyg,2009,7(4):289-293

第2单元　白血病

病案 102 　急性单核细胞白血病

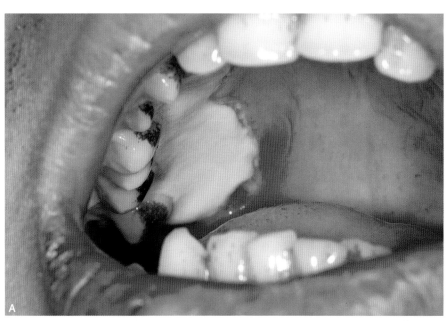

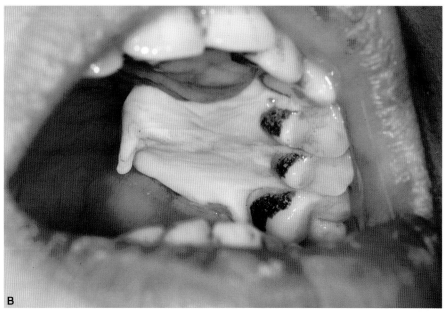

图 11-2-102　A、B A、B 区后牙腭侧牙龈黏膜大面积坏死溃疡,并延展至硬腭黏膜,溃疡均被覆较厚光滑黄白色假膜,周围黏膜色泽形态正常

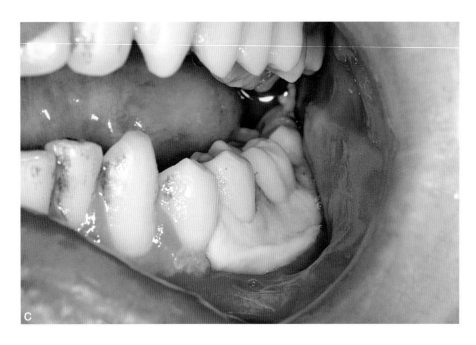

图11-2-102（续） C.D区后牙颊侧黏膜大面积坏死溃疡，被覆较厚光滑黄白色假膜

男性，22岁

主诉 口腔"长疱"3天。

病史 3天前无明显诱因出现口腔黏膜"长疱"，继之溃烂疼痛。8天前曾出现"高热"（39.8℃），于当地医院"抗感染治疗"（具体不详），2天后退热。近5天未大便。平素体质佳，二便正常。否认系统性疾病史及药物过敏史。

检查 A、B、D区后牙颊腭（舌）侧牙龈黏膜大面积坏死溃疡，并延展至硬腭黏膜，上覆较厚光滑黄白色假膜，周围黏膜色泽形态正常（图11-2-102）。

初步诊断 牙龈溃疡待诊

进一步检查

1. 血常规示红细胞、血红蛋白、血小板正常；白细胞正常，但分类比例异常：中性分叶核粒细胞百分率2.0%（50%～70%），单核细胞百分率10%（2%～8%），异常细胞44%。

2. HIV抗体（-），梅毒血清学检测（-）。

3. 骨髓穿刺和细胞免疫分型检验显示为急性单核细胞白血病（AML-M5）。

修正诊断 急性单核细胞白血病的口腔表征

疾病管理

1. 药物治疗

复方氯己定溶液300ml×1支 sig. 含漱 t. i. d.

2. 转入血液科治疗。

病案103 造血系统恶性肿瘤（髓系肉瘤或白血病？）

男性，47岁

主诉 双下颌肿胀1个月，牙龈疼痛20天。

病史 1个月前突感双下颌肿胀，约乒乓球大小，疼痛明显，输注"消炎药"（具体不详）后减小至鸽蛋大小，疼痛减轻，但反复发作。20天前突感牙龈疼痛，上腭肿胀，稍疼痛，并有麻木感。4天前于当地医院查血常规示白细胞计数15.2×10⁹/L↑（正常值4×10⁹～10×10⁹/L），淋巴细胞比例16.4%↓（正常值20%～40%），血小板计数82×10⁹/L↓（正常值100×10⁹～300×10⁹/L）；查血糖正常，肝功能、肾功能检查仅谷丙转氨酶110U/L↑（正常值0～40U/L）。睡眠饮食均可，二便正常，平素体质佳。否认系统性疾病史及药物过敏史。

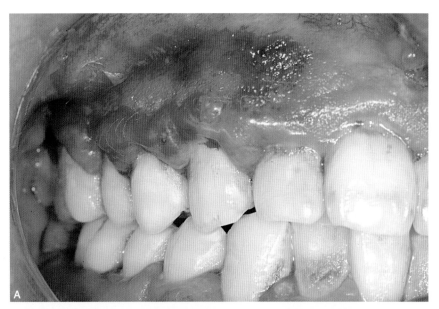

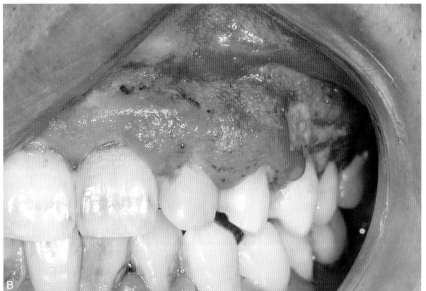

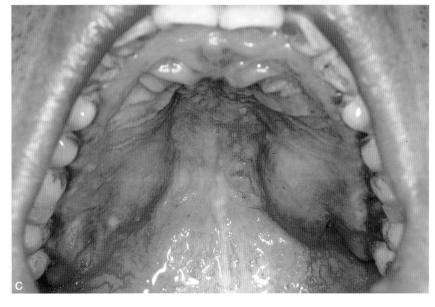

图 11-2-103 A. A区后牙颊侧牙龈肿胀,肿胀处表面光滑,近前庭沟区的牙槽黏膜表面不光滑,见细小颗粒样改变 B. B区颊侧牙龈增生,表面不光滑,呈细小颗粒样增生,24、25颊侧牙龈表面见浅表溃疡,黄白色假膜覆盖 C. A、B区后牙腭侧呈半球状隆起

检查 A区后牙颊侧牙龈肿胀,肿胀处表面光滑,近前庭沟区的牙槽黏膜表面不光滑,见细小颗粒样改变。B区及41、42、43颊侧牙龈及44、45、46、47舌侧牙龈增生,表面不光滑,呈细小颗粒样增生,24、25颊侧牙龈表面见浅表溃疡,黄白假膜覆盖;14、15、16、17、26、27腭侧呈半球状隆起(图11-2-103A~C),41、42舌侧牙龈处见隆起,扪诊乒乓感,无触痛。双侧下颌下区略显丰满,各扪及一个肿大淋巴结(左侧直径2cm,右侧约1cm×2cm大小),质地稍硬,无触痛。

初步诊断 牙龈增生及溃疡待诊

进一步检查

1. 血常规、凝血未见明显异常。

2. HIV抗体(−);梅毒血清学检测TRUST(−),TP-ELISA(+)。

3. 颌面部X线片示上下颌骨未见明显骨质破坏。

4. 胸部X线片示心肺无明显异常。

5. 腹部B超示肝脏稍强回声结节(血管瘤?),胆囊壁固醇沉积。

6. 上颌牙龈活检组织病理及免疫组织化学染色。HE染色结果为:提示恶性肿瘤,考虑为髓系肉瘤或白血病浸润,建议检查骨髓,免疫组化的染色结果为:肿瘤细胞髓过氧化物酶MPO(+)、白细胞共同抗原LCA(+)、CD56(部分肿瘤细胞+)、人黑色素瘤相关抗原HMB45(−)、黑色素瘤分化抗原MART1(−)、广谱细胞角蛋白PCK(−)、上皮膜抗原EMA(−)、非特异性酯酶NSE(−)、S-100(−),Ki 67指数约80%。

7. 骨髓穿刺涂片未见明显异常。

8. 骨髓涂片碱性磷酸酶染色积分2↓(正常值13~80)。

9. 患者在上述检查过程中病情迅速发展,初诊后2周复诊,口腔检查见:A区颊侧牙龈呈现与B区牙龈类似的改变,即牙龈广泛增生,表面不光滑,呈细小颗粒样增生,并见不规则浅溃疡。左颌下区肿胀明显(图11-2-103D~F)。

10. 转入血液科行进一步诊断,患者尚未行二次骨髓穿刺,即病逝。

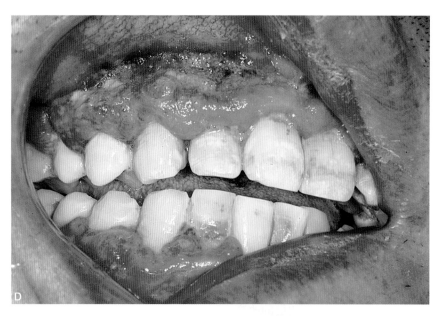

图11-2-103(续) D. 2周后复诊,A、C区牙龈广泛肿胀

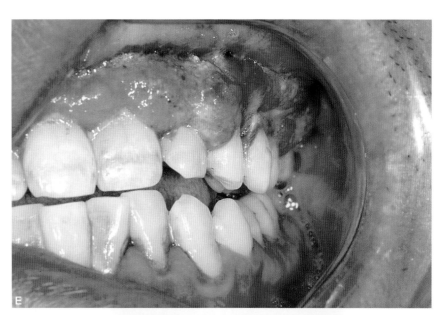

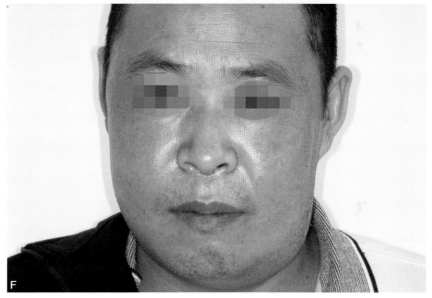

图 11-2-103（续） E. 2 周后复诊，B 区牙龈肿胀加重，表面均不光滑，呈细小颗粒样增生 F. 2 周后复诊，左侧颌下区明显肿胀

修正诊断 造血系统恶性肿瘤（髓系肉瘤或白血病?）的口腔表征

诊断依据

1. 广泛的牙龈增生及溃疡。

2. 牙龈黏膜组织病理及免疫组织化学染色结果。

3. 骨髓涂片碱性磷酸酶染色积分下降。

【述评】白血病

白血病（leukemia）是一种造血系统恶性肿瘤，主要表现为异常的白细胞及其幼稚细胞（即白血病细胞）在骨髓或其他造血组织中进行性的异常增生，浸润体内各种组织。其临床表现包括贫血、发热、出血，肝、脾、淋巴结肿大，外周血白细胞有质和量的改变[1]。

白血病分为急性和慢性两大类。急性白血病患者常以发热为早期表现，出血可发生在全身各部位。由于白血病细胞浸润，导致全身淋巴结肿大、肝脾大及其他器官病变。慢性白血病病程较缓慢，患者常有低热、多汗、体重减轻、贫血、出血、脾大[2,3]。

　　各型白血病都可以出现口腔表现，且最容易侵犯的是牙龈组织，其症状以急性型更为明显，故有不少病案是由口腔科医师早期诊断，或者是患者接受拔牙、洁刮治术后出血不止而进一步确诊。主要表现为牙龈明显增生、肥大、水肿。由于白细胞浸润造成牙龈极度增生，增生高度可接近咬合面，而且外形不整齐，质地松软（图83）。牙龈和口腔黏膜常有自发性出血，检查时可见龈缘有凝血块，口腔黏膜形成瘀点、瘀斑或血肿等。有时可见牙龈和口腔黏膜颜色苍白，可有不规则的大的表浅溃疡，常不易愈合。还可出现牙龈红肿或坏死、牙周袋溢脓、牙齿松动等[4-8]。

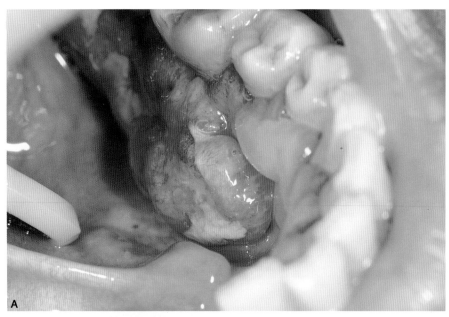

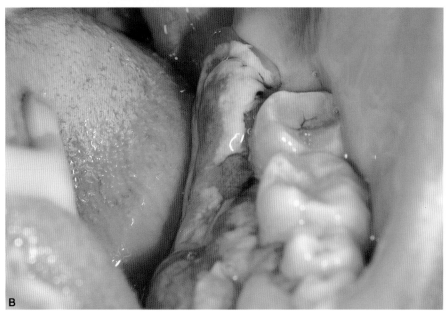

图83　A、B急性粒单核细胞白血病：牙龈增生、肥大

　　白血病的诊断需根据临床表现、血象、骨髓象特点来进行。对于广泛累及口腔黏膜尤其是牙龈的多部位的肿胀、糜烂或溃疡，应特别警惕。且应避免在对患者全身状况不明晰的情况下贸然进行活检。

　　本单元病案103中提及的髓系肉瘤（myeloid sarcoma，MS）是由髓系前体细胞在骨髓外部位形成的实体性肿瘤,大多由急性髓系白血病原始细胞髓外浸润所形成,也可发生在急性髓系白血病发病之前并作为其先兆表现,但有少部分病案可始终不进展为急性白血病[9]。由于该肿瘤细胞内多存在髓过氧化物酶使瘤体切面呈绿色,故又称为"绿色瘤(chloroma)"。髓系肉瘤大多仅表现局部包块或包块引起的压迫症状,与淋巴瘤的临床表现类似,容易误诊为淋巴瘤[10]。口腔病损少见,有报道表现为牙龈和腭部处包块伴溃疡[11,12]。最常见的类型是粒细胞肉瘤。诊断及分型主要依靠免疫组织化学染色及免疫表型检测。髓过氧化物酶(MPO)阳性染色对于诊断髓系肉瘤具有较强的提示意义。此外,免疫表型检测中尚有大量标志物有助于诊断及分型,如 CD43 及 CD56 常显示阳性、粒细胞系常表达相关抗原 CD15、单核细胞系常为 CD68 阳性等[10]。需要注意的是,活检应当在血液检查无明显异常之后进行。

白血病和髓系肉瘤的治疗均需联合化疗及其他综合措施,局部注意保持口腔清洁,以复方氯己定溶液等含漱防止继发感染[13]。

参 考 文 献

1. J Javed F,Utreja A,Bello Correa F O,et al. Oral health status in children with acute lymphoblastic leukemia. Crit Rev Oncol Hematol,2012,83(3):303-309

2. Vardiman J W,Thiele J,Arber D A,et al. The 2008 revision of the World Health Organization (WHO) classification of myeloid neoplasms and acute leukemia:rationale and important changes. Blood,2009,114(5):937-951

3. Breed C D. Diagnosis,treatment,and nursing care of patients with chronic leukemia. Semin Oncol Nurs,2003,19(2):109-117

4. Wu J,Fantasia J E,Kaplan R. Oral manifestations of acute myelomonocytic leukemia:a case report and review of the classification of leukemias. J Periodontol,2002,73(6):664-668

5. Fatahzadeh M,Krakow A M. Manifestation of acute monocytic leukemia in the oral cavity:a case report. Spec Care Dentist,2008,28(5):190-194

6. Cooper C L,Loewen R,Shore T. Gingival hyperplasia complicating acute myelomonocytic leukemia. J Can Dent Assoc,2000,66(2):78-79

7. Demirer S,Ozdemir H,Sencan M,et al. Gingival hyperplasia as an early diagnostic oral manifestation in acute monocytic leukemia:a case report. Eur J Dent,2007,1(2):111-114

8. Bégon E,Blum L,Benramdane R,et al. Oral manifestation of T-cell leukemia/lymphoma. Arch Dermatol,2010,146(7):804-805

9. Audouin J,Comperat E,Le TA,et al. Myeloid sarcoma:clinical and morphologic criteria useful for diagnosis. Int J Surg Pathol,2003,11(4):271-282

10. Campidelli C,Agostinelli C,Stitson R,et al. Myeloid sarcoma:extramedullary manifestation of myeloid disorders. Am J Clin Pathol,2009,132(3):426-437

11. Papamanthos M K,Kolokotronis A E,Skulakis H E,et al. Acute myeloid leukaemia diagnosed by intra-oral myeloid sarcoma. A case report. Head Neck Pathol,2010,4(2):132-135

12. Goteri G,Ascani G,Messi M,et al. Myeloid sarcoma of the maxillary bone. J Oral Pathol Med,2006,35(4):254-256

13. Soares A F,Aquino A R,Carvalho C H,et al. Frequency of oral mucositis and microbiological analysis in children with acute lymphoblastic leukemia treated with 0.12% chlorhexidine gluconate. Braz Dent J,2011,22(4):312-316

第 3 单元 淋巴瘤

病案 104 NK/T 细胞淋巴瘤（腭部溃疡）

病案 105 NK/T 细胞淋巴瘤（牙龈、腭、唇黏膜溃疡）

【述评】淋巴瘤

病案 104 NK/T 细胞淋巴瘤（腭部溃疡）

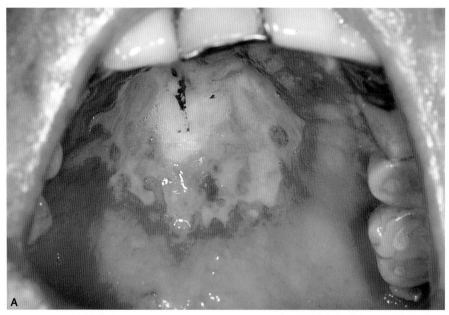

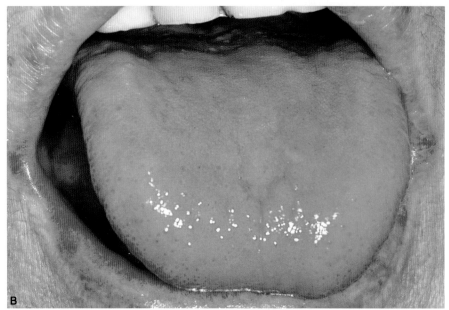

图 11-3-104 A.硬腭前份黏膜见大面积溃疡,被覆黄白色假膜 B.舌乳头萎缩,舌面光滑

女性,63 岁

主诉　上腭长溃疡 1 个月。

病史　1 个月前发现上腭长溃疡,疼痛明显,于当地医院做活检,结果为"上腭大量炎性坏死组织伴灶性鳞状上皮轻度增生"。3 周前出现虚弱"低热"。行"抗感染治疗"(具体不详)疗效不佳,溃疡至今未愈。患"胃溃疡",曾有"胃出血"。否认其他系统疾病史及药物过敏史。

检查　硬腭前份黏膜见 30mm×20mm 溃疡,覆黄白色假膜,周围质软,未见腭部穿孔。舌乳头萎缩,舌面光滑(图 11-3-104)。

初步诊断　萎缩性舌炎;腭部溃疡待诊

进一步检查

1. 血常规　血象三系降低,尤以白细胞降低为主,红细胞 $3.23×10^{12}/L$,血红蛋白 90g/L,血小板 $81×10^9/L$,白细胞 $2.12×10^9/L$,余未见明显异常。

2. 肝功能、肾功能检查　丙氨酸氨基转移酶 99IU/L↑(正常值<38IU/L),门冬氨酸氨基转移酶 218IU/L↑(正常值<37IU/L);乳酸脱氢酶 573IU/L↑(正常值 110~220IU/L),羟丁酸脱氢酶 480IU/L↑(正常值 72~182IU/L),余未见异常。

3. 胃镜示黏膜慢性中度萎缩性胃炎。

4. 胸部 CT、腹部 B 超未见明显异常。

5. 血培养示需氧厌氧连续培养 5 天无细菌生长。

6. 骨髓穿刺示正常骨髓细胞,粒细胞系不低。

7. 鼻内镜检查未发现有坏死组织;鼻部螺旋 CT 示上颌窦、筛窦、额窦、右蝶窦软组织块影,怀疑结外鼻型 NK/T 细胞淋巴瘤。

8. 输注血小板至正常范围后行二次活检,常规 HE 染色示大中型淋巴瘤样细胞弥漫分布。免疫组织化学染色示 Ki67 阳性(80%~90%),胞质 CD3ε,胞质及胞膜 CD56,颗粒酶 B 均强阳性,原位杂交 EBER-1 强阳性。提示为结外鼻型 NK/T 细胞淋巴瘤。

修正诊断　结外鼻型 NK/T 细胞淋巴瘤

诊断依据

1. 口腔表现为腭部溃疡,对常规抗炎促愈合治疗无反应。

2. 活检后 HE 染色和免疫组织化学染色证实。

疾病管理

1. 药物治疗

复方氯己定溶液 300ml×1 支 sig. 含漱 t. i. d.

2. 转入综合医院血液科或肿瘤科治疗。

病案 105　NK/T 细胞淋巴瘤(牙龈、腭、唇黏膜溃疡)

女性,28 岁

主诉　牙龈肿胀 1 个月,面部肿胀半个月。

病史　1 个月前无任何诱因上前牙牙龈肿胀,缓慢向上颌左侧牙龈发展,半个月前面部开始肿胀、疼痛,影响进食。于当地医院行血液、胸片、B 超检查均正常。8 个月前行"鼻腔泪囊吻合术"。否认其他系统疾病史及药物过敏史。

检查　11、12、21、22 唇侧牙龈糜烂充血,被覆黄白色假膜(图 11-3-105A),间杂组织坏死及淤血,病损累及唇侧前庭沟,且有向上唇内侧黏膜蔓延的趋势。上唇及左侧面部轻微肿胀。

初步诊断　牙龈糜烂?

进一步检查

1. 血常规示白细胞 $3.2×10^9$/L,余未见明显异常;肝功能、肾功能未见异常;HIV 抗体(−)。

2. 建议行局部抗感染治疗(复方氯己定液含漱),同时行病损组织活检。

3. 2 周后(患者因自身原因未及时复诊)携活检报告复诊,活检结果为牙龈炎性溃疡。口腔检查见左侧面颊部肿胀明显,大面积不规则溃疡波及 11、12、21、22、23 唇腭侧牙龈、对应前庭沟黏膜及唇内侧黏膜、腭部前份黏膜,溃疡表面见坏死组织,黄白色假膜覆盖(图 11-3-105B~D)。

4. 颌面部增强 CT 扫描示双侧鼻腔、鼻唇沟、左侧鼻翼及上唇大片软组织密度增高,考虑炎症;未见明显占位。

5. 建议患者行二次活检,活检 HE 染色和免疫组化染色支持结外鼻型 NK/T 细胞淋巴瘤。

修正诊断　结外鼻型 NK/T 细胞淋巴瘤

诊断依据

1. 口腔表现为牙龈及腭部溃疡,对常规抗炎促愈合治疗无反应。

2. 活检后 HE 染色和免疫组织化学染色证实。

疾病管理

1. 药物治疗

复方氯己定溶液 300ml×1 支 sig. 含漱 t. i. d.

2. 转入综合医院血液科或肿瘤科治疗。

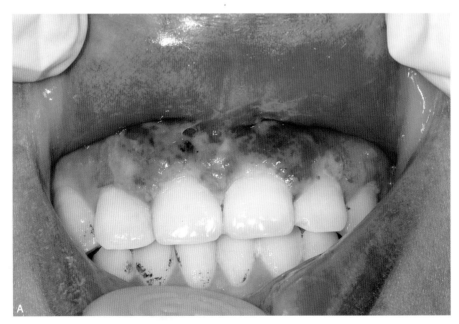

图 11-3-105　A.11、12、21、22 唇侧牙龈糜烂充血,被覆黄白色假膜,间杂组织坏死及淤血,病损累及唇侧前庭沟

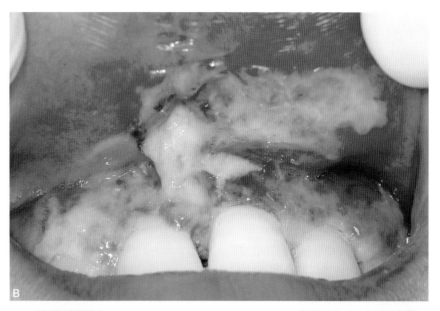

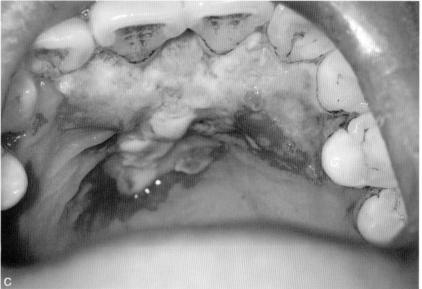

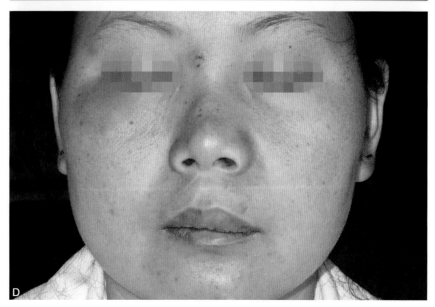

图 11-3-105（续）　B、C 2 周后复诊，上前牙唇腭侧牙龈、对应前庭沟、唇内侧、硬腭黏膜见大面积不规则溃疡，表面见坏死组织，黄白色假膜覆盖　D. 左侧面颊部明显肿胀

【述评】淋巴瘤

淋巴瘤(lymphoma)是一组起源于淋巴结或结外淋巴组织的恶性肿瘤。按照 2008 年 WHO 对淋巴瘤的分类,大体分为霍奇金淋巴瘤和非霍奇金淋巴瘤两个大类,后者又包括前驱淋巴性肿瘤、成熟 B 细胞淋巴瘤和成熟 T/NK 细胞淋巴瘤[1]。

中国抗癌协会的统计数据显示,我国每年新发淋巴瘤患者约 8.4 万人,死亡人数超过 4.7 万人,并以每年 5% 的速度上升,患者人群也越来越年轻化,多见于青壮年。因为 20～40 岁正是淋巴组织非常活跃的时期,高敏感性让青壮年很容易成为淋巴瘤的高危人群(中国疾病预防控制中心,2013)。而在口腔颌面部恶性肿瘤中,恶性淋巴瘤病案数构成比为第 2 位,仅次于鳞状细胞癌,且有逐年上升趋势。

恶性淋巴瘤病因未明。较为公认的是病毒学说,主要与 EB 病毒、HIV 感染关系密切,艾滋病患者中淋巴瘤的发病率远远高于普通人群。另外,机体免疫功能异常、自身免疫疾病、反复感染、异体器官移植等均可引起对宿主抗原刺激的淋巴组织反应性增殖,由于 T 细胞缺失或功能障碍,机体缺少自动调节的反馈控制,淋巴组织无限增殖,导致淋巴瘤发生。此外,环境污染,包括过多接触有机溶剂染料(如染发剂)、居住或工作在残留大量有毒有害化学物质的新装修房屋内、经常吸入汽车尾气等;长期工作压力大,导致精神紧张、心理压力大、生活作息不规律、劳累、造成人体抵抗力下降,也会诱发淋巴瘤[2,3]。

淋巴瘤中涉及口腔黏膜的病损以结外鼻型 NK/T 细胞淋巴瘤(extranodal NK/T-cell lymphoma, nasal type, ENKTL)多见。ENKTL 属于成熟 T/NK 细胞淋巴瘤大类中的一类。它是主要发生于淋巴结外的、有较宽的形态学谱系的一类淋巴瘤。之所以冠以"NK/T",是因为其瘤细胞的属性尚不能确定,但多数人认为属 NK 细胞淋巴瘤。尽管该肿瘤主要发生在鼻部,但具有相似的形态学、免疫表型和临床表现的淋巴瘤也可发生在淋巴结外的其他器官和组织,故用"结外鼻型 NK/T 细胞淋巴瘤"涵盖此类肿瘤[4]。

ENKTL 多原发于鼻腔,以鼻和面部中线部位的毁损性病变为特征,也可原发于腭部、眼眶、胃肠道、肺、皮肤甚至脊柱。发生于鼻腔的病案,临床症状常表现为鼻塞、流涕、血涕或鼻出血、咽痛、吞咽不适等。主要体征为病变局部溃疡性新生物形成,溃疡表面常有干痂或脓痂覆盖,部分患者有局部骨质破坏,可表现为鼻中隔或硬腭穿孔、鼻梁塌陷等,甚至累及面部皮肤[5,6]。发生于口腔的病案,常表现为腭部的坏死性溃疡,可有腭部骨组织的破坏。也偶见发生于唇部的病案(图 84)。

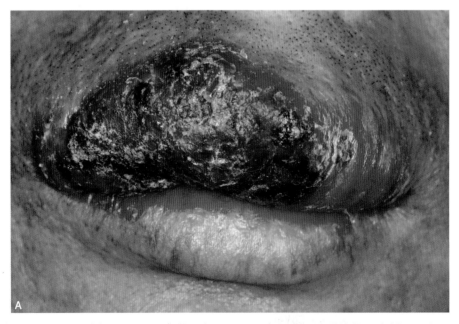

图 84　唇部结外鼻型 NK/T 细胞淋巴瘤　A. 上唇肿胀明显,上唇中份及右侧可见大面积黄褐色痂壳

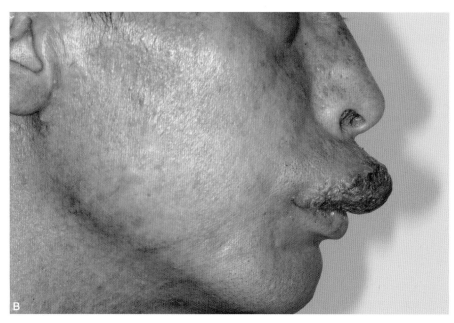

图 84(续)　B. 侧面观可见上唇明显肿胀、膨出

　　ENKTL 的典型病理改变是在凝固性坏死和多种炎细胞混合浸润的背景上,具有明显多形性的肿瘤性淋巴样细胞簇状或呈弥漫性分布。免疫表型一般包括 CD2(+)、CD56(+)、胞膜 CD3(-)、胞质 CD3ε(+)、细胞毒颗粒抗原(如 TIA-1、颗粒酶 B 和穿孔素)(+)、EBER(EBV-encoded small nuclear RNA)原位杂交阳性、Ki67 强阳性。根据典型的形态学改变,并借助于免疫表型检测以及 EBER 原位杂交技术,能够准确诊断该肿瘤[3,6]。

　　此病容易误诊或延误诊断,主要是由于:①本病发病率低,医师对此认识不足、警惕性低,加上有时临床表现和体征不典型,尤其原发于鼻外时,难以在早期得出准确的初步诊断;②该疾病以坏死性病变为主,故准确选择活检部位相对困难,必要时需多次活检;③肿瘤性浸润中可能混进小的淋巴细胞、浆细胞、嗜酸性粒细胞、组织细胞等,整个呈现浸润细胞多而杂的背景,尤其在并发感染时,极易被误诊为慢性炎症,难以进行准确的组织学诊断。

　　本单元两个病案初次就诊时均未表现出典型的症状或体征,首次活检为炎症,但抗感染治疗无效,且口腔内病损不能诊断为其他常见溃疡性疾病,故建议患者行二次活检,并结合全身尤其是鼻腔检查,最终经多科会诊明确诊断。因此,临床对该类疾病的诊断需尤其注意二次甚至多次活检的必要性,重视与病理科、耳鼻咽喉科、口腔外科等多科室间的紧密合作,也要注意与患者之间进行坦诚而又耐心的沟通,获得其对繁复诊断过程的理解与支持。

　　患者一般转入综合医院血液科或肿瘤科进一步治疗,多数采用放化疗综合治疗模式。预后不良,中位生存期 4.2 年,5 年存活率 46%,且原发于鼻外的 ENKTL 预后较差[7]。上述两位患者在确诊后即转入血液科行正规治疗,但均于 6 个月后去世。

参 考 文 献

1. Jaffe E S. The 2008 WHO classification of lymphomas:implications for clinical practice and translational research. Hematology Am Soc Hematol Educ Program,2009:523-531

2. Hong J,Park S,Baek H L,et al. Tumor cell nuclear diameter and CD30 expression as potential prognostic parameter in patients with extranodal NK/T-cell lymphoma,nasal type. Int J Clin Exp Pathol,2012,5(9):939-947

3. Yu W W,Hsieh P P,Chuang S S. Cutaneous EBV-positive gammadelta T-cell lymphoma vs. extranodal NK/T-cell lymphoma:a case report and literature review. J Cutan Pathol,2013,40(3):310-316

4. Pongpruttipan T,Sukpanichnant S,Assanasen T,et al. Extranodal NK/T-cell lymphoma,nasal type,includes cases of natural kil-

ler cell and alphabeta, gammadelta, and alphabeta/gammadelta T-cell origin: a comprehensive clinicopathologic and phenotypic study. Am J Surg Pathol, 2012, 36(4):481-499

5. Kawakami K, Ito R, Tono Y, et al. Orbital inflammatory lesion as an initial manifestation of systemic nasal type NK/T-cell lymphoma. J Clin Exp Hematop, 2012, 52(2):137-139

6. Meng W, Zhou Y, Zhang H, et al. Nasal-type NK/T-cell lymphoma with palatal ulcer as the earliest clinical manifestation: a case report with literature review. Pathol Oncol Res, 2010, 16(1):133-137

7. Li S, Feng X, Li T, et al. Extranodal NK/T-cell lymphoma, nasal type: a report of 73 cases at MD Anderson Cancer Center. Am J Surg Pathol, 2013, 37(1):14-23

第4单元　朗格汉斯细胞组织细胞增生症

病案106　朗格汉斯细胞组织细胞增生症
【述评】朗格汉斯细胞组织细胞增生症

病案 106　朗格汉斯细胞组织细胞增生症

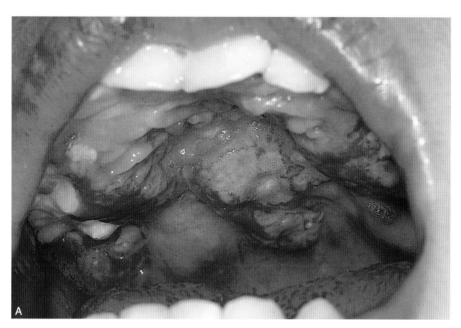

图 11-4-106　A.腭部中后份和双侧上后牙腭侧呈大面积膨隆状,表面凹凸不平,见多处大小不等溃疡面,被覆黄白色假膜

女性,1岁9月龄

主诉　上腭溃烂1个月。

病史　1个月前发现患儿上腭有黄豆大小"脓疱"样突起,于当地医院切开,有少量脓液及血液流出。之后切口一直未愈。自患病以来患儿体温正常,且进食睡眠等均未受影响。否认系统性疾病史及药物过敏史。

检查　腭部中后份及双上后牙腭侧呈大面积增生膨隆状,表面凹凸不平,见多处大小不等溃疡面,覆黄白色假膜(图 11-4-106A)。全口牙未查及松动,未扪及肿大淋巴结,未查及皮肤病损及外耳道病损。

初步诊断　腭部溃疡待诊

进一步检查

1. 血常规示白细胞 7.05×10^9/L ↓(正常值 $11 \times 10^9 \sim 12 \times 10^9$/L),单核细胞 18.2% ↑(正常值 3%~8%)。

2. 服用镇静药物睡眠后行颌面(上腭、上颌、下颌)CT 平扫,示颧骨及其上颌突和左侧眶板、左侧上颌骨骨质破坏,脂肪间隙模糊,考虑朗格汉斯细胞组织细胞增多症可能。

3. 全麻下行腭部病损活检,常规 HE 染色示腭黏膜下成片中等大小、核圆形或椭圆形细胞浸润,部分细胞有横沟,背景中有散在嗜酸性粒细胞及淋巴滤泡形成,未见多核巨细胞,倾向朗格汉斯细胞组织细胞增生症,建议行免疫组织化学染色。免疫组织化学染色示上述细胞为 CD1a(+)、酸性钙结合蛋白 S-100

(+)、朗格汉斯细胞标志物 Langerin(+)、CD68PGM1(-)、Ki67 阳性率约为 10%，结合以上改变，病理学诊断为朗格汉斯细胞组织细胞增生症。

修正诊断　朗格汉斯细胞组织细胞增生症

诊断依据

1. 患者为幼儿，腭部溃疡不具有其他疾病的特点。

2. CT 检查和病理学检查证实。

疾病管理

1. 药物治疗

复方氯己定溶液 300ml×1 支 sig. 1∶1稀释后局部清洗 t. i. d.

2. 转入综合医院血液科进一步检查和治疗。经长春新碱与泼尼松联合化疗后，腭部病损愈合（图 11-4-106B）。

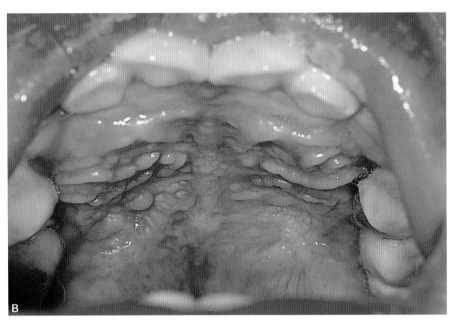

图 11-4-106（续）　B. 化疗后腭部黏膜溃疡病损愈合，膨隆状增生病损消退

【述评】朗格汉斯细胞组织细胞增生症

朗格汉斯细胞组织细胞增生症（langerhans cell histiocytosis，LCH）曾被称为组织细胞增生症 X（histiocytosis X），是一组可广泛侵犯多个系统和器官的肿瘤性疾病。以骨髓来源的朗格汉斯细胞重度或异常增生造成组织破坏为特征，且病损部位伴有不同数量的白细胞、嗜酸性细胞、中性粒细胞、浆细胞、多核巨细胞浸润。可累及骨、皮肤、黏膜和内部脏器。临床较为少见，每百万居民每年新发病案为 2~5 例。多发生于幼儿，男多于女[1-3]。

LCH 病因不明。可能与免疫功能失调有关，表现为组织细胞-巨噬细胞系统对不明抗原刺激的超敏反应[4,5]。在所有进展性 LCH 患者中，均发现有抑制性 T 细胞缺乏、自身抗体、对有丝分裂原的异常淋巴细胞性反应以及胸腺的结构性变化[6]。有学者认为 LCH 的光镜下特征和临床进程提示其具有炎症起源或与细菌感染有关[4,5]。也有研究者认为与病毒如人类疱疹病毒 6 型、EBV、单纯疱疹病毒等感染有关。朗格汉斯细胞在不同部位的聚集浸润使 LCH 患者的多系统损害呈现出不同的临床特征[7]。

该病分类方法较多，文献中最常见的是 Lichtenstein 根据病损首次出现的年龄和破坏情况将其分为三型，包括慢性局灶性 LCH 即嗜酸性肉芽肿（eosinophilic granuloma）、慢性播散性 LCH 即汉-许-克病（Hand-

Schüller-Christian disease）、急性或亚急性播散性 LCH 即莱特勒-西韦病（Letterer-Siwe disease）。后又增加了先天性网状组织细胞增生症（congenital reticulohistiocytosis）这一新类型[1-3]。

嗜酸性肉芽肿在三型中最为常见。表现为单一或偶尔在多处骨内出现单灶性或多灶性损害，以长骨和颅骨多见，下颌骨亦可受累。伴或不伴软组织损害，不伴系统性损害，可发生于任何年龄[3]。病损局部可有肿胀及疼痛，X 线片显示局限性骨质破坏，呈圆形或卵圆形，边缘清楚，无死骨形成。预后良好。

汉-许-克病见于儿童和年轻人，起病缓慢，多因颅骨肿块、牙松动脱落而就诊。骨组织被大量增生的朗格汉斯细胞和肉芽组织破坏。病变侵犯颅骨、硬脑膜及邻近骨组织，可累及颅底、蝶鞍及眼眶。增生的组织侵犯压迫神经垂体和下丘脑可引起尿崩症。病变累及眼眶可压迫眼球引起眼球突出。颅骨缺损、尿崩症和眼球突出是本病的三大特征。皮肤病变包括皮肤瘀点、紫癜、脂溢性皮炎样损害。可出现肺功能障碍，表现为呼吸急促、呼吸困难和发绀[3,8]。

莱特勒-西韦病多见于 3 岁以下幼儿，进展迅速，表现为多器官多系统损害，包括肝、肺、淋巴结、皮肤、骨和骨髓等，表现为湿疹、肝脾大、中耳炎、贫血、出血、淋巴结病和溶骨性破坏等。预后极差，可在数月内死亡。

先天性网状组织细胞增生症（Hashimoto-Pritzker 综合征）一般只侵犯皮肤和黏膜，表现为躯干、面部或头皮表面的黑色结节[9]。

对于本单元病案，根据目前的检查结果我们暂不能明确其类型。因为除病案中提到的检查外，还需肿瘤科医师会诊其全身症状与体征，综合意见后作出 LCH 分型诊断，用于判断预后。

口腔损害可能是 LCH 的最初表现，有时甚至是唯一损害[7]。LCH 口腔损害的发生率为 77%[6]，主要包括骨、黏膜和牙周损害。

骨损害最易累及颅骨和上下颌骨，通常同时累及。在 LCH 的三种类型中，下颌骨的损害最为常见。有研究发现损害多位于下颌骨后份和下颌支，若有多处损害则往往位于牙槽嵴，且在同一患者可出现不同类型的骨破坏[2]。孤立的骨内损害常出现于疾病初期，表现为圆形或椭圆形，位于牙槽嵴突以外，患者可有明显疼痛，面部肿胀，也可因偶然的 X 线检查发现。牙槽骨损害包括多发性牙槽骨损害、舀出形（scooped-out）牙槽骨损害、伴骨硬化的牙槽骨损害、伴新骨形成的牙槽骨损害。

口腔黏膜损害多表现为卵圆形或圆形的溃疡，有炎性发红的边缘，触痛。多位于颊黏膜和前庭沟，也有报道发生于硬腭。另有报道口腔黏膜损害表现为前牙区前庭沟的红白损害[10]。常伴有皮肤损害，包括典型的湿疹样皮疹或类似于脂溢性皮炎的表现，有时会出现皮下结节。因此，有必要早期对可疑患者行仔细的皮肤检查[11]。此外，还可伴有颈淋巴结肿大。

牙周损害因牙槽骨损害所致，表现为牙龈溃疡和牙龈炎、牙龈退缩、牙周袋形成和出血、牙松动脱落，可伴肿痛（图 85）。

LCH 的诊断需根据组织病理学检查，并结合临床表现、X 线检查和 CT。组织学表现为增生的细胞中等大小，界限不清，胞质透亮或嗜酸性，核卵圆形或不规则，常有切迹，可见特征性核沟，呈巢状、簇状或弥漫分布；常伴大量嗜酸性粒细胞、淋巴细胞、中性粒细胞及浆细胞浸润；免疫组织化学染色示 S-100 蛋白和/或 CD1a 阳性。

LCH 常有缓解期和复发期交替。疾病进程常不可预测且受多种因素影响，是否累及内脏（如肝、肺、骨髓等）是影响预后的重要因素，发病年龄低于 2 岁的患者死亡率可增至 50%，此外，当疾病波及多骨或软组织时预后更差。通常情况下，患者年龄愈小预后愈差[1,3]。

LCH 的治疗方法包括抗菌疗法、化疗、放疗、手术、促肾上腺皮质激素（ACTH）和糖皮质激素（全身应用或病损内应用）治疗。口腔黏膜和牙周损害的治疗包括去除牙石、根面刮治和平整、保持口腔清洁。全身治疗后口腔黏膜的溃疡性损害可能愈合。有报道采用曲安奈德局部注射于口腔黏膜溃疡性损害周围（每次 25mg，每 3 周注射 1 次，共 8 次）后溃疡愈合。也有报道局部放疗治疗 LCH 的口腔黏膜损害[9]。但由于该病为肿瘤性疾病，建议确诊后尽快转入血液科或肿瘤科治疗，口腔黏膜科仅予以对症辅助和配合治疗。

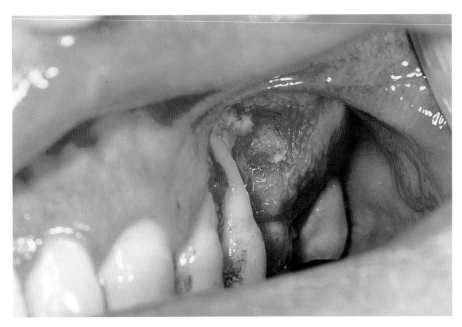

图 85 朗格汉斯细胞组织细胞增生症的牙龈萎缩和溃疡病损

参 考 文 献

1. Pacino G A,Serrat A,Redondo L M,et al. Langerhans cell histiocytosis:clinical diagnostic features and current concepts. Med Oral,1999,4(5):607-618

2. Dagenais M,Pharoah M J,Sikorski P A. The radiographic characteristics of histiocytosis X. A study of 29 cases that involve the jaws. Oral Surg Oral Med Oral Pathol,1992,74(2):230-236

3. Duncan W K,Post A C,McCoy B P. Eosinophilic granuloma. Oral Surg Oral Med Oral Pathol,1988,65(6):736-741

4. Hartman K S. Histiocytosis X:a review of 114 cases with oral involvement. Oral Surg Oral Med Oral Pathol,1980,49(1):38-54

5. Egeler R M,D'Angio G J. Langerhans cell histiocytosis. J Pediatr,1995,127(1):1-11

6. Hernández-Juyol M,Boj-Quesada J R,Gallego M S. Oral manifestations of Langerhans cell histiocytosis. Case study of a two-year-old boy. Med Oral,2003,8(1):19-25

7. Mínguez I,Mínguez J M,Bonet J,et al. Oral manifestations of chronic disseminated histiocytosis. A report of 10 cases. Med Oral,2004,9(2):152-154

8. Becelli R,Carboni A,Gianni C,et al. A rare condition of Hand-Schuller-Christian disease. J Craniofac Surg,2002,13(6):759-761

9. Milián MA,Bagán JV,Jiménez Y,et al. Langerhans' cell histiocytosis restricted to the oral mucosa. Oral Surg Oral Med Oral Pathol Oral Radiol Endod,2001,91(1):76-79

10. Madrigal-Martinez-Pereda C,Guerrero-Rodriguez V,Guisado-Moya B,et al. Langerhans cell histiocytosis:literature review and descriptive analysis of oral manifestations. Med Oral Patol Oral Cir Bucal,2009,14(5):E222-E228

11. Zhang K,Zeng H,Chen W Q. Clinical features and diagnosis of langerhans cell hyperplasia. Ai Zheng,2006,25(1):88-91

第 5 单元 淀粉样变

【述评】淀粉样变

病案 107 淀粉样变（巨舌、口腔黏膜黄白色颗粒病损）

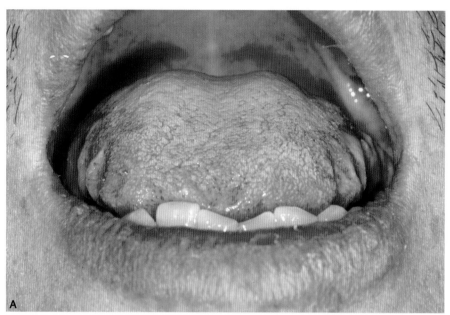

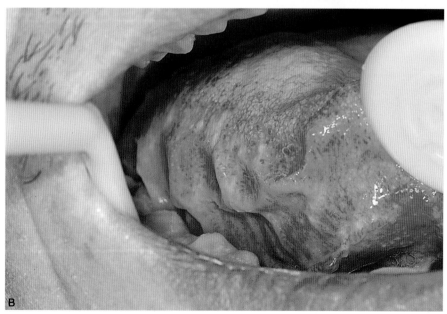

图 11-5-107 A. 舌体肿大，不能伸出至口外 B. 舌体边缘齿印明显，舌体不能伸出至口外

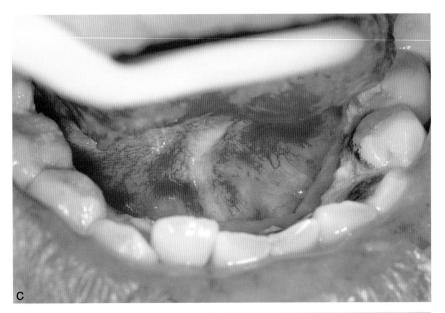

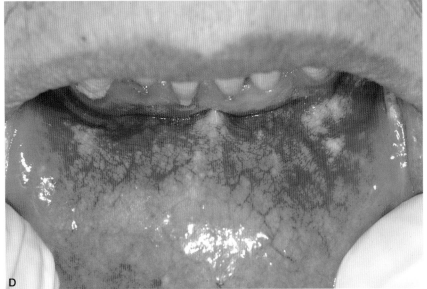

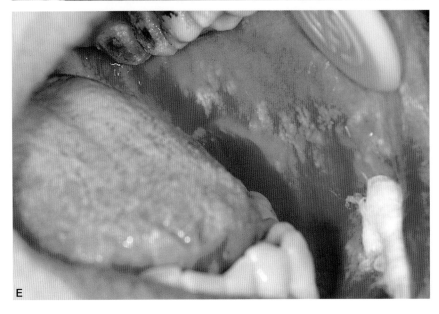

图 11-5-107（续） C.舌系带发白 D、E下唇内侧、左颊见散在黄白色颗粒样物质沉积于黏膜内

男性,48 岁

主诉 舌体运动受限 9 个月。

病史 9 个月前突感舌体运动受限,8 个月前曾于当地住院,舌部组织活检示纤维组织增生,诊断为"舌黏膜下纤维化"。住院期间查血常规示红细胞略低、肝功能、肾功能未见明显异常,小便常规示尿蛋白(-)。HIV 抗体(-),梅毒血清学检测 TPHA(+)、TRUST(-)。否认系统性疾病史及药物过敏史。否认嚼槟榔史。

检查 舌体运动重度受限,不能伸出至口外;舌体肿大,边缘齿痕明显,扪诊质硬,弹性差;舌系带发白,质韧;双侧舌缘、下唇内侧、双颊见散在黄白色颗粒样物质沉积于黏膜内(图 11-5-107),质较硬。

初步诊断 口腔黏膜淀粉样变?

进一步检查

1. 左颊颗粒样突起病损、舌部组织活检示符合淀粉样变,刚果红染色(+)。

2. 骨髓穿刺涂片 目前骨髓未见明显异常。

3. 骨髓穿刺组织病理诊断 三系细胞形态未见明显异常,目前骨髓造血细胞增生偏低下,未见淀粉样变;有一些浆细胞散在或灶性分布,需行免疫表型检测协助判断有无肿瘤浸润。

4. 免疫表型检测示浆细胞 CD138(+)、PC(+)、Ig(+)、Igλ(-),约占有核细胞的 20%,考虑为浆细胞瘤浸润。

5. 细胞免疫分型检验,未见明显克隆性 B 淋巴细胞或浆细胞。

6. 体液免疫及细胞免疫检查、胸片、腹部 B 超检查均未见明显异常。

诊断 口腔黏膜淀粉样变(浆细胞瘤相关?)

诊断依据

1. 舌体积增大,质地变硬。

2. 口腔黏膜表面黄白色颗粒样突起。

3. 口腔黏膜病损组织活检证实为淀粉样变。

4. 骨髓组织免疫表型检测提示为浆细胞瘤浸润。

疾病管理

1. 曲安奈德注射液与等量 2% 利多卡因混匀,于病损基底多点小剂量局部注射。

2. 转入血液科继续检查和治疗。

病案 108 淀粉样变(口腔黏膜广泛紫红色、蓝紫色疱样病损)

男性,65 岁

主诉 口内"起疱"伴舌体不灵活 1 年。

病史 1 年前,口内出现广泛"疱"样突起,伴舌体不灵活,稍有异物感,无明显疼痛。6 个月前开始加重。5 个月前,颌下区出现包块,无疼痛。1 年前,患者有"腰椎损伤"病史。患"胃溃疡和中度贫血"约 3 个月。否认其他系统疾病史及药物过敏史。

检查 唇、双颊黏膜见广泛的蓝紫色、紫红色和黄色的疱样突起,部分病损质地软、部分质地中等;舌体略肿大,活动度正常,舌背舌乳头萎缩,遍布紫红色或黄色疱样增生物,增生物表面光滑,质软,舌背还见数条较深沟纹,舌腹部见密集紫红色和黄白色颗粒样丘疹,质稍韧。下颌下区见 75mm×40mm×30mm 无痛性包块,边界不清,质地中等(图 11-5-108)。

初步诊断 口腔黏膜疱样突起物待诊;舌淀粉样变?

进一步检查

1. 血液检查示血细胞沉降率增高(48mm/h)、中度正细胞性贫血(血红蛋白 73.00g/L)。

2. 取舌部和颊部病损组织行活检,符合淀粉样变,刚果红染色(+)。

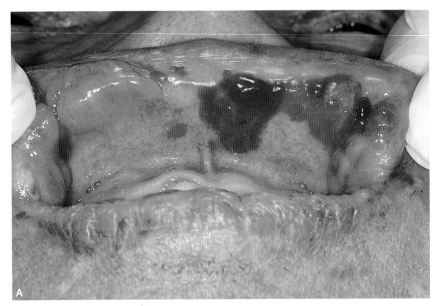

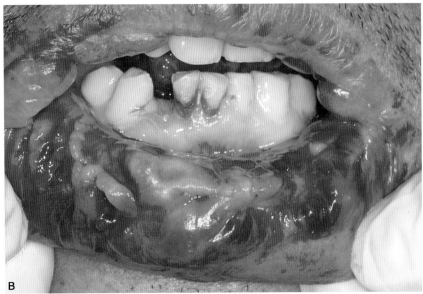

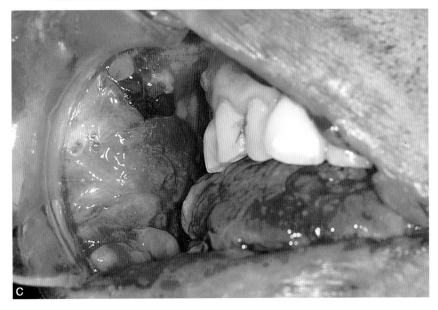

图 11-5-108　A. 上唇内侧黏膜见紫红色疱样突起　B、C 下唇内侧、右颊黏膜见广泛的紫红色、蓝紫色或黄色疱样突起

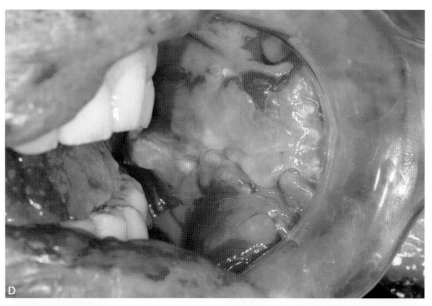

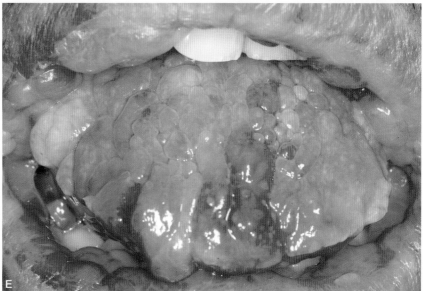

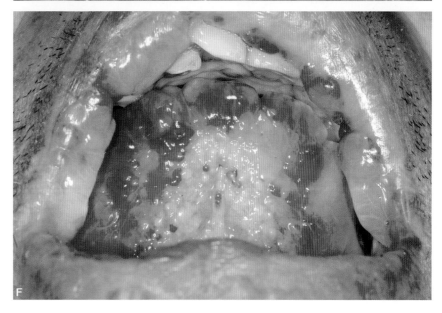

图 11-5-108（续）　D、E 左颊、舌背黏膜见广泛紫红色、蓝紫色或黄色疱样突起　F. 舌腹黏膜见密集紫红色或黄白色颗粒样丘疹

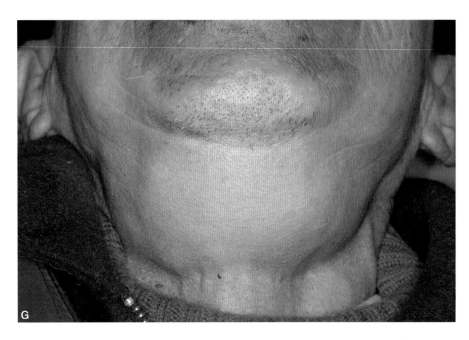

图 11-5-108(续)　G.下颌下区见包块,边界不清

3. 头颈部加强 CT 显示　在患者的颅骨(包括顶骨、枕骨和蝶骨)及下颌骨见溶骨性病损,并且颈椎骨密度不均一,提示多发性骨髓瘤? 转移瘤?

4. 体液免疫及细胞免疫检查、胸片、腹部 B 超检查均未见明显异常。

5. 建议患者行骨髓穿刺和血清、尿轻链蛋白检测,患者未及检查即因胃出血去世。

修正诊断　口腔黏膜淀粉样变(合并多发性骨髓瘤?)

诊断依据

1. 舌腹质地较硬,可见黄白色颗粒样丘疹。

2. 口腔病损活检证实为淀粉样变。

3. 下颌下区肿大。

4. 头颈部加强 CT 提示溶骨性病损可能系多发性骨髓瘤所致,其他检查未查及其他原发肿瘤。

5. 血常规检查示中度正细胞性贫血。

6. 血沉增高。

7. 胃出血。

【述评】淀粉样变

淀粉样变(amyloidosis)是由于淀粉样蛋白(amyloid)沉积在细胞外基质,累及包括肾脏、心脏、肝脏、皮肤、黏膜、外周神经、肺等全身多器官及组织,并造成其功能障碍的一组代谢紊乱性疾病[1]。当淀粉样蛋白沉积于口腔时,称为口腔淀粉样变(oral amyloidosis)。

淀粉样蛋白形成和沉积的确切机制尚不明确。作为一组疾病,虽然淀粉样蛋白的来源各异,但其均具有类似的、稳定的核心结构,即 β 片层结构(β pleated sheet)。一般认为,当可溶性前体蛋白(precursor protein)产生过量或结构异常时,经错误折叠,可聚集形成具有 β 片层结构的淀粉样原纤维,其与血清淀粉样 P 蛋白(serum amyloid P protein,SAP)及黏多糖(glycosaminoglycans)等成分共同沉积于细胞外间隙,形成不溶性的淀粉样蛋白[2]。

淀粉样变的分类主要根据形成淀粉样原纤维的前体蛋白类型不同,目前已发现 30 余种。各类型名称以 A 作为前缀代表淀粉样蛋白,后接前体蛋白类型的缩写。主要包括免疫球蛋白轻链淀粉样变(immunoglobulin light chain amyloidosis,AL)和淀粉样蛋白 A 淀粉样变(Amyloid Aamyloidosis,AA)两种类型,以及甲状腺素运载蛋白淀粉样变(transthyretin amyloidosis,ATTR)和 β2 微球蛋白淀粉样变(β2 microglobulin amyloidosis,Aβ2M)等。根据淀粉样物质产生部位和沉积部位的远近,又可分为系统性和局限性淀粉样变。淀粉样变绝大多数是系统性的,即淀粉样蛋白产生的部位远离其沉积部位,如单克隆免疫球蛋白轻链产生于骨髓,却沉积在心脏;或者遗传突变蛋白产生于肝脏,却沉积在肾脏。若淀粉样蛋白的产生部位即是沉积部位,称之为局限性淀粉样变,绝大多数局限性淀粉样变为 AL 型淀粉样变,即一些单克隆浆细胞在局部分泌单克隆免疫球蛋白轻链后,沉积于周围[3]。

AL 型的沉积物来源于不稳定的单克隆免疫球蛋白轻链(包括 λ 型或 κ 型轻链的可变区域或整条轻链),其中 λ 链多见,主要与克隆性浆细胞异常增殖(plasma cell dyscrasia)有关。AA 型与慢性炎症或感染相关,如炎性关节炎、肺结核、克罗恩病、家族性地中海热等,沉积物来源于炎症状态下产生的血清淀粉样蛋白 A(serum amyloid A,SAA)。ATTR 型的沉积物来源于甲状腺素运载蛋白(transthyretin,TTR),主要在肝脏合成,以可溶性四聚体形态参与转运甲状腺素和维生素 A,而其单体状态可形成淀粉样蛋白。野生型TTR 沉积可导致老年性系统性淀粉样变,发生机制不清;突变型 TTR 不稳定,易从四聚体解离为单体,折叠形成 β 片层结构沉积在多个组织器官,目前已知的 TTR 基因突变有 100 余种,表现为常染色体显性遗传方式,是遗传性淀粉样变中最常见的种类。Aβ2M 型又称透析相关性淀粉样变,β2 微球蛋白为 I 类主要组织相容性抗原的轻链,其氨基酸组成及构象与免疫球蛋白的轻链极为相似,经肾小球滤过被重吸收后降解,但其不能通过透析膜,长期做血液透析的肾衰患者血浆中 β2 微球蛋白增高并沉积为淀粉样原纤维。此外,还有 β 蛋白沉积所致的 Aβ 型,与阿尔茨海默病、Down 综合征有关,但其与神经功能障碍之间的关系不明[2,3]。

根据侵犯器官的不同,淀粉样变有多种临床表现。始发症状多不特异,如疲劳和体重下降,但随着疾病进展,逐渐出现受累器官的相应症状和体征。

系统性 AL 型多发生于中老年,最常累及肾脏和心脏。肾脏病变主要表现为大量蛋白尿或肾病综合征,多不伴血尿;心脏病变常表现为心力衰竭、心室增厚、N 末端脑钠肽前体(NT-proBNP)升高等。此外,还可见肝大伴碱性磷酸酶升高、体位性低血压、假性肠梗阻、腹泻与便秘、眶周紫癜、巨舌症、凝血因子 X 缺乏等[4]。

局限性 AL 型可累及几乎所有的组织器官,常见于气道(鼻咽部、喉、支气管)、肺部、眶周、膀胱、胃肠道、淋巴结和皮肤,造成相应的局部临床表现[3]。

头颈部淀粉样变主要表现为 AL 型,可累及头颈部任意位置,包括眶周(自发性眶周紫癜,图 86)、鼻窦、口腔、唾液腺、咽和喉。喉是头颈部淀粉样蛋白最常沉积的部位,常表现为声嘶[5]。淀粉样变累及口腔非常少见,巨舌症(macroglossia)是其典型的临床表现,常常提示系统性 AL 型淀粉样变,有时可为其首发表现。早期舌体尚软,活动不受限制,随淀粉样物质沉积,舌体逐渐肿大变硬、广泛而对称,舌缘见齿痕及结节状突起(图 87)。晚期舌体庞大而突出口外,口唇闭合困难,舌系带增厚僵硬、失去弹性,舌体活动受限,以致影响言语、进食和吞咽,仰卧时因舌后坠而发出鼾声。也可表现为口腔黏膜(主要是口底、牙龈、颊部,腭部非常少见)的微黄色结节或突起的白色病损,如本单元病案 107;或广泛的蓝紫色疱样突起[6],如本单元病案 108;或瘀斑、丘疹、溃疡等。双下颌下区、颏下区肿大变硬、边界不清。若淀粉样变累及唾液腺,则表现为口干症;累及脉管时,可表现为血管病变和出血。上述各种口腔表现均可能出现在系统性或局限性 AL 型淀粉样变中,对于鉴别系统性或局限性淀粉样变并无特异性[7]。口腔黏膜淀粉样变应注意与血管瘤和脉管畸形(图 88~图 90)进行鉴别。

AA 型最常累及肾脏,出现肾病综合征、肾衰等,还可出现肝脾大及胃肠道症状,心脏及周围神经受累罕见。

ATTR 型主要累及心脏和外周神经系统,肾脏损害罕见。野生型 ATTR 导致的老年性系统性淀粉样变,一般发生在 80 岁之后的老年人,通常心脏为唯一受累脏器,因此又被称为老年性心脏淀粉样变,常合并腕管综合征。感觉运动多神经病变为多数突变型 ATTR 患者的标志性神经性改变,也称为家族性淀粉样多发性神经病变(familial amyloidotic polyneuropathy,FAP)。突变型 ATTR 以心脏受累为主,轻微或无神

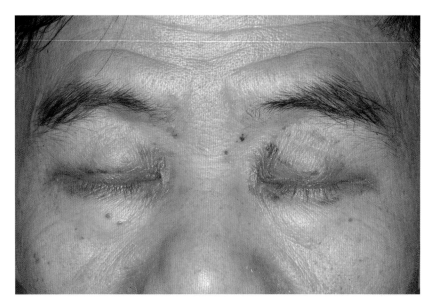

图 86 淀粉样变：眶周和眼睑紫癜

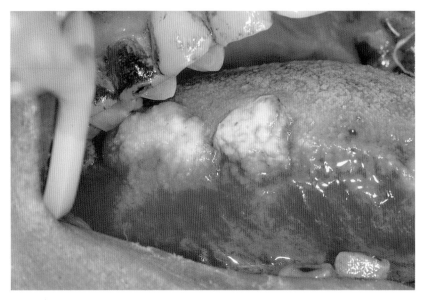

图 87 淀粉样变：舌部结节状病损

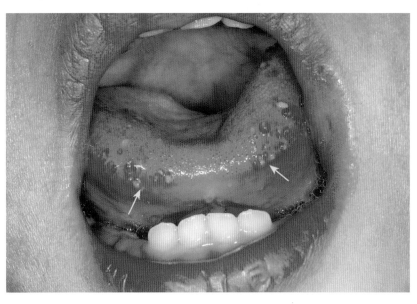

图 88 脉管畸形：舌缘前份（箭头示）

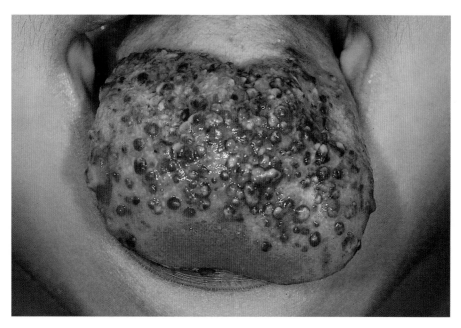

图89 脉管畸形:舌背前份

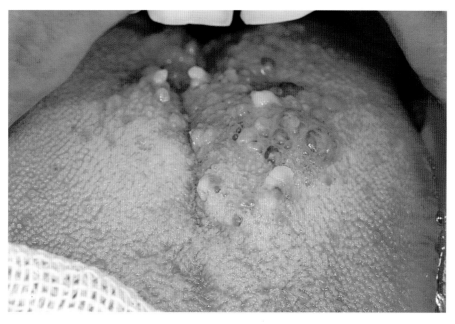

图90 脉管畸形:舌背后份

经疾病时,称为家族性淀粉样心肌病(familial amyloid cardiomyopathy,FAC)。玻璃体混浊可见于一些特殊TTR基因突变者。

　　Aβ2M型淀粉样蛋白主要沉积在关节、关节周围组织、骨,表现为关节炎、腕管综合征和骨囊性改变等。

　　淀粉样变的诊断需要组织活检。刚果红染色时淀粉样蛋白呈橙红色,在偏振光下呈现特异性的"苹果绿"双折光,是组织病理学的金标准。理想的活检部位应为阳性率高、易获得和创伤小。对于口腔淀粉样变,活检组织即为口腔病损部位。若无口腔病损,且受累器官不适合活检(如肾脏、心脏、肝脏和周围神经),也可选择易获取的组织(如腹部皮下脂肪、舌部、牙龈、小唾液腺、骨髓、直肠黏膜)进行活检,其中以腹部脂肪抽吸较为多用。多个易获取部位的组合活检可以提高诊断阳性率,但阴性也并不能排除淀粉样变的诊断。若上述多个易获取部位的活检均阴性，且临床上高度怀疑淀粉样变，则考虑行受累器官活检，包括肾脏活检、心脏活检、肝脏活检等[3,8]。

由于淀粉样蛋白的来源和性质不同，治疗手段和预后也截然不同。因此一旦诊断确立，准确鉴定淀粉样变类型至关重要，需综合分析患者的受累器官临床表型，是否患有相关潜在疾病，免疫组织化学或免疫荧光、质谱分析、基因检测结果等。

淀粉样变的各种临床表型对分型有一定的提示作用，受累器官评估包括心脏（心电图、超声心动图、心脏 MRI、NT-proBNP、肌钙蛋白）、肾脏（尿常规、肾功能、尿蛋白定量）、肝脏（肝功能）、软组织（查体）、神经系统（查体、神经传导、自主神经功能检测）等[1,3]。

绝大多数淀粉样变均为系统性，因此须对患者进行全面筛查评估以找寻相关的潜在疾病，如浆细胞病、慢性炎症等。这不仅有助于鉴定淀粉样变类型，对治疗和预后判断也有指导作用。筛查系统性 AL 型淀粉样变相关的免疫球蛋白轻链异常需要结合血清蛋白电泳（主要检测 M 蛋白，即浆细胞或 B 淋巴细胞单克隆异常增殖所产生的一种大量的异常的免疫球蛋白，其本质是一种免疫球蛋白或免疫球蛋白的片段）、血清和尿免疫固定电泳（主要检测轻链免疫球蛋白的类型和比例，系统性淀粉样变患者常表现为单一型轻链增多，即 κ 增多或 λ 增多。若 κ、λ 同时增多，可见于自身免疫性疾病、感染、肿瘤、急慢性肝炎、肝硬化等疾病）、本周蛋白（Bence-Jones protein，BJP）检测（检测尿中存在的游离的免疫球蛋白轻链，除可用尿免疫固定电泳进行检测外，还可采用加热沉淀法进行检测，但该法敏感度较低，也不能确定轻链的型别）等。

若血清蛋白电泳阴性，同时免疫球蛋白轻链比例（κ∶λ）正常（0.26～1.65），则基本可排除 AL 型淀粉样变。但若检查结果阳性也不能完全确诊为 AL 型淀粉样变，还需与单克隆丙种球蛋白病（monoclonalgammopathy of uncertain significance，MGUS）进行鉴别，该病在 50 岁以上人群中的发生率约为 3%。因此进一步还可采用骨髓穿刺和活检定量分析浆细胞含量[9]。

可导致 AA 型淀粉样变的炎症种类很多，如慢性炎性关节炎、慢性败血症、肺结核、家族性地中海热、克罗恩病、血管炎、支气管扩张、慢性骨髓炎、以及少数恶性肿瘤等，故应仔细询问相关病史。淀粉样变在出现临床表现之前，炎症常常已存在数年，也可能与炎症的严重程度和持续时间相关。因此若怀疑 AA 型淀粉样变，也需要一系列专科检查结果支持。此外，在少数 AA 型淀粉样变患者中，找不到确切的炎症证据[3]。

确立淀粉样变类型除上述受累器官评估和相关疾病筛查外，还需要组织学证据。对活检样本石蜡切片的免疫组化染色可采用抗 λ 型或 κ 型免疫球蛋白轻链抗体、抗 SAA 抗体、抗 TTR 抗体等鉴别蛋白类型，冰冻切片的免疫荧光结果更加可靠。若常规方法对分型有困难，质谱分析能够更加敏感和精确地进行鉴别；突变基因检测有助于鉴定遗传性淀粉样变类型[1,3]。淀粉样变简易诊断流程见图 91。

对于口腔淀粉样变，由于大多数来源于系统性 AL 型、少数为局限性 AL 型淀粉样变，因此口腔损害组织活检确诊为淀粉样变后，必须细致询问患者的临床表现，对心脏、肾脏等易受累器官进行仔细评估，同时对浆细胞异常增殖进行详尽筛查，并配合免疫组化、免疫荧光等技术确定分型。通过上述系列检查，若排除了系统性受累，方可确诊为局限性淀粉样变。

淀粉样变尚缺乏特效疗法。目前临床治疗的方法主要是通过干扰前体蛋白的产生，从而阻止淀粉样原纤维的形成和淀粉样物质的产生和沉积。对于系统性 AL 型淀粉样变的治疗，主要是对恶性单克隆浆细胞的清除，包括以硼替佐米、来那度胺、沙利度胺、马法兰为主的化疗，自体外周血造血干细胞移植，以及对于受累脏器的对症支持治疗。AA 型淀粉样变主要是治疗基础的炎症性或感染性疾病，通过抑制或减轻炎症或感染，降低 SAA 水平，如使用秋水仙碱治疗家族性地中海热，苯丁酸氮芥治疗类风湿关节炎。肝移植是有效抑制 TTR 合成的治疗手段，两种 TTR 四聚体稳定剂二氟尼柳（diflunisal）和氯苯唑酸（tafamidis）近年来也被证明可有效治疗 ATTR 型淀粉样变。对 Aβ2M 型淀粉样变患者进行肾移植后，β2 微球蛋白含量降低，骨关节症状可随之缓解[1,2]。

口腔局部以对症治疗为主，可试用曲安奈德混悬液 40mg 加等量 2% 利多卡因或注射用水混匀，于病损

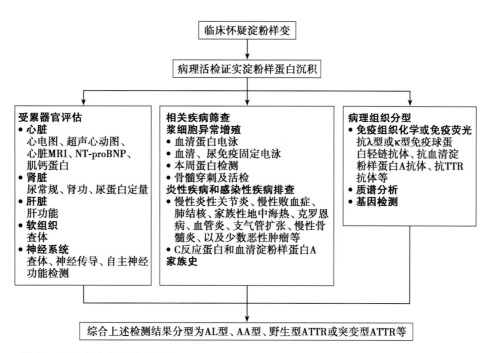

图 91　淀粉样变简易诊断流程

区局部注射。对于局限性淀粉样变,一般进行局部治疗,如手术或激光切除,无需系统性治疗。治疗后症状消失、功能损伤小,但易复发[7]。

系统性 AL 型淀粉样变预后较差,但随着化疗方案的改进,中位生存期已从 1~2 年延长至 5 年以上,器官累及范围和程度、是否累及心脏是影响预后的最重要因素。局限性 AL 淀粉样变预后良好,迄今尚无进展为系统性 AL 淀粉样变的报道[1,2]。AA 型淀粉样变预后主要受潜在疾病的影响。ATTR 型淀粉样变患者生存时间与基因突变类型和发病时间相关。

值得注意的是,AL 型淀粉样变与多发性骨髓瘤(multiplemyeloma,MM)这两种疾病虽然临床表现不同,但由于均起源于克隆性浆细胞,因此同属于浆细胞异常增殖性疾病。临床上应警惕 MM 合并 AL 型淀粉样变的可能(如本单元病案 108),约 10%~20% 的 AL 型淀粉样变患者可合并 MM,也有大约 10% 的 MM 患者可合并 AL 型淀粉样变。由于 MM 常伴有多发性溶骨性损害、高钙血症、贫血、肾脏损害,AL 型淀粉样变合并 MM 意味着预后更差[10-12]。若遇到可疑患者,应尽快请各专科会诊,以期尽快确诊。

口腔淀粉样变较为罕见,早期症状虽常不是很典型,易与其他疾病混淆,但由于其病损表浅、易于观察和活检,诊断相对不难。淀粉样变作为系统性疾病,口腔病损常常为其首发表现,在临床工作中,一旦口腔淀粉样变确诊后,更加重要的是鉴定淀粉样变类型、鉴别其为局限性还是系统性、是否有相关疾病,以及根据患者临床表现对其应进行的专科检查和治疗给出建议。因此提高对本病的认识、熟悉各种临床表现非常重要,对于口腔专科医师来说,详细地采集病史和认真的临床检查是正确诊断的第一步。笔者对上述问题的回答做了系统总结,以期对确诊淀粉样变后的鉴定分型、排查相关疾病提供思路,帮助患者规划排查路径,也提高医者自身对于口腔与全身疾病关系的认识[13]。

参 考 文 献

1. 中国系统性淀粉样变性协作组,国家肾脏疾病临床医学研究中心. 系统性轻链型淀粉样变性诊断和治疗指南. 中华医学杂志,2016,96(44):3540-3548

2. Khan M F,Falk R H. Amyloidosis. Postgrad Med J,2001,77(913):686-693

3. Mollee P,Renaut P,Gottlieb D,Goodman H. How to diagnose amyloidosis. Intern Med J,2014,44(1):7-17

4. Desport E,Bridoux F,Sirac C,et al. Al amyloidosis. Orphanet J Rare Dis,2012,7:54

5. Penner C R, Muller S. Head and neck amyloidosis:a clinicopathologic study of 15 cases. Oral Oncol,2006,42(4):421-429

6. Li Y,Liu N,Xu Y,et al. Widespread purple bulla-like masses of the oral mucosa. Oral Surg Oral Med Oral Pathol Oral Radiol, 2012,114(5):552-527

7. O'Reilly A,D'Souza A,Lust J,et al. Localized tongue amyloidosis:a single institutional case series. Otolaryngol Head Neck Surg,2013,149(2):240-244

8. 中国抗癌协会血液肿瘤专业委员会,中华医学会血液学分会白血病淋巴瘤学组. 原发性轻链型淀粉样变的诊断和治疗中国专家共识(2016 年版). 中华血液学杂志,2016,37(9):742-746

9. Gertz M A. Immunoglobulin light chain amyloidosis:2016 update on diagnosis,prognosis,and treatment. Am J Hematol,2016,91 (9):947-956

10. Landgren O,Rajkumar S V. New Developments in Diagnosis,Prognosis,and Assessment of Response in Multiple Myeloma. Clin Cancer Res,2016,22(22):5428-5433

11. Falk R H. AL amyloidosis or multiple myeloma? An important distinction. Br J Haematol,2014,164(5):748-749

12. Dinner S,Witteles W,Witteles R,et al. The prognostic value of diagnosing concurrent multiple myeloma in immunoglobulin light chain amyloidosis. Br J Haematol,2013,161(3):367-372

13. Deng J,Chen Q,Ji P,et al. Oral amyloidosis:A strategy to differentiate systemic amyloidosis involving the oral cavity and localized amyloidosis. Oral Dis,2019,25(3):670-675

第 6 单元 增殖性化脓性口炎

病案 109 增殖性化脓性口炎(尚未查及炎症性肠病)

【述评】增殖性化脓性口炎

病案 109 增殖性化脓性口炎(尚未查及炎症性肠病)

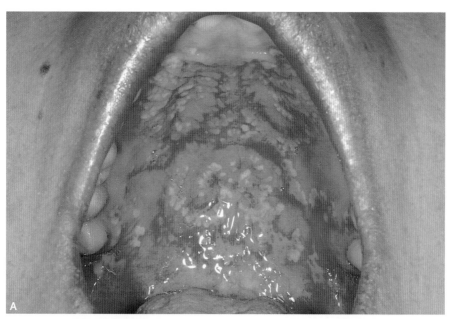

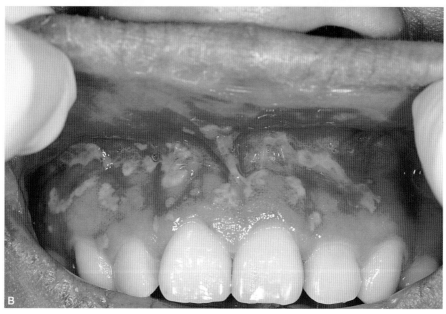

图 11-6-109 A、B 硬腭、牙龈黏膜均见大小不等浅糜烂面,糜烂面不规则,被覆黄色假膜,凸出于黏膜,似由小的增殖性脓疱融合形成,部分区域(尤其是硬腭)的糜烂病损呈蜗牛迹样

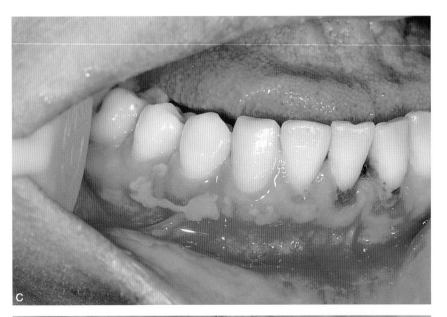

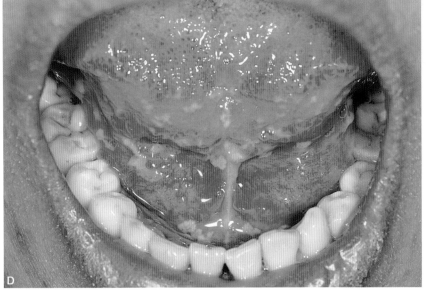

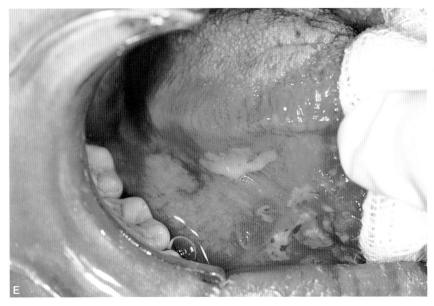

图 11-6-109(续)　C~E 牙龈、舌腹、口底黏膜均见大小不等浅糜烂面，糜烂面不规则，被覆黄色假膜，凸出于黏膜，似由小的增殖性脓疱融合形成

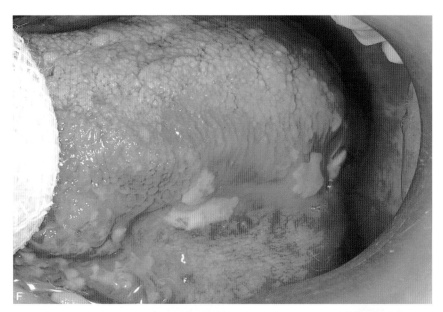

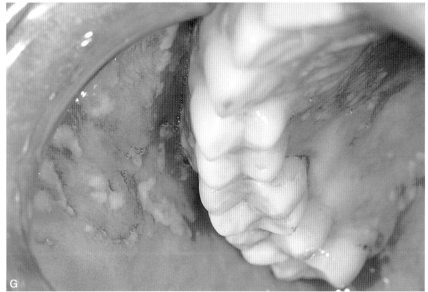

图 11-6-109(续) F~H 舌腹、双颊黏膜见大小不等浅糜烂面,糜烂面不规则,被覆黄色假膜,凸出于黏膜,似由小的增殖性脓疱融合形成

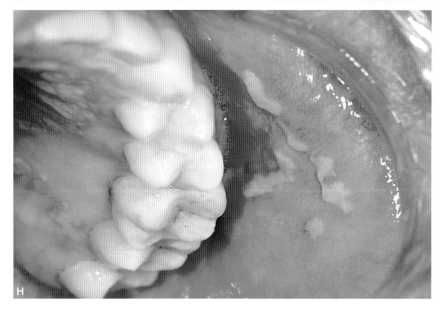

女性,34 岁

主诉 口腔黏膜反复"溃疡"2个月。

病史 2个月前开始口腔黏膜反复"溃疡",疼痛明显。外院以"沙利度胺、白芍总苷胶囊、康复新液、复方氯己定溶液及抗真菌药物"治疗,效果不佳。换服"醋酸泼尼松"每日20mg治疗,病情稍控制后逐渐减量。10天前于外院就诊,查血常规示嗜酸性粒细胞百分比0.152↑(正常值0.005~0.05),嗜酸性粒细胞绝对数1.4↑(正常值0.05~0.5)。免疫检查示抗中性粒细胞胞浆抗体ANCA(-),免疫球蛋白IgA 1.15↓(正常值1.45~3.45),IgM 0.44↓(正常值0.92~2.04),IgG 8.0↓(正常值10.13~15.13),C3 0.7↓(正常值0.79~1.17)。血沉、HPV、SLE 3项、风湿病组合检查项目均未见明显异常。并于该院行左舌腹活检,报告示黏膜局部溃疡形成,其余区域上皮内及上皮下可见嗜酸性粒细胞、淋巴细胞及浆细胞呈弥散式灶性浸润,其余炎性浸润见于肌层,符合嗜酸性肉芽肿。1周前开始服用泼尼松片每日5mg。饮食可,睡眠一般,二便正常,平素体质可。有"外阴白斑"及"阴道炎"10余年病史。否认药物过敏史。

检查 硬腭、牙龈、舌尖、舌腹、口底、双颊黏膜均见小不等浅糜烂面,糜烂面不规则,似由小的增殖性脓疱融合形成,部分区域尤其是硬腭的糜烂病损呈蜗牛迹样(图11-6-109A~H)。触痛(+),尼氏征(-)。舌背苔薄,见数条沟纹,基底完整。

初步诊断 口腔糜烂待诊(增殖性化脓性口炎?)

进一步检查

1. 四川大学华西医院病理科会诊患者于外院所行活检的病理组织块,报告示:左舌腹嗜酸性粒细胞为主的炎症细胞背景中散在卵圆形细胞。再发报告示:黏膜糜烂、溃疡形成,上皮内及上皮下见较多混合炎细胞浸润(嗜酸性粒细胞、中性粒细胞、淋巴细胞、浆细胞),其周围之鳞状上皮呈假上皮瘤样增生。请结合临床。免疫组织化学报告示:组织细胞CD68(PGM-1)(+)、S-100(-)、CD1a(-)、langerin(-);增生之鳞状上皮呈PCK(+)、EMA(+)、P63(+)、Ki-67(MIB-1)阳性率20%。

2. 复查血常规,结果示嗜酸性粒细胞百分比12.90%(正常值0.5~5),嗜酸性粒细胞绝对值1.20×10⁹/L(正常值0.02~0.5),余未见明显异常;C反应蛋白2.75;血沉分析10;输血5项(乙肝、丙肝、梅毒、HIV、丙氨酸转氨酶)检查均未见明显异常;血糖、肝功能、肾功能未见明显异常;小便常规示尿白细胞酯酶500(3+),尿蛋白0.5(1+),细菌2264↑(正常值<230)。彩超示肝、胆、胰、脾、双肾、输尿管、子宫未见明显异常。

3. 于口腔外科切取右颊糜烂病损及邻近外观正常组织行二次活检,病理科常规HE检查报告示右颊部送检黏膜上皮假上皮瘤样增生,局部糜烂,固有层纤维、血管增生伴淋巴细胞、中性粒细胞、嗜酸性粒细胞浸润,可见嗜酸性粒细胞和中性粒细胞形成的微脓肿。四川大学华西医院病理科DIF报告示右颊黏膜IgA(-),IgG(-),IgM(-),C3(-)。

4. 血清大疱性疾病特异性抗体ELISA检测,Dsg1、Dsg3、BP180均未见增高。

5. 肠镜检查见结肠多发息肉。

修正诊断 增殖性化脓性口炎(尚未查及炎症性肠病)

诊断依据

1. 口腔黏膜多发不规则糜烂,似由小脓疱融合形成,部分区域呈现典型的蜗牛迹样外观。

2. 外周血中嗜酸性粒细胞数量增多。

3. 颊黏膜组织病理显示黏膜上皮假上皮瘤样增生,可见嗜酸性粒细胞和中性粒细胞形成的微脓疡。DIF排除增殖型天疱疮等大疱性疾病。

疾病管理

1. 积极治疗肠道息肉。

2. 将外院所用醋酸泼尼松逐渐减量至停用。

3. 药物治疗

复方氯己定溶液 300ml×1支 sig. 含漱 . t. i. d.

地塞米松磷酸钠注射液 5mg×10支 sig. 1:50兑水稀释后含漱 . t. i. d.

碳酸氢钠液 250ml×1支,sig. 1:1兑水稀释后含漱 . t. i. d.

制霉菌素片 50万U×100片,sig. 每50万U碾细后兑入15ml纯净水中混匀,局部涂敷 . t. i. d.

4. 后续 2个月后复诊,口腔病损明显缓解(图11-6-109I~M)。

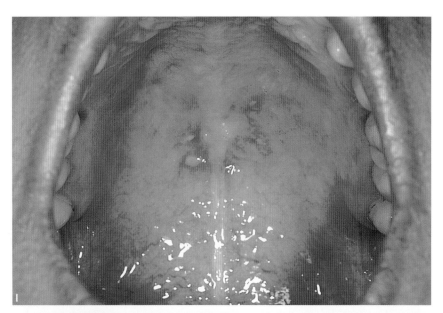

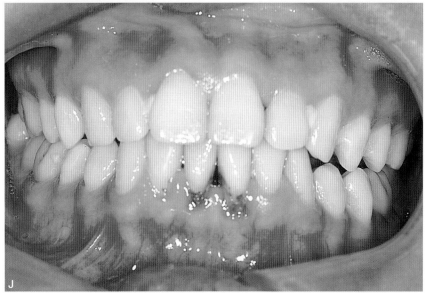

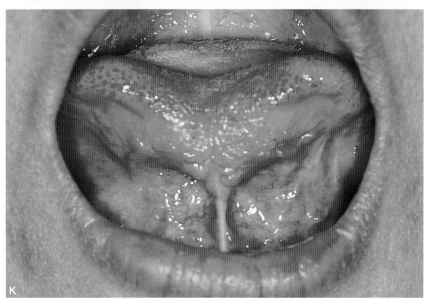

图 11-6-109（续） I~K 治疗后 2 个月复诊，硬腭、牙龈、舌腹、口底黏膜病损基本消退

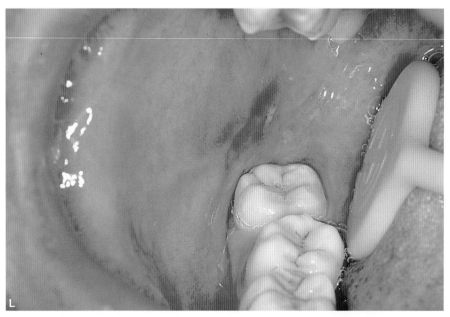

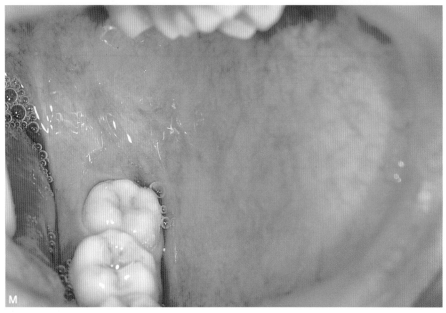

图 11-6-109(续)　L、M 治疗后 2 个月复诊,双颊黏膜病损消退

【述评】增殖性化脓性口炎

增殖性化脓性口炎(pyostomatitis vegetans,PSV)是一种罕见疾病,特征为充血口腔黏膜表面多发易碎的小脓疱样病损。部分患者伴有增殖性化脓性皮炎(pyodermatitis vegetans,PDV),表现为皮肤表面的疣状增生、脓疱性斑块,好发于间擦部位(皮肤褶皱部位,如腹股沟、腋下、乳房下)。PSV 和 PDV 均常与炎性肠病伴发。

PSV 的发病机制不明确[1]。有研究者推测 PSV 是肠道和口腔黏膜抗原之间的交叉反应[2]。另有研究发现 BP180 抗体可能与本病的发病机制相关[3],该研究中,在患者 PDV-PSV 发病期,通过酶联免疫吸附试验检测 BP180 抗体为阳性,在疾病缓解过程中 BP180 抗体慢慢转为阴性。还有学者发现在 PSV 病损组织中 IL-6、IL-8 和 TNF-α 同时过表达,推测 PSV 与促炎机制相关[4]。还有研究认为 PSV-PDV 是由于对一些尚未查明因素的异常免疫反应[5]。

PSV 可累及口腔内所有部位,多发于唇侧牙龈、颊黏膜、唇内侧黏膜、前庭沟和扁桃体,也可见于腭部尤其是硬腭黏膜,口底和舌少见。病损特点为口腔黏膜充血红肿,表面见多发粟粒性无菌性针尖样脓疱,部分脓疱可连续排列成线状,破溃后形成直径2~3mm的糜烂或浅溃疡,被覆黄白色假膜,高出黏膜表面,部分病损融合,形成典型蜗牛轨迹样外观。口腔黏膜还可见颗粒样的病损、赘生物或鹅卵石样外观。牙龈和牙槽嵴黏膜常出现微小的结节性增生。患者可能出现口腔疼痛及不适,可能会伴发热及下颌下淋巴结增大,压痛[5]。部分患者症状不明显。

除口腔黏膜外,PSV还可累及其他黏膜,如眼睑、结膜、肛周、会阴等。眼部黏膜表现为沿眼睑形成的脓疱,并可伴发睑缘炎和结膜炎[6]。肛周及会阴可表现为红色斑块结痂及增殖性红斑[7]。

PSV有时可伴有皮肤病损,表现为PDV。皮肤病损可累及任何部位,如头皮、躯干、四肢、脚趾等,好发于间擦部位。表现为不均匀的红斑性丘疹,并向外围扩展,形成大的瘤状生长斑块。可出现疼痛。

PSV和PDV的关系为:在口腔病损出现不久后或出现之前发生皮肤病损。McCarthy推测口腔病变是PDV在口腔中的表现[5]。两病有相同的组织学特征并都常伴发炎症性肠病(inflammatory bowel disease,IBD),有学者认为两病为同一种病。

PSV的伴发疾病主要为炎症性肠病。炎症性肠病主要包括溃疡性结肠炎(ulcerative colitis,UC)、局限性肠炎(segmental enteritis,SE),后者又称克罗恩病(Crohn's disease,CD)。约70%~78% PSV伴UC,约11% PSV伴CD。PSV是炎症性肠病的高度特异性标志,对PSV的正确诊断有助于炎症性肠病的诊断,所以对于疑似PSV的患者应建议进行肠道检查[5]。

炎症性肠病可先于口腔病变数年或数月,也可发生在口腔出现损害之后,肠道症状可能轻微至不被发现。肠道症状常表现为腹痛、腹泻、直肠出血、体重减轻和营养不良,有文献报道约1/3的炎症性肠病患者具有肠道以外表现[8]。根据病损的组织病理学特征是否有肉芽肿,将克罗恩病的肠外口腔表征分为了特异性损害和非特异性损害两类(表2)[9]。溃疡性结肠炎的肠外口腔表征主要是增殖性化脓性口炎(图92)和复发性阿弗他溃疡[10]。

表2 克罗恩病的肠外口腔表征

特异性损害	非特异性损害
黏膜赘生物	复发性阿弗他溃疡
鹅卵石样病损	增殖性化脓性口炎
膜龈炎(累及整个牙龈,可达膜龈联合处,表现为水肿、颗粒样增生,可伴有溃疡)	口角炎
口面部肉芽肿病(肉芽肿性唇炎,常伴有纵行裂隙)	舌炎
线状深溃疡(伴增生性皱褶)	顽固性下颌下淋巴结病

有研究者总结14例伴发溃疡性结肠炎的PSV病案中,1例还伴发胆管硬化症合并癌症、1例伴发胆管硬化症、1例伴发肝炎、1例合并胆管周围炎、1例伴发胰腺癌、1例伴发肝硬化、1例伴发溃疡性食管炎、1例伴发阻塞性黄疸;伴发克罗恩病的3例PSV病案中,1例伴发胆管硬化症、1例伴发慢性胰腺炎、1例伴发肝炎[1]。表明PSV与消化道疾病密切相关。

值得注意的是,有部分PSV病案并无伴发疾病。如Shah S等人报道1例只累及唇部黏膜的增殖性化脓性口炎[2],Nico MM等人报道1例只累及唇颊部黏膜的增殖性化脓性口炎,均并无伴随疾病[11]。文献指出此类患者尚不能判定在之后是否会发生炎症性肠病,也无法知晓对口腔病损的治疗(通常采用口服糖皮质激素)会否阻止炎症性肠病的发生。本单元病案109也仅有口腔病损,并无皮肤病损且并未查及炎症性肠病。

PSV的诊断除依据临床表现外,还需考虑下列诊断要点:外周血嗜酸性粒细胞增多,血沉增高;组织病理学特征表现为上皮棘层肥厚和角化过度,可出现假上皮瘤样增生;结缔组织中大量淋巴细胞、中性粒细胞和嗜酸性粒细胞浸润,形成微脓肿;历时较久的病损出现嗜酸性粒细胞浸润减少,无水疱、血管炎和肉芽

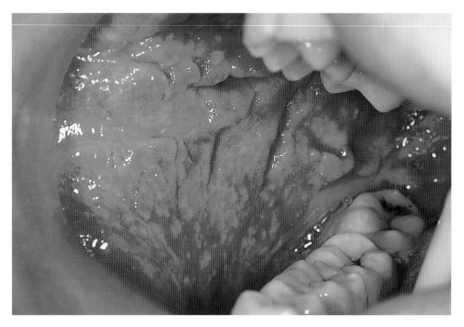

图 92 溃疡性结肠炎患者的肠外口腔表征:增殖性化脓性口炎,表现为多发粟粒性无菌性针尖样脓疱,并呈鹅卵石样外观

肿[12];常伴有炎症性肠病等。

很多文献将直接免疫荧光和间接免疫荧光检查阴性作为诊断 PSV 的依据之一。但也有部分 PSV 患者免疫荧光检查呈阳性。

对于部分 PSV 患者免疫荧光检查呈阳性的现象,不同研究者给出了不同解释:有研究者认为 PSV 与自身抗体之间存在某种潜在联系,有待进一步研究,并认为 IgG 和 C3 在基底膜沉积可能是一种表位扩散现象[13]。有人认为是因为很多病案并没有进行免疫荧光检查,加之 PSV 病案较少,导致对该病的特点和分类误解[14];另有作者认为增殖型天疱疮(分为 Neumann 型和 Hallopeau 型)、IgA 型天疱疮、PSV 等疾病临床表现的相似性,可能混淆了组织病理学和 DIF、IIF 的结果[11]。有人认为 DIF、IIF 的弱阳性不能排除 PSV,并可以根据 IgG 和 IgA 没有在表皮/上皮细胞间沉积排除增殖型天疱疮[3,6];且认为在某些情况下,基底膜出现的非典型免疫荧光,可能是对上皮损伤的反应,而不是病变本身的反应[5,6]。

PSV 病变组织脓液细菌培养为阴性。

PSV 需特别注意与增殖型天疱疮的鉴别。可通过组织病理和免疫荧光检查(直接和间接免疫荧光检查应显示为阳性)、血清大疱性疾病特异性抗体 ELISA 检测等进行鉴别。

PSV 治疗较为棘手,目前并无统一可靠的治疗方法。对于伴有肠道疾病的患者,PSV 的治疗首先应控制肠道疾病,尤其是控制炎症性肠病。炎症性肠病的治疗方法包括药物(如柳氮磺胺吡啶、5-氨基水杨酸、糖皮质激素、免疫抑制剂、美沙拉嗪等)治疗和手术切除治疗。

对于伴有炎症性肠病的 PSV,除少数仅用局部糖皮质激素制剂即可控制口腔病损外,多数研究者认为需口服中等剂量甚至大剂量的糖皮质激素。糖皮质激素通常可以较快(1~3 周)控制病情,但减量时容易反复。减量过程中,还需配合氨苯砜和免疫抑制剂等药物,以避免复发。

对于不伴有炎症性肠病的 PSV,有报道认为可仅用局部糖皮质激素制剂(如曲安奈德软膏)涂敷或者用倍他米松液进行口腔冲洗[15]。

为了降低临床上对 PSV 的误诊率,对疑似 PSV 的患者应建议进行肠道检查,如结肠镜和肠壁活检。并酌情做直接和间接免疫荧光检测以排除增殖型天疱疮的可能。值得注意的是,PSV 的口腔病变可不伴发皮肤病变,但是不伴有胃肠道疾病的很少见。本单元病案 109 患者目前检查就暂未查及炎症性肠病,应注意观察，密切随访。

参 考 文 献

1. 王红梅,乔树芳. 增殖性化脓性口炎. 国际口腔医学杂志,2013,6:826-828

2. Shah S,Cotliar J. Images in clinical medicine. Pyostomatitis vegetans. N Engl J Med,2013,368(20):1918

3. Stingeni L,Tramontana M,Bassotti G,et al. Pyodermatitis-pyostomatitis vegetans and antibullous pemphigoid antigen 180 autoantibodies:a casual association. Br J Dermatol,2015,172(3):811-813

4. Ficarra G,Baroni G,Massi D. Pyostomatitis vegetans:cellular immune profile and expression of IL-6,IL-8 and TNF-alpha. Head Neck Pathol,2010,4(1):1-9

5. Femiano F,Lanza A,Buonaiuto C,et al. Pyostomatitis vegetans:a review of the literature. Med Oral Patol Oral Cir Bucal,2009, 14(3):E114-E117

6. Dupuis E C,Haber R M,Robertson L H. Pyoblepharitis Vegetans in Association With Pyodermatitis-Pyostomatitis Vegetans:Expanding the Spectrum of a Rare,Multisystem Disorder. J Cutan Med Surg,2016,20(2):163-165

7. Mesquita K C,Costa I M. Case for diagnosis. An Bras Dermatol,2012,87(6):929-931

8. Greuter T,Bertoldo F,Rechner R,et al. Extraintestinal Manifestations of Pediatric Inflammatory Bowel Disease:Prevalence,Presentation,and Anti-TNF Treatment. J Pediatr Gastroenterol Nutr,2017,65(2):200-206

9. Troiano G,Dioguardi M,Giannatempo G,et al. Orofacial granulomatosis:clinical signs of different pathologies. Med Princ Pract, 2015,24(2):117-122

10. Katsanos K H,Torres J,Roda G,et al. Review article:non-malignant oral manifestations in inflammatory bowel diseases. Aliment Pharmacol Ther,2015,42(1):40-60

11. Nico M M,Hussein T P,Aoki V,et al. Pyostomatitis vegetans and its relation to inflammatory bowel disease,pyoderma gangrenosum,pyodermatitis vegetans,and pemphigus. J Oral Pathol Med,2012,41(8):584-588

12. Hegarty A M,Barrett A W,Scully C. Pyostomatitis vegetans. Clin Exp Dermatol,2004,29(1):1-7

13. Clark L G,Tolkachjov S N,Bridges A G,et al. Pyostomatitis vegetans(PSV)-pyodermatitis vegetans(PDV):A clinicopathologic study of 7 cases at a tertiary referral center. J Am Acad Dermatol,2016,75(3):578-584

14. Wolz M M,Camilleri M J,McEvoy M T,et al. Pemphigus vegetans variant of IgA pemphigus,a variant of IgA pemphigus and other autoimmune blistering disorders. Am J Dermatopathol,2013,35(3):e53-e56

15. Gonzalez-Moles M A,Gil-Montoya J A,Ruiz-Avila I,et al. Pyostomatitis vegetans:dramatic clinical response to clobetasol propionate treatment in aqueous solution. J Eur Acad Dermatol Venereol,2010,22(2):252-253

第 7 单元　恶性黑棘皮病和菜花状乳头瘤病

病案 110　恶性黑棘皮病和菜花状乳头瘤病
【述评】恶性黑棘皮病和菜花状乳头瘤病

病案 110　恶性黑棘皮病和菜花状乳头瘤病

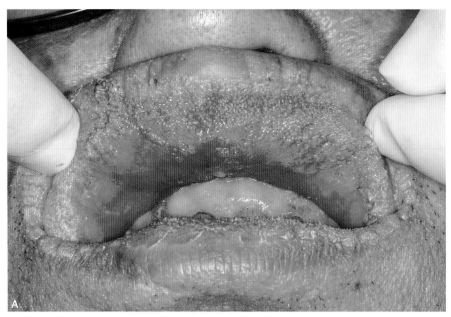

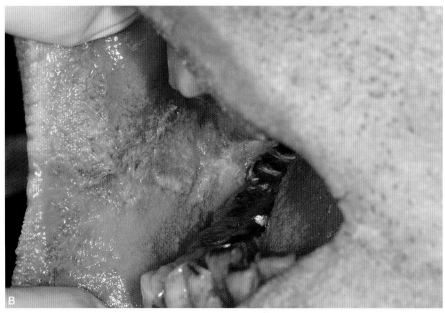

图 11-7-110　A、B 上唇内侧、右颊黏膜遍布白色绒毛状凸起

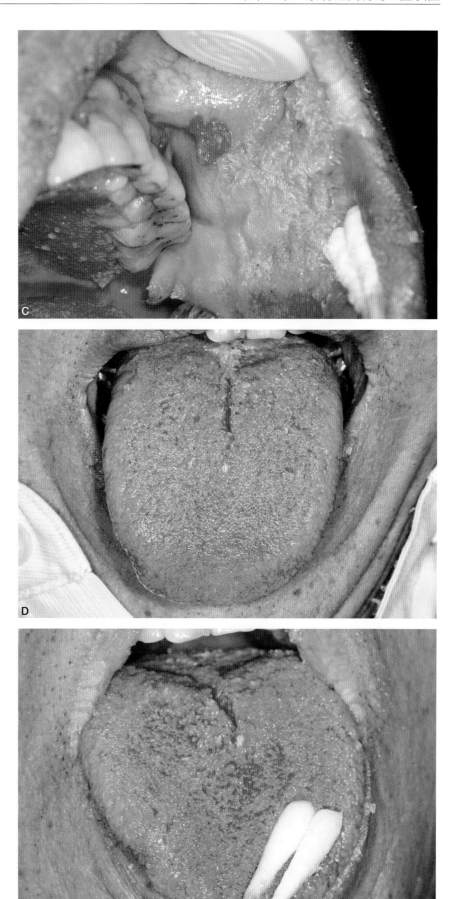

图 11-7-110(续) C.左颊黏膜遍布白色绒毛状凸起,还可见红色菜花样乳头瘤状增生物;D、E 舌背正常舌乳头结构消失,呈天鹅绒状改变

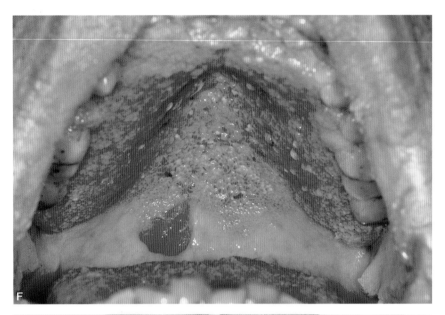

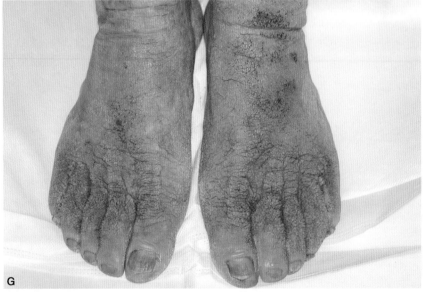

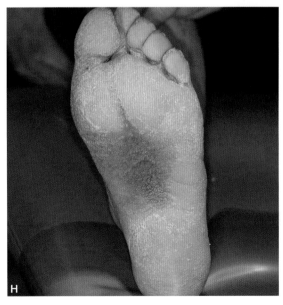

图 11-7-110（续）　F. 硬腭黏膜遍布红色绒毛状凸起，并可见红色菜花样乳头瘤状增生物　G. 足背皮肤见密集疣状增生，凸出于皮肤表面　H. 掌跖皮肤广泛角化过度

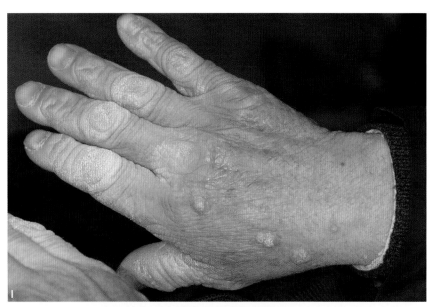

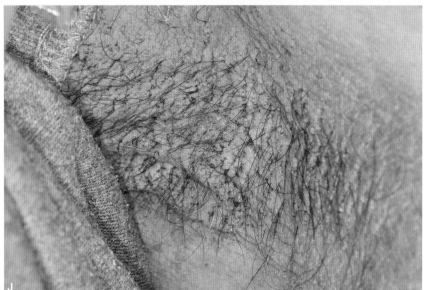

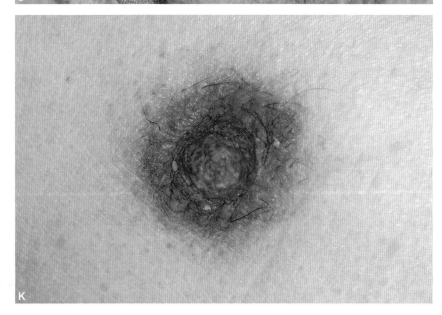

图 11-7-110(续)　I. 手背皮肤见密集疣状增生,凸出于皮肤表面　J. 腋窝皮肤呈灰棕色并有黑色色素沉着　K. 乳晕处皮肤见明显灰棕色和黑色色素沉着

男性,72 岁

主诉　口腔增生物 6 个月

病史　6 个月前无明显诱因口腔黏膜开始出现疣状赘生物,范围逐渐增大,蔓延成片波及全口黏膜,进食略疼痛,同时伴四肢皮肤增厚变色。3 个月前于当地医院行右颊黏膜活检示黏膜鳞状上皮乳头状增生,上皮下充血,水肿伴炎细胞浸润,符合黏膜白斑。于当地医院行血常规、血糖、肝功能、肾功能检查、梅毒血清学检查和 HIV 抗体检测均未见明显异常。否认系统性疾病史及药物过敏史。

检查

1. 口腔　上下唇内侧、双颊、硬腭黏膜大面积多发性生长茂盛的绒状或疣状突起物,布满黏膜表面,色泽正常,质软,似天鹅绒样;舌背正常,舌乳头结构消失,呈天鹅绒状改变;右颊前份及上腭后份见红色菜花样乳头瘤状增生物,无压痛(图 11-7-110A~F)。

2. 皮肤　面颈部、背部、腋窝、乳晕等处灰棕色或黑色色素沉着,增厚、粗糙呈疣状和小乳头状,触之似天鹅绒状。双上肢及足背皮肤可见密集疣状增生,凸出皮肤表面,掌跖皮肤广泛角化过度,扪之若毡(图 11-7-110G~K)。

初步诊断　口腔黏膜广泛增生性病损待诊(黑棘皮病?)

进一步检查

1. 切取右颊和舌背病损活检,示鳞状细胞乳头状增生。

2. 四川大学华西医院皮肤科会诊皮肤损害为黑棘皮病。

3. 胸部 CT 提示右肺上叶前后段片团及空洞影,右肺门及纵隔内淋巴结肿大。

4. 肿瘤标志物血清学检查示癌胚抗原 31.27ng/ml(正常值 0~5ng/ml),细胞角蛋白 19 片段 17.47ng/ml(正常值 0~5ng/ml)。

5. 进一步支气管镜检明确为低分化肺腺癌。

修正诊断　恶性黑棘皮病伴菜花样乳头瘤病(肺腺癌相关)

诊断依据

1. 口腔黏膜广泛的疣状增生及数个乳头瘤。

2. 四肢皮肤密集疣状增生,腋窝及乳晕色素沉着。

3. 检查证实有肺腺癌。

疾病管理

1. 药物治疗

复方氯己定溶液 300ml×1 支 sig. 含漱 t. i. d.

2. 转入综合医院肿瘤科进一步治疗。

【述评】恶性黑棘皮病和菜花状乳头瘤病

黑棘皮病(acanthosis nigricans,AN)是以皮肤角化过度、色素沉着及乳头瘤样增生为特征的一种少见的皮肤病。病因不明,可能与肿瘤、遗传、内分泌及药物等因素有关。可分为良性型、肥胖相关型(假性型)、综合征型(与糖尿病或自身免疫疾病相关,如红斑狼疮)、肢端型、单侧型、药物诱导型(皮质类固醇、烟酸、己烯雌酚、胰岛素等)、混合型以及恶性型(malignant AN)八种类型。大多数(80%)病案为非恶性型,一般具有可逆性[1,2]。良性型黑棘皮病发生于新生儿或幼儿期,有家族倾向,病损较轻。病程进展缓慢,青春期后保持稳定或消退。肥胖和药物相关型一般减轻体重,停用可疑药物后病变即可缓解或消失[3,4]。恶性型与肿瘤相关,常发生于中老年,主要与腹腔恶性肿瘤相关,肺部肿瘤少见。多数为腺癌,如胃腺癌、前列腺癌、乳腺癌等[5]。

黑棘皮病的皮肤损害多发生于皮肤皱褶部位,如颈部、腋窝、腹股沟、乳晕、脐窝等处,表现为患处皮肤有灰棕色或黑色色素沉着,表面干燥、粗糙,逐渐增厚成疣状、细小乳头状或绒毛状,亦可进展成疣状赘生物,天鹅绒状改变为其特征性的皮肤损害。可累及口腔黏膜,表现为黏膜上较细的皱褶,似天鹅绒状[3]。

菜花状乳头瘤病(florid cutaneous papillomatosis)以快速发生大量生长茂盛的疣状、乳头瘤状增生物为特点,可汇集成斑块状或疣状赘生物。临床上与病毒疣难以鉴别,但与病毒感染无关。主要发生于面部、躯干、四肢、眶周、黏膜皮肤交界处、唇部、口腔黏膜、结膜等[1,6],易发生于中老年腺癌患者,常见于胃腺癌[7]。有人认为它只是一种特殊类型的恶性黑棘皮病[6],或只是用来形容恶性黑棘皮病中繁茂的疣状增生物这一临床表现[1]。

恶性黑棘皮病和菜花状乳头瘤病均属于副肿瘤综合征[4]。副肿瘤综合征(paraneoplastic syndrome,PNS)是发生在某些恶性肿瘤患者体内,在未出现肿瘤转移的情况下即已产生能引起内分泌、神经、消化、造血、骨关节、肾脏及皮肤等远隔系统发生病变的物质。它并不是由肿瘤直接侵犯该组织或器官而产生的一组症状。副肿瘤综合征的病因和发病机制尚不清楚,目前认为免疫因素(尤其是自身免疫)是重要的发病因素之一。肿瘤抗原引起机体对肿瘤本身产生抗原抗体反应,产生大量的抗体,这些抗体可以与机体各系统内某些类似肿瘤抗原的正常成分产生交叉免疫反应,导致系统损伤或功能障碍[8]。

副肿瘤综合征所造成的远隔器官系统损害的出现时间常较肿瘤本身被发现的时间更早,其造成的皮肤黏膜损害可视为内脏恶性肿瘤的外部标志,因此它对恶性肿瘤的早期诊断具有重要意义。口腔临床医师接诊黏膜广泛疣状病损或多发性乳头瘤状病损的患者时,应予以高度重视,及时利用肿瘤标志物检查、CT或病理活检等有效方式排查潜在恶性疾病。

良性黑棘皮病一般不需治疗。皮肤损害引起美容缺陷者,可做美容手术。恶性黑棘皮病在切除肿瘤后,病损可减退,但复发常见。

参 考 文 献

1. Bottoni U,Dianzani C,Pranteda G,et al. Florid cutaneous and mucosal papillomatosis with acanthosis nigricans revealing a primary lung cancer. J Eur Acad Dermatol Venereol,2000,14(3):205-208

2. Yeh J S,Munn S E,Plunkett T A,et al. Coexistence of acanthosis nigricans and the sign of Leser-Trelat in a patient with gastric adenocarcinoma:a case report and literature review. J Am Acad Dermatol,2000,42(2 Pt 2):357-362

3. Tyler M T,Ficarra G,Silverman S Jr,et al. Malignant acanthosis nigricans with florid papillary oral lesions. Oral Surg Oral Med Oral Pathol Oral Radiol Endod,1996,81(4):445-449

4. Brinca A,Cardoso J C,Brites M M,et al. Florid cutaneous papillomatosis and acanthosis nigricans maligna revealing gastric adenocarcinoma. An Bras Dermatol,2011,86(3):573-577

5. Weger W,Ginter-Hanselmayer G,Hammer H F,et al. Florid cutaneous papillomatosis with acanthosis nigricans in a patient with carcinomas of the lung and prostate. J Am Acad Dermatol,2007,57(5):907-908

6. Csete B,Moezzi M,Lengyel Z,et al. Florid cutaneous papillomatosis leading to social exclusion. Br J Dermatol,2005,153(3):667-669

7. Janniger E J,Schwartz R A. Florid cutaneous papillomatosis. J Surg Oncol,2010,102(6):709-712

8. Koyama S,Ikeda K,Sato M,et al. Transforming growth factor-alpha (TGF alpha)-producing gastric carcinoma with acanthosis nigricans:an endocrine effect of TGF alpha in the pathogenesis of cutaneous paraneoplastic syndrome and epithelial hyperplasia of the esophagus. J Gastroenterol,1997,32(1):71-77

第 8 单元 局限性真皮发育不全综合征

病案 111 局限性真皮发育不全综合征

【述评】局限性真皮发育不全综合征

病案 111 局限性真皮发育不全综合征

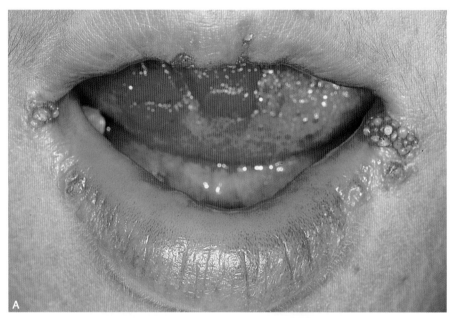

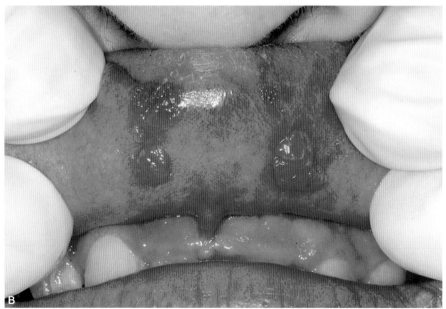

图 11-8-111 A、B 口角区、上唇内侧黏膜见数个乳头状突起,表面呈菜花状

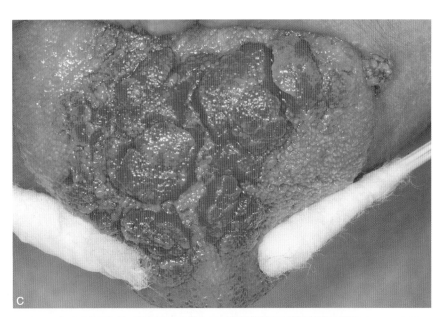

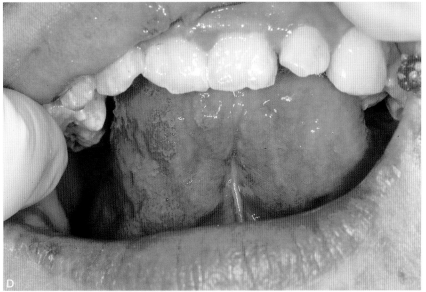

图 11-8-111（续） C. 舌背遍布
乳头状突起，质软，色红 D. 舌
腹黏膜见数个乳头状突起，表面
菜花状；多数牙唇颊面纵形沟
槽，釉质发育不全 E. 后牙咬
合面牙尖呈锥形突起

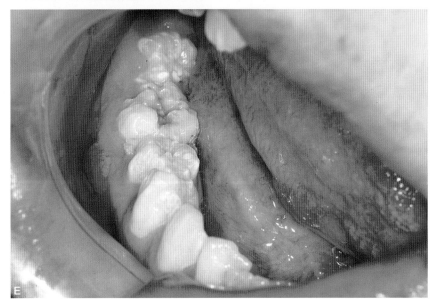

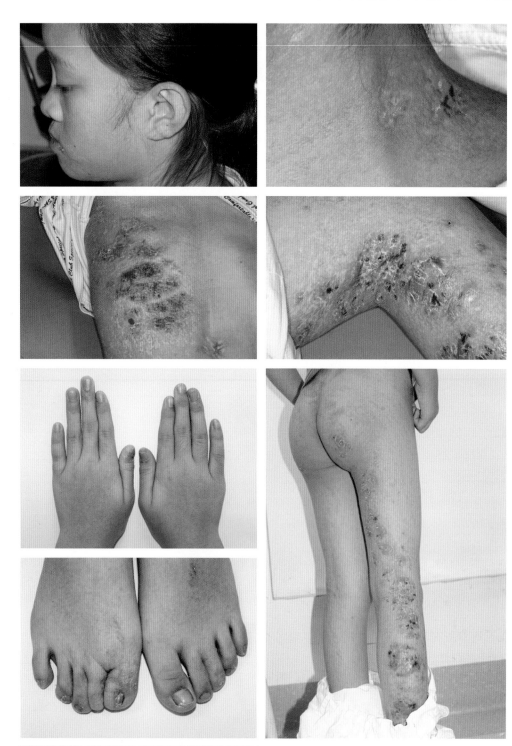

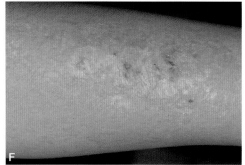

图 11-8-111（续）　F. 面中份发育不全；左侧颈部网状色素减退；右侧腹部皮肤大面积发红变薄区域，并见鸽子蛋大小红色结节；左手拇指指甲发育不良；右足趾各趾甲均发育不良；右足第二趾远端趾关节缺失，左足第三趾趾甲缺失；右下肢见红色皮损呈疝样突起，伴少许鳞屑和块状结痂

女性,12 岁

主诉　口腔多发性乳头状增生物 8 年余。

病史　8 余年前患者口角出现乳头状增生物,在外院行"激光切除术"。6 年前复发再行"激光切除术"。4 年前,患者舌部出现成片乳头状增生物,无自觉症状,未予特殊治疗和处理。3 年前,双侧口角乳头状增生物再次复发,并且右侧腹部皮肤发现乳头状增生物。另诉出生时即发现肩部、左侧腋下、手臂、右腹部等多处皮肤表层缺失,仅有极透明薄膜,因无自觉症状未进行特殊治疗和处理。否认其他系统疾病史、遗传史及药物过敏史。

检查

1. 口腔　舌背满布乳头状突起,色红,质软,无触痛,无出血和糜烂。口角及口腔前庭、牙槽骨、颊部等散在乳头状突起,表面呈菜花状,有蒂,无溃烂。切牙及磨牙釉质发育不全(图 11-8-111A～E),右下颌前磨牙及磨牙 X 线片示轻度牙槽骨吸收。

2. 皮肤　右侧腹部见 5cm×8cm 大面积皮肤变薄发红区域,并见鸽子蛋大小红色结节;右下肢可见红色皮肤损害呈疝样突起,触之柔软,伴少许鳞屑及块状结痂面;左侧颈部及左侧腋部可见网状色素减退。左手拇指指甲发育不良,右足趾各趾甲均发育不良,右足第二趾远端趾关节缺失,左足第三趾趾甲缺失(图 11-8-111F)。

3. 其他　智力正常。面中份发育不全,眼距增宽,脊柱略侧弯畸形。

初步诊断　口腔多发性乳头瘤(发育异常性疾病)?

进一步检查

1. 血常规、生化、腹部 B 超、输血前全套、大便常规、免疫全套均未见明显异常。

2. 分别夹取左口角区和舌背增生物少量组织行 HPV PCR 检测:乳头瘤病毒 6、11、16、18 阴性。

3. 左口角、舌背增生物活检病理报告均示乳头状瘤。

4. 右侧腹部皮肤结节状增生物活检病理报告示局限性真皮发育不全综合征的可能性较大。

5. 全口牙位曲面体层 X 线片示下颌骨 D4～D7 牙槽间隔骨质轻度吸收。

6. 心脏彩超示先天性肺动脉瓣狭窄(轻度)。双侧全下肢 X 线片示双侧髋臼密度增高,左侧髋关节间隙稍增宽。骨龄相当于 12.1 岁,与实际年龄基本一致。

修正诊断　局限性真皮发育不全综合征

诊断依据

1. 口腔表现为多发性乳头瘤,牙釉质发育不全。

2. 特征性的皮肤病损。

疾病管理　建议切除口角区乳头瘤及腹部增生明显的结节,密切观察,定期复查。

【述评】局限性真皮发育不全综合征

局限性真皮发育不全综合征(focal dermal hypoplasia,FDH),又称为 Goltz-Gorlin 综合征,可同时影响中胚层和外胚层发育而来的器官和系统,呈现出多个器官和系统病变,如皮肤、眼、骨骼和牙齿,患者约 90% 为女性[1,2]。目前研究发现其发病机制与定位于 Xp11.23 的 *PORCN*(porcupine homolog)基因突变有关[3]。多数病案均存在该基因的突变,Lombardia 为此建立了一个数据库,包含 *PORCN* 十二大基因重组的信息,使得可确定的 *PORCN* 基因突变类型达到 80 种[4]。

FDH 的常见临床表现包括:①皮肤黏膜病损,约 95% 的患者表现出皮肤病损[5]。其特征性的损害是沿 Blaschko 线分布的皮肤真皮发育不全。患者皮肤可表现出萎缩、色素沉着、脂肪疝。另外,可发生指

（趾）甲萎缩、秃头和乳头状瘤。出生时皮肤真皮发育不全的区域可呈透明，可逐渐形成瘢痕愈合。乳头状瘤可发生于身体的多个部位，如皮肤、口腔（舌、软腭）、口周、咽喉、食管、肛周、生殖器（阴道、阴唇）和眼（眼睑、结膜）等，甚至可导致相应的功能障碍[6]。②骨骼系统病变，通常表现多样且不对称。超过50%的患者发生肢端病损如并指（趾）、少指（趾）、屈指（趾）和手（足）裂。条纹状骨病（osteopathia striata）是另一种典型症状，X线检查长骨干骺端有助于诊断。③颅面部病损，患者可表现出特征性的尖下颌、鼻翼凹陷。④口腔病损，包括口腔黏膜病损和牙齿病变。前者主要表现为乳头状瘤，口腔各部位黏膜均可发生，往往是患者首先就诊于口腔科的原因。约20%的患者有牙齿的病变，可表现为釉质发育不全、小牙畸形、牙齿的萌出、位置和数目异常等[7-9]。⑤眼部病损，约15%的患者发生眼部病损。病情严重程度可从轻微的影响眼部美观到致盲，病变也常呈不对称性。最常见的病变为小眼畸形，还可表现为虹膜和视网膜缺损、无眼畸形、鼻泪管畸形或角膜畸形[10,11]。

FDH的少见临床病损发生率较低，但是可能造成危及生命的严重后果。这些病损包括：①消化系统病损，可表现为腹部疝气、膈疝等[12]。②泌尿系统病损，包括肾发育不全、肾异位、马蹄肾、肾盂扩张和输尿管分裂，甚至有肾脏缺失的报道等[13-15]。③神经和精神系统病损，最常见的病变为智力缺陷。最近有学者报道FDH患者还可并发大脑结构改变、脑积水和癫痫[16]。④心血管系统病损，可发生多种病变，包括室中隔缺损、肺动脉/肺静脉发育不全、肺动脉瓣狭窄、纵隔右移和心脏异位等[17]。⑤生殖系统病损，大多数发生于女性患者。最常见为双角子宫，其他可发生中隔状处女膜、无乳头畸形和乳腺发育不全[15,18]。

FDH可涉及多系统，且临床病变表现多样，容易诊断不及时或者误诊。目前，对于FDH的诊断尚无金标准。患者如果有典型的临床表现，例如：皮肤、骨骼、眼部和口腔的病变，可以临床诊断为FDH。对患者全面的评价有利于临床医师正确诊断，避免误诊漏诊并及时发现可能危及生命的并发症。

有一些疾病的临床表现与FDH相似，应注意鉴别：

痣样基底细胞癌综合征（nevoid basal cell carcinoma syndrome，Gorlin-Goltz syndrome）：是因 PTC（patched）基因突变而引起的遗传性疾病，可造成多种病变。临床症状包括多位点的基底细胞癌、下颌骨囊肿、手掌/足底凹陷、脊柱和肋骨畸形和大脑镰钙化[19]。这种疾病又被称为 Gorlin-Goltz 综合征，与FDH（Goltz-Gorlin syndrome）类似。为避免诊断上的误解，笔者建议使用疾病的全称来称呼这两种不同的疾病。

眼-脑-皮肤综合征（oculo-cerebro-cutaneous syndrome）：可累及皮肤、眼和中枢神经系统，临床表现与FDH类似。但是，这种先天性病变必须具有大脑的病变才可诊断[20]。

里格尔综合征（Rieger's syndrome）：是一种少见的常染色体显性遗传病。其临床表现包括典型的口腔、眼部和脐周的病变。基本的眼部病变为前房角发育不全。口腔系统异常可见面中份发育不全、乳恒切牙以及第二磨牙的缺失[21]。

MIDAS综合征：为小眼畸形（microphthalmia）、真皮发育不全（dermal aplasia）和巩角膜异常（sclerocornea）的首字母缩写。患者表现出线状红斑样皮肤发育不全，可累及下颌、颈部和头部。此症状可与小眼畸形、角膜混浊和眼窝囊肿同时发生。其他的临床表现有胼胝体发育不全、巩膜和角膜发育不全、脉络膜视网膜异常、脑积水、癫痫、智力缺陷和指（趾）甲异常。此病的某些临床表现与FDH重叠，但致病基因定位于Xp22.3，这与FDH不同[22]。

FDH目前尚无有效根治方法，因其可伴有多系统的病变，治疗主要是为改善患者受损系统的功能和美观。治疗方式包括重建手术和整形手术，多需要较长的治疗周期。皮肤病损的基本治疗方式是促进愈合和预防感染。有学者报道可使用激光来减轻患者瘙痒和红斑症状[23]，也见有报道使用光动力疗法治疗顽固性增生的组织[24]。严重的系统性病变需由专科医师进行治疗。口腔黏膜乳头状瘤损害多采用手术切除,但因其易复发,故建议仅对影响美观和功能的乳头状瘤进行切除。症状轻微者,一般可有正常寿命。但若累及重要脏器或症状较重,预后不佳。

参 考 文 献

1. GOLTZ R W,PETERSON W C,GORLIN R J,et al. Focal dermal hypoplasia. Arch Dermatol,1962,86:708-717

2. Lasocki A L,Stark Z,Orchard D. A case of mosaic Goltz syndrome(focal dermal hypoplasia)in a male patient. Australas J Dermatol,2011,52(1):48-51

3. Grzeschik K H,Bornholdt D,Oeffner F,et al. Deficiency of PORCN,a regulator of Wnt signaling,is associated with focal dermal hypoplasia. Nat Genet,2007,39(7):833-835

4. Lombardi M P,Bulk S,Celli J,et al. Mutation update for the PORCN gene. Hum Mutat,2011,32(7):723-728

5. Wang L,Jin X,Zhao X,et al. Focal dermal hypoplasia:updates. Oral Dis,2014,20(1):17-24

6. Quain R D,Militello G,Junkins-Hopkins J,et al. Erythematous atrophic macules and papules following the lines of Blaschko. Focal dermal hypoplasia(FDH),or Goltz syndrome. Arch Dermatol,2007,143(1):109-114

7. Baxter AM,Shaw MJ,Warren K. Dental and oral lesions in two patients with focal dermal hypoplasia(Goltz syndrome). Br Dent J,2000,189(10):550-553

8. Balmer R,Cameron A C,Adès L,et al. Enamel defects and Lyonization in focal dermal hypoplasia. Oral Surg Oral Med Oral Pathol Oral Radiol Endod,2004,98(6):686-691

9. Seoane J,Gibson R L,Almagro M,et al. Oral manifestations associated with focal dermal hypoplasia. Dermatology,2009,219(4):368-370

10. Marcus D M,Shore J W,Albert D M. Anophthalmia in the focal dermal hypoplasia syndrome. Arch Ophthalmol,1990,108(1):96-100

11. Prenner J L,Ciaccia S,Capone A Jr,et al. Retinal detachment in focal dermal hypoplasia. Eur J Ophthalmol,2004,14(2):166-168

12. Bhatia A M,Clericuzio C L,Musemeche C A. Congenital ventral hernia in association with focal dermal hypoplasia. Pediatr Dermatol,1995,12(4):336-339

13. Han X Y,Wu S S,Conway D H,et al. Truncus arteriosus and other lethal internal anomalies in Goltz syndrome. Am J Med Genet,2000,90(1):45-48

14. Suskan E,Kürkçüoğlu N,Uluoğlu O. Focal dermal hypoplasia(Goltz syndrome)with horseshoe kidney abnormality. Pediatr Dermatol,1990,7(4):283-286

15. Lopez-Porras R F,Arroyo C,Soto-Vega E. Focal dermal hypoplasia with uterus bicornis and renal ectopia:case report andreview of the literature. Case Rep Dermatol,2011,3(2):158-163

16. Kanemura H,Hatakeyama K,Sugita K,et al. Epilepsy in a patient with focal dermal hypoplasia. Pediatr Neurol,2011,44(2):135-138

17. Smigiel R,Jakubiak A,Lombardi M P,et al. Co-occurrence of severe Goltz-Gorlin syndrome and pentalogy of Cantrell-Casereport and review of the literature. Am J Med Genet A,2011,155A(5):1102-1105

18. Reddy J,Laufer M R. Congenital anomalies of the female reproductive tract in a patient with Goltz syndrome. J Pediatr Adolesc Gynecol,2009,22(4):e71-e72

19. Kimonis V E,Goldstein A M,Pastakia B,et al. Clinical manifestations in 105 persons with nevoid basal cell carcinoma syndrome. Am J Med Genet,1997,69(3):299-308

20. Bleeker-Wagemakers L M,Hamel B C,Hennekam R C,et al. Oculocerebrocutaneous syndrome. J Med Genet,1990,27(1):69-70

21. Prabhu N T,John R,Munshi A K. Rieger's syndrome:a case report. Quintessence Int,1997,28(11):749-752

22. Happle R,Daniëls O,Koopman R J. MIDAS syndrome(microphthalmia,dermal aplasia,and sclerocornea):an X-linked pheno-

type distinct from Goltz syndrome. Am J Med Genet,1993,47(5):710-713

23. Alster T S,Wilson F. Focal dermal hypoplasia (Goltz's syndrome). Treatment of cutaneous lesions with the 585-nm flashlamp-pumped pulsed dye laser. Arch Dermatol,1995,131(2):143-144

24. Liu J,Hsu P T,Vanderwielen B A,et al. Treatment of Recalcitrant Excessive Granulation Tissue with Photodynamic Therapy in an Eight-Year-Old Patient with Focal Dermal Hypoplasia Syndrome. Pediatr Dermatol,2012,29(3):324-326

第 9 单元　先天性角化不良

病案 112　先天性角化不良
【述评】先天性角化不良

病案 112 ┃ 先天性角化不良

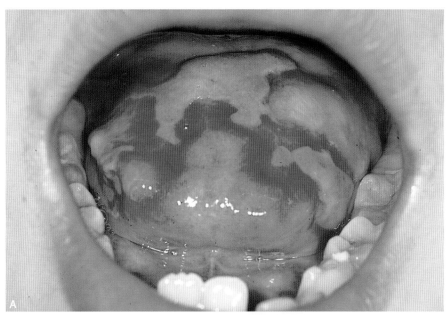

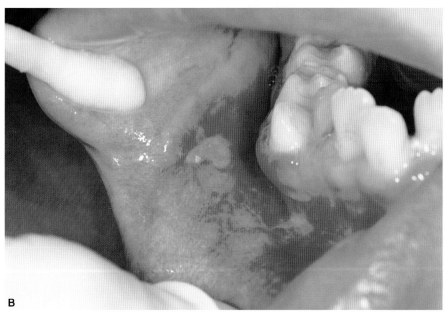

图 11-9-112　A.舌背丝状乳头萎缩,舌背前份见大面积不规则糜烂面,上覆黄白色假膜,周缘充血明显伴肿胀　　B.右颊下份近口角处见少许细条样白纹,近口角处黏膜还伴有少许糜烂

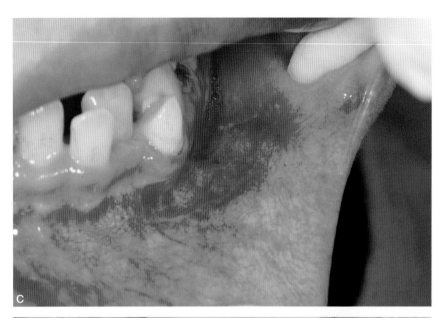

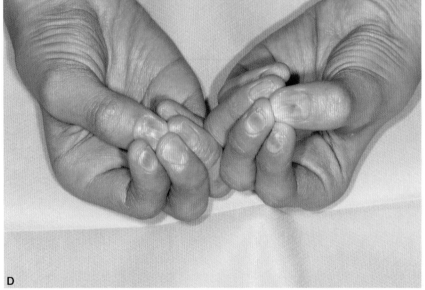

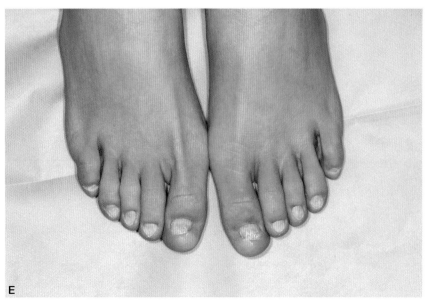

图 11-9-112（续） C. 左颊下份近口角处见少许细条样白纹 D、E 双侧指、趾甲薄脆、大部分见纵嵴

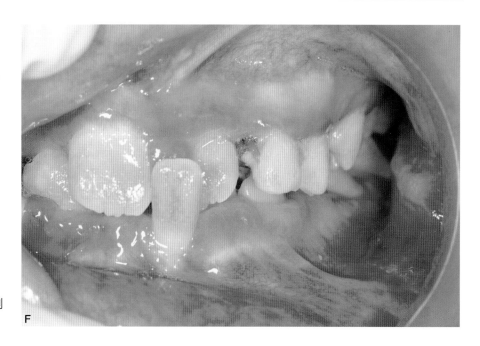

图 11-9-112（续） F. 牙列
不齐

男性，8 岁

主诉 "地图舌" 3 年。

病史 家长诉患儿 3 年前出现 "地图舌"，平时及进食时无疼痛不适，现口内无自觉不适症状。1 年前始发现患儿指（趾）甲薄脆、不光滑。平素体质佳，智力发育无异常。睡眠饮食欠佳，二便正常。两天前于外院查血常规示红细胞 2.78↓（正常值 3.82×10⁹/L～5.5×10⁹/L），白细胞 3.5↓（正常值 3.6×10⁹/L～9.7×10⁹/L），血小板 70↓（正常值 100×10⁹/L～450×10⁹/L），血红蛋白 90↓（正常值 110g/L～146g/L），红细胞平均体积 95.7↑（正常值 76fl～90fl），血细胞比容 26.6↓（正常值 33.2～42.8），红细胞体积分布宽度-SD 52.5↑（正常值 32.6～46.6），血小板比容 0.09↓（正常值 0.142～0.378）。否认家族史。否认系统性疾病史及药物过敏史。

检查 舌背丝状乳头萎缩，舌背前份见大面积不规则糜烂面，上覆黄白色假膜，周缘充血明显伴肿胀；双颊下份近口角处、舌系带及双舌腹近口底处黏膜见少许细条样白纹，右颊下份近口角处黏膜还伴有少许糜烂；余口内黏膜未见明显异常。全口牙龈未见增生，牙列不齐，下颌尖牙区反殆。头颅无畸形，全身皮肤无皮疹、出血点及色素沉着；毛发无明显异常；双侧指、趾甲薄脆、大部分见纵嵴（图 11-9-112）。

初步诊断 舌部糜烂待诊（血液系统疾病口腔表征？）

进一步检查

1. 血常规示红细胞 3.05↓（正常值 3.82×10⁹/L～5.5×10⁹/L），血小板 81↓（正常值 100×10⁹/L～450×10⁹/L），血红蛋白 102↓（正常值 110g/L～146g/L），血细胞比容 29.8↓（正常值 33.2～42.8）。肝功能、肾功能未见明显异常。

2. 骨髓穿刺活检示粒细胞与有核红细胞比例倒置，产血小板型巨核细胞 4/30，血小板可见。病理报告示（骨髓）部分为骨皮质，在脂肪背景上见少数粒细胞，红细胞散在分布，巨核细胞未查见，网状纤维不增加。骨髓造血细胞增生极低下，三系细胞均低，符合再生障碍性贫血骨髓象。

3. 于血液科给予再障药物及口腔局部治疗，定期复诊。3 个月后，口内黏膜无明显好转，且多次复查全血图仍显示外周血象异常，考虑进一步排查全身原因。

4. 抽血检测大疱性疾病特异性抗体报告示抗 BP180、抗 Dsg1、抗 Dsg3 抗体均未见增高。

5. 再障病情控制后住院切取糜烂及周缘外观正常的黏膜行组织活检病理及直接免疫荧光检查。HE 染色示送检黏膜慢性炎症，局部黏膜上皮剥脱，上皮下疱形成，固有层淋巴细胞、浆细胞密集浸润，小血管周围炎。DIF 示 IgA、IgG、IgM、C3 均阴性。

6. 胸部 X 线片示双肺纹理稍增多、模糊,余心膈未见明显异常。

7. 腹部 B 超示肝脏、胆囊、胰腺、脾脏未见明显异常。

8. 于血液病科住院治疗期间,医师发现患儿皮肤逐渐出现色素沉着,结合其口腔和再生障碍性贫血病情,建议行遗传性血液系统疾病基因筛查。验证报告示 *DKC1* 位点纯合改变(ChrX,exon1:c. C5T,p. A2V);患儿母亲行基因筛查,同样存在 *DKC1* 位点突变;患儿年少 5 岁的健康胞姐 *DCK1* 位点正常。

修正诊断　先天性角化不良

诊断依据

1. 童年发病,男性。

2. 口腔黏膜经久不愈的糜烂伴白色斑纹、牙列不齐、指(趾)甲异常、皮肤色素沉着。

3. 骨髓涂片及活检符合再生障碍性贫血(骨髓衰竭)。

4. *DKC1* 基因位点突变。

疾病管理

1. 口腔局部药物治疗(复方氯己定含漱液或碳酸氢钠液 1∶1 稀释后漱口)。

2. 血液科科行同胞异基因造血干细胞移植。移植后未出现急性移植物抗宿主反应。术后 2 个月,口内黏膜糜烂暂无明显改善。现仍在随访中。

【述评】先天性角化不良

先天性角化不良(dyskeratosis congenita,DC)又称 Zinsser-Cole-Engman 综合征[1],是由端粒维持相关基因缺陷所致的先天性外胚层及中胚层发育不良综合征,属累及多系统的遗传性疾病,主要累及更新速度较快的组织,如上皮、黏膜及骨髓组织等。患病率为 $1/10^6$ 万,男女比例 13∶1。典型临床表现为口腔黏膜白斑、皮肤网状色素沉着、指(趾)甲发育不良三联征,常可伴有生长发育迟滞、毛发稀疏、溢泪、溢出性视网膜炎、口腔溃疡、牙齿缺失、骨骼畸形、骨质疏松、掌跖多汗及泌尿生殖系统发育不良等[2],多数患者随着病程演进,可出现骨髓造血衰竭、肺纤维化和恶性肿瘤。DC 患者骨髓衰竭(BMF)、骨髓增生异常综合征(MDS)、急性髓系白血病(AML)、肺纤维化和实体瘤的患病风险较正常人群高,是导致患者死亡的主要原因[3]。

DC 是一种遗传性短端粒综合征。端粒维持与人体生命事件密切相关,包括衰老和肿瘤倾向[4],因此 DC 越来越受到关注。DC 患者存在过早的端粒缩短和复制老化,导致细胞早衰和组织损伤。人类细胞端粒缺陷是 DNA 损伤的独特形式,这种损伤的修复极其有限,病理状态下端粒异常变短可导致细胞过早衰老、死亡或绕过衰老途径继续分裂,导致再生障碍性贫血(是一组由多种病因所致的骨髓造血功能衰竭性综合征,先天性角化不良为其发病相关遗传因素之一)、骨髓衰竭、肺纤维化、肝疾病、肿瘤形成等。正常人细胞中端粒酶活性较低,80%~90% 的人肿瘤细胞中端粒酶高表达[5],因此端粒酶异常与 DC 患者癌变倾向性有关。端粒长度的检测方法有 3 种[6]:Southern 印迹杂交法(southern blot)、实时聚合酶链反应(real-time PCR)、流式荧光原位杂交(flow-FISH),其中流式荧光原位杂交方法的灵敏度和特异度均较好。研究显示,检测淋巴细胞及其亚类端粒长度对区分 DC 患者和患者亲属具有一定敏感性和特异性,而检测全血淋巴细胞、CD45RA⁺/CD20⁻ 幼稚 T 细胞和 CD20⁺B 细胞的端粒长度诊断 DC 的特异性和敏感性高达 90%[7]。

DC 具有遗传异质性,分为 X 连锁的隐性遗传、常染色体显性遗传及常染色体隐性遗传 3 种遗传模式。目前认为导致 DC 相关突变基因至少有 10 种,均与编码端粒酶复合体、维持端粒蛋白复合体稳定性和端粒长度相关,包括 *DKC1*、*TERC*、*TINF2*、*TERT*、*RTEL1*、*NOP10*、*NHP2*、*TCAB1*、*C16orf57*、*CTC1*[8]。其中 X 连锁的隐性遗传为 *DKC1* 基因;常染色体显性遗传包括 *TERC*、*TINF2*;常染色体隐性遗传包括 *NOP10*、*NHP2*、*TCAB1*、*C16orf57*;常染色体隐性及显性遗传为 *TERT*、*RTEL1*。但目前仍有 30%~40% 的 DC 患者遗传基础不明。30% 的 DC 患者表现为 *DKC1* 基因突变[9],*DKC1* 基因为最常见的 DC 突变基因,该基因定位于染色体 Xq28,包含 15 个外显子,长度为 16kb,与细胞周期和核仁功能相关,编码角化不良蛋白,亦称角化不良素(dyskerin)。*DKC1* 基因突变引起端粒酶 RNA 水平减低及端粒长度明显缩短。角化不良蛋白是小核仁核糖核酸酶蛋白微粒和端粒酶复合体的共同成分，也是维持端粒酶功能活性的一种必需蛋白，其表达水平与肿瘤的进展相关，低表达往往提示预后较好。

临床上大约 90% 的 DC 患者有指(趾)甲病变及皮肤异常色素沉着，通常在 10 岁以前可发生，甲异常表现为甲纵嵴沟裂、甲营养不良、甲萎缩变性，甚至缺甲无甲等，皮肤异常表现为网状色素沉着或伴有色素脱失。80% 的 DC 患者累及口腔，表现为黏膜白斑，通常 20 岁以前发生，30% 的白斑病损在 10～30 年内会转化为鳞状细胞癌[10]。超过 80% 的 DC 患者，可出现不同程度外周血细胞降低，骨髓检查可显示为典型的再障特征，可进展至重型再障、骨髓造血功能衰竭甚至骨髓增生异常综合征或白血病等恶性疾病。骨髓衰竭在 20 岁以前会发生，80% 以上的 DC 患者在 30 岁前会出现骨髓衰竭的表现。DC 患者发生肿瘤的概率是正常人群的 11 倍[11]，肿瘤(造血系统及非造血系统)通常在出生 30 年后发生，50 岁以下恶性肿瘤的累积发病率为 40%～50%，如鳞状细胞癌、霍奇金淋巴瘤，胃肠道腺癌、支气管喉癌以及泌尿生殖系统癌等[12,13]。DC 患者患神经精神疾病的概率高于一般人群，确诊 DC 的 50% 儿童患者和 75% 成人患者患有神经精神疾病[14]。

DC 患者口腔黏膜表现除白斑外，也可表现为与本单元病案 112 患儿相似的顽固性口腔黏膜糜烂[15]，故应注意与大疱性疾病鉴别。文献个案报道，DC 患者口腔损害亦可表现为牙列不齐、严重牙周破坏、多发性龋齿、牙冠根比失调、牙槽骨缺失等[13]，但目前尚无 DC 患者累及的口腔不同组织发病率的统计。

DC 患者具有遗传及临床表现异质性。从遗传学角度，突变基因不同，DC 患者临床症状及其严重程度有所不同，且即使同一个家族中具有相同的基因突变其临床表现也可能不同。端粒维持障碍和缩短是导致 DC 的原因，与年龄匹配的健康对照组相比，几乎所有 DC 患者端粒长度都低于健康对照组的第 100 分位长度，但端粒长度缩短不是 DC 必须和特异的表现，如 C16orf57 突变的 DC 患者端粒长度并不缩短[16]，非 DC 引起的骨髓衰竭综合征患者也会出现端粒缩短的现象[17]，如 Shwachman-Diamond 综合征等，但相较而言，DC 患者的端粒长度是最短的，因此检测端粒长度在一定程度上具有诊断意义。从临床表现来看，并非每例 DC 患者均有典型的皮肤黏膜三联征。从发病年龄来看，儿童 DC 患者通常具有典型三联征中的 1～3 项和/或多系统异常，而伴发的肿瘤发病较晚，具有隐匿性[18]。

DC 的诊断需根据特征性的临床表现、基因突变检测、实验室检查(如全血细胞计数、胸部 X 线检查、腹部 CT、肺功能试验、大便隐血试验、免疫功能检查等)、端粒长度检测及组织病理检查等进行综合判断。其皮肤病损活检无特异性，表现为角化过度或角化不全，表皮萎缩，真皮层黑素颗粒沉着及噬黑素细胞聚集。

过去，仅根据 DC 累及多系统的临床表现，多数学者认为符合以下两点即可确诊 DC[19]：①存在 4 个主要特征(皮肤异常色素沉着、黏膜白斑、甲营养不良和骨髓衰竭)中的至少 2 个；②合并有 2 个系统(呼吸系统、免疫系统、泌尿系统等)受累。随着对 DC 遗传学和发病机制的深入研究，也有文献提出具备以下特征的任意一项即可考虑 DC[20]：①具有典型的皮肤黏膜三联征的体征(甲营养不良、异常皮肤色素沉着和黏膜白斑)；②具有三联征中的 1 个体征+骨髓衰竭+2 个其他系统受累体征；③具有与端粒酶基因突变相关的 AA 或 MDS 或肺纤维化的表现；④具有 Hoyeraal-Hreidarsson 综合征的临床症状(如发育落后、生长发育迟缓、小头畸形、小脑发育不全、骨髓衰竭和免疫缺陷)中的 4 个或更多体征；⑤具有 2 个或多个临床症状，同时合并端粒变短(小于第一个百分位数)。本单元病案 112 患儿符合第三点，即 *DKC1* 基因突变导致的再生障碍性贫血，故确诊为 DC。

Hoyeraal-Hreidarrson Syndrome 和 Revesz Syndrome 是 DC 的两种严重亚型[21,22]，二者除了可有 DC 经典的皮肤黏膜病变外，前者常伴有神经系统发育的异常、小脑发育不全、胎儿生长受限和免疫缺陷等，与 *DKC1*、*TERT*、*RTEL1* 基因突变有关；后者以双眼渗出性视网膜病变为标志，可伴发溢泪、视网膜剥脱、眼血管病变等，与 *TINF2* 基因突变有关。

DC 属于遗传性骨髓衰竭综合征(inherited bone marrow failure，IBMF)[23]，IBMF 是一组临床表现各异的遗传性疾病，它们具有共同的临床特征：骨髓造血功能衰竭、先天发育异常及发展为恶性疾病的风险高。

包括先天性角化不良(DC)、范可尼贫血(FA)、戴-布二氏贫血(DBA)、Shwachman-Diamond综合征(SDS)、重型先天性中性粒细胞减少症(SCN)等。因此以骨髓造血功能衰竭为主要临床表现的DC患者应与IBMF的其他各类疾病鉴别。DC皮肤色素异常应与有皮肤异色表现的皮肤病如Kindler综合征、Rothmund-Thomson综合征(RTS)、Civatte皮肤异色症、持久性发疹性毛细血管扩张、遗传性泛发性色素异常、皮肤异色病样淀粉样变病等鉴别。

目前DC尚无特异性治疗措施,大多采取对症治疗。口腔局部应注意保持清洁,以复方氯己定含漱液或碳酸氢钠液1∶1稀释后漱口防止继发感染,同时密切观察白斑或糜烂区域,必要时于口腔外科行活检。DC患者血细胞下降可采用药物治疗的方式,文献推荐方法主要包括:低剂量雄性激素[24]、造血因子和输血治疗。对于DC伴有骨髓衰竭患者,异基因造血干细胞移植(allo-HSCT)是唯一的治疗方法[25],但移植并不能改变患者其他系统的症状及易患恶性疾病的倾向。对于已经出现血细胞持续明显降低,或家族中有类似病案并继发恶性肿瘤史的患者,以及虽然造血功能下降并不严重,但具备异基因造血干细胞移植条件者,均应该及时考虑进行移植。为降低移植并症的发生率和病死率,可改善移植前的预处理方案(包括非清髓性预处理方案等[26]),将移植前期和移植后带来的毒性降至最低。若患者出现恶性肿瘤,放疗、化疗对患者本身病情是一种负担,因此应权衡利弊,优化放化疗方案,以提高DC患者的生存率。针对致病基因的治疗手段(如外源性*TERC*基因疗法[27])仍在研究中。

由于DC尚无特异性治疗措施,故治疗效果不理想,预后较差,但也有患者生存至70岁。实验室检查如全血细胞计数、胸部X线检查、腹部CT、肺功能检测、大便隐血检查、免疫功能检查、对可疑病变如黏膜白斑和肿瘤及时进行组织病理检查、端粒长度检测,对DC的诊断、鉴别诊断、治疗、预后都有重要意义。因此,应通过全面检查以期早诊断、早治疗,提高DC患者生活质量或延长生存时间。

对DC患者及其家族成员行基因检测不仅有助于确定其遗传类型,同时对遗传咨询、产前诊断均可提供帮助[28]。

参 考 文 献

1. Penmatsa C,Jampanapalli S R,Bezawada S,et al. Zinsser-Cole-Engman Syndrome:A Rare Case Report. J Clin Diagn Res,2016, 10(6):ZD07-ZD09

2. Nelson N D,Bertuch A A. Dyskeratosis congenita as a disorder of telomere maintenance. Mutat Res,2012,730(1-2):43-51

3. Ward S C,Savage S A,Giri N,et al. Progressive reticulate skin pigmentation and anonychia in a patient with bone marrow failure. J Am Acad Dermatol,2017,77(6):1194-1198

4. Pusceddu I,Farrell C J,Di Pierro A M,et al. The role of telomeres and vitamin D in cellular aging and age-related diseases. Clin Chem Lab Med,2015,53(11):1661-1678

5. Gadalla S M,Savage S A. Telomere biology in hematopoiesis and stem cell transplantation. Blood Rev,2011,25(6):261-269

6. Canela A,Klatt P,Blasco M A. Telomere length analysis. Methods Mol Biol,2007,371:45-72

7. Alter B P,Baerlocher G M,Savage S A,et al. Very short telomere length by flow fluorescence in situ hybridization identifies patients with dyskeratosis congenita. Blood,2007,110(5):1439-1447

8. Islam A,Rafiq S,Kirwan M,et al. Haematological recovery in dyskeratosis congenita patients treated with danazol. Br J Haematol,2013,162(6):854-856

9. Carrillo J,González A,Manguán-García C,et al. p53 pathway activation by telomere attrition in X-DC primary fibroblasts occurs in the absence of ribosome biogenesis failure and as a consequence of DNA damage. Transl Oncol,2014,16(6):529-538

10. Karunakaran A,Ravindran R,Arshad M,et al. Dyskeratosis Congenita:A Report of Two Cases. Case Rep Dent,2013:845125

11. Alter B P,Giri N,Savage S A,et al. Cancer in dyskeratosis congenita. Blood,2009,113(26):6549-6557

12. Gramatges M M,Bertuch A A. Short telomeres:from dyskeratosis congenita to sporadic aplastic anemia and malignancy. Transl Res,2013,162(6):353-363

13. Sinha S,Trivedi V,Krishna A,et al. Dyskeratosis Congenita Management and Review of Complications:A Case Report. Oman Med J,2013,28(4):281-284

14. Rackley S,Pao M,Seratti G F,et al. Neuropsychiatric Conditions among Patients with Dyskeratosis Congenita:A Link with Te-

lomere Biology？ Psychosomatics，2012，53（3）：230-235

15. Algeri M，Comoli P，Strocchio L，et al. Successful T-cell D-epleted Haploidentical Hematopoietic Stem Cell Transplantati-on in a Child With Dyskeratosis Congenita After a Fludarabine-based Conditioning Regimen. J Pediatr Hematol Oncol，2015，37（4）：322-326

16. Fernández García M S，Teruya-Feldstein J. The diagnosis and treatment of dyskeratosis congenita：a review. J Blood Med，2014，5：157-167

17. Alter B P，Giri N，Savage S A，et al. Telomere length in inherited bone marrow failure syndromes. Haematologica，2015，100（1）：49-54

18. Parry E M，Alder J K，Lee S S，et al. Original article：Decreased dyskerin levels as a mechanism of telomere shortening in X-linked dyskeratosis congenita. J Med Genet，2011，48（5）：327-333

19. Dokal I. Dyskeratosis congenita in all its forms. British Journal of Haematology，2000，110（4）：768-779

20. Dokal I，Vulliamy T，Mason P，et al. Clinical utility gene card for：Dyskeratosis congenita. European Journal of Human Genetics，2011，19（11）

21. Finzi A，Morara M，Pichi F，et al. Vitreous hemorrhage secondary to retinal vasculopathy in a patient with dyskeratosis congeni-ta. Int Ophthalmol，2014，34（4）：923-926

22. Glousker G，Touzot F，Revy P，et al. Unraveling the pathogenesis of Hoyeraal-Hreidarsson syndrome，a complex telomere biology disorder. Br J Haematol，2015，170（4）：457-471

23. Wilson D B，Link D C，Mason P J et al. Inherited bone marrow failure syndromes in adolescents and young adults. Ann Med，2014，46（6）：353-363

24. Khincha P P，Wentzensen I M，Giri N，et al. Response to androgen therapy in patients with dyskeratosis congenita. Br J Haema-tol，2014，165（3）：349-357

25. Gadalla S M，Salesbonfim C，Carreras J，et al. Outcomes of allogeneic hematopoietic cell transplantation in patients withdyskera-tosis congenita. Biol Blood Marrow Transplant，2013，19（8）：1238-1243

26. Dietz A C，Orchard P J，Baker K S，et al. Disease-specific hematopoietic cell transplantation：nonmyeloablative conditioning regi-men for dyskeratosis congenita. Bone Marrow Transplant，2011，46（1）：98-104

27. Kirwan M，Beswick R，Vulliamy T，et al. Exogenous TERC，alonecan enhance proliferative potential，telomerase activity and te-lomere length in lymphocytes from dyskeratosis congenita patients. Br J Haematol，2009，144（5）：771-781

28. Savage S A，Bertuch A A. The genetics and clinical manifestations of telomere，biology disorders. Genet Med，2010，12（12）：753-764

第十二章

口腔黏膜色素沉着

第1单元　口腔黏膜黑斑

病案 113　口腔黏膜黑斑

【述评】 口腔黏膜色素沉着

病案 113　口腔黏膜黑斑

女性,63 岁

主诉　口腔黑斑 10 年。

病史　10 年前开始出现口腔黑斑,逐渐增多,无不适。否认重金属接触史,否认便血史,否认全身乏力及体重下降,否认系统性疾病史及药物过敏史。

检查　上下唇、双颊、舌背、牙龈、硬腭黏膜均见散在棕黑色斑片,平伏,质软,无糜烂(图 12-1-113)。

初步诊断　口腔黏膜黑斑?

进一步检查

1. 血清重金属(铅、汞)含量正常。

2. 肠镜检查未见肠道息肉等病变。

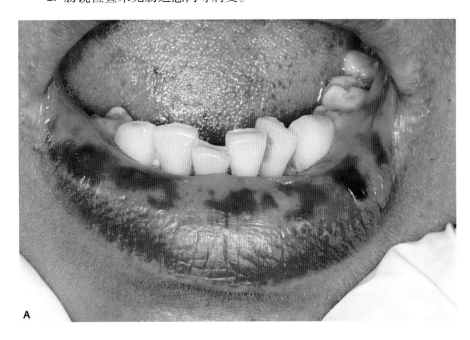

图 12-1-113　A. 下唇黏膜见散在棕黑色斑片,平伏,质软,无糜烂

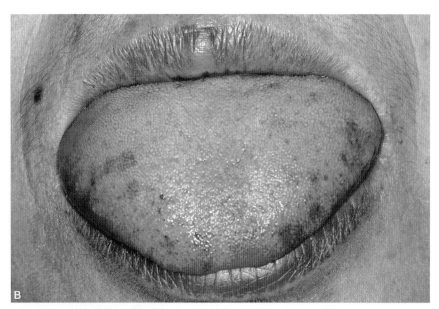

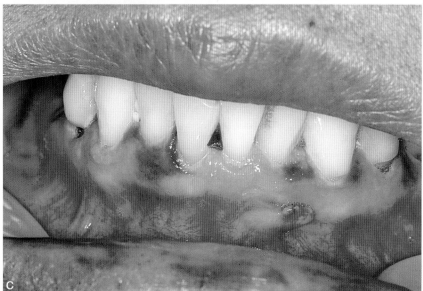

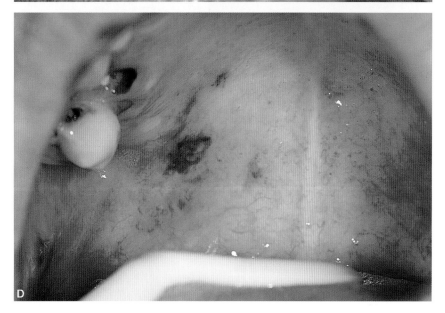

图 12-1-113（续） B～D 舌背、牙龈、硬腭黏膜见散在棕黑色斑片，平伏，质软，无糜烂

3. 血清皮质醇检测与 ACTH 兴奋试验未见异常。

诊断 口腔黏膜黑斑

诊断依据

1. 口腔黏膜多处散在平伏黑色斑片。

2. 病史询问和多种检查排除了系统性疾病或外源性物质所致色素沉着。

疾病管理 建议观察,若病情稳定,定期复查(6 个月 1 次)。若出现黑斑迅速扩大、凸起或溃烂,及时复诊。

【述评】口腔黏膜色素沉着

口腔黏膜色素沉着分为内源性色素沉着和外源性色素沉着。前者包括黏膜黑斑、色素沉着息肉综合征、原发性慢性肾上腺素皮质功能减退症、多发性骨性纤维发育异常、口腔黑棘皮瘤、色素痣、恶性黑色素瘤等;后者包括由重金属、药物、慢性炎症、吸烟等因素所致的色素沉着。

黏膜黑斑(melanoplakia,melanotic macule)是指与系统性疾病、外源性物质所致的口腔黏膜色素沉着无关的黑色素沉着斑,为良性的色素沉着。口腔黏膜黑斑表现为口腔黏膜上棕色至黑色的均匀一致的椭圆形斑片,边界清楚,不高出黏膜表面,多孤立散在分布,直径一般小于 1cm。最常见于唇黏膜,亦见于牙龈、颊、腭等部位。常发生于中年,女性常见[1]。患者一般无自觉症状,多偶然发现。病因不明,有学者报道有家族病史,可能具有基因易感性[2]。该病为良性病变,不需治疗[3]。

口腔黏膜黑斑的诊断需排除下列疾病或因素导致的内外源性黏膜黑色素沉着。

色素沉着息肉综合征(pigmentation polyposis syndrome),又名波伊茨-耶格综合征(Peutz-Jeghers syndrome),为一种常染色体显性遗传性疾病,与 *STK11/LKB1* 位点的基因突变有关。其特征为口腔黏膜、口周皮肤等部位小而多发的黑色素斑,常小于 1mm,下唇多见,也可见于鼻内、结膜、直肠黏膜和四肢皮肤等(图 93)。随年龄增加,颜色逐渐减退或消失。胃肠道多发性息肉,并有家族遗传性。胃肠道、胰腺、甲状腺癌变风险增加。患者常有慢性腹痛、呕吐、腹泻、贫血和黑便等症状。该病诊断需行肠镜检查。除针对肠道息肉进行治疗外,还需定期复诊,防止其他器官癌变[4,5]。黑色素斑不需治疗。

Laugier-Hunziker 综合征是一种少见的唇部、口腔黏膜、皮肤和指(趾)甲色素沉着性疾病,病程进展缓慢,皮肤损害常进行性加重。与 Peutz-Jeghers 综合征临床上不易区分。而事实上,二者在起病时间、皮肤损害进展、腹部表现及基因突变等多方面有明显差异。Laugier-Hunziker 综合征绝大多数为散发病案,多见于中年人,色素斑随年龄增大而逐渐加重,不伴有结肠息肉,无上述腹部症状,无 *STK11/LKB1* 位点的基因突变[6,7]。

艾迪生病(Addison disease),又称原发性慢性肾上腺皮质功能减退症(primary hypoadrenalism),是由于肾上腺结核、自身免疫反应、恶性肿瘤转移、淋巴瘤、白血病或系统性真菌感染等各种原因破坏双侧肾上腺的绝大部分,引起糖皮质激素分泌不足,刺激腺垂体分泌促肾上腺皮质激素(adrenocorticotropic hormone,ACTH)增多,进而导致促黑激素增多,表现为皮肤和口腔黏膜弥漫的黑斑。色素沉着是本病早期症状之一,也是最具特征性的表现。色素沉着最明显的是暴露部位和易受摩擦之处,亦可见于黏膜。此外,还可出现全身乏力、虚弱、消瘦、血压下降、食欲减退、精神失常等。该病多见于成年人,老年人和幼儿较少见[8,9]。该病的诊断需检测血尿皮质醇的基础水平、血 ACTH 水平及行 ACTH 兴奋试验。

多骨性纤维性结构不良(polyostotic fibrous dysplasia),即 Albright 综合征,是发生于儿童和青少年的一种少见的先天性疾病,女性略多于男性,病程进展缓慢,且有自限倾向。其特征为口腔黏膜、皮肤色素沉着,多发性纤维性骨炎和性早熟。口腔黏膜色素沉着表现为褐色斑,以唇部多见[10]。结合临床三大特征和骨 X 线片可确诊。

其他可并发口腔黏膜色素沉着的内分泌疾病包括甲状腺功能亢进、纳尔逊综合征(Nelson syndrome)。后者为治疗库欣综合征行双侧肾上腺切除术后出现的进行性的皮肤黑色素沉着及垂体瘤。这些与系统性

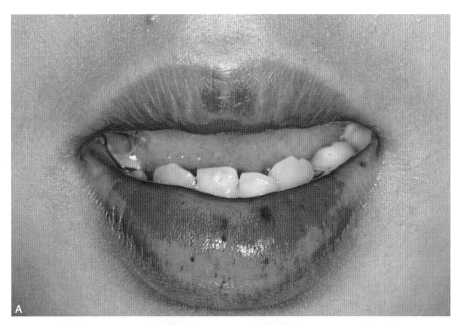

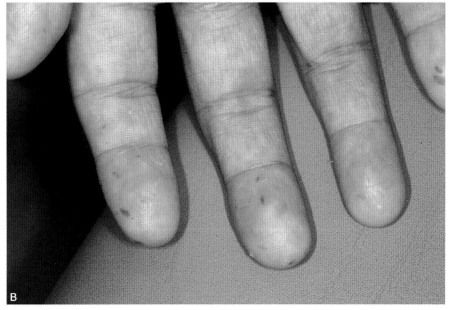

图 93 色素沉着息肉综合征 A.下唇唇红黏膜见小且多发的黑色斑点 B.指腹见小且多发的黑色斑点

疾病相关的口腔黏膜色素沉着一般不需治疗,治疗相关系统疾病后口腔黑斑会逐渐消失[1,11]。

血色素沉着症(hemochromatosis)是由于高铁饮食、大量输血或全身性疾病造成体内铁质储积过多,而发生的铁质代谢障碍所致的疾病。也可见于珠蛋白生成障碍性贫血等溶血性疾病。好发于中年男性,女性少见。临床表现为面部、上肢、手背、腋窝、会阴部皮肤呈青铜色或灰黑色,口腔黏膜可有蓝灰色或蓝黑色的色素斑,常见于软硬腭交界处。由于铁质沉积于肝、胰腺等部位,损害其功能,所以还可有肝功异常及糖尿病的临床表现。根据肝功异常、血糖升高及皮肤黏膜色素沉着、血清铁含量增高等进行诊断[11,12]。

口腔黑棘皮瘤(oral melanoacanthoma)少见,表现为棕色、棕黑色,边界清楚的斑片或斑块,类似皮肤黑棘皮瘤。病因不清。口内最常见于颊、唇部、腭部、牙龈黏膜。平均年龄 28 岁,常见于女性。可能与刺激因素有关,为良性病损,无恶变潜能[1]。

黑色素痣(melanocytic nevus)分为交界痣、皮内痣、混合痣,少见于口腔黏膜。临床上,口腔色素痣表现为较小的、边界清楚、略突起的棕色、灰蓝色、黑色丘疹。临床上难以区分色素痣和早期黑色素瘤,尤其是腭部病损。

黑素瘤又称恶性黑素瘤(malignant melanoma),是口腔颌面部恶性程度很高的一种恶性肿瘤,可发生于皮肤和黏膜,黏膜较皮肤多见。颌面部的恶性黑素瘤常在色素痣的基础上发生,主要由交界痣或混合痣中的交界痣变而来[13],也可由黏膜黑斑恶变而来[13]。紫外线、遗传、内分泌、慢性刺激与损伤和恶性黑素瘤的发病有一定的关系。恶性黑素瘤好发于40岁左右者,无显著性别差异。早期多表现为色素痣样病损或黏膜黑斑,发生恶变时,则迅速增大,色素加深,呈放射状扩展,且溃破渗血,周围出现卫星结节,所属区域的淋巴结骤然增大。口腔恶性黑素瘤多发生于腭、牙龈及颊部(图94)。常呈蓝黑色,为扁平状凸起的肿块,表面常溃破,生长迅速。侵犯牙槽突及颌骨时,可引起牙松动、脱落。恶性黑素瘤常发生早期而广泛的淋巴结转移,首先至下颌下、颈深上淋巴结群。血行转移率高,可达40%,主要是肺、肝脏、骨、脑等器官。主要依据其临床表现作出诊断。黑素瘤的ABCDE原则有助于对其进行早期诊断,即:A(asymmetry)指非对称性、B(border irregularity)指边缘不规则、C(color variartion)指颜色不均匀、D(diameter)指直径大于5mm、E(elevation)指隆起。因切取活检可促使肿瘤扩散与转移,一般不宜行活组织检查。但确因诊断困难时,可手术中行病灶冷冻活检,确诊后同期完成根治性切除术[14-16]。

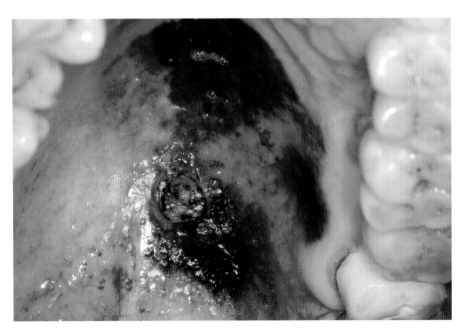

图94 腭部黑素瘤

需要注意的是,黑素瘤还有一种较为少见的类型即无色素性黑素瘤(amelanotic malignant melanoma),约占恶性黑素瘤的2.3%[17]。此病无显著性别差异,好发于60岁以上患者。口腔黏膜无色素性黑素瘤极为罕见,多发生于腭、牙龈及颊部(图95),临床表现为无痛性结节,边界不规则,结节呈肉色或周缘散在微弱的浅棕色或褐色斑点,结节表面可出现溃疡或糜烂[18]。无色素性黑素瘤的生长模式多为垂直浸润生长,较色素性黑素瘤更具侵略性。另外,由于无色素性黑素瘤临床表现缺乏特异性,多数在非冰冻切除活检后获得诊断,治疗时机较晚,预后较色素性黑素瘤更差。据报道,无色素黑色素瘤3年存活率为20%,远低于色素性黑素瘤3年存活率(58%)[19]。

重金属中毒如慢性铅中毒、铋中毒、汞中毒时,可在牙龈边缘分别形成铅线、铋线、汞线,表现为蓝黑色或灰蓝色的色素沉着带,严重时在唇、舌、颊黏膜亦可有灰黑或灰蓝色色素沉着斑,并伴有口腔黏膜的炎症。诊断需进行血尿重金属含量的测定[11]。

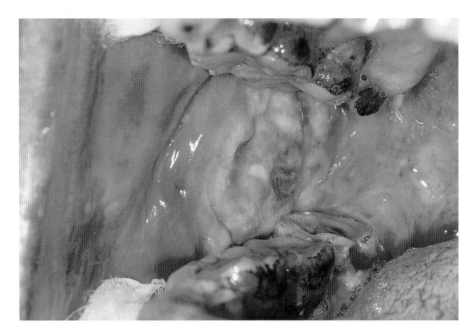

图95　无色素性黑素瘤:右颊黏膜见直径2cm结节,表面凹凸不平,中心见直径3mm溃疡,结节周缘见棕褐色色素沉着,质硬

过度吸烟可使口腔黏膜出现棕色至黑色的不规则黑色素斑,可见于25%～31%的吸烟者,主要见于唇、颊及下前牙唇侧附着龈。有报道戒烟后3年可逐渐消退[1,3]。

多种药物如地西泮、避孕药、抗疟药、咪唑四环素、细胞抑制剂可引起口腔黏膜色素沉着,停用药物后,色素斑仍可持续一定时间。此外,某些含漱剂(如氯己定)或中药也可使黏膜一过性色素沉着。

长期的口腔黏膜炎症,如口腔扁平苔藓、天疱疮等可以引起黏膜色素沉着。病因不明,更常见于深肤色人群。临床上,棕黑色着色区域邻近网状、溃疡、疱状口腔黏膜病损区。一般来说,炎症缓解过后色素沉着也会好转[1]。

其他一些与血管病变相关的口腔黏膜颜色异常疾病常见于以下疾病[3]。

卡波西肉瘤(Kaposi's sarcoma,KS)主要发生在HIV感染患者。早期病变可能呈现出平伏或略突起的棕色、紫色病变。进展期可见深红或紫色斑块、结节,可能溃疡出血坏死(图77)。

血管瘤(hemangioma)是血管内皮细胞增生所致的良性病变(图96)。血管畸形(vascular malformation)指血管结构异常,无内皮细胞增生。两种病变均属于发育畸形,常发生于婴幼儿,血管瘤随年龄增加可缓解,血管畸形则无明显变化。舌部是口腔中最常发生的部位。两种血管病变临床表现类似,平伏或略突起。颜色取决于血管类型和病变在组织中的深度,红色到蓝紫色不定。一般玻片压诊褪色。

静脉曲张(varix)是异常膨大的静脉血管,常见于60岁以上患者。口内最常见部位是舌腹黏膜,表现为大量的蓝紫色、不规则、柔软的突起,压诊褪色(图97)。若血管内含有血栓,则表现为坚实的蓝紫色结节,按压不褪色,血栓常见于下唇和颊黏膜。

血肿(hematoma)和瘀点、瘀斑等出血性疾病,为血液溢出到软组织形成。病损突起或平伏,按压不褪色。可能出现于血小板减少性紫癜或创伤后,颜色取决于血液溢出血管后时间的长短,因血红蛋白降解,产生红色、紫色、蓝色、蓝黑色等。一般2周内颜色会逐渐正常。若未检查到创伤刺激因素,应考虑血小板病变和凝血障碍疾病(图11-1-101)。

在排除上述疾病之后,可诊断口腔黏膜黑斑。目前认为它是良性病变,多主张慎行常规活检。暂无有效疗法,建议患者观察,若病情稳定,定期复查;若黑斑出现色泽、大小的改变,尤其是发生表面凸起、溃疡、出血等,则立即复诊排除黑素瘤。

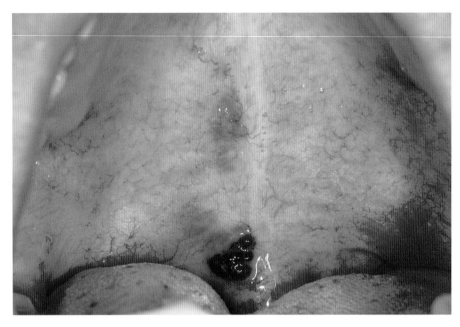

图96 腭部血管瘤

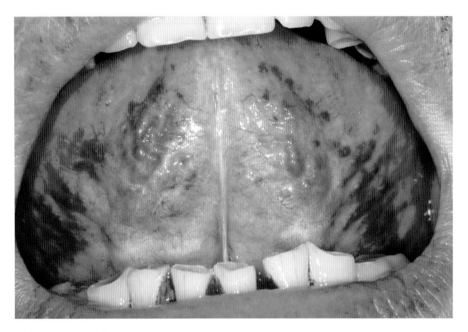

图97 舌腹静脉曲张

参 考 文 献

1. Gondak R O,da Silva-Jorge R,Jorge J,et al. Oral pigmented lesions:Clinicopathologic features and review of the literature. Med Oral Patol Oral Cir Bucal,2012,17(6):e919-e924

2. Ho K K,Dervan P,O'Loughlin S,et al. Labial melanotic macule:a clinical,histopathologic,and ultrastructural study. J Am Acad Dermatol,1993,28(1):33-39

3. Kauzman A,Pavone M,Blanas N,et al. Pigmented lesions of the oral cavity:review,differential diagnosis,and case presentations. J Can Dent Assoc,2004,70(10):682-683

4. Higham P,Alawi F,Stoopler E T. Medical management update:Peutz Jeghers syndrome. Oral Surg Oral Med Oral Pathol Oral Radiol Endod,2010,109(1):5-11

5. Daley T D,Armstrong J E. Oral manifestations of gastrointestinal diseases. Can J Gastroenterol,2007,21(4):241-244

6. Ma D L,Vano-Galvan S. Hyperpigmentation in Laugier-Hunziker syndrome. CMAJ,2011,183(12):1402

7. Wang W M,Wang X,Duan N,et al. Laugier-Hunziker syndrome:a report of three cases and literature review. Int J Oral Sci, 2012,4(4):226-230

8. Chi A C,Neville B W,Krayer J W,et al. Oral manifestations of systemic disease. Am Fam Physician,2010,82(11):1381-1388

9. Shah S S,Oh C H,Coffin S E,et al. Addisonian pigmentation of the oral mucosa. Cutis,2005,76(2):97-99

10. Collins M T,Singer F R,Eugster E. McCune-Albright syndrome and the extraskeletal manifestations of fibrous dysplasia. Orphanet J Rare Dis,2012,7 Suppl 1:S4

11. Meleti M,Vescovi P,Mooi W J,et al. Pigmented lesions of the oral mucosa and perioral tissues:a flow-chart for the diagnosis and some recommendations for the management. Oral Surg Oral Med Oral Pathol Oral Radiol Endod,2008,105(5):606-616

12. Pietrangelo A. Hereditary hemochromatosis:pathogenesis,diagnosis,and treatment. Gastroenterology,2010,139(2):393-408, 408. e1-e2

13. Chan R C,Chan J Y,Wei W I. Mucosal melanoma of the head and neck:32-year experience in a tertiary referral hospital. Laryngoscope,2012,122(12):2749-2753

14. Mihajlovic M,Vlajkovic S,Jovanovic P,et al. Primary mucosal melanomas:a comprehensive review. Int J Clin Exp Pathol, 2012,5(8):739-753

15. Knight D A,Ngiow S F,Li M,et al. Host immunity contributes to the anti-melanoma activity of BRAF inhibitors. J Clin Invest, 2013,123(3):1371-1381

16. Bhullar R P,Bhullar A,Vanaki S S,et al. Primary melanoma of oral mucosa:A case report and review of literature. Dent Res J (Isfahan),2012,9(3):353-356

17. Tanaka N,Mimura M,Kimijima Y,et al. Clinical investigation of amelanotic malignant melanoma in the oral region. J Oral Maxillofac Surg,2004,62(8):933-937

18. Notani K,Shindoh M,Yamazaki Y,et al. Amelanotic malignant melanomas of the oral mucosa. Br J Oral Maxillofac Surg,2002, 40(3):195-200

19. Nandapalan V,Roland N J,Helliwell T R,et al. Mucosal melanoma of the head and neck. Clin Otolaryngol Allied Sci,1998,23 (2):107-116

第2单元 口腔黏膜色素脱失

病案 114 唇红黏膜及唇周皮肤色素脱失(白癜风)
【述评】口腔黏膜色素脱失

病案 114 唇红黏膜及唇周皮肤色素脱失(白癜风)

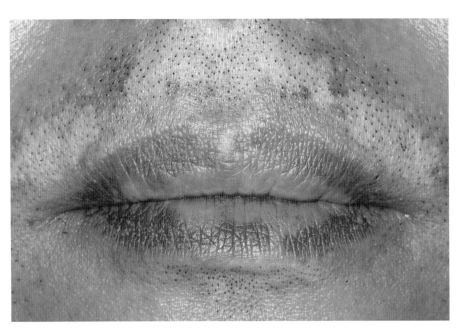

图 12-2-114 上下唇唇红黏膜颜色不均匀,见较多色浅发白区,唇红缘外侧皮肤也可见色素脱失区,周围褐色素沉着

男性,41 岁

主诉 上下唇干燥、变色 2 年。

病史 2 年前,觉双唇干燥,后出现上下唇变色,一直未恢复。患"白癜风"3 年。否认药物过敏史。

检查 上下唇干燥,颜色不均匀,见较多色素脱失区,双唇唇红缘外侧皮肤也可见色素脱失区,周围褐色色素沉着(图 12-2-114)。

诊断 唇红黏膜及唇周皮肤色素脱失(白癜风)

诊断依据 唇红黏膜及唇周皮肤部分区域色质明显浅淡。

疾病管理

1. 药物治疗

维生素 E 100mg×60 片 sig. 局部涂敷 t. i. d.

复方溃疡涂剂 15g×2 支 sig. 局部涂敷 t. i. d.

2. 嘱患者勿擅用糖皮质激素制剂涂搽唇红部和唇周皮肤。

【述评】口腔黏膜色素脱失

口腔的色素脱失常位于唇红黏膜和唇周皮肤。

皮肤色素脱失一般指白癜风(vitiligo)，白癜风是一种常见的后天性色素脱失性皮肤黏膜病。病因尚未明了，可能是具有遗传因素的个体在多种内外因素的激发下，诱导免疫功能异常、神经精神异常及内分泌代谢异常等，从而导致酪氨酸酶系统的抑制或黑色素细胞的破坏，最终引起色素脱失[1]。

白癜风多见于青壮年，无明显性别差异。好发于暴露及摩擦损伤的部位，如额面部、颈部、躯干部和四肢等。表现为皮肤上大小、数目、形态各异的局限性色素脱失斑，白色斑边缘常有色素沉着环[1]。常累及黏膜，有报道29%的病案为仅累及黏膜(70/241)[2]。除常见于唇红黏膜，口周皮肤、阴唇、龟头及包皮内侧黏膜也可出现局部色素脱失斑[3]。病程慢性迁延，可持续终身，有时可自行缓解。与其他自身免疫性疾病并发的报道不少见，如天疱疮[4]。

组织病理表现为皮肤损害部位黑色素细胞密度降低或无黑色素细胞，周围处黑色素细胞异常增大[1]。

白癜风一般根据脱色斑为后天性、呈乳白色、周边有色素沉着带和无自觉症状即可诊断。

有文献报道局部使用糖皮质激素类药物可引起皮肤色素脱失[5]，笔者临床所见的唇黏膜色素脱失也多由于唇部长期过量局部应用激素制剂所致。故应注意与白癜风进行鉴别。

该病治疗困难，疗程较长，痊愈机会较少。转入皮肤科治疗，方法多样，如手术、光疗法、口服或局部涂搽药物的使用，但黏膜色素脱失暂无有效疗法[6]。

参 考 文 献

1. Alikhan A, Felsten L M, Daly M, et al. Vitiligo: a comprehensive overview Part I. Introduction, epidemiology, quality of life, diagnosis, differential diagnosis, associations, histopathology, etiology, and work-up. J Am Acad Dermatol, 2011, 65(3): 473-491

2. Kanwar A J, Parsad D, De D. Mucosal involvement in vitiligo: a comprehensive review of 241 cases. J Eur Acad Dermatol Venereol, 2011, 25(11): 1361-1363

3. Mchepange U O, Gao X H, Liu Y Y, et al. Vitiligo in North-Eastern China: An association between mucosal and acrofacial lesions. Acta Derm Venereol, 2010, 90(2): 136-140

4. De D, Kanwar A J, Saikia U N, et al. Colocalization of mucosal vitiligo and oral pemphigus vulgaris. Indian J Dermatol Venereol Leprol, 2012, 78(1): 111-113

5. El Madani H A, Tancrède-Bohin E, Bensussan A, et al. In vivo multiphoton imaging of human skin: assessment of topical corticosteroid-induced epidermis atrophy and depigmentation. J Biomed Opt, 2012, 17(2): 026009

6. Korobko I V. Review of current clinical studies of vitiligo treatments. Dermatol Ther, 2012, 25 Suppl 1: S17-S27

第十三章

其　他

病案 115　上皮珠

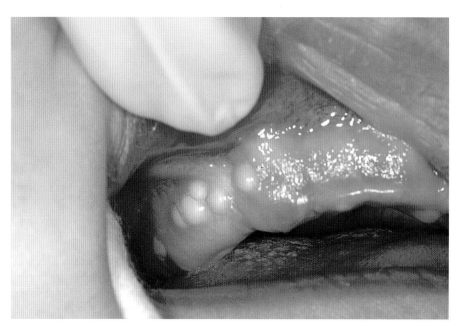

图 13-1-115　右上颌后份颊侧牙龈见界清、表面光滑、直径 2~3mm 左右白色结节样突起

男性,40 天龄

主诉　发现牙龈长"颗粒"2 天。

病史　2 天前偶然发现婴儿右上牙龈上数个白色"颗粒",未发现婴儿饮食睡眠等异常。否认系统性疾病史及药物过敏史。

检查　右上颌后份颊侧牙龈见 6 个直径 2~3mm 白色结节样突起,界清,表面光滑,质硬(图 13-1-115)。

诊断　上皮珠(马牙)

诊断依据

1. 出生年龄为 40 天婴儿。
2. 口腔表现为牙龈上白色突起。

疾病管理 解释病情,建议观察,嘱勿自行刺破或行其他处理。

【述评】 上皮珠

　　婴儿出生后 4~6 周时,偶可见牙龈上出现针头样或小球状白色或黄白色突起,称上皮珠(epithelial pearls),因类似萌出的新牙,故俗称"马牙"。也可见于硬腭中线两侧。

　　上皮珠直径 1~3mm,突出于黏膜表面,质硬。对 517 例新生儿的口腔临床观察研究显示,上皮珠的发生率为 43.7%,且发生率与性别、母亲年龄、孕期长短、是否顺产、新生儿体重等因素无明显关系[1]。

　　牙齿的发育,首先是口腔黏膜上皮细胞增生增厚,形成板状,并按照颌骨牙床的形式弯曲成马蹄形,这就是牙板[2]。在帽状期时,牙板与成釉器有广泛联系;到钟状期末,牙板(包括侧板)被间充质侵入而断裂,并逐渐退化和消失,成釉器与口腔上皮分离。有时,残留的牙板上皮细胞团未能正常退化,以上皮岛或上皮团的形式存在于颌骨或牙龈中。镜下这些上皮细胞团类似于腺体,称为 Serre's 上皮剩余。它逐渐增生角化,在颌骨或牙龈中形成针头样或小球状的白色颗粒,即上皮珠。它们逐渐接近口腔黏膜或突破黏膜之后,经进食、吸吮的摩擦可自行脱落[3]。

　　上皮珠是由上皮细胞堆积而成的,属于生理现象,而非疾病。一般无症状,对婴儿吮奶和之后乳牙的发育均无影响,且一般在出生后的数月逐渐自行脱落,故无须治疗。此外,应特别嘱咐就诊婴儿的父母勿用针刺破,或自行采用其他方式擦破,因为新生儿抵抗力低,口腔黏膜很娇嫩,其下血管丰富,自行刺破可致黏膜损伤而使细菌从破损处侵入,引起炎症,甚至引起新生儿败血症。

　　上皮珠有时需与诞生牙进行鉴别诊断。婴儿一般到 6 个月前后开始出牙,有的婴儿出生时口腔内即有牙,称为诞生牙;还有的牙齿萌生在出生后第 1 个月,称为新生牙。新生儿长牙齿的现象并不多见,平均每 2000~3500 例正常新生儿中,有 1 例会出现诞生牙或新生牙。最常发生于下颌乳中切牙,其次是上颌乳切牙,还可见于下颌乳尖牙或乳磨牙、上颌乳尖牙或乳磨牙。病因不清,可能为常染色体显性遗传,也可能

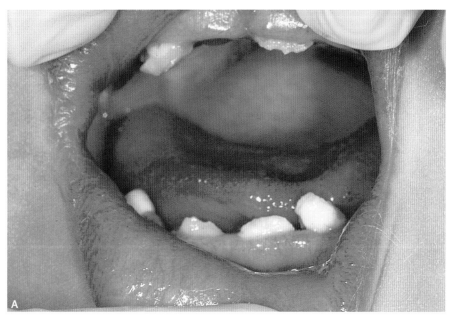

图 98　新生牙　A.上下颌均见已萌出的牙齿,形态不规则,松动且质软,伴牙釉质发育不全

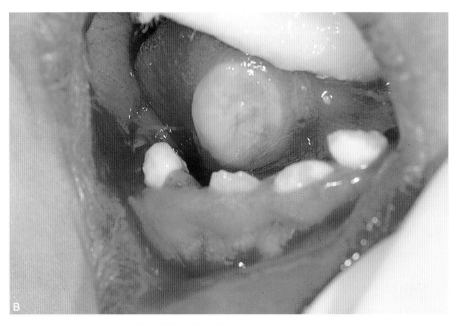

图 98(续)　　B.牙齿对应舌腹黏膜形成溃疡

与内分泌异常相关。

诞生牙或新生牙的形态、大小多种多样。但多数情况下,表现为圆锥形、小而松动,伴牙釉质发育不全(图 98A)。扣诊该类牙齿有时有松软的感觉,也可能类似于正常牙齿。因牙根发育不全,它们常常只附着于口腔黏膜,若牙齿松动脱落,有吞入或吸入的危险。此外,此类早萌牙齿可造成口腔黏膜溃疡(图 98B)和哺乳困难的情况,影响营养摄入。

对于松动牙齿,均建议拔除。如果牙齿无明显松动,则对锐利的牙冠边缘给予磨改,并暂以小匙喂养,或矫正过短的舌系带,以避免摩擦。治疗方案的确定同时需考虑影像学检查结果,以区别过早萌出的乳牙和额外牙。只有 1%~10% 的诞生牙和新生牙是额外牙。额外牙应该拔除,但是否拔除正常成熟的乳牙应当考虑局部或全身并发症和患儿父母意见。若拔除,需从 3 岁左右开始配戴义齿,否则会影响恒牙萌出[4]。

参 考 文 献

1. Tonouchi K,Ohta K,Tomizawa M,et al. A clinical observation of epithelial pearls in newborn babies. 1. Appearances and continuous changes. Shoni Shikagaku Zasshi,1990,28(3):786-797

2. Thesleff I,Tummers M. Tooth organogenesis and regeneration. StemBook,2009

3. Arnold W H,Rezwani T,Baric I. Location and distribution of epithelial pearls and tooth buds in human fetuses with cleft lip and palate. Cleft Palate Craniofac J,1998,35(4):359-365

4. Mhaske S,Yuwanati M B,Mhaske A,et al. Natal and Neonatal Teeth:An Overview of the Literature. ISRN Pediatr,2013,2013:956269

第2单元　先天性悬雍垂表皮样囊肿

病案 116　先天性悬雍垂表皮样囊肿
【述评】先天性悬雍垂表皮样囊肿

病案 116　先天性悬雍垂表皮样囊肿

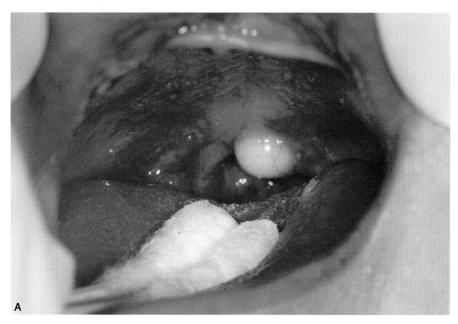

图 13-2-116　A.软腭左后份近悬雍垂处见圆形白色增生物,表面光滑

男性,3 月龄

主诉　发现咽部白色增生物 4 天。

病史　4 天前患儿家长发现患儿咽部出现白色球形增生物,诉患儿近段时间喝奶时哭闹较以往明显。否认系统性疾病史及药物过敏史。

检查　软腭后份近悬雍垂处见直径约 6mm 的圆形白色增生物,表面光滑,可见少许血管分布,周缘黏膜未见明显充血发红(图 13-2-116A)。

诊断　先天性悬雍垂表皮样囊肿

诊断依据

1. 发生于婴儿。

2. 增生物位于悬雍垂,呈白色圆形,表面光滑,未见明显充血发红。

疾病管理

1. 解释说明,建议观察,2 个月后复诊。若明显增大影响呼吸吞咽,则酌情考虑手术切除治疗。

2. 后续处理　6 周后患儿家长感觉增生物增大复诊,检查发现增生物直径约 10mm,为避免增生物对呼吸及吞咽的影响,建议于口腔外科行手术切除治疗。12 周后再次复诊,诉未行手术治疗,且发现患儿悬雍垂处囊肿逐渐变小,直至消失,检查发现悬雍垂处未见明显异常,原囊肿消失(图 13-2-116B)。遂建议观察,不适随诊。

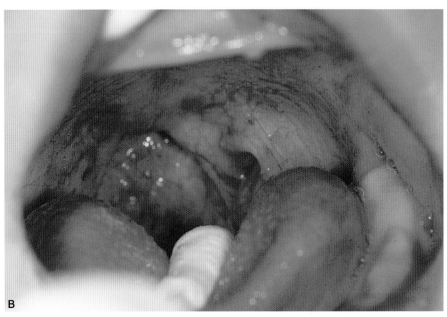

图 13-2-116(续) B.悬雍垂处未见明显异常,原囊肿消失

【述评】先天性悬雍垂表皮样囊肿

表皮样囊肿可以是获得性或者先天性的,发生于婴幼儿的表皮样囊肿多为先天性的,多由胚胎发育时期遗留于组织中的上皮细胞发育而成。在口腔中,软腭及悬雍垂的表皮样囊肿多为第一和第二鳃弓融合时遗留上皮组织引起[1]。

表皮样囊肿可发生于身体的任何地方,发生于头颈部的发生率约为7%,眶周区为最常见部位[2],其在口腔部位的发生率占总发生率的1.6%[3,4],在口腔所有囊性病变中比例不到0.01%[5]。口腔表皮样囊肿在婴幼儿发病率最高,主要见于口底及口腔其他部位如唇部[4]、腭扁桃体[5]和软腭[3],发生于悬雍垂部位的病案较为少见。

据文献报道,悬雍垂表皮样囊肿在刚出生至1岁的婴幼儿较为常见,而在成人中极为少见。患儿常表现为睡眠时打鼾,家长检查发现患儿悬雍垂异物就诊。也有患儿表现为吞咽异常、呼吸困难、呕吐或哭闹不止等。临床检查可见悬雍垂或悬雍垂与软腭交界处有乳白色或者黄白色椭圆形囊性肿块,直径约4~10mm,表面可见少许血管分布[3]。组织病理学检查可见包含扁平状轻度角化的复层鳞状上皮及角蛋白的囊性结构,未见其他皮肤附件,符合表皮样囊肿病理表现[3]。

虽然表皮样囊肿本质上是良性的,且进展缓慢,但发生于悬雍垂或邻近软腭部位的病变可能会影响言语和吞咽,严重时可能引发呼吸困难甚至窒息。因此,对该疾病的早期诊断与处理是十分必要的。有少数悬雍垂表皮样囊肿可自行破裂脱落[6](同本单元病案116),对已经影响患儿正常生理活动的病变,可在全身静脉麻醉下进行手术切除[3]。无论是自行脱落还是手术切除,均未见囊肿复发或者残留的病案报道。

参 考 文 献

1. Caylakli F,Yavuz H,Bolat F,et al. Epithelial cyst of the soft palate. Int J Pediatr Otorhinolaryngol,2005,69(4):545-547

2. Pryor S G,Lewis J E,Weaver A L,et al. Pediatric dermoid cysts of the head and neck. Otolaryngol Head Neck Surg,2005,132(6):938-942

3. Suga K,Muramatsu K,Uchiyama T,et al. Congenital epidermoid cyst arising in soft palate near uvula:a case report. Bull Tokyo Dent Coll,2010,51(4):207-211

4. Levi B,Brugman S,Wong V W,et al. Palatogenesis:engineering,pathways and pathologies. Organogenesis,2011,7(4):242-254

5. Erol K,Erkan K M,Tolga D,et al. Epidermoid cyst localized in the palatine tonsil. J Oral Maxillofac Pathol,2013,17(1):148

6. Mu S C,Sung T C,Yeh M L,et al. Solitary epithelial cyst of the uvula in the neonate:case reports and review of the literature. Pediatr Emerg Care,2002,18(2):93-94

第3单元　鲜红斑痣

病案 117　鲜红斑痣

【述评】鲜红斑痣

病案 117　鲜红斑痣

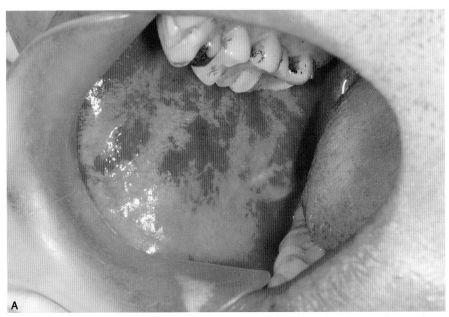

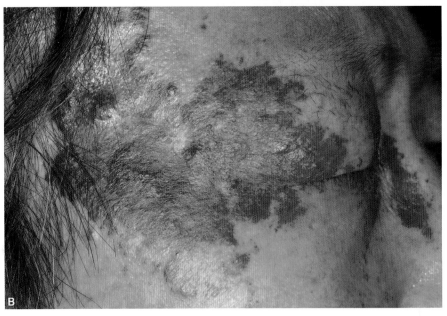

图 13-3-117　A. 右颊黏膜散在多处大小不等、不规则充血面,平伏　B. 右侧颞部、右上眼睑、右鼻根皮肤见紫红色斑片状病损,部分区域增厚

男性,48 岁

主诉 发现右颊及右后牙牙龈发红 4 年。

病史 4 年前,偶然发现下发现右颊及右后牙牙龈发红,范围无明显变化,否认伴有疼痛不适。另述右面部"红斑"48 年,颜色逐渐加深,无疼痛不适。否认系统性疾病史及药物过敏史。

检查 右颊及 16、17、46、47 颊侧牙龈散在多处大小不等、不规则充血面,平伏,未见糜烂,无触痛(图13-3-117A)。余口腔黏膜未见明显异常。右侧颞部、右上眼睑、右鼻根皮肤呈紫红色,部分区域增厚呈结节状,无触痛(图 13-3-117B)。余体表皮肤未见明显异常。

初步诊断 鲜红斑痣

进一步检查 头部 CT 检查未见明显异常。

诊断 鲜红斑痣

诊断依据

1. 单侧口腔黏膜无症状充血,病程长。
2. 出生时,单侧皮肤出现红斑,随着年龄增长,颜色逐渐加深。
3. 头部 CT 检查排除 Sturge-Weber 综合征。

疾病管理 建议观察,随访。

【述评】鲜红斑痣

鲜红斑痣,亦被称为葡萄酒色斑(port-wine stain,PWS),是由真皮中毛细血管和/或小静脉扩张形成的先天性畸形,常在出生时或出生后不久出现,病损多平伏,表现为深浅不一的红色或紫色改变[1],患病率约为 3‰~5‰,无性别差异。

鲜红斑痣的病因及发病机制尚不明确。其组织学特征表现为毛细血管扩张及受累皮肤乳头丛神经的缺乏。因此,有学者认为,鲜红斑痣的发病机制可能是由于神经纤维缺失引起毛细血管后微静脉的功能失调,导致出现进行性血管扩张,从而使受累区域的颜色发生改变[2,3]。

鲜红斑痣好发于面、颈和头皮,病损通常沿三叉神经分支分布,三叉神经第二、三支支配区域尤为多见,大多为单侧性,偶为双侧性。鲜红斑痣在口内可发生于牙龈、唇、舌、颊部、前庭沟、腭部黏膜等(图99),单发或多发。患者出生时,病损通常平伏,红色较浅,随年龄增长,病损可逐渐增厚、颜色加深至深紫红色。晚期病损可呈结节或"鹅卵石"样,相邻的骨和软组织也可增生。病损颜色变暗表明病损处血管扩张增加,提示出血可能性增加[4]。

多数患者无自觉症状,口内病损多为患者自检时偶然发现。也可因相关口腔表现,如唇部增大、牙龈发红或增生、自发性牙龈出血、舌体增大、牙槽骨或颌骨增生、牙齿移位或松动、咬合异常、咬合间隙增加等而就诊[4,5]。

鲜红斑痣根据病史及典型的临床表现即可诊断,一般不需行组织病理学检查。确诊后,尚需进一步排查 Sturge-Weber 综合征及 Klippel-Trenaunay-Weber 综合征。

Sturge-Weber 综合征(Sturge-Weber syndrome,SWS),又称为脑-面血管瘤病,是由面部、眼和脑毛细血管畸形组成的神经皮肤综合征[6]。以一侧面部三叉神经分布区不规则鲜红斑痣、对侧偏瘫、偏身萎缩、青光眼、癫痫发作和智能减退为特征。若新生儿出现额头一侧和/或上眼睑的鲜红斑痣,应行对比增强的 MRI 成像及颅脑 CT 排除 Sturge-Weber 综合征[7]。Klippel-Trenaunay-Weber 综合征(Klippel-Trenaunay-Weber syndrome,KTWS)是由血管和/或淋巴管形成不良导致的罕见的先天性疾病。该疾病的三个主要特征是鲜红斑痣、浅静脉曲张以及受累肢体肥大[8]。

鲜红斑痣的治疗尚有争议。大多数学者认为,若病损稳定,不影响功能及美观,可不予处理。鲜红斑痣可能导致牙龈等软组织血管增生而出血,颌骨组织过度生长导致畸形。因此,口腔科医师需要评估并发症的风险,若局部组织持续增大或有出血风险,可行手术或激光治疗[9]。

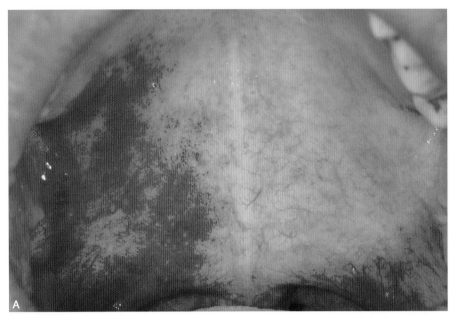

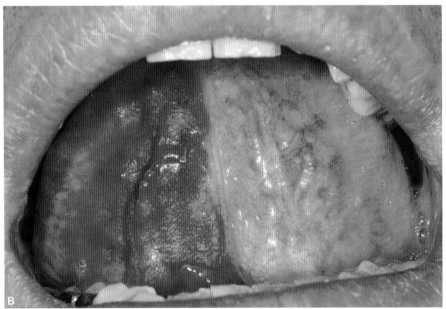

图 99 鲜红斑痣 A.腭部右份红色病损 B.右侧舌腹红色病损

参 考 文 献

1. Klapman M H,Yao J F. Thickening and nodules in port-wine stains. J Am Acad Dermatol,2001,44(2):300-302

2. Smoller B R,Rosen S. Port-wine stains. A disease of altered neural modulation of blood vessels? Arch Dermatol,1986,122(2):177-179

3. Waner M,Suen J Y. Hemangiomas and vascular malformations of the head and neck. Oncology(Williston Park),1995,9(10):989-994,997;discussion 998 passim

4. Dowling M B,Zhao Y,Darrow D H. Orodental manifestations of facial port-wine stains. J Am Acad Dermatol,2012,67(4):687-693

5. Huang J S,Chen C C,Wu Y M,et al. Periodontal manifestations and treatments of Sturge-Weber syndrome report of two cases. Kaohsiung J Med Sci,1997,13(2):127-135

6. Hussain M S,Emery D J,Lewis J R,et al. Sturge-Weber syndrome diagnosed in a 45-year-old man. CMAJ,2004,170(11):1672

7. Comi A M. Presentation,diagnosis,pathophysiology,and treatment of the neurological features of Sturge-Weber syndrome. Neurologist,2011,17(4):179-184

8. Mendiratta V,Koranne R V,Sardana K,et al. Klippel trenaunay Parkes-Weber syndrome. Indian J Dermatol Venereol Leprol,2004,70(2):119-122

9. Zide B M,Kaner C. Port-wine gingivo-alveolar enlargement:the solution. Plast Reconstr Surg,2001,108(1):250

第4单元　浆细胞性龈炎

病案 118　浆细胞性龈炎

【述评】浆细胞性龈炎

病案 118 浆细胞性龈炎

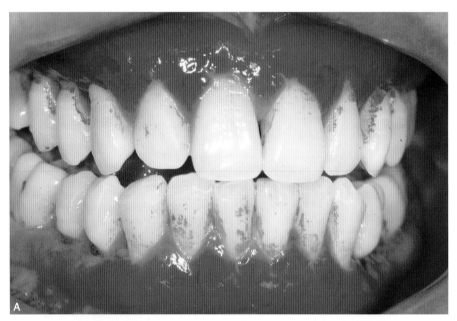

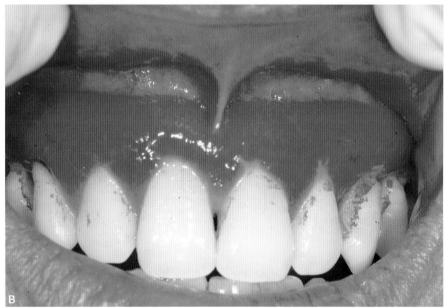

图 13-4-118　A、B 15—25 唇颊侧牙龈充血,呈鲜红色,明显肿胀,质地松软,牙龈充血肿胀病损与外观正常组织的分界清楚

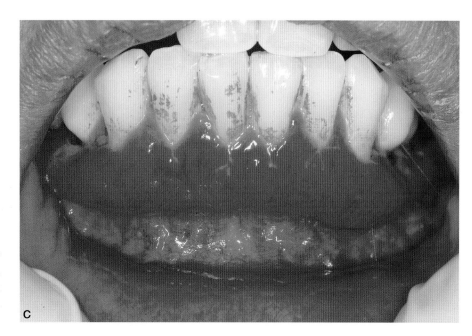

图 13-4-118（续） C. 34—44 唇颊侧牙龈充血,呈鲜红色,明显肿胀,质地松软,牙龈充血肿胀病损与外观正常组织的分界清楚

女性,48 岁

主诉 牙龈发红 2 年。

病史 2 年前无明显诱因发现牙龈发红,逐渐加重。刷牙偶出血。患有慢性咽炎,否认系统性疾病史和过敏史。

检查 15—25、44—34 唇颊侧牙龈(游离龈和附着龈)广泛充血,呈鲜红色,14—24 腭侧牙龈发红。充血区牙龈明显肿胀,质地松软,探诊易出血。牙龈充血肿胀病损与外观正常组织的分界清楚(图 13-4-118 A～C)。尼氏征(-)。口腔卫生状况欠佳。

初步诊断 浆细胞性龈炎

进一步检查

1. 血常规、血糖、凝血功能、肝功能、肾功能、HIV 抗体检测均未见明显异常。

2. 切取上前牙唇侧红肿牙龈组织活检,常规 HE 染色示慢性炎症,固有层及血管周围大量浆细胞浸润,符合浆细胞龈炎改变。四川大学华西医院病理科会诊活检切片示慢性炎症(浸润炎细胞主要是浆细胞和淋巴细胞)。同时切取的邻近红肿病损的外观正常牙龈组织行 DIF 检查未见异常。

诊断 浆细胞性龈炎

诊断依据

1. 牙龈长期充血红肿,质地松软,探诊易出血。

2. 组织病理学检查结果证实。

疾病管理

1. 药物治疗

盐酸西替利嗪片 10mg×12 片 sig. 10mg q. d. p. o.

维生素 C 片 0.1g×100 片 sig. 0.1g t. i. d. p. o.

碳酸氢钠注射液 250ml×1 瓶 sig. 1:1 稀释后漱口 t. i. d.

复方倍他米松注射液 1ml×1 支 sig. 1:30 稀释后局部涂敷于牙龈病损 t. i. d.

2. 建议至牙周科行牙周基础治疗。

3. 嘱患者 2 周后复诊。

4. 后续处理 2 周后复诊时诉牙周治疗和用药 1 周后病情基本缓解,但患者更换牙膏后病情复发。复诊时将复方倍他米松注射液与等量注射用水混匀后于牙龈病损区域局部注射,并嘱其勿再使用致病情复发的牙膏,注意记录生活日志排查可疑致敏原。4 周后牙龈病损消退(图 13-4-118D)。

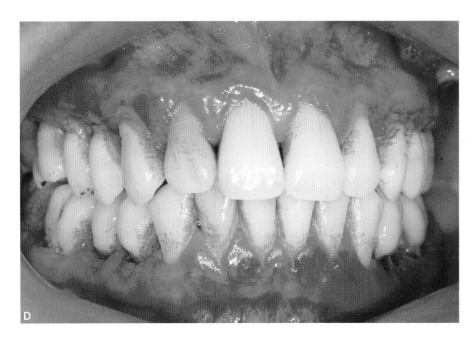

图 13-4-118(续)　D. 治疗后
牙龈病损消退

【述评】　浆细胞性龈炎

　　浆细胞性龈炎(plasma cell gingivitis)是一种以牙龈黏膜固有层大量浆细胞浸润为特征的罕见病变。现有的病案报道中,该病多发生于中老年人,无明显性别差异。

　　该病的病因尚不明确,多数学者专家认为浆细胞性龈炎是一种超敏反应性疾病。临床报道的可能的致敏原种类多样,如:含有中草药的牙膏、口香糖、薄荷、肉桂、阿拉伯茶叶、辣椒等[1-4]。某些患者停止接触可疑的致敏原,不经其他治疗,病损可自行缓解。但部分患者无法找到确切或可疑的致敏原,或部分患者停止接触可疑致敏原后病损未缓解或仅轻度缓解。浆细胞性龈炎与超敏反应之间的联系还需要进一步的研究和探讨。发生在其他器官的浆细胞性炎症可能与某些病原体的感染有关,如肺部的结核分枝杆菌、诺卡氏菌、支原体感染[5,6],尚无相关口腔内病损的报道。

　　浆细胞性龈炎的病理学表现为:固有层密集的浆细胞呈片状浸润或固有层广泛浆细胞呈带状浸润,浆细胞分化较为成熟、无异型性,有的病案可混有淋巴细胞的浸润[1-4,7]。

　　浆细胞性龈炎的临床表现为牙龈鲜红肿大、质地变松软,探诊易出血,表面可出现糜烂。病变可波及游离龈和附着龈,偶尔伴有牙龈增生,病变组织与正常组织的分界较清楚,外观似可摘义齿的基托,可伴有牙槽骨的吸收[7]。浆细胞性龈炎既可发生于个别或局部牙龈,也可累及全口牙龈。类似病损在口腔中也有出现在唇、颊、舌等其他部位的报道,因此又被称为浆细胞性龈口炎或浆细胞性口腔黏膜炎[8]。除了口腔黏膜,喉部、会厌、外阴、结膜、鼻黏膜、胃、肺部等处亦可发生类似病变[9]。

　　浆细胞性龈炎的诊断主要根据典型的临床表现和组织病理学表现,组织活检在其诊断中是必要的。

　　因相似的临床表现,浆细胞性龈炎需要与艾滋病的口腔表征、糜烂型口腔扁平苔藓、大疱性疾病、浆细胞肉芽肿、浆细胞瘤等疾病进行鉴别诊断。

　　浆细胞性肉芽肿在口腔中是好发于牙龈的增生病损,呈结节状,可仅累及单个牙龈,也可广泛地出现,增生物表面大多是光滑的,也可伴有糜烂,受累牙齿可出现牙槽骨吸收。浆细胞性肉芽肿的病理表现为:除了大量浆细胞浸润、混有淋巴细胞外,小血管增生内皮细胞增生明显,并可见 Russell 小体[6,10]。浆细胞性肉芽肿虽然名为"肉芽肿",但其病理学上不具有肉芽肿性炎的特点,是一种慢性炎性增生,故并非肉芽肿性疾病。

浆细胞瘤是一种起源于骨髓的肿瘤,其中,髓外浆细胞瘤可出现于口腔软组织,牙龈与舌是口腔软组织中较常受累的部位。髓外浆细胞瘤多呈分叶状,表面光滑或呈结节状,质地软或韧。组织病理学特征多呈弥漫的肿瘤浆细胞浸润,浆细胞有异型性,但高分化的髓外浆细胞瘤的肿瘤细胞形态大小一致,为正常形态至轻度异型性的浆细胞[10]。高分化的髓外浆细胞瘤与浆细胞性龈炎的鉴别诊断需要借助免疫组织化学,浆细胞性龈炎的免疫组织化学特点为多克隆免疫球蛋白沉积,Kappa 和 λ 轻链双阳性,而髓外型浆细胞瘤为免疫球蛋白染色呈单克隆性。

浆细胞性龈炎的治疗首先是立即停止接触可疑的致敏原,伴有牙周疾病的患者需行牙周基础治疗,去除龈上下软垢、牙石,治疗牙体疾病、拔除口内无用残根、残冠等治疗都是必要的。

因浆细胞性龈炎可能是一种超敏反应性疾病,抗组胺类药物常被应用于该病的治疗,如口服西替利嗪片,也有文献报道将马来酸氯苯那敏片碾碎后局部使用[3]。局部使用或口服糖皮质激素能够促进充血、糜烂的好转。局部用药如曲安奈德注射液 1∶5 稀释,或复方倍他米松注射液 1∶30 稀释后局部涂敷于糜烂充血处,糜烂较严重者可使用曲安奈德注射液或复方倍他米松注射液与等量注射用水或 2% 利多卡因混匀后于糜烂病损基底局部小剂量多点注射。对于病损广泛及严重者,可短期、小剂量口服糖皮质激素。

伴有牙龈增生或牙槽骨吸收严重,牙周基础治疗不能使病情缓解者,需要通过牙周手术恢复正常牙周组织的形态和功能。

浆细胞性龈炎较容易复发,患者需长期定期随访,一旦复发需及时治疗。同时,患者应当记录生活日志,排查可疑致敏物质对治疗和防止复发都有重要意义。

参 考 文 献

1. Al-Maweri S A, Al-Soneidar W A, Al-Sufyani G, et al. Plasma cell stomatitis associated with khat (catha edulis): a brief review. International Journal of Health Sciences & Research, 2016, 6(7): 313-318

2. Anil S. Plasma cell gingivitis among herbal toothpaste users: a report of three cases. J Contemp Dent Pract, 2007, 8(4): 60-66

3. Ranganathan A T, Chandran C R, Prabhakar P, et al. Plasma cell gingivitis: treatment with chlorpheniramine maleate. Int J Periodontics Restorative Dent, 2015, 35(3): 411-413

4. Marker P, Krogdahl A. Plasma cell gingivitis apparently related to the use of khat: report of a case. Br Dent J, 2002, 192(6): 311-313

5. Melloni G, Carretta A, Ciriaco P, et al. Inflammatory pseudotumor of the lung in adults. Ann Thorac Surg, 2005, 79(2): 426-432

6. Bell D M, Dekmezian R H, Husain S A, et al. Plasma cell granuloma in the oral cavity. Oral Surgery, 2008, 1(4): 206-212

7. Kumar V, Tripathi A K, Saimbi C S, et al. Plasma cell gingivitis with severe alveolar bone loss. BMJ Case Rep, 2015, 2015

8. Janam P, Nayar B R, Mohan R, et al. Plasma cell gingivitis associated with cheilitis: A diagnostic dilemma! J Indian Soc Periodontol, 2012, 16(1): 115-119

9. Solomon L W, Wein R O, Rosenwald I, et al. Plasma cell mucositis of the oral cavity: report of a case and review of the literature. Oral Surg Oral Med Oral Pathol Oral Radiol Endod, 2008, 106(6): 853-860

10. Barnes L, Eveson J W, Reichart P, et al. 头颈部肿瘤病理学和遗传学. 刘红刚, 高岩, 译. 北京: 人民卫生出版社, 2006

第5单元 颌骨坏死

病案119 颌骨坏死

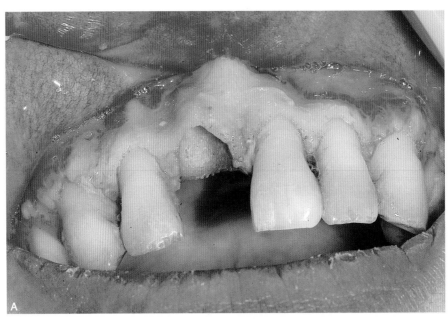

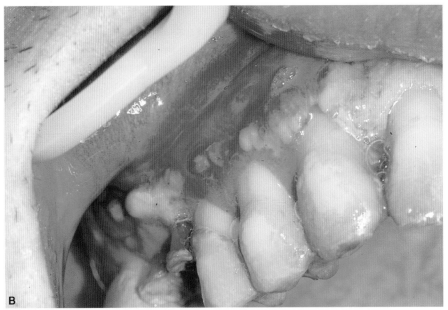

图 13-5-119 A、B 上前牙区牙槽骨广泛暴露,11 缺失,14—16 唇颊侧牙槽骨部分暴露,呈黄白色,牙龈充血红肿

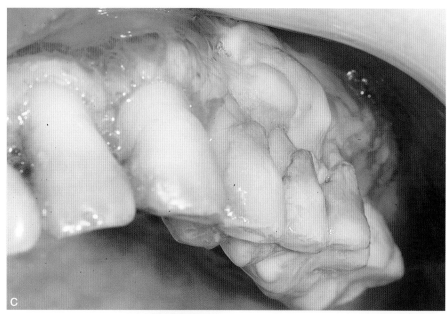

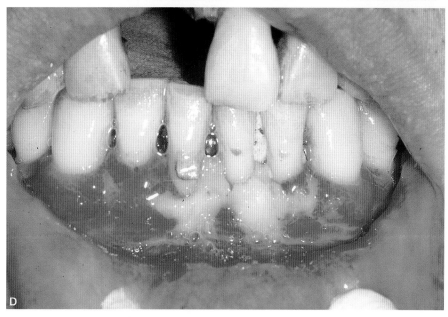

图 13-5-119(续) C、D 24—27 唇颊侧和下前牙唇颊侧牙槽骨部分暴露,呈黄白色,牙龈充血红肿

男性,40 岁

主诉 牙龈坏死致骨暴露和牙齿脱落 40 天。

病史 40 天前出现牙龈坏死致骨暴露和牙齿脱落。51 天前因"反复头痛 20 余天、牙痛 2 天"于当地医院口腔科就诊,随即突然晕厥入院抢救,诊断为"重症肺部感染、化脓性扁桃体炎、感染性中毒性肝损害、坏死性龈口炎、电解质紊乱、低蛋白血症、获得性凝血功能障碍"等。住院期间(即 40 天前)上前牙逐渐松动、自然脱落。5 天前出院,除口腔病损外,全身其他疾病均痊愈。既往及住院期间未使用已知的可导致颌骨坏死的药物。否认放射治疗史。否认其他系统疾病史和过敏史。

检查 上前牙区牙槽骨广泛暴露,11 缺失,14—16、24—27 和下前牙唇侧牙槽骨部分暴露呈黄白色,暴露的牙槽骨和牙齿未查及松动,牙龈充血红肿(图 13-5-119A~D)。

初步诊断 颌骨坏死(原因待排)

进一步检查

1. 血常规检查、HIV 抗体和梅毒血清学检测未见明显异常。

2. 颌骨 CBCT 检查示上下颌骨局部颊侧骨质吸收溶解、密度降低。

3. 反复梳理患者既往所用药物，未发现有特殊可导致颌骨坏死的药物。

4. 行暴露的牙槽骨邻近的牙龈组织活检 2 次、细胞免疫及体液免疫检查、牙周微生物 PCR 检测、真菌拭子培养、颌面部 MRI 检查、股骨头 X 线检查、钙磷代谢检测等，均无特异性发现，最终未查及确切病因。

诊断　颌骨坏死（病因不明）

诊断依据

口腔表现为颌骨暴露，时间超过 8 周，并有死骨形成。

疾病管理

1. 药物治疗

复方氯己定溶液 300ml×1 支 sig. 含漱 t. i. d.

3% 双氧水 300ml×2 支 sig. 含漱 t. i. d.

2. 因未查明确切病因，故未对暴露的颌骨贸然采取侵入性治疗，仅予以含漱液并嘱患者定期复诊。其间坏死颌骨均逐渐松动且部分脱落，初诊后第 31 个月时，对皆已明显松动的余留死骨进行了手术清创，创面愈合良好（图 13-5-119E—J）。随访 5 年，患者病情稳定。

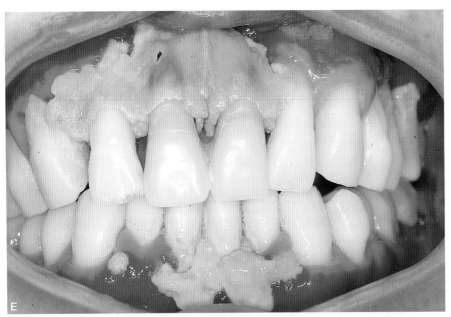

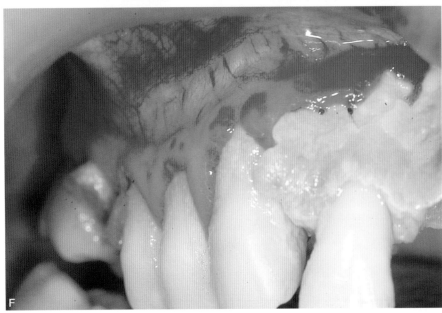

图 13-5-119（续）　初诊后第 31 个月时复诊　E. 上下前牙区牙槽骨死骨明显松动 F. 14—16 颊侧小块死骨已脱落，牙龈表面未见明显异常

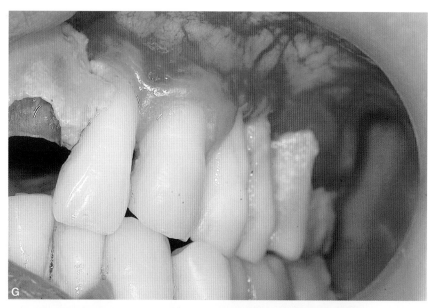

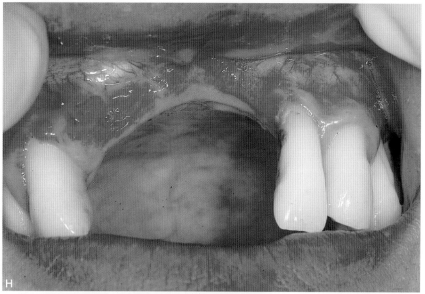

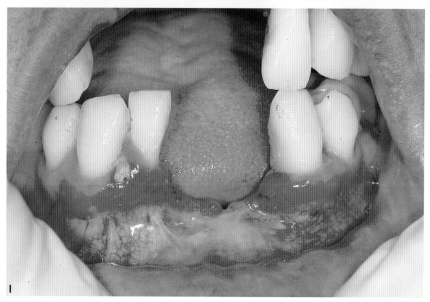

图 13-5-119（续）　G.24—27
颊侧小块死骨已脱落，牙龈表面
未见明显异常　H、I　对余留死
骨进行手术清创后，创面愈合

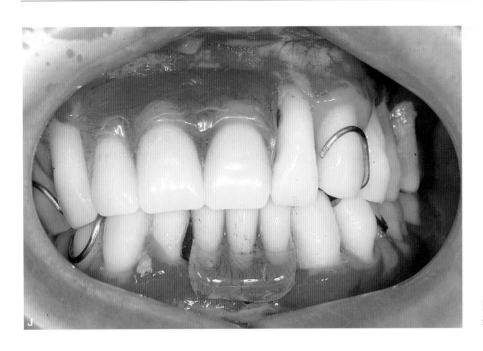

图 13-5-119(续) J. 完成活动义齿修复后

【述评】颌骨坏死

颌骨坏死(osteonecrosis of the jaws,ONJ)一般是指颌面部骨坏死或暴露,且持续 6~8 周以上不愈合[1]。其病因多样,主要与下列因素相关:放射治疗、抗骨吸收或抗血管生成药物治疗等。此外感染、创伤、镰状细胞病、结外型 NK/T 细胞淋巴瘤、朗格汉斯细胞组织细胞增多症、弥散性血管内凝血等也可能造成颌骨坏死(图 100)。

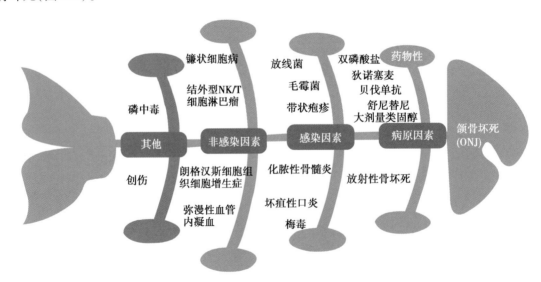

图 100 颌骨坏死发病因素

放射性颌骨坏死(osteoradionecrosis,ORN)指在无肿瘤复发的前提下,曾接受大于 50Gy 辐射的颌骨暴露,且超过 3 个月不愈合[2]。ORN 的发病机制尚未明确,可能是由于放射引起的纤维萎缩机制,包括自由基的形成、内皮功能障碍、炎症、微血管血栓形成、纤维化和组织改建,最终导致软组织和骨组织坏死。放射治疗后,拔牙、放射区域手术、种植牙等都是颌骨坏死的风险因素[3]。

药物相关性颌骨坏死(medication-related osteonecrosis of the jaws,MRONJ)的表现是死骨暴露,诊断需同时满足以下 3 个条件:①目前或既往使用过抗骨吸收药物或抗血管生成药物;②持续 8 周以上的颌面部死骨暴露,或有可深达骨面的口内/口外瘘管;③颌骨未接受过放射治疗且不存在明显的肿瘤转移性疾病。除常见的骨暴露,MRONJ还可表现为疼痛、软组织肿胀、溃疡、脓肿、出现瘘管等症状[4]。目前发现的可导致颌骨坏死的药物是在抗骨吸收和抗血管生成药物,如双膦酸盐、狄诺塞麦、贝伐单抗、舒尼替尼等。此外,有研究发现高剂量糖皮质激素也可能导致颌骨坏死[5]。还有报道用丙硫氧嘧啶(Propylthiouracil)治疗甲亢时患者发生了坏死性龈口炎和颌骨坏死[6]。其致病机制可能是在正常骨组织中,以成骨细胞的骨形成与破骨细胞的骨吸收之间相互协调维持一种动态平衡,而上述药物可降低骨重塑能力,打破平衡,进而导致骨坏死[2]。此外,血管生成的抑制、持续的微创伤、先天性或获得性免疫的抑制、药物对软组织的毒性、炎症以及感染也可能是其发病的机制,但确切的发病机制有待进一步研究。

目前,临床上对于ONJ的治疗主要分为药物保守治疗和手术治疗。需根据病损程度采取相应的治疗手段,联合应用常见[7]。对于颌骨坏死范围较小的患者可采用保守治疗,通常使用抗菌漱口水、止痛药、抗生素等治疗。对于保守治疗效果不明显以及颌骨坏死面积较大的患者,还需要采取手术治疗,手术时尽量切除坏死的骨组织。此外,高压氧治疗可促进伤口愈合、减轻炎性水肿、活化干细胞、调节骨转化等,被认为是一种辅助治疗手段,但此治疗方法尚存在争议[8,9]。本单元病案119虽经反复检查、多学科会诊仍未查明确切病因,故未对暴露的颌骨贸然采取侵入性治疗,仅予以含漱液并嘱患者密切观察和定期复诊,直至死骨自行松动且邻近组织有自我修复迹象,才采取了死骨区域手术清创。

参 考 文 献

1. Reid I R,Cornish J. Epidemiology and pathogenesis of osteonecrosis of the jaw. Nat Rev Rheumatol,2011,8(2):90-96

2. McCaul J A. Pharmacologic modalities in the treatment of osteoradionecrosis of the jaw. Oral Maxillofac Surg Clin North Am, 2014,26(2):247-252

3. Thorn J J,Hansen H S,Specht L,et al. Osteoradionecrosis of the jaws:clinical characteristics and relation to the field of irradiation. J Oral Maxillofac Surg,2000,58(10):1088-1093

4. Schwartz H C. American Association of Oral and Maxillofacial Surgeons position paper on medication-related osteonecrosis of the jaw—2014 update and CTX. J Oral Maxillofac Surg,2015,73(3):377

5. Ribeiro G H,Chrun E S,Dutra K L,et al. Osteonecrosis of the jaws:a review and update in etiology and treatment. Braz J Otorhinolaryngol,2018,84(1):102-108

6. Xing H,Guan X. Necrotizing gingivostomatitis and osteonecrosis associated with antithyroid drug propylthiouracil therapy. Oral Surg Oral Med Oral Pathol Oral Radiol,2015,119(2):e65-e68

7. McLeod N M,Bater M C,Brennan P A. Management of patients at risk of osteoradionecrosis:results of survey of dentists and oral & maxillofacial surgery units in the United Kingdom,and suggestions for best practice. Br J Oral Maxillofac Surg,2010,48(4): 301-304

8. Alam D S,Nuara M,Christian J. Analysis of outcomes of vascularized flap reconstruction in patients with advanced mandibular osteoradionecrosis. Otolaryngol Head Neck Surg,2009,141(2):196-201

9. Kanatas A N. The influence of hyperbaric oxygen on the outcome of patients treated for osteoradionecrosis:8 year study. Int J Oral Maxillofac Surg,2008,37(4):404

第6单元　疣状黄瘤

病案 120　疣状黄瘤
【述评】疣状黄瘤

病案 120　疣状黄瘤

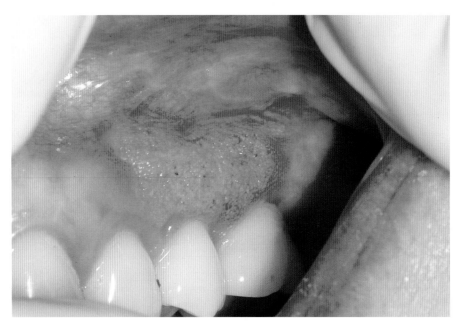

图 13-6-120　左上后牙牙龈黏膜表面见界清、表面粗糙呈细颗粒状、略显增生、稍红的病损,对应前庭沟见少许珠光白纹

女性,49 岁

主诉　左上牙龈进食疼痛 6 个月。

病史　6 个月前开始出现左上牙龈有粗糙感,进食时疼痛,否认系统性疾病史及药物过敏史。

检查　24、25、26 颊侧牙龈见 15mm×10mm 的区域略显增生,界清,表面粗糙,呈细颗粒状,稍红,对应前庭沟及颊黏膜、左舌腹黏膜见少许珠光白纹(图 13-6-120)。

初步诊断　牙龈增生待诊

进一步检查

1. 血常规、血糖、凝血功能未见明显异常。

2. 切取病损组织活检,常规 HE 染色示牙龈疣状黄瘤。

修正诊断　牙龈疣状黄瘤

诊断依据

1. 口腔表现为牙龈上微红的密集细小颗粒样损害。

2. 活检证实。

疾病管理　建议于口腔外科直接切除,随访 1 年未见复发。

【述评】疣状黄瘤

疣状黄瘤(verruciform xanthomatosis,VX)是比较少见的良性黏膜皮肤乳头状病损。VX 好发于口腔黏膜,其中约75%发生于口腔咀嚼黏膜(硬腭、牙龈、牙槽嵴),舌部、颊及口底黏膜罕见(图 101~图 104)。皮肤和生殖器黏膜病损,如外阴、阴囊、阴茎等亦见报道。40~50 岁多见,无性别差异[1,2]。

疣状黄瘤多为孤立性损害,临床也见多灶性损害,生长缓慢,一般无症状或轻微触痛。病损略突出于黏膜表面、边界清晰且外观粗糙,可呈颗粒状、斑块状、丘疹样、疣状、息肉样、乳头瘤样或菜花状等(图 101~图 104)。一般无蒂,多为正常黏膜或皮肤颜色,有时呈红色、淡红色、黄色、白色或灰白色。直径一般在 2cm 以内[3]。病损常与口腔扁平苔藓共存(图 105)。

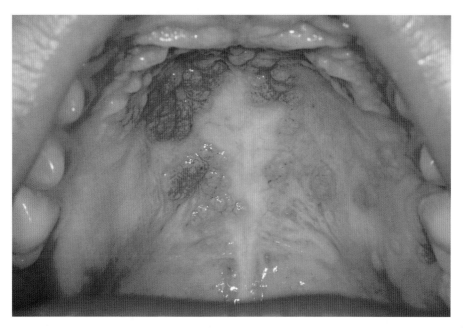

图 101　疣状黄瘤:硬腭黏膜的红色丘斑样病损

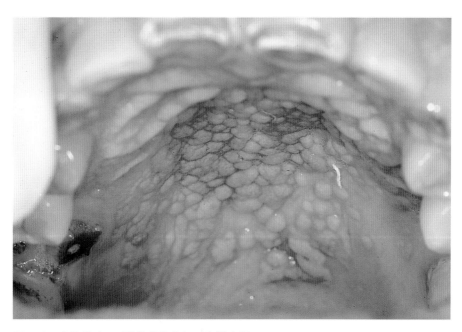

图 102　疣状黄瘤:硬腭黏膜的黄色丘斑样病损

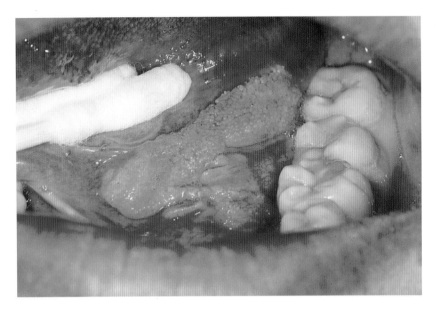

图 103　疣状黄瘤:左侧口底黏膜的菜花状病损

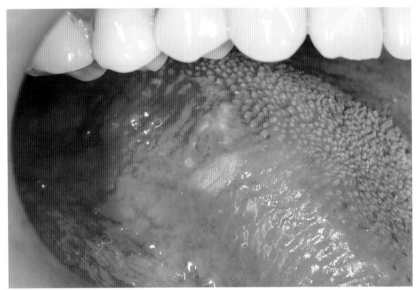

图 104　疣状黄瘤:右舌缘舌腹黏膜的斑块状损害

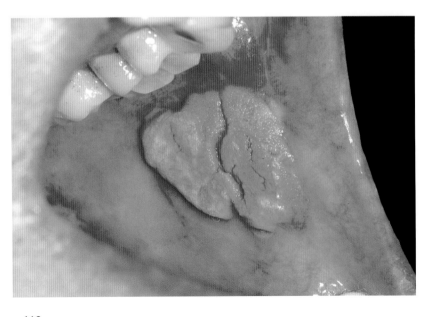

图 105　左颊疣状黄瘤和口腔扁平苔藓共存

　　仅通过临床表现,极易将疣状黄瘤误诊为乳头状瘤、寻常疣、疣状癌、鳞状细胞癌、疣状白斑等,但根据其典型的组织病理特点不难鉴别。其组织病理表现为黏膜鳞状上皮疣状或乳头状增生伴过度不全角化,黏膜下结缔组织乳头层大量泡沫细胞聚集,不伴非典型增生[3,4]。

　　VX 病因不明,已证实其特征性泡沫细胞为巨噬细胞大量吞噬脂质后的表现。多数人认为上皮局部炎症或创伤造成组织破坏,导致富含磷脂的细胞膜分解,释放脂质,结缔组织中的巨噬细胞将其吞噬后变为泡沫状[1]。与正常组织相比,病损区发现大量 T 淋巴细胞浸润,朗格汉斯细胞减少。而且有病案报道 VX 与慢性免疫性疾病如寻常天疱疮、扁平苔藓、盘状红斑狼疮、银屑病、移植物抗宿主病等相关,因此也有学者认为免疫因素占主导地位[1,3]。还有研究者认为与局部淋巴水肿(lymphedema)时,淋巴回流受阻,富含脂质的组织液得不到及时清理,噬脂细胞迁移受阻有关[5]。人乳头瘤病毒(HPV)、EB 病毒感染在 VX 的发病机制中发挥重要作用[6]。新近研究则认为局部刺激或创伤引起 galecin-7 过表达,从而诱导胆固醇合成和上皮凋亡,继而通过 HMGCS1(HMG-CoA synthase 1)使脂质积聚,巨噬细胞吞噬后形成 VX 典型病理表现[7]。

　　此病变良性,预后较好,不易复发。一般切除治疗即可。

参 考 文 献

1. Shahrabi F S,Treister N S,Khan Z,et al. Oral verruciform xanthoma associated with chronic graft-versus-host disease:a report of five cases and a review of the literature. Head Neck Pathol,2011,5(2):193-198

2. Bhalerao S,Bhat P,Chhabra R,et al. Verruciform xanthoma of buccal mucosa:A case report with review of literature. Contemp Clin Dent,2012,3(Suppl 2):S257-S259

3. Oliveira P T,Jaeger R G,Cabral L A,et al. Verruciform xanthoma of the oral mucosa. Report of four cases and a review of the literature. Oral Oncol,2001,37(3):326-331

4. Cheng Y S,Wright J,Lucente J,et al. Oral and maxillofacial pathology case of the month. Verruciform xanthoma. Tex Dent J,2010,127(1):126-127,130-131

5. Lu S,Rohwedder A,Murphy M,et al. Verruciform xanthoma:localized lymphedema(elephantiasis)is an essential pathogenic factor. J Cutan Pathol,2012,39(3):391-394

6. Maldonado-Cid P,Noguera-Morel L,Beato-Merino M J,et al. Verruciform Xanthoma Associated with Reactivation of Epstein-Barr Virus. Actas Dermosifiliogr. 2013,104(5):445-446

7. Fujimoto N,Asano C,Ono K,et al. Verruciform Xanthoma results from epidermal apoptosis with galectin-7 overexpression. J Eur Acad Dermatol Venereol,2013,27(7):922-923

第 7 单元　刺激性纤维瘤

病案 121　刺激性纤维瘤
【述评】刺激性纤维瘤

病案 121　刺激性纤维瘤

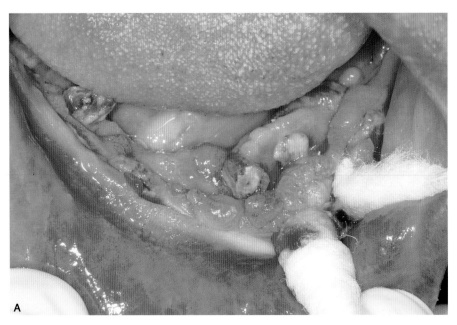

图 13-7-121　A.下颌见较多残根,其唇舌侧牙龈和牙槽嵴黏膜广泛增生,表面粗糙不平,呈桑椹状

男性,56 岁

主诉　口腔出血半年。

病史　半年前开始出现口腔自发出血,不伴疼痛,10 天前于当地医院查血常规、血糖、肝功能、肾功能、凝血均未见异常。下颌义齿已配戴 10 余年,未曾更换。有"脑溢血、肺气肿、高血压"病史,否认药物过敏史。

检查　下颌见较多残根,其唇舌侧牙龈和牙槽嵴黏膜广泛多结节样增生,部分结节样增生损害表面光滑,部分表面粗糙不平,呈桑椹状(图 13-7-121A),扪质韧,触之易出血。余黏膜未见明显异常。

初步诊断　刺激性纤维瘤?

进一步检查　切取下颌牙槽嵴病损活检,组织病理结果示上皮过度角化,结缔组织纤维增生伴慢性炎症,结合临床符合刺激性纤维瘤。

诊断　刺激性纤维瘤

诊断依据

1. 刺激因素如残根及不良修复体存在。

2. 活检组织病理学证实。

疾病管理

1. 建议心电监护下分次拔除口内残根。

2. 嘱患者密切观察,待去除全部残根后,若牙槽嵴黏膜增生无好转,酌情于全身状况稳定可耐受手术的情况下,行手术治疗改善牙槽嵴黏膜外形,之后再重新行下颌义齿修复。

3. 后续处理 3 个月后复诊,诉拔除全口残根后并未行手术治疗,下颌牙槽嵴黏膜增生已完全消退,黏膜表面光滑(图 13-7-121B)。

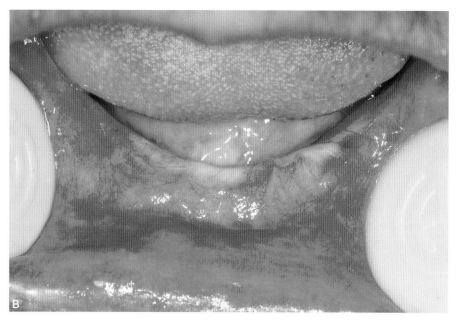

图 13-7-121(续) B. 3 个月后复诊,下颌牙槽嵴黏膜增生已完全消退,黏膜表面光滑

【述评】 刺激性纤维瘤

刺激性纤维瘤(irritation fibroma)是一种非肿瘤性的、局部纤维结缔组织的反应性增生。主要继发于慢性的、反复的创伤或刺激,如咀嚼、牙石、残根残冠、不良充填体和不良修复体等。好发在容易暴露于创伤或刺激的部位,包括牙龈、下颌牙槽嵴、颊部等。40~60 岁的中老年多见,无明显性别及种族差异[1]。多

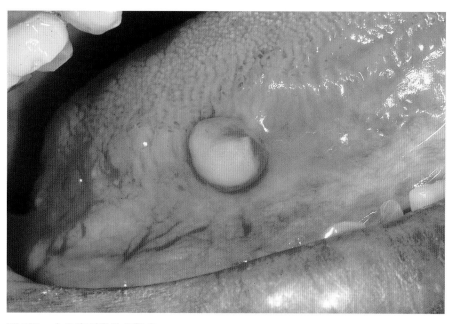

图 106 右舌腹刺激性纤维瘤

项临床回顾性研究发现其是最常见的口腔良性软组织增生型病损之一,也是中老年人最常见的口腔黏膜病之一[2-4]。

多数病损无明显症状,但继发于咬伤、创伤时会发生疼痛、溃疡、炎症、出血。临床主要表现为质韧、无蒂、色正常的结节状黏膜增生,表面较光滑(图106)。反复刺激导致过角化时,病损表面可见粗糙发白。确诊需要进行活检,病理表现为上皮过度角化,上皮下结缔组织增生,可伴有轻度慢性炎症。需要与其他软组织良恶性病损以及唾液腺肿瘤相鉴别[1]。

治疗一般采取手术或激光切除。本单元病案121展示的多发性刺激性纤维瘤,病损广泛、持续时间较长,但在去除残根刺激因素后,仍能够自行恢复正常外观和形态。因此,在活检确诊该病后,找寻和去除各种刺激因素至关重要,后续可根据病损变化酌情选择观察或手术。

参 考 文 献

1. Trajtenberg C, Adibi S. Removal of an irritation fibroma using an Er, Cr: YSGG laser: a case report. Gen Dent, 2008, 56(7): 648-651

2. Rivera C, Droguett D, Arenas-Márquez M J. Oral mucosal lesions in a Chilean elderly population: A retrospective study with a systematic review from thirteen countries. J Clin Exp Dent, 2017, 9(2): e276-e283

3. Kadeh H, Saravani S, Tajik M. Reactive hyperplastic lesions of the oral cavity. Iran J Otorhinolaryngol, 2015, 27(79): 137-144

4. Dhanuthai K, Rojanawatsirivej S, Somkotra T, et al. Geriatric oral lesions: A multicentric study. Geriatr Gerontol Int, 2016, 16(2): 237-243

第 8 单元　口腔黏膜良性淋巴组织增生病

病案 122　口腔黏膜良性淋巴组织增生病
【述评】口腔黏膜良性淋巴组织增生病

病案 122　口腔黏膜良性淋巴组织增生病

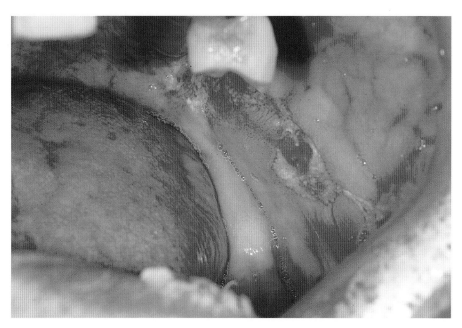

图 13-8-122　左颊由近口角处至翼颌皱襞处黏膜表面见白色斑片、斑点和条纹混杂的带状损害

女性,67 岁

主诉　双颊刺激痛 6 个月。

病史　6 个月前开始出现双颊食辣食或烫食时疼痛,否认系统性疾病史及药物过敏史。

检查　左颊由近口角内侧处至翼颌皱襞处黏膜表面见白色斑片、斑点和条纹混杂的带状病损(图 13-8-122)。左上后牙颊侧牙龈近前庭沟处的黏膜见白色斑片伴少许糜烂,质软。右颊未见明显异常。

初步诊断　口腔扁平苔藓?

进一步检查　切取左颊白色病损活检,组织病理学常规 HE 染色示固有层淋巴组织增生,淋巴滤泡形成,部分上皮棘层肥厚,较符合良性淋巴组织增生病。

修正诊断　口腔黏膜良性淋巴组织增生病

诊断依据

1. 临床表现类似口腔扁平苔藓。

2. 活检证实。

疾病管理

1. 药物治疗

地塞米松溃疡涂剂 15g×1 支 sig. 局部涂敷 t. i. d.

2. 嘱患者密切观察,1 个月后复诊。

【述评】口腔黏膜良性淋巴组织增生病

口腔黏膜良性淋巴组织增生病(benign lymphadenosis of oral mucosa,BLOM)是一种相对少见的口腔黏膜疾病,好发于唇、颊,也可发生于腭、舌及龈颊沟黏膜,也可多部位发病或伴有皮肤病变。属于癌前病变,临床上需要密切随访观察[1]。关于该病的文献报道及研究性论文极少,且几乎均为国内学者报道。

该病病因不明,有研究者认为是 B 淋巴细胞介导的增殖性局部体液免疫反应性疾病。主要病理改变为上皮不全角化、棘层增生、基底膜增厚和基底细胞液化变性,并可出现上皮异常增生。固有层炎细胞广泛浸润和淋巴滤泡形成,伴有毛细血管增生和内皮细胞肿胀[2]。

该病主要发生于唇部,称为瘙痒性唇炎、淋巴滤泡性唇炎或良性淋巴增生性唇炎。主要临床表现是局部剧烈瘙痒,可出现糜烂结痂,且有淡黄色黏液溢出。良性淋巴增生性唇炎的临床病损外观与干燥脱屑性唇炎难以区分。口内其他部位 BLOM 的临床表现则更无典型特征,发生于颊部者常常临床诊断为口腔扁平苔藓,可通过组织活检确诊(图 107)。

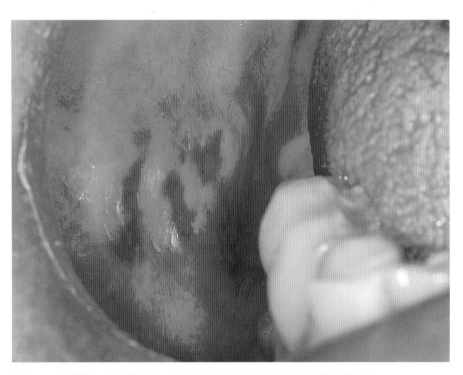

图 107 良性淋巴细胞增生症:右颊黏膜表面不规则充血区域伴周缘发白

有文献报道使用局部手术切除或^{32}P 局部敷贴治疗有效且预后良好[2]。临床常采用对症治疗,若病损广泛,可采用类似糜烂型口腔扁平苔藓的治疗,同时嘱患者密切观察,定期复查。

参 考 文 献

1. 李曙霞,于世凤. 口腔粘膜良性淋巴组织增生病淋巴细胞性质的研究. 现代口腔医学杂志,2007,4:340-342
2. 程斌,陈小华. 口腔粘膜良性淋巴组织增生症的临床病理和免疫组化分析. 口腔医学纵横,1998,2:99-101

第9单元　腭穿孔

病案 123　腭穿孔(深部真菌感染相关?)

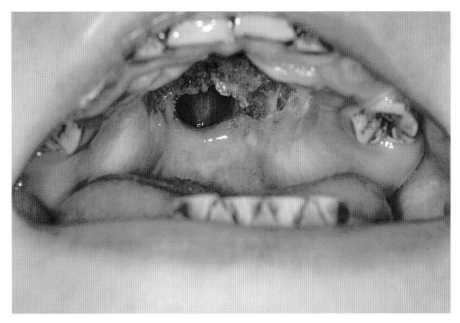

图 13-9-123　硬腭中后份见界限清楚的黏膜溃疡坏死区,部分骨面暴露发黑,偏右侧可见直径 9mm 的穿孔

男性,1 岁 4 月龄

主诉　上腭溃疡 1 个月。

病史　1 个月前发现腭部溃疡,面积逐渐扩大。2 个月前于华西妇女儿童医院被诊为"急性淋巴细胞白血病 L 型",仍在住院行"化疗和激素治疗","白血病"病情稳定。45 天前住院期间血培养发现近平滑假丝酵母菌,提示并发真菌性败血症。梅毒血清学检查、HIV 抗体检测均为阴性。胸部 X 线片和腹部 B 超均未见明显异常。病损区分泌物微生物培养未见真菌。否认其他病史和药物过敏史。

检查　硬腭中后份见约 30mm×20mm 黏膜溃疡坏死区,界清,部分骨面暴露发黑,偏右侧可见直径 9mm 的穿孔(图 13-9-123),有食物残渣填塞。扪穿孔区周围组织质软。

初步诊断　腭穿孔(深部真菌感染相关?)

诊断依据

1. 腭部局限性软硬组织缺损。

2. 急性淋巴细胞白血病病史且并发真菌性败血症,但其最后确诊尚需行溃疡局部组织活检。

疾病管理

1. 药物治疗

2%碳酸氢钠(小苏打)溶液 250ml×1 瓶 sig. 局部清洗 t. i. d.

制霉菌素涂剂 15g×1 支 sig. 局部涂敷 t. i. d.

2. 嘱患者定期复诊,待白血病化疗疗程结束病情稳定后行腭部溃疡组织活检,再酌情行腭部修补手术。

病案 124 腭部溃疡及穿孔(毛霉菌感染相关)

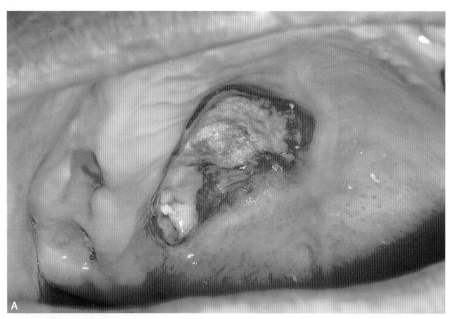

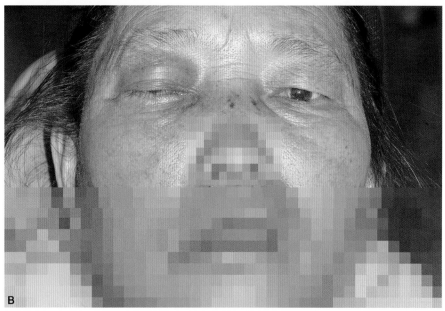

图 13-9-124　A.硬腭右侧后份黏膜见较大面积深溃疡,界清,周缘黏膜充血,溃疡表面部分有黄白假膜覆盖,中心区域骨面暴露,后份骨质缺失可探及穿孔　B.右侧面部微肿,右眼不能睁开,眼眶部肿胀

女性,57岁

主诉　上腭右侧溃烂20天。

病史　20天前发现上腭右侧溃烂,初始直径约2cm,随后面积逐渐扩大。感麻木不适,无明显疼痛,自觉溃烂处有分泌物。38天前在某诊所一次性拔除右上后牙烂根及其他部位烂牙7颗。31天前出现类似"感冒"症状,且右侧眼睑疼痛,视物模糊。26天前出现口干、右眼眶肿胀无法睁眼和"低热",于当地医院就诊查空腹血糖为33.9mmol/L,诊断为"右眼眶蜂窝织炎、2型糖尿病",予"头孢克肟、左氧氟沙星抗炎和降血糖"治疗后肿胀稍缓,视力无好转。14天前入住四川大学华西医院感染科,全血图示红细胞和血红蛋白略低,空腹血糖正常,凝血功能、肝功能、肾功能未见明显异常,乙肝标志物、丙肝抗体、梅毒血清学检测、HIV抗体检测均为阴性;头部CT和MRI示右侧全鼻副窦炎症,感染累及右侧颌面部、右侧颞部软组织、右乳突蜂窝、右侧额叶内侧脑组织,考虑原因多源于鼻副窦炎症向相邻部位扩散;鼻腔分泌物涂片查见少量G⁺杆菌和G⁺球菌,唾液涂片查见少量似酵母样菌;血1,3-β-D-葡聚糖检测结果为95.99pg/ml,故目前诊断为"右眼眶、面部蜂窝织炎(不排除真菌感染)"并行抗感染治疗和进一步检查。患者有"高血压及糖尿病"史。

检查　硬腭右侧后份黏膜见直径约1.8cm的深溃疡,周缘黏膜充血,溃疡表面部分有黄白色假膜覆盖,中心区域骨面暴露,后份骨质缺失,可探及穿孔(图13-9-124A)。右侧面部微肿,眼眶部肿胀,睁眼困难(图13-9-124B)。

初步诊断　腭部溃疡及腭穿孔(深部真菌感染相关?)

进一步检查

1. 口腔外科切取腭部溃疡边缘与正常交界处组织活检示右硬腭黏膜慢性炎症,表皮呈假上皮瘤样增生。黏膜下血管和唾液腺周见较多浆细胞、单核细胞和淋巴细胞浸润,局灶区淋巴组织增生,另见少量骨小梁和血凝块。

2. 耳鼻咽喉科行鼻腔黏膜活检示鼻腔鼻窦黏膜重度慢性炎症,灶性区域糜烂,间质水肿伴炎性息肉形成,可见大片炎性渗出及坏死,散在碎骨组织伴多灶性脓肿形成,局灶见真菌(可能为毛霉菌)。

3. 鼻窦内分泌物培养见毛霉菌。

修正诊断　腭部溃疡及穿孔(毛霉菌感染相关)

诊断依据

1. 腭部局限性软硬组织缺损。

2. 有高血糖未控制即拔牙的病史。

3. 头部CT和MRI示右侧全鼻副窦炎症且向相邻多部位扩散。

4. 深部真菌感染早期诊断检测指标血1,3-β-D-葡聚糖的检测结果为95.99pg/ml(小于60pg/ml为阴性;60~100pg/ml则建议动态观察;大于100pg/ml为阳性),提示不能排除深部真菌感染(此检查方法本身不能提示毛霉菌感染)。

5. 鼻腔黏膜活检示鼻腔鼻窦黏膜重度慢性炎症,局灶见真菌(可能为毛霉菌)。

6. 鼻窦内分泌物培养见毛霉菌。

7. 予以两性霉素B治疗后肿胀明显消退。

疾病管理

1. 药物治疗

2%碳酸氢钠(小苏打)溶液250ml×1瓶 sig. 局部清洗 t.i.d.

2. 嘱患者于感染科以两性霉素B治疗控制感染后复诊,于口腔外科行腭部坏死组织清创术和腭成形术。

【述评】腭穿孔

腭穿孔(palate perforation)是临床较为少见的口腔病损,尚无明确统一的定义和命名,指硬腭或软腭处发生硬组织或软组织坏死,进而发生局限性组织缺损。其病因复杂且常较隐匿。引起腭穿孔的主要原因如下。

1. 感染因素 苍白密螺旋体是引起梅毒的微生物,三期梅毒常见口腔表现为发生在硬腭的树胶肿,最初表现为一或多个无痛性肿块,后破溃形成溃疡。最终会导致骨破坏,腭穿孔,口鼻腔贯通[1]。先天性梅毒晚期也可使患儿上腭出现树胶肿,从而引起腭穿孔。此种腭穿孔可根据梅毒接触史、家族史,并结合梅毒血清学检查作出诊断。

细菌感染也与腭穿孔相关。麻风病(麻风杆菌感染)、肺结核(结核分枝杆菌感染)、鼻硬结病(鼻硬结杆菌)、放线菌病(放线菌感染)患者出现腭部穿孔的病案均有零星报道[2-9]。

霉菌是丝状真菌的通称,引发腭穿孔的霉菌包括毛霉菌、曲霉菌、副球孢子菌等。口腔颌面部深部真菌感染在健康人群中少见,但在某些特定人群如免疫抑制、器官移植或骨髓移植、HIV感染者以及糖尿病患者中机会性深部真菌感染呈递增趋势。深部真菌感染即侵袭性真菌感染(invasive fugal infection),其定义至今仍存在争议。有学者认为,所有真菌感染中真菌均存在侵袭性,深部真菌感染应当用于描述系统性的、广泛的、深层的、波及内脏并可能危及生命的真菌感染,以区别于浅层的、局限性的、温和且具自限性的真菌性疾病[10]。幼儿因急性淋巴细胞白血病行化疗,化疗过程中出现腭穿孔,活检证实为毛霉菌或曲霉菌感染的病案均有报道[11-13]。本单元病案123即疑属此类型。本单元病案124经多项检查及治疗亦证实该糖尿病患者的腭部穿孔与其机会性深部真菌感染相关。

2. 系统性疾病因素

(1)肉芽肿性血管炎:肉芽肿性血管炎(granulomatosis with polyangiitis,GPA)既往称为韦格纳肉芽肿(Wegener's granulomatosis,WG)。该病以进行性坏死性肉芽肿和广泛的小血管炎为基本特征,目前多认为属自身免疫性疾病。主要累及呼吸道、肾脏、皮肤等脏器而产生相应的临床表现。口腔黏膜于软腭或咽部出现坏死性肉芽肿性溃疡,牙龈和其他部位也可发生。溃疡深大,扩展较快,有特异性口臭,无明显疼痛。溃疡坏死组织脱落后骨面暴露,可继续破坏骨组织致腭穿孔。皮肤可出现瘀点、红斑、坏死性结节、丘疹及溃疡等[14]。

(2)克罗恩病:是一种发生于消化道黏膜的慢性复发性肉芽肿性炎症,以淋巴组织最为丰富的末端回肠发病最多见,后发现本病患者从口腔至肛门各段消化道均可受累,因有病变的肠段与正常的肠段相互间隔,常呈节段性分布,故又名局限性肠炎、节段性回肠炎。口腔黏膜颊、唇、龈、腭、咽等部可受累,形成线状溃疡,线状溃疡如刀切口,边缘高起。口腔黏膜还可出现条索状增生皱襞及颗粒、沙砾状结节样增生。唇可发生弥漫性的肿胀硬结。牙龈亦可表现为明显发红并表面呈颗粒状。部分患者可伴有反复发作的口腔溃疡,表现为轻型或重型阿弗他溃疡。有报道一位患者患克罗恩病4年后,随肠内病变加重,开始出现鞍鼻塌陷、鼻翼萎缩征和腭部穿孔[15]。

(3)结外鼻型NK/T细胞淋巴瘤:是一种罕见的淋巴瘤,与EB病毒感染密切相关。有报道称一位21岁男性以腭部穿孔为主诉就诊,在排除了细菌性骨髓炎、侵袭性真菌感染和韦格纳肉芽肿后,最终通过病损组织的免疫表型分析而确诊[16]。

其他可致腭穿孔的疾病包括腭部鳞状细胞癌、上颌窦癌、黏液表皮样癌等[17,18]。

3. 发育因素 先天性发育畸形而形成的腭穿孔称为先天性腭裂。它是在胚胎发育过程中,继发腭突未能与鼻中隔和前腭突融合而形成。先天性腭裂在儿童中较常见[19]。

4. 滥用药物 滥用可卡因在全世界呈上升趋势,因其导致的腭穿孔也逐年增加。原因可能是药物直接刺激造成黏膜局部缺血坏死。有报道一位48岁女性,硬腭见约15mm×17mm的溃疡穿孔区(无感染迹象),后通过询问病史得知,其饮酒数年,曾吸食大麻10年、可卡因1年[20]。有系统评价发现此类腭穿孔女性多于男性、硬腭多于软腭[21]。此外，海洛因、麻醉剂的大量使用也可能引起腭部穿孔。

5. 外伤　被利器(如筷子、铁杆、医源性材料等)戳穿腭部而形成组织缺损。此类病案多因行口腔气管插管不慎造成腭部穿孔[22,23]。

对于腭穿孔患者，口腔科医师应当积极寻找导致腭穿孔的病因，从发育、外伤、感染、系统性疾病、吸食毒品等多方面逐一排查。必须在找到病因后方可采取针对性的治疗措施。对于感染因素所致腭穿孔患者，首先应行抗感染治疗，控制感染后行坏死组织清创术，最后行腭形成术，恢复其结构和功能[24]。对于非感染类患者，就要首先控制好原发灶，如肿瘤、免疫疾病等的病情，提高患者机体免疫力。待病情稳定后、身体条件允许的情况下，再行相应的手术治疗恢复其结构外形和功能。若有明显的诱发因素(吸食毒品、滥用药物、外伤等)，首先去除这些不良因素，待稳定后行相应手术治疗恢复其结构和功能。

参 考 文 献

1. Bains M K, Hosseini-Ardehali M. Palatal perforations：past and present. Two case reports and a literature review. Br Dent J, 2005,199(5)：267-269

2. Boldsen J L. Leprosy in Medieval Denmark—osteological and epidemiological analyses. Anthropol Anz,2009,67(4)：407-425

3. Thomas M,Emmanuel M. A case of advanced lepromatous leprosy with rhino-oro-laryngological involvement in the post-elimination era. Indian J Lepr,2009,81(2)：81-82

4. Dhawan A K,Verma P,Sharma S. Oral lesions in leprosy revisited：a case report. Am J Dermatopathol,2012,34(6)：666-667

5. Baruah B,Goyal A,Shunyu N B,et al. Tuberculosis of nose and palate with vanishing uvula. Indian J Med Microbiol,2011,29(1)：63-65

6. Gaafar H A,Gaafar A H,Nour Y A. Rhinoscleroma：an updated experience through the last 10 years. Acta Otolaryngol,2011,131(4)：440-446

7. Nimare K,Shukla R K. A rare case of rhinoscleroma. Indian J Otolaryngol Head Neck Surg,1999,52(1)：74-75

8. De D,Dogra S,Kanwar A J,et al. Actinomycosis presenting as a destructive ulcerated plaque on the palate and gingiva. J Am Acad Dermatol,2011,65(6)：1235-1236

9. Garg R,Schalch P,Pepper J P,et al. Osteomyelitis of the hard palate secondary to actinomycosis：a case report. Ear Nose Throat J,2011,90(3)：E11-E12

10. Hof H. IFI＝invasive fungal infections. What is that? A misnomer,because a non-invasive fungal infection does not exist! Int J Infect Dis,2010,14(6)：e458-e459

11. Barrak H A. Hard palate perforation due to mucormycosis：report of four cases. J Laryngol Otol,2007,121(11)：1099-1102

12. Karabulut A B,Kabakas F,Berköz O,et al. Hard palate perforation due to invasive aspergillosis in a patient with acute lymphoblastic leukemia. Int J Pediatr Otorhinolaryngol,2005,69(10)：1395-1398

13. Castro L G,Müller A P,Mimura M A,et al. Hard palate perforation：an unusual finding in paracoccidioidomycosis. Int J Dermatol,2001,40(4)：281-283

14. Kasifoglu T,Cansu D,Korkmaz C. Clinical images：perforation of the nasal septum and palate due to Wegener's granulomatosis. Arthritis Rheum,2008,58(8)：2564

15. Oghan F,Pekkan G,Ozveren O. Saddle nose deformity,palatal perforation and truncus arteriosus in a patient with Crohn's disease. J Craniomaxillofac Surg,2012,40(1)：17-19

16. Bhatt V R,Koirala B,Terjanian T. Extranodal natural killer/T cell lymphoma,nasal type presenting as a palatal perforation and naso-oral fistula. BMJ Case Rep,2011,2011

17. Nishimura G,Sano D,Tanigaki Y,et al. Maxillary sinus carcinoma：the only symptom was neck lymph node swelling. Auris Nasus Larynx,2006,33(1)：57-61

18. Kolude B,Lawoyin J O,Akang E E. Mucoepidermoid carcinoma of the oral cavity. J Natl Med Assoc,2001,93(5)：178-184

19. Dixon M J,Marazita M L,Beaty T H,et al. Cleft lip and palate：understanding genetic and environmental influences. Nat Rev Genet,2011,12(3)：167-178

20. Padilla-Rosas M,Jimenez-Santos C I,García-González C L. Palatine perforation induced by cocaine. Med Oral Patol Oral Cir Bucal,2006,11(3):E239-E242

21. Silvestre F J,Perez-Herbera A,Puente-Sandoval A,et al. Hard palate perforation in cocaine abusers:a systematic review. Clin Oral Investig,2010,14(6):621-628

22. Bartlett E,Mahabir R C,Verheyden C N. Traumatic Palatal Perforation after Orotracheal Intubation:A Case Report and a Review of the Literature. Cleft Palate Craniofac J,2013,50(5):614-617

23. Vincent R D Jr,Wimberly M P,Brockwell R C,et al. Soft palate perforation during orotracheal intubation facilitated by the GlideScope videolaryngoscope. J Clin Anesth,2007,19(8):619-621

24. Samanta D R,Senapati S N,Sharma P K,et al. Hard palate perforation in acute lymphoblastic leukemia due to mucormycosis-a case report. Indian J Hematol Blood Transfus,2009,25(1):36-39

第 10 单元　口干症

病案 125　口干症；干燥综合征
【述评】口干症

病案 125　口干症；干燥综合征

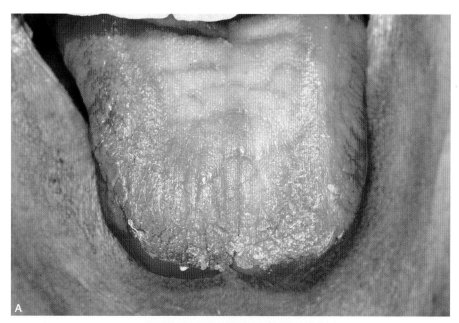

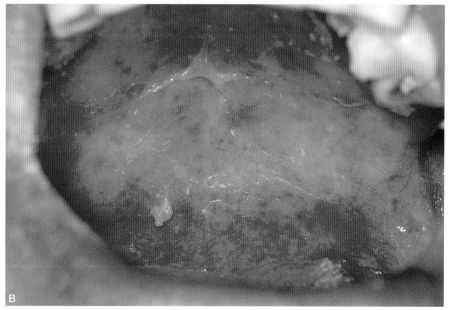

图 13-10-125　A.舌背丝状乳头萎缩，散在浅沟纹，表面干涩粗糙　B.腭黏膜表面干涩粗糙

女性,50 岁

主诉 口干 5 年。

病史 5 年前无明显诱因出现口干,逐渐加重,影响吞咽和进食,伴眼干、眼涩和关节痛。服用多种药物无效。患胃病,否认其他系统疾病史和药物过敏史。

检查 口腔湿润度差,挤压唾液腺未见明显唾液流出。舌背部分丝状乳头萎缩,散在浅沟纹,表面干涩粗糙,腭部、双颊口腔黏膜表面干涩(图 13-10-125)。

初步诊断 口干症;干燥综合征?

进一步检查

1. 全血图、肝功能、肾功能、血糖检查未见明显异常;体液免疫检测示抗核抗体类风湿因子 RF 1100IU/ml,抗核抗体 ANA++++,抗 SSA 抗体++,抗 SSB 抗体++。

2. 核医学科放射性核素动态显像唾液腺功能测定示唾液腺功能重度受损。

3. 眼科诊断干眼症。

诊断 口干症;干燥综合征

诊断依据

1. 主诉有长期口干、眼干及关节痛史。

2. 口腔科、眼科临床诊断口干症、眼干症。

3. 体液免疫检测结果示抗 SSA++,抗 SSB++。

4. 放射性核素动态显像唾液腺功能测定示唾液腺功能重度受损。

疾病管理

1. 药物治疗

芦笋胶囊 0.3g×81 片 sig. 0.6g t. i. d. p. o.

环戊硫酮 25mg×48 片 sig. 25mg t. i. d. p. o.

4%碳酸氢钠(小苏打)溶液 250ml×1 瓶 sig. 含漱 t. i. d.

制霉菌素涂剂 15g×1 支 sig. 局部涂敷 t. i. d.

2. 建议于风湿免疫科进一步检查和治疗。

【述评】口干症

口干症(xerostomia)是由多因素引起的症状,而不是一种独立的疾病。只要患者以口干为主诉,就可以诊断为口干症[1,2]。人群中约 10%的人患有持续的口干[3,4],并且随着年龄增长,该比例越高,在老龄人群,口干症患者超过 25%[5]。严格意义来说,口干症应属于唾液腺疾病的范畴,但有大量以口干为主诉的患者在口腔黏膜科就诊,且此类患者呈逐年增多的趋势。

口干症病因复杂多样,与多种因素相关。

药物是引起口干症最常见的病因,64%的口干症患者与药物有关。有数百种药物可引起口干症[6]。抗胆碱能药物(如阿托品、东莨菪碱等)会与乙酰胆碱争夺受体,从而抑制唾液腺的分泌功能而导致口干症。抗高血压药物(如利血平、甲基多巴等)通过抑制交感神经,从而干扰唾液腺分泌。抗抑郁药,尤其是三环类抗抑郁药,具有类似阿托品的作用而引起口干症。还有一些其他的药物如抗副交感神经类药物、抗甲亢药物、镇静剂、利尿剂、α 受体和 β 受体阻滞剂,都可引起口干症。部分中草药甚至食用性植物如辣椒、大蒜、银杏、大荨麻和蒲公英等,也可引起口干症[7,8]。

很多唾液腺疾病或发育不全会导致功能障碍,从而引发口干症。例如,急性化脓性腮腺炎可导致上皮肿胀,管腔狭窄,部分腺管堵塞,导致唾液分泌下降;当急性炎症转化为慢性时,腺体组织破坏,被纤维化的结缔组织和脂肪组织取代,进一步导致唾液分泌减少。此外,唾液腺肿瘤、涎石、囊性纤维化、唾液腺体积过小、发育不全等都可导致口干症[9,10]。

由头颈部放疗导致的口干症也很常见。放疗会导致腺体萎缩甚至死亡,尤其当剂量大于52Gy时,会造成唾液腺迅速而显著的损伤[11,12]。以往认为放疗对唾液腺的损伤是永久、不可逆的,但最近研究发现,当辐射剂量大于30Gy时,唾液腺分泌功能难以恢复,而当剂量小于25Gy时,唾液腺的分泌功能可逐渐恢复,该观点还有待进一步证实[13]。

很多系统性疾病会影响唾液腺功能从而导致口干。糖尿病患者血糖高导致血浆渗透压增高,并且因多尿失去大量水分,从而引起口干症。

干燥综合征(Sjögren syndrome,SS)是一种自身免疫性疾病,其特征表现为外分泌腺的进行性破坏,导致黏膜及结膜干燥,并伴有各种自身免疫性病征。临床除有唾液腺和泪腺受损功能下降而出现口干、眼干外,尚有其他外分泌腺及腺体外其他器官受累而出现多系统损害的症状,包括鼻、咽喉、皮肤、外阴等的干燥,以及紫癜、骨关节痛、肌炎、肺间质纤维化、多发性神经炎等[14]。该病确切病因不明,患者血中可发现多种自身抗体,提示SS是一种自身免疫性疾病。SS症状限于外分泌腺本身者,称为原发性舍格伦综合征;同时伴有其他自身免疫性疾病,如类风湿关节炎等,则称为继发性舍格伦综合征。但目前有学者认为无必要区分原发性和继发性。口干为SS早期症状,因唾液腺破坏程度不同而口干程度不一。两侧腮腺导管口极少或无唾液分泌。

艾滋病患者中有4%~8%有唾液腺损害,主要表现为反复的唾液腺增大以及口干症。丙肝患者有10%~33%患有唾液腺疾病,唾液流率有明显降低,因此导致口干症。此外,甲亢、鼻窦炎、移植物抗宿主病、神经节病变、中枢神经系统疾病等亦可引发口干症[15-17]。

精神因素如抑郁、焦虑、恐惧等都会引起口干症,尤其是抑郁的患者特别容易产生口干。Bergdahl等人对94例主观口干患者的抑郁状态进行测试,抑郁症状明显高于健康对照组,提示精神因素可能与口干症有关,其机制包括:①肾上腺髓质发生邻苯二酚胺降解,使流入腺体的血液减少,影响唾液流速;②精神因素的应激作用使味觉减退,腺体运动神经活性下降,唾液不能从腺泡中正常排出;③乙酰胆碱能M神经受到阻断而引起口干[18]。

鼻部疾病可引起患者睡眠时张口呼吸,唾液加速蒸发,从而导致口干症,患者常常在夜间因口干而惊醒,或清晨口干明显[19]。

年龄作为口干症的病因有较大争议,以往认为年龄增大会导致唾液腺增龄性退化从而引起口干症,但有研究发现老年人虽然部分腺泡萎缩,但唾液腺分泌功能与青年人没有显著差异,故认为老年人的口干症多来自于老年人的系统性疾病或用药[20]。

口干症的临床表现因人而异。部分主诉口干的患者确实存在口腔湿润度明显下降、口底唾液池消失,挤压唾液腺无清亮唾液溢出,唾液呈泡沫状,黏稠度加大,口腔黏膜表面干涩粗糙。此类患者应特别注意排除干燥综合征等系统性疾病。也有部分患者虽然主诉口干,但无任何临床体征,此类患者应注意对其进行心理疏导。

口干症的治疗首先需要针对病因进行防治。首先应积极治疗可引起口干症的唾液腺疾病、全身性疾病以及精神疾病;调整可引起口干症的药物种类、剂量或剂型。放射性口干症可采用以下方法:①使用细胞保护剂,如氨磷汀,已被FDA批准用于临床,可以减少放疗对唾液腺组织的损伤,降低口干症的发生率,但由于其降低肿瘤细胞对放疗的敏感性,因此对其应用存在争议;②采用精确放疗技术,以减少唾液腺(尤其是腮腺)的照射剂量,降低放射性口干症的发生率;③下颌下腺转位术,有报道将下颌下腺移至颏下区,使其免受照射,能明显减少放射性口干症的发生。睡眠相关性口干症的治疗方面有研究报道,Yamamoto K等人研究发现使用一种夜间保护装置覆盖牙弓和硬腭,能有效防治夜间性口干症[21]。

在排除可能的病因之后,可对口干症采取药物治疗,常用的药物包括:①毛果芸香碱(pilocarpine)和西维美林(cevimeline),它们属于拟胆碱药,对促进唾液分泌、治疗口干有良好效果。其副作用有出汗、脸红、尿失禁以及胃肠道不适。禁忌证包括未控制的哮喘、窄角型青光眼、心血管疾病、帕金森病和慢性阻塞性肺疾病等。毛果芸香碱的常用剂量是每次5~10mg,3~4次/天;西维美林的常用剂量是每次30mg,3次/日。②环戊硫酮,是一种人工合成的利胆药,对促进唾液分泌也有一定作用。常用剂量是每次25mg,

3 次/日。③黏痰溶解药盐酸溴己新,每次 30mg,3 次/日,或盐酸氨溴索片每次 8~16mg,3 次/日,可降低唾液黏度,缓解口干症状。④一些中药制剂,如知柏地黄丸具有滋阴清热的功效,芦笋胶囊能生津止渴,都对口干症有一定疗效。局部可用碳酸氢钠液含漱和局部涂搽制霉菌素涂剂防治继发的真菌感染。

采取适当的日常护理措施对口干症的缓解也有效果,包括:适当饮水;使用专用的漱口水、凝胶、喷雾剂、人工唾液等可以减轻不适并替代一部分唾液的功能;使用加湿器增加室内湿度,尤其在睡前提高室内湿度;使用不含糖的口香糖或含片刺激唾液腺分泌,改善症状。

对主诉口干但检查无明显口腔湿润度异常表现的患者,在排除系统性疾病和其他导致口干的病因的前提下,应对患者进行心理疏导,结合灼口综合征的治疗方法进行治疗。

值得一提的是,与某些患者主诉口干相反的是,部分患者主诉为口水过多。该部分患者被诊断为流涎症[22]。流涎症是指因唾液腺分泌旺盛或吞咽障碍等造成唾液溢出口角或吞咽、外吐频繁不适的一组症候群。病因较多,如生理性流涎、病理性流涎、感觉障碍、解剖及体位异常、精神因素等。生理性流涎见于乳牙萌出综合征。病理性流涎常由神经性肌肉功能障碍、唾液分泌增多、感觉障碍、解剖结构异常引起。神经性肌肉功能障碍指脑性瘫痪、帕金森病、面瘫、重症肌无力等。唾液分泌增多与口腔炎症、胃食管疾病、药物、中毒等相关。感觉障碍见于智力发育迟缓的儿童或老年痴呆症患者。精神因素对流涎的影响也不容忽视,尤其是癔症性流涎。癔症常表现为各种感觉和运动功能障碍,但缺乏相应的器质性基础,有反复发作的倾向。癔症性流涎为流涎症的特殊情况,患者自觉咽部异味或异物,或感觉唾液不断分泌而难以下咽,因此不断吐出唾液,以试图吐出异物来减轻不适。但经检查发现唾液流速并未加快,口咽部未见异物。流涎症的病因众多,但就诊于口腔科的流涎症患者多为癔症性流涎,此外,由口腔炎症所致的流涎症和幼儿生理性流涎也较常见。治疗方法包括消除口腔炎症、治疗全身性疾病、抑制唾液分泌、精神心理治疗等。

参 考 文 献

1. Hay K D,Morton R P. Optimal nocturnal humidification for xerostomia. Head Neck,2006,28(9):792-796

2. Fox P C. Salivary enhancement therapies. Caries Res,2004,38(3):241-246

3. Guggenheimer J,Moore P A. Xerostomia:etiology,recognition and treatment. J Am Dent Assoc,2003,134(1):61-69

4. Atkinson J C,Grisius M,Massey W. Salivary hypofunction and xerostomia:diagnosis and treatment. Dent Clin North Am,2005,49(2):309-326

5. Orellana M F,Lagravère M O,Boychuk D G,et al. Prevalence of xerostomia in population-based samples:a systematic review. J Public Health Dent,2006,66(2):152-158

6. Ciancio S G. Medications'impact on oral health. J Am Dent Assoc,2004,135(10):1440-1448

7. Abebe W. An overview of herbal supplement utilization with particular emphasis on possible interactions with dental drugs and oral manifestations. J Dent Hyg,2003,77(1):37-46

8. Sreebny L M,Schwartz S S. A reference guide to drugs and dry mouth—2nd edition. Gerodontology,1997,14(1):33-47

9. Ono K,Tanaka T,Inoue H,et al. Small salivary gland size in patients with xerostomia of unknown etiology. Arch Oral Biol,2009,54(4):369-373

10. Fox P C. Xerostomia:recognition and management. Dent Assist,2008,77(5):18,20,44-48

11. Sciubba J J,Goldenberg D. Oral complications of radiotherapy. Lancet Oncol,2006,7(2):175-183

12. Dirix P,Nuyts S,Van den Bogaert W. Radiation-induced xerostomia in patients with head and neck cancer:a literature review. Cancer,2006,107(11):2525-2534

13. Li Y,Taylor J M,Ten Haken R K,et al. The impact of dose on parotid salivary recovery in head and neck cancer patients treated with radiation therapy. Int J Radiat Oncol Biol Phys,2007,67(3):660-669

14. Kassan S S,Moutsopoulos H M. Clinical manifestations and early diagnosis of Sjogren syndrome. Arch Intern Med,2004,164(12):1275-1284

15. Von Bültzingslöwen I,Sollecito T P,Fox P C,et al. Salivary dysfunction associated with systemic diseases:systematic review and clinical management recommendations. Oral Surg Oral Med Oral Pathol Oral Radiol Endod,2007,103 Suppl:S57. e1-e15

16. De Vita S,Damato R,De Marchi G,et al. True primary Sjögren's syndrome in a subset of patients with hepatitis C infection:a

model linking chronic infection to chronic sialadenitis. Isr Med Assoc J,2002,4(12):1101-1105

17. Ooi S E,Tsai C Y,Chou C T. Interstitial lung disease and xerostomia as initial manifestations in a patient with human immunod-eficiency virus infection. J Microbiol Immunol Infect,2005,38(2):145-148

18. Bergdahl M,Bergdahl J,Johansson I. Depressive symptoms in individuals with idiopathic subjective dry mouth. J Oral Pathol Med,1997,26(10):448-450

19. Napeñas J J,Brennan M T,Fox P C. Diagnosis and treatment of xerostomia (dry mouth). Odontology,2009,97(2):76-83

20. Ship J A,Pillemer S R,Baum B J. Xerostomia and the geriatric patient. J Am Geriatr Soc,2002,50(3):535-543

21. Yamamoto K,Nagashima H,Yamachika S,et al. The application of a night guard for sleep-related xerostomia. Oral Surg Oral Med Oral Pathol Oral Radiol Endod,2008,106(3):e11-e14

22. 周瑜,曾昕,陈谦明. 流涎症的病因及治疗研究进展. 中华口腔医学杂志,2007,42(2):126-128